ITI Treatment Guide
Band 14

France Lambert
Adam Hamilton

International Team for Implantology

# Sofortimplantation und Sofortbelastung

## Ersatz einzelner oder mehrerer Zähne

**HERAUSGEBER**
Daniel Wismeijer
Stephen Barter
Nikolaos Donos

**DEUTSCHE ÜBERSETZUNG**
Per N. Döhler und Dr. Thea Döhler
Triacom Dental-Fachübersetzungen
Barendorf/Lüneburg

**FACHLICHE BEARBEITUNG**
Univ.-Prof. em. Dr. med. dent.
Gerhard Wahl, Bonn

QUINTESSENCE PUBLISHING

Berlin | Chicago | Tokyo
Barcelona | London | Milan | Mexico City | Paris | Prague | Seoul | Warsaw
*Beijing | Istanbul | Sao Paulo | Zagreb*

Original title:
ITI Treatment Guide
*Immediate Implant Placement and Loading:
Single or Multiple Teeth Requiring Replacement*



Bibliografische Informationen der Deutschen Bibliothek
Die Deutsche Bibliothek verzeichnet diese Publikation in der deutschen Nationalbibliografie; detaillierte bibliografische Daten sind über https://dnb.ddb.de abrufbar.

QUINTESSENCE PUBLISHING DEUTSCHLAND



Sämtliche Personenbezeichnungen gelten grundsätzlich für jederlei Geschlecht.

| | |
|---|---|
| Illustrationen: | Ute Drewes, Basel (CHE)<br>www.drewes.ch |
| Deutsche Übersetzung: | Per N. Döhler und Dr. Thea Döhler<br>Triacom Dental-Fachübersetzungen<br>Barendorf/Lüneburg (DEU)<br>www.triacom.com |
| Fachliche Bearbeitung: | Univ.-Prof. em. Dr. med. dent.<br>Gerhard Wahl, Bonn (DEU) |
| Layout \| Produktion: | Janina Kuhn, Quintessenz Verlag<br>Berlin (DEU) |
| Druck: | Grafički zavod Hrvatske<br>Mičevečka ulica 7<br>10000 Zagreb (HRV)<br>www.gzh.hr |

Printed in Croatia
ISBN 978-3-86867-694-5

Die Informationen im ITI Treatment Guide sind ausschließlich für die Ausbildung und Fortbildung gedacht. Sie enthalten detaillierte Anleitungen für den Umgang mit bestimmten Befunden und Patientensituationen. Die gegebenen Empfehlungen beruhen auf den Schlussfolgerungen der ITI-Konsensuskonferenzen und entsprechen somit der Behandlungsphilosophie des ITI. Dennoch bleiben sie die Meinung der Autoren. Dies gilt auch hinsichtlich der Beurteilung zur Notwendigkeit von Röntgenbildern, sofern sie nicht eindeutig einer medizinischen Indikation und damit den Grundbedingungen der Röntgenverordnung unterliegen. Die Beteiligten (ITI, Autoren, Übersetzer, Herausgeber und Verlag) geben keine Garantie für die Vollständigkeit oder Genauigkeit der im ITI Treatment Guide publizierten Informationen und übernehmen keine Haftung für deren Verwendung. Die gegebenen Informationen können nicht die zahnärztliche Beurteilung von Einzelfällen ersetzen. Der Behandler verwendet sie daher auf eigene Verantwortung.

Der ITI Treatment Guide spricht bestimmte Produkte, Methoden, Techniken und Materialien an. Dies bedeutet jedoch nicht, dass bestimmte Grundsätze, Merkmale oder Behauptungen der betroffenen Hersteller empfohlen oder unterstützt werden.



Der ITI Treatment Guide verwendet das Zahnschema der FDI World Dental Federation.

Ziel des ITI ist …

„… die Unterstützung des zahnärztlichen Berufsstandes durch Verfügbarmachung eines wachsenden globalen Netzwerks für lebenslanges Lernen in der zahnärztlichen Implantologie, getragen von hochwertiger umfassender Fortbildung und innovativer Forschung zum Wohl des Patienten."

# Danksagung

Die Autoren danken Dr. Kati Benthaus für ihre ausgezeichnete Unterstützung bei der Vorbereitung und Koordination dieses Treatment Guide. Dank gebührt auch Ute Drewes für die professionellen Illustrationen, Janina Kuhn (Quintessence Publishing) für den Satz, Änne Kappeler (Quintessence Publishing) für die Koordination der Produktionsabläufe und Per N. Döhler (Triacom Dental-Fachübersetzungen) für das sprachliche Lektorat. Der Institut Straumann AG, Partnerunternehmen des ITI, sprechen wir unsere Ankerkennung für ihre anhaltende Unterstützung aus.

# Vorwort

Die Vorteile der Sofortimplantation und Sofortbelastung sind gut dokumentiert. Sie gelten als wünschenswerter Behandlungsansatz, sofern bestimmte Voraussetzungen erfüllt sind.

In den letzten zwei Jahrzehnten wurden zahlreiche Arbeiten zum Thema Sofortversorgung und Sofortbelastung bei teilbezahnten Patienten veröffentlicht. Eine Reihe von Faktoren und Verfahren, wie z. B. die Art des oralchirurgischen Eingriffs, der Erhalt des Alveolarkamms und die Art des Transplantats, können jedoch die klinischen Entscheidungen sehr anspruchsvoll werden lassen.

Unter Bezugnahme auf evidenzbasierte Methoden soll dieser Band des ITI Treatment Guide einen umfassenden Überblick über Sofortimplantations- und Sofortbelastungsprotokolle für den Ersatz einzelner oder mehrerer zu extrahierender Zähne geben. Er unterstreicht die Bedeutung einer strengen Indikationsstellung (Patientenauswahl, Behandlungsregion) in Kombination mit einer umfassenden Behandlungsplanung und stellt dem Leser ein Instrument zur Risikoanalyse und Entscheidungsfindung zur Verfügung. Darüber hinaus werden alle wichtigen Aspekte sowohl der chirurgischen als auch der prothetischen Verfahren mit klinischen Protokollen für vorhersagbare Behandlungsergebnisse beschrieben.

Klinische Fallbeispiele, die von Experten auf diesem Gebiet Schritt für Schritt vorgestellt werden, unterstreichen die Bedeutung einer sorgfältigen Patientenauswahl, um erfolgreiche Ergebnisse zu erzielen und gleichzeitig die Behandlungszeit für den Patienten zu verkürzen. Insgesamt soll Band 14 der ITI Treatment Guide-Reihe Behandlerinnen und Behandler informieren und dabei unterstützen, wie Patienten mit einzelnen oder mehreren zu ersetzenden Zähne auch in schwierigen Fällen optimal behandelt werden können.

D. Wismeijer S. Barter N. Donos

# Herausgeber und Autoren

## HERAUSGEBER

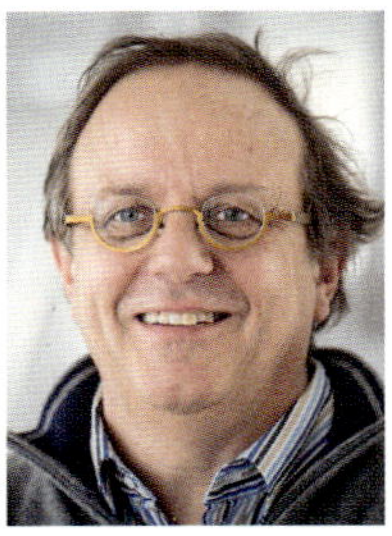

**Daniel Wismeijer, Professor, DMD, PhD**
Referral Practice for Oral Implantology and Prosthetic Dentistry
De Veluwezoom
p/a Zutphensestraatweg 26
6955 AH Ellecom
The Netherlands
Email: danwismeijer@gmail.com

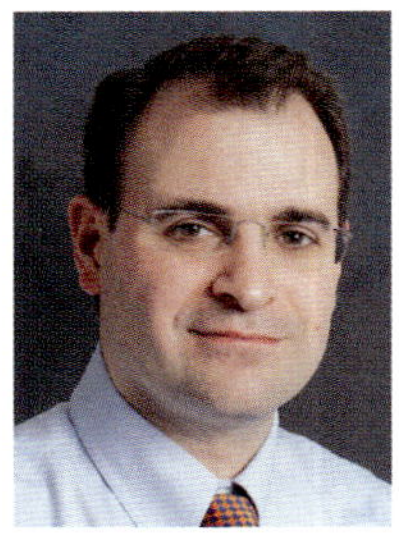

**Nikolaos Donos, DDS, MS, FHEA, FDSRC, PhD**
Director of Research
Professor and Chair of Periodontology and Implant Dentistry
Head of Clinical Research
Centre for Oral Clinical Research
Institute of Dentistry
Barts and The London School of Medicine and Dentistry
Turner Street
London E1 2AD
United Kingdom
Email: n.donos@qmul.ac.uk

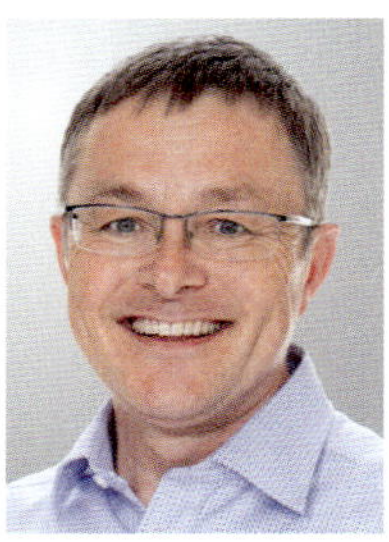

**Stephen Barter, BDS, MSurgDent, RCS**
Specialist in Oral Surgery
Honorary Senior Clinical Lecturer / Consultant Oral Surgeon
Centre for Oral Clinical Research
Institute of Dentistry
Barts and The London School of Medicine and Dentistry
Turner Street
London E1 2AD
United Kingdom
Email: s.barter@gmx.com

## AUTOREN

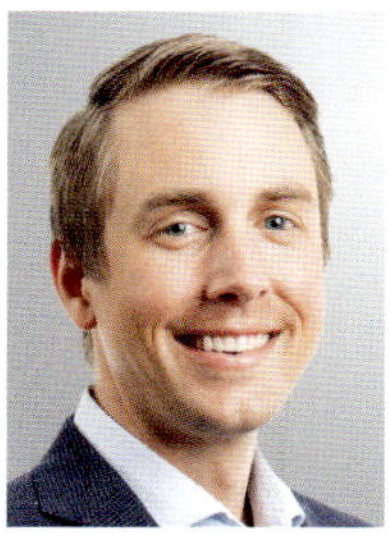

**Adam Hamilton, BDSc, DCD, FRACDS**
Discipline Lead in Prosthodontics and Graduate Program Convenor
Division of Oral Restorative and Rehabilitative Sciences
University of Western Australia
17 Monash Avenue
Nedlands, WA 6009
Australia
Email: adam.hamilton2@uwa.edu.au

Division of Regenerative and Implant Sciences
Department of Restorative Dentistry and Biomaterial Sciences
Harvard School of Dental Medicine
188 Longwood Avenue
Boston, MA 02118
United States of America
Email: adam_hamilton@hsdm.harvard.edu

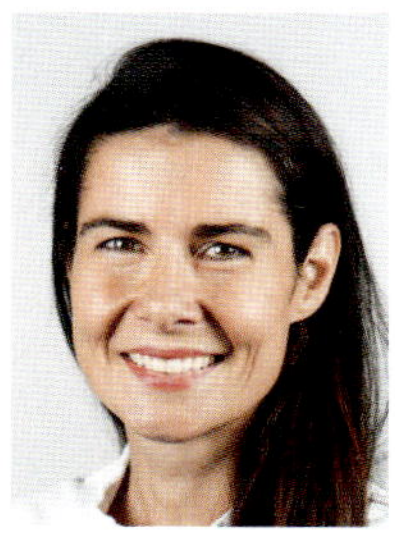

**France Lambert, DDS, MSc, PhD**
Professor and Head, Department of Periodontology, Oro-dental and Implant Surgery
Vice-director, Dental Biomaterial Research Unit
CHU of Liège
University of Liège
Domaine Universitaire du Sart Tilman B35
4000 Liège
Belgium
Email: france.lambert@chuliege.be

# Mitverfasser

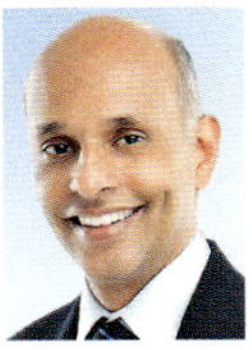

**Mauricio G. Araújo, DDS, MSc, PhD**
Professor, Head of Periodontics and Implant Dentistry Research Unit
Department of Dentistry
State University of Maringá
Av. Mandacaru 1550
87080-000 Maringá
Brazil
Email: odomar@hotmail.com

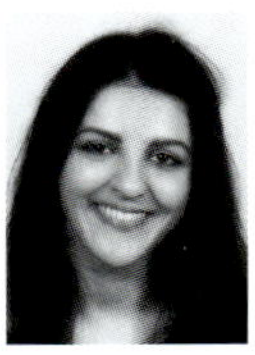

**Miljana Baćević, DDS, PhD**
Centre for Oral Clinical Research
Institute of Dentistry
Barts and The London School of Medicine and Dentistry
Turner Street
London E1 2AD
United Kingdom
Email: miljanabacevic@gmail.com

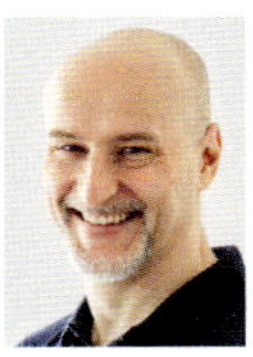

**Thomas Borer, Dr med dent**
Oral Surgery and Prosthetics
Private Clinic Basel Switzerland
Missionsstrasse 1
4055 Basel
Switzerland
Email: info@praxis-moser-borer.ch

Senior Doctor
Kantonsspital Aarau Switzerland
Haus 2a, Tellstrasse 25
5001 Aarau
Switzerland
Email: thomas.borer@ksa.ch

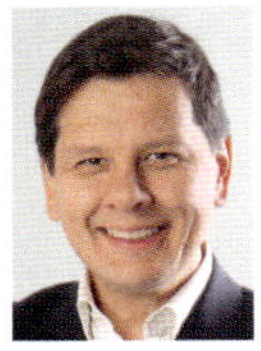

**Andre Chen, DDS, MSc, PhD**
Oral Surgery Specialist
Private Practice
International Advanced Dentistry Academy Center for Continuing Dental Education
Av. da Liberdade 220, 1st Floor
1250-147 Lisboa
Portugal
Email: ac@iadlisbon.com

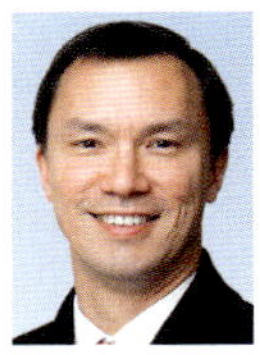

**Stephen Chen, BDS, MDSc, FRACDS, PhD**
Clinical Associate Professor
Melbourne Dental School
Faculty of Medicine, Dentistry and Health Sciences
The University of Melbourne
720 Swanston Street, Carlton, VIC 3053
Australia
Email: schen@periomelbourne.com.au

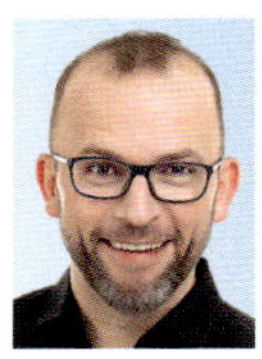

**Krzysztof Chmielewski, DDS, MSc**
SmileClinic Chmielewski & Karczewska
Advanced Implant Center
Karola Szymanskiego 2
80-280 Gdańsk
Poland
Email: krischmielewski@me.com

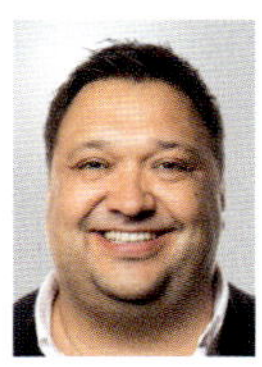

**Karim Dada, Dr, DDS, MS**
Private Practice
62 Bd de la Tour-Maubourg
75007 Paris
France
Email: dr.kd@me.com

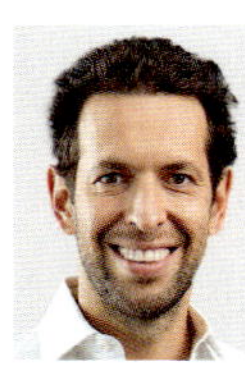

**Gary Finelle, DMD**
Private practice Dental7Paris
59 Av de la Bourdonnais
75007 Paris
France
Email: gary.finelle@dental7paris.com

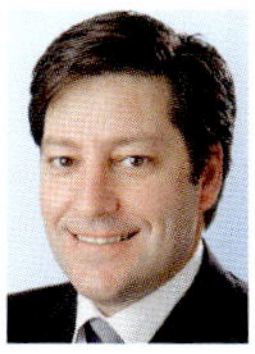

**German O. Gallucci, DMD, PhD**
Raymond J. and Elva Pomfret Nagle
Endowed
Associate Professor and Chair Department
of Restorative Dentistry and Biomaterials
Sciences
Harvard School of Dental Medicine
188 Longwood Avenue
Boston, MA 02115
United States of America
Email: german_gallucci@hsdm.harvard.edu

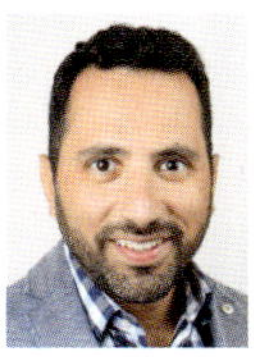

**Luiz Gonzaga, DDS, MS**
Clinical Associate Professor
Center for Implant Dentistry
Department of Oral and Maxillofacial Surgery
College of Dentistry
University of Florida
1395 Center Drive, Room D7-6
Gainesville, FL 32610-0434
United States of America
Email: lgonzaga@dental.ufl.edu

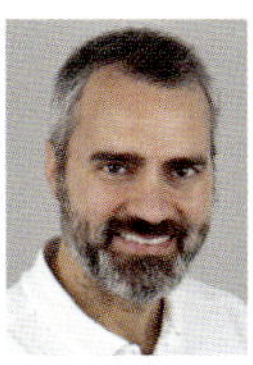

**Oscar Gonzalez-Martin, DDS, PhD, MSc**
Private practice, Atelier Dental Madrid
C/Blanca de Navarra 10
28010 Madrid
Spain
Email: oscar@atelierdentalmadrid.com

Visiting lecturer
Department of Restorative Dentistry and
Biomaterials Sciences
Harvard School of Dental Medicine
188 Longwood Ave
Boston, MA 02115
United States of America
Email: oscar_gonzalez-martin@
hsdm.harvard.edu

Visiting lecturer
University Complutense Madrid
Department of Periodontology
Plaza Ramon y Cajal
28040 Madrid
Spain

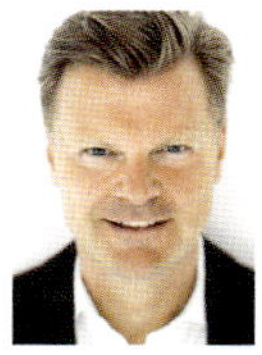

**Arndt Happe, PD, Dr med dent**
Private Practice Dr. Happe & Kollegen
Specialist in Implantology, Oral Surgeon
Schützenstr. 2
48 143 Münster
Germany
Email: a.happe@dr-happe.de

Clinic for Dental Prosthetics
Center for Dental, Oral and Maxillofacial
Medicine
University Hospital Ulm
Albert-Einstein-Allee 11
89081 Ulm
Germany

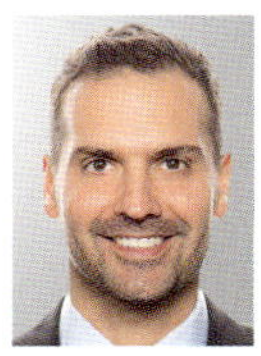

**Alejandro Lanis, DDS, MS**
Director Advanced Graduate Education in
Implant Dentistry
Assistant Professor in Restorative Dentistry
and Biomaterials Sciences
Harvard School of Dental Medicine
188 Longwood Avenue
Boston, MA 02115
United States of America
Email: alejandro_lanis@hsdm.harvard.edu

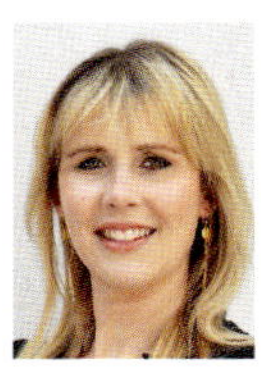

**Amélie Mainjot, DDS, MSc, PhD**
Professor and Head, Dental Biomaterials
Research Unit
University of Liège
Head of Clinic, Department of Fixed
Prosthodontics
University Hospital Center (CHU) of Liège
Department of Dentistry
Quai G. Kurth, 45
4000 Liège
Belgium
Email: amelie.mainjot@uliege.be

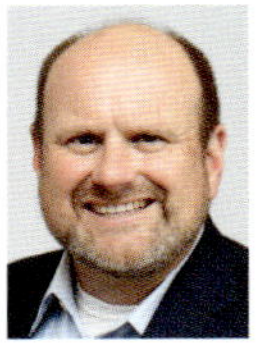

**William Martin, DMD, MS, FACP**
Clinical Professor and Director
Center for Implant Dentistry
Department of Oral and Maxillofacial Surgery
College of Dentistry
University of Florida
1395 Center Drive, Room D7-6
Gainesville, FL 32610
United States of America
Email: wmartin@dental.ufl.edu

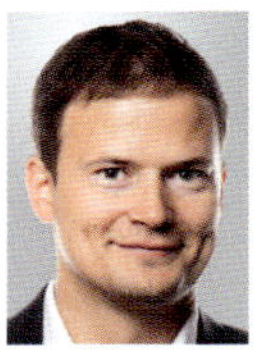

**Léon Parienté, Dr, DDS**
Private Practice
62 Bd de la Tour-Maubourg
75007 Paris
France
Email: drpariente@gmail.com

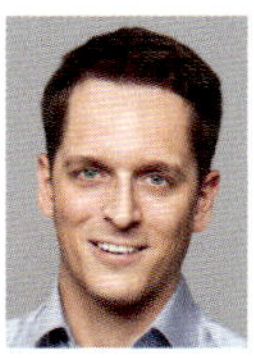

**Stefan Röhling, DDS, PD, Dr med dent**
Specialist in Oral Surgery
Senior Clinical Lecturer/Consultant Oral Surgeon
Private dental practice Gahlert & Röhling
Theatinerstraße 1
80333 Munich
Germany
Email: sr@oralchirurgie-t1.de

Senior Oral Surgeon and Associate Professor
Clinic of Oral- and Maxillofacial Surgery
Hightech Research Center
University Hospital Basel, Kantonsspital Aarau
Tellstrasse 25
5001 Aarau
Switzerland

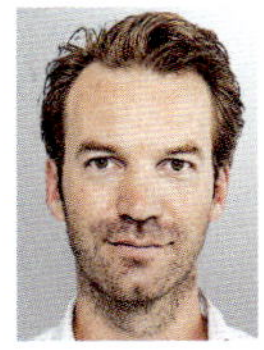

**Björn Roland**
Dental Design Björn Roland GmbH
Raiffeisenstraße 7
55270 Klein-Winternheim
Germany
Email: br@dental-design.de

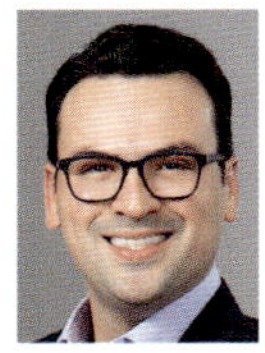

**André Barbisan De Souza, DMD, MSc**
Adjunct Professor
Nova Southeastern University College of Dental Medicine
3020 North Military Trail Ste 200
Boca Raton, FL 33431
United States of America
Email: andrebarbisan@gmail.com

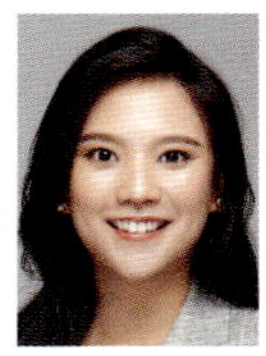

**Teresa Chanting Sun, DDS, MS**
Specialist in Periodontology
Department of Periodontology
Mackay Memorial Hospital
92 Zhongshan North Road Section 2
104 Taipei City
Taiwan

Clinical Assistant Professor
School of Dentistry
National Defense Medical Center
and Tri-Service General Hospital
161 Minquan E Road Section 6
114 Taipei City
Taiwan
Email: teresasun2015@gmail.com

# Inhalt


**1** Einleitung 1

*A. Hamilton, F. Lambert*

**2** Geschichte und Gegenwart der Sofortimplantation und Sofortbelastung 5

*A. Hamilton, F. Lambert, M. Baćević, M. Araújo, S. Chen, G. Gallucci*

**2.1 Entwicklung der Implantationsprotokolle 6**

**2.2 Entwicklung der Belastungsprotokolle 10**

**2.3 Aktuelle Konzepte und Definitionen von Protokollen für die Implantation und Implantatbelastung 12**

**2.4 Ergebnisse der 6. ITI-Konsensuskonferenz 14**

2.4.1 Konsensuserklärungen zu Protokollen für die Implantation und Implantatbelastung 14

2.4.2 Klinische Empfehlungen für die Implantation und Implantatbelastung 14

**2.5 Ergebnisse der 7. ITI-Konsensuskonferenz 16**

2.5.1 Konsensuserklärungen zu Typ-1A-Protokollen (Sofortimplantation und Sofortbelastung) 16

2.5.2 Klinische Empfehlungen zum Typ-A1-Protokoll (Sofortimplantation und Sofortbelastung) 17

**2.6 Evidenz für Typ-1A-Protokolle: Sofortimplantation und Sofortbelastung 20**

**2.7 Evidenz für Typ-1B-Protokolle: Sofortimplantation und Frühbelastung 22**

**2.8 Evidenz für Typ-1C-Protokolle: Sofortimplantation und konventionelle Belastung 23**

**3** Präoperative Diagnostik und Behandlungsplanung 25

*F. Lambert, A. Hamilton, A. De Souza, W. Martin*

**3.1 Patientenmerkmale 27**

3.1.1 Gesundheitszustand 27

**3.2 Ästhetische Analysen und ästhetische Herausforderungen 28**

**3.3 Prothetische Planung 30**

3.3.1 Diagnostisches Wax-up und digitales diagnostisches Set-up 31

3.3.2 Analyse der Okklusion 31

3.3.3 Alternative provisorische Versorgungen („Plan B“) 32

**3.4 Chirurgische Planung 34**

3.4.1 Knochenangebot 34

3.4.2 Weichgewebestatus 44

3.4.3 Präoperative Infektionen 48

3.4.4 Virtuelle Implantatplanung und 3-D-Positionierung 50

3.4.5 Auswahl des Implantats 53

**3.5 Risikobewertungstabelle mit Indikationen und Kontraindikationen 54**

| | | |
|---|---|---|
| **4** | **Klinische Abläufe** | **59** |
| | *F. Lambert, A. Happe, A. Hamilton, O. González-Martín* | |
| **4.1** | **Sofortimplantation** | **61** |
| 4.1.1 | Minimalinvasive Extraktion | 61 |
| 4.1.2 | Inspektion und Debridement der Alveole | 64 |
| 4.1.3 | Lappenbildung oder Eingriff ohne Aufklappung | 64 |
| 4.1.4 | Vorbereitung der Osteotomie | 64 |
| 4.1.5 | Alveolenmanagement | 66 |
| 4.1.6 | Auswahl der Biomaterialien | 68 |
| 4.1.7 | Bindegewebetransplantate und Alternativen | 70 |
| 4.1.8 | Alternatives Alveolenmanagement: die Socket-Shield-Technik | 77 |
| 4.1.9 | Postoperative Medikation und postoperative Instruktionen | 77 |
| **4.2** | **Sofortversorgung** | **79** |
| 4.2.1 | Klinische Kriterien für die Sofortbelastung und Sofortversorgung | 87 |
| 4.2.2 | Prothetisch gesteuerte Weichgewebeheilung | 88 |
| 4.2.3 | Gestaltung des Emergenzprofils | 89 |
| 4.2.4 | Überlegungen zur Okklusion | 90 |
| 4.2.5 | Fertigungstechniken | 90 |
| 4.2.6 | Eingliederung der Versorgung | 114 |
| 4.2.7 | Alternativen zur Sofortbelastung | 116 |
| **5** | **Klinische Fallbeschreibungen** | **123** |
| **5.1** | **Sofortimplantation und Sofortversorgung mit einem vorgefertigten Kronenprovisorium**<br>*A. Happe* | **124** |
| **5.2** | **Sofortimplantation zum Ersatz eines frakturierten mittleren Schneidezahns einer jungen Patientin und Therapie der wachstumsbedingten Infraposition**<br>*A. Mainjot, F. Lambert* | **132** |
| **5.3** | **Sofortimplantation und Sofortversorgung eines oberen linken mittleren Schneidezahns mit einer provisorischen Krone**<br>*L. Pariente, K. Dada* | **146** |
| **5.4** | **Statisch computergestützte Sofortimplantation in der ästhetischen Zone und Sofortbelastung mit vorgefertigten CAD/CAM-Provisorien**<br>*A. Lanis, L. Gonzaga, A. Hamilton* | **152** |
| **5.5** | **Ersatz eines oberen linken Eckzahns durch eine zementierte Krone auf einem konischen Bone-Level-Sofortimplantat nach dem Prinzip „one abutment – one time"**<br>*K. Chmielewski, B. Roland* | **165** |
| **5.6** | **Schablonengeführte Sofortimplantation eines Keramikimplantats als Ersatz für einen oberen rechten zweiten Prämolaren und Sofortversorgung mit einer CAD/CAM-gefertigten provisorischen Krone**<br>*A. Chen* | **181** |
| **5.7** | **Ersatz eines unteren mittleren Schneidezahns durch ein Monotype-Zirkonoxid-Sofortimplantat**<br>*S. Röhling, T. Borer* | **198** |

5.8 **Sofortersatz von vier unteren Frontzähnen durch eine implantatgetragene Brücke in konventioneller Belastung** **208**
*G. O. Gallucci, A. Hamilton, T. C. Sun*

5.9 **Ersatz eines endodontisch kompromittierten unteren linken ersten Molaren mit Sofortimplantation und einem Aufbau zur Alveolenabdeckung (Sealing Socket Abutment, SSA)** **218**
*G. Finelle*

6 Komplikationen 229
*F. Lambert, A. Hamilton*

6.1 **Komplikationen in Zusammenhang mit der Fallauswahl** **231**
6.1.1 Ungünstige Anatomie des Kieferkamms 231
6.1.2 Ungenügende Qualität oder Quantität des Weichgewebes 234

6.2 **Komplikationen in Zusammenhang mit dem chirurgischen Eingriff** **235**
6.2.1 Implantatpositionierung 235
6.2.2 Komplikationen bei ergänzenden regenerativen Maßnahmen 240

6.3 **Komplikationen im Zusammenhang mit der Belastung** **245**

7 Schlussfolgerungen 247
*F. Lambert, A. Hamilton*

8 Literatur 249

# 1 Einleitung

A. Hamilton, F. Lambert

Wenn ein Zahn extrahiert werden muss und sofort durch ein Implantat ersetzt werden kann, ist die Wahl eines geeigneten Protokolls für die Implantation und die prothetische Versorgung (Belastung) eine der ersten und wichtigsten klinischen Entscheidungen. Der Erfolg wird dabei durch vier Hauptparameter bestimmt: das biologische, prothetische und ästhetische Ergebnis sowie die Patientenzufriedenheit (nach seinen eigenen Maßstäben). Das gewählte Protokoll sollte maximal vorhersagbare kurz- und langfristige Ergebnisse mit minimaler chirurgischer Morbidität und höchster Effizienz kombinieren (Buser et al. 2017a).

Unser stets wachsendes Verständnis für die biologischen Grundlagen der Sofortimplantation hat die Entwicklung von Protokollen und Verfahren für die Sofortimplantation und Sofortbelastung maßgeblich beeinflusst. Die Vorteile der Sofortimplantation sind gut dokumentiert: kürzere Gesamtbehandlungszeit, Beschränkung auf eine einzige chirurgische Behandlungssitzung und maximale Verfügbarkeit des potenziellen Knochenvolumens (da zu diesem Zeitpunkt die unvermeidliche Geweberesorption der Extraktionsalveole noch nicht eingesetzt hat) (Hämmerle et al. 2004, Chen und Buser 2008). Die Sofortimplantation und Sofortbelastung ist – bei entsprechender klinischer Indikation – ein wünschenswertes Protokoll.

Dieser Ansatz unterliegt jedoch einigen Einschränkungen. Die Sofortimplantation kann durch eine ungünstige Morphologie der Alveole und des umgebenden Alveolarknochens erschwert werden. Die ideale dreidimensionale Positionierung des Implantats bei gleichzeitiger Primärstabilität kann eine Herausforderung darstellen. Die Sofortimplantation begrenzt nicht die mit der Zahnextraktion verbundene Resorption des Alveolarknochens (Araújo et al. 2005). Wenn diese Knochenresorption nicht durch eine entsprechende Patientenauswahl und begleitende regenerative Verfahren berücksichtigt wird, kann sie insbesondere zu vestibulären Rezessionen und ästhetischen Kompromissen führen (Chen und Buser 2014).

In den letzten zwei Jahrzehnten wurden zahlreiche Arbeiten zum Thema Sofortversorgung und Sofortbelastung bei teilbezahnten Patienten veröffentlicht. Insgesamt gilt dieser Behandlungsansatz als vorhersehbar. Die Überlebensraten sind vergleichbar mit denen aktueller Behandlungsansätze, die auf verzögerten Protokollen beruhen (Gallucci et al. 2018). Allerdings kann die Vielfalt der chirurgischen und prothetischen Techniken in Bezug auf begleitende Verfahren und Faktoren klinische Entscheidungen erschweren.

Hierzu gehören:

- Art des Eingriffs (mit und ohne Lappenbildung)
- Erhalt des Alveolarkamms (mit oder ohne Auffüllung der Alveole)
- Art des Transplantats *(autologes, allogenes oder xenogenes Transplantat)*
- Verwendung eines Bindegewebetransplantats zur Weichgewebeaugmentation
- Gleichzeitige Eingliederung eines provisorischen Zahnersatzes (Sofortbelastung)

Verschiedene Studien zur Sofortimplantation (Typ 1A) mit zusätzlichen regenerativen Maßnahmen zur Minimierung und Kompensation der Resorption des vestibulären Gewebes (lappenloser Eingriff, Knochentransplantat, Bindegewebetransplantat) scheinen auf eine geringere Variabilität des ästhetischen Ergebnisses hinzudeuten (Chen und Buser 2008, Seyssens et al. 2021).

Der Schwerpunkt des vorliegenden Bandes 14 des ITI Treatment Guide liegt auf modernen Behandlungsprotokollen für die Sofortimplantation nach Zahnextraktion ohne Aufklappung. Das geringere chirurgische Trauma und die geringere Morbidität, die mit diesem Vorgehen verbunden sind, bieten deutliche biologische Vorteile und einen größeren Patientennutzen als invasivere Ansätze.

Daher will dieser Band einen umfassenden Überblick über Sofortimplantations- und Sofortbelastungsprotokolle für den Ersatz extraktionsbedürftiger Einzelzähne geben. Um das diesen Protokollen zugrunde liegende Verständnis biologischer Gesetzmäßigkeiten zu vermitteln, wird die aktuelle Literatur zur Sofortimplantation und Sofortbelastung vorgestellt, zusammen mit einem Überblick über den Erfolg von Protokollen zur prothetischen Sofortversorgung (Kapitel 2).

In erster Linie möchte dieser Band die Bedeutung einer strengen Indikationsstellung (Patientenauswahl, Behandlungsregion) in Verbindung mit einer umfassenden Behandlungsplanung hervorheben und dem Leser ein Instrument zur Risikoabschätzung und Entscheidungsfindung an die Hand geben (Kapitel 3).

Denn selbst wenn die Indikation für Sofortimplantation und Sofortbelastung sorgfältig erhoben wurde, sind die Eingriffe technisch komplex und die vorgeschlagenen Behandlungsprotokolle sehr unterschiedlich. Daher besteht ein weiteres Anliegen dieses Bandes darin, die Schlüsselaspekte der chirurgischen wie der prothetischen Behandlung zu beschreiben, um Protokolle zu liefern, die das Endergebnis optimieren (Kapitel 4).

Dieser Band enthält außerdem Schritt-für-Schritt-Berichte über klinische Behandlungen, die von Experten auf diesem Gebiet durchgeführt wurden, um die Bandbreite von Indikationen und Anwendungen von Sofortimplantations- und Belastungsprotokollen zu veranschaulichen (Kapitel 5).

Das letzte Kapitel befasst sich mit typischen Komplikationen der Sofortimplantation und gibt Empfehlungen, wie man sie vermeidet (Kapitel 6).

# 2 Geschichte und Gegenwart der Sofortimplantation und Sofortbelastung

A. Hamilton, F. Lambert, M. Baćević, M. Araújo,
S. Chen, G. Gallucci

# 2.1 Entwicklung der Implantationsprotokolle

Das ursprüngliche Protokoll für die Implantatinsertion setzte einen ausgeheilten Alveolarkamm voraus und erforderte ein zweizeitiges chirurgisches Vorgehen (Schroeder et al. 1976, Brånemark et al. 1977). Obwohl kurz darauf das Tübinger Sofortimplantat eingeführt wurde, das eine Implantation in frische Extraktionsalveolen ermöglichte (Schulte et al. 1978), blieb die Sofortimplantation in den folgenden Jahrzehnten eine weitaus herausforderndere Option als die konventionelle, verzögerte Implantation. Techniken, die auf den Prinzipien der gesteuerten Knochenregeneration (GBR) beruhen (Dahlin et al. 1988, Dahlin et al. 1989), wurden zu dieser Zeit ebenfalls untersucht und für periimplantäre Extraktionsdefekte bei Sofortimplantaten in Kombination mit einer Lappenbildung eingesetzt (Lazzara 1989, Becker und Becker 1990, Lang et al. 1994).

Frühere Studien hatten gezeigt, dass Implantate, die in frische Extraktionsalveolen inseriert wurden, erfolgreich osseointegrieren konnten (Barzilay et al. 1988, Barzilay et al. 1991, Paolantonio et al. 2001), aber es wurde auch über höhere Misserfolgsraten berichtet (Schwartz-Arad und Chaushu 1997, Mayfield 1999). Ende der 1990er Jahre zeigten neue Studien, dass nicht nur eine Sofortimplantation, sondern auch eine Sofortbelastung (der Implantate) möglich war (Wöhrle 1998). Die ersten klinischen Ergebnisse mit Sofortimplantaten oder Sofortbelastung waren jedoch nicht immer zufriedenstellend, insbesondere in ästhetischer Hinsicht (Chen et al. 2004).

Die Einführung von Implantaten mit mäßig rauen Oberflächen trug zu einem wachsenden Verständnis der Implantat-Knochen-Schnittstelle und der Heilungsprozesse sowie der Okklusion und des optimalen prothetischen Designs bei. Aufgrund des verbesserten Implantatdesigns gewannen sofort inserierte und belastete Implantate langsam an Akzeptanz in Forschung und Praxis (Avila et al. 2007). Auf der Grundlage der heute vorliegenden umfangreichen Evidenz sind sowohl die Sofortimplantation als auch die Sofortbelastung bei gegebener Indikation zu einem akzeptierten klinischen Verfahren geworden.

Auf der 3. ITI-Konsensuskonferenz (Hämmerle et al. 2004) wurde erstmals eine weithin akzeptierte vierstufige Klassifikation nach dem Zeitintervall zwischen Extraktion und Implantation (Typ 1 bis Typ 4) aufgestellt und in Band 3 des ITI Treatment Guide (Chen und Buser 2008) weiter modifiziert. Hier wird die Sofortimplantation nach Zahnextraktion als Typ 1 klassifiziert (Abb. 1).

Der Hauptvorteil der Typ-1-Implantation (Sofortimplantation) liegt in der geringeren Anzahl chirurgischer Eingriffe, der kürzeren Gesamtbehandlungsdauer, der kürzeren Rekonvaleszenzzeit und – unter Umständen – der Möglichkeit der sofortigen prothetischen Versorgung des Implantats. Dies führt zu einer hohen Patientenzufriedenheit und wirkt sich positiv auf die Erhaltung der periimplantären Weichgewebearchitektur aus.

Das biologische Konzept der Sofortimplantation basiert auf dem Prozess der Alveolenheilung. Dabei laufen mehrere biologische Prozesse parallel und kontinuierlich ab, auch wenn sie willkürlich verschiedenen Phasen zugeordnet werden, nämlich Hämostase und Gerinnung, Entzündung, Proliferation sowie Modellierung und Remodellierung (de Sousa Gomes et al. 2019).

Unmittelbar nach der Extraktion füllt sich die Alveole mit Blut; bald darauf bildet sich ein Blutgerinnsel. Die Wunde lockt Entzündungszellen an, die das Gerinnsel infiltrieren und die Phagozytose – die Entfernung von Bakterien und Gerinnselstrukturen – sowie die Produktion verschiedener Wachstumsfaktoren auslösen. Gleichzeitig beginnen sich neue Blutgefäße zu entwickeln, und locker organisiertes Granulationsgewebe, das stark von Entzündungszellen und Fibroblasten infiltriert ist, ersetzt das ursprüngliche Blutgerinnsel, das einer Koagulationsnekrose unterliegt (Cardaropoli et al. 2003).

Das Granulationsgewebe wird allmählich durch unreifes Bindegewebe (provisorische Matrix) ersetzt, das reich an Zellen und Kollagenfasern ist, die in einem Geflecht angeordnet sind.

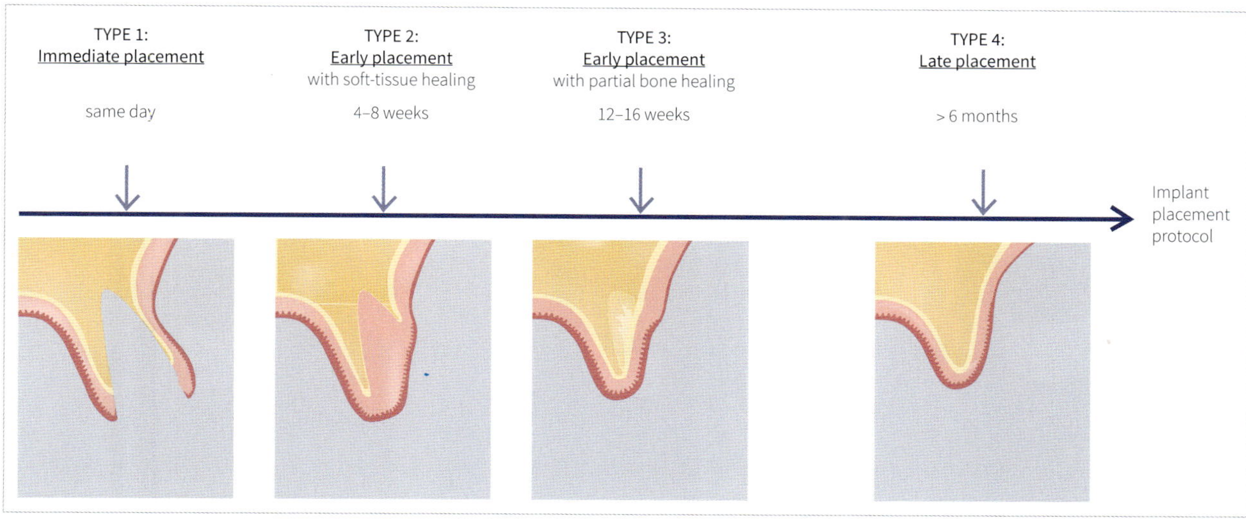


**Abb. 1** Zeitpunkte für die Implantation.

Danach dringen undifferenzierte mesenchymale Zellen in das fibröse Gewebe ein und beginnen sich in knochenbildende Zellen zu differenzieren, die die Mineralisierung der organischen Matrix fördern, um den so genannten Geflechtknochen zu bilden. Dieser Geflechtknochen wird allmählich durch reifes lamelläres Knochengewebe/Knochenmark ersetzt, und der Alveolarkamm an der Alveolenwand verändert sich in seinen Dimensionen (Abb. 2a–b) (Araújo und Lindhe 2005).

Mit diesem QR-Code kommen Sie zu einem computeranimierten 3-D-Film zum Thema Osseointegration.

Mit diesem QR-Code kommen Sie zu einem computeranimierten 3-D-Film zum Thema Alveolenheilung.

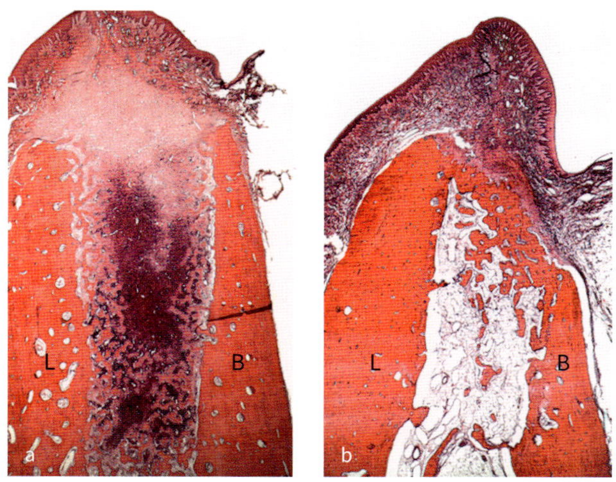


**Abb. 2a–b** Makroskopische histologische Bilder, die die Knochenmodellierung 1 Woche (a) und 8 Wochen (b) nach der Zahnextraktion zeigen, wobei die Resorption des dünnen vestibulären Knochens auf der rechten Seite der Bilder sichtbar ist.

Die meisten Dimensionsänderungen treten in den ersten drei Monaten nach einer Extraktion auf (Schropp et al. 2003) und setzen sich – wenn auch mit geringerer Intensität – während der Modellierungsphase fort. Dimensionsänderungen nach der Extraktion scheinen mit mehreren Faktoren zusammenzuhängen, wie den individuellen Wundheilungseigenschaften des Patienten, den lokalen anatomischen oder pathologischen Gegebenheiten und dem Ausmaß des chirurgischen Traumas und der Gewebedestruktion während der Extraktion (Araújo et al. 2015).

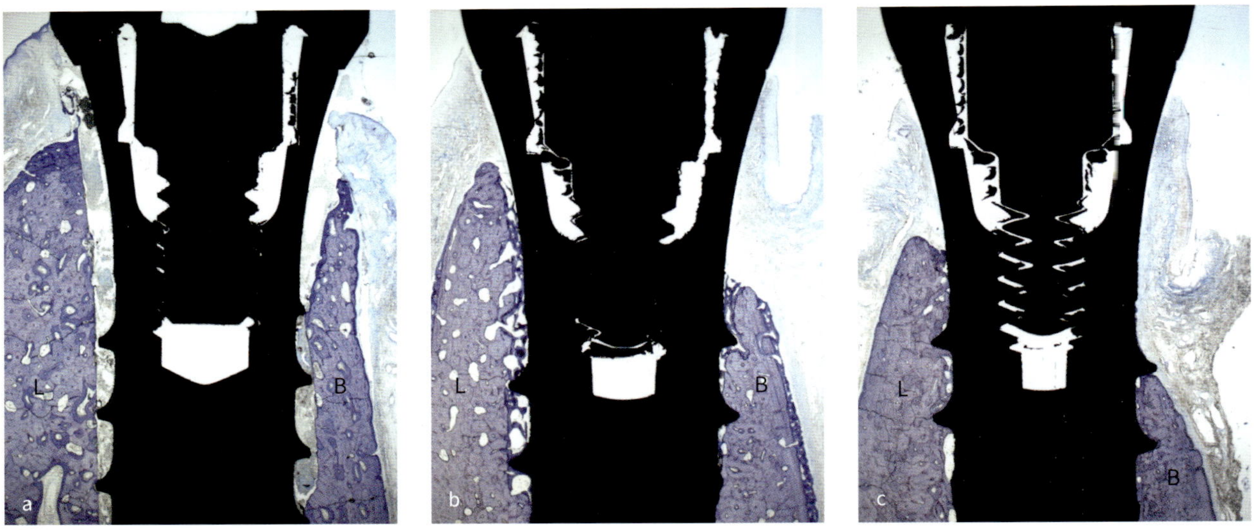


**Abb. 3a–c** Resorptive Veränderungen nach Extraktionen treten unabhängig vom Zeitpunkt der Implantation auf und können durch eine Sofortimplantation nicht verhindert werden. Ausgangssituation (a) sowie 4 Wochen (b) und 12 Wochen (c) nach der Zahnextraktion mit Resorption der dünnen vestibulären Knochenplatte, die auf der rechten Seite neben den sofort inserierten Implantaten zu sehen ist.

Obwohl alle diese Faktoren Schwankungen unterworfen sind, konnte in einer systematischen Übersichtsarbeit, in der die Dimensionsänderungen des Hart- und Weichgewebes nach einer Extraktion untersucht wurden, eine durchschnittliche Reduktion des Hartgewebes um 3,8 mm (29–63 %) in der Breite und 1,24 mm (11–22 %) in der Höhe während der ersten sechs Monate der Heilung festgestellt werden (Tan et al. 2012).

Folgende Resorptionsmuster wurden beobachtet:

- Stärkere Resorption in der Breite als in der Höhe (Johnson 1969)
- Der Unterkieferknochen wird schneller resorbiert als der Oberkieferknochen (Atwood 1971).
- Der Seitenzahnbereich unterliegt einer stärkeren Resorption als der Frontzahnbereich (Pietrokovski und Massler 1967).
- Bei mehreren benachbarten Extraktionsstellen ist der vertikale Verlust größer als bei der Extraktion eines einzelnen Zahns (Lam 1960).
- Die vestibuläre Knochenwand wird zuerst resorbiert (Cawood und Howell 1988).

Die dünnen vestibulären Knochenwände im anterioren Oberkiefer sind besonders resorptionsanfällig. Araújo et al. (2005) stellten die Hypothese auf, dass der koronale Anteil der vestibulären Knochenwand häufig nur aus Bündelknochen besteht, der Teil des Zahnhalteapparats und somit eine zahnabhängige Struktur ist. Nach der Extraktion eines Zahns ist dieser Knochen nicht mehr nützlich, und seine Resorption ist die natürliche Folge. Studien haben gezeigt, dass eine dünne vestibuläre Knochenwand (< 1 mm) an der Alveole in der apikokoronalen Ebene dreimal stärker resorbiert wird als eine dicke (≥ 1 mm), wenn Sofortimplantate gesetzt werden (Ferrus et al.2010).

Darüber hinaus machen Läsionen der vestibulären Knochenwand mit Fenestrationen oder Dehiszenzen aller Art den Knochen schwächer und anfälliger für eine Resorption (Kan et al. 2007), während Bereiche mit dicker vestibulärer Knochenwand weniger Dimensionsänderungen des Alveolarkamms nach Extraktionen aufweisen (Chappuis et al. 2013, Chappuis et al. 2015). Weitere Risikofaktoren sind ein dünner gingivaler Phänotyp (Evans und Chen 2008, Cordaro et al 2009) und eine unbeabsichtigte Fehlpositionierung des Implantats in der Alveole nach vestibulär (Chen et al. 2007, Evans und Chen 2008).

Nachdem gezeigt werden konnte, dass die Osseointegration von Implantaten, die in frische Extraktionsalveolen inseriert werden, ein vorhersehbares Ergebnis war (Chen et al. 2004) und unabhängig von der Größe des Spalts zwischen Implantatoberfläche und knöcherner Alveolenwand stattfand, wurden Studien durchgeführt, um den physiologischen Prozess der Alveolenheilung in Zusammenhang mit der Sofortimplantation zu untersuchen. Ursprünglich argumentierten die Befürworter der Sofortimplantation als neuartiges therapeutisches Konzept damit, dass die Sofortimplantation der Resorption der vestibulären Knochenwand nach der Extraktion entgegenwirke, von der stützenden Rolle wie ein Zahn profitieren und somit bessere ästhetische Ergebnisse liefern könne (Lazzara 1989, Denissen et al. 1993). Spätere Studien kamen jedoch zu dem gegenteiligen Ergebnis, dass resorptive Veränderungen nach Extraktionen unabhängig vom Zeitpunkt der Implantation auftreten und durch eine Sofortimplantation nicht verhindert werden können (Botticelli et al. 2004, Araújo et al. 2005, Araújo et al. 2007, Chen et al. 2007) (Abb. 3a–c).

Diese Erkenntnisse haben Wissenschaftler veranlasst, die Sofortimplantation mit kammerhaltenden Verfahren zu kombinieren, bei denen der periimplantäre Alveolendefekt mit Knochenersatzmaterial aufgefüllt wird, um die Remodellierung nach der Extraktion zu begrenzen und bessere funktionelle und ästhetische Langzeitergebnisse mit Implantatversorgungen zu erzielen (Chen et al. 2004).

Die meisten Erkenntnisse zur Sofortimplantation beziehen sich auf die Oberkieferfrontzähne (Zhou et al. 2021), wo ästhetische Ergebnisse für den Erfolg entscheidend sind. Eine der ersten Einschränkungen bei der Sofortimplantation war die Verwendung von nach koronal verschobenen Mukoperiostlappen in voller Dicke, um eine gedeckte Einheilung mit oder ohne gleichzeitiger Knochentransplantation zu erreichen. Außerdem wurden die Implantate häufig in beschädigte Alveolen mit dünnen oder fehlenden vestibulären Knochenwänden eingesetzt. Obwohl diese Verfahren erfolgreiche Ergebnisse in Bezug auf Osseointegration und Implantatüberleben zeigten, wurde häufig über ästhetische Einschränkungen und – am häufigsten – über vestibuläre Rezessionen berichtet, wobei bei 20–30 % der Sofortimplantationen das Risiko von vestibulären Rezessionen von 1 mm oder mehr bestand (Chen und Buser 2009, Chen und Buser 2014).

Um Dimensionsänderungen und ästhetische Probleme zu minimieren, wurden verschiedene Techniken und Protokolle zur Kammerhaltung beschrieben. Dazu gehören partikuläre Knochentransplantate oder Knochenersatzmaterialien und Techniken zur Abdichtung der Alveole mit Bindegewebetransplantaten, einer Barrieremembran oder Kollagenkegeln. Unter anderem wurde in den Konsensuserklärungen des Europäischen Workshops für Parodontologie 2019 darauf hingewiesen, dass die Erhaltung des Alveolarkamms durch Auffüllen der Alveole den horizontalen und vertikalen Knochenabbau nach Extraktion im Vergleich zur alleinigen Extraktion begrenzt (Avila-Ortiz et al. 2019, Tonetti et al. 2019). Dieselbe Arbeitsgruppe kam auch zu dem Schluss, dass die Auffüllung in Verbindung mit der Sofortimplantation in den meisten Fällen ein integraler Bestandteil des Verfahrens ist.

Die aktuelle Evidenz scheint auf einen Trend zu besseren Ergebnissen hinzudeuten, wenn Implantate bei Patienten mit dünnem gingivalem Phänotyp sofort in einem Vorgehen ohne Lappenbildung in Kombination mit einer Alveolenauffüllung und einem Bindegewebetransplantat eingesetzt werden (Seyssens et al. 2020, Seyssens et al. 2021).

# 2.2 Entwicklung der Belastungsprotokolle

Der biologische Prozess der Osseointegration eines Dentalimplantats folgt einem ähnlichen Muster wie die Heilung einer Knochenfraktur.

Voraussetzung für die direkte Knochenheilung nach einer Fraktur ist die Stabilisierung des Bruches und eine starre Fixierung, wobei eine übermäßige Belastung der Bruchflächen die Heilung verzögert oder sogar verhindert (Marsell und Einhorn 2011). Bei Dentalimplantaten wird diese Stabilisierung dadurch erreicht, dass der Durchmesser des enossalen Implantats etwas größer ist als der Durchmesser der Osteotomie. Auf diese Weise wird eine Primärstabilität erreicht – Voraussetzung für die Osseointegration und den langfristigen Erfolg des Implantats.

Die ursprünglichen Belastungsprotokolle für enossale Implantate, die von Per-Ingvar Brånemark und André Schroeder vorgeschlagen wurden, forderten eine ungestörte Einheilzeit von 3 bis 4 Monaten vor Belastung (Schroeder et al. 1976, Adell et al. 1981, Buser et al. 2000). Diese Protokolle basieren auf dem damaligen Verständnis von Osseointegration. Dabei ging man davon aus, dass sich durch das chirurgische Trauma der Osteotomiepräparation eine nekrotische Randzone um das Implantat bildet und dass diese Nekrose und die Wiederherstellung des an das Implantat angrenzenden Knochens unvermeidlich sind. Empfohlen wurde damals, das Implantat in dieser Phase bis zur Osseointegration ungestört zu lassen, da selbst geringe Bewegungen die Osteogenese hemmen und die Osseointegration gefährden würden (Albrektsson et al. 1981, Schroeder et al. 1981).

In den folgenden Jahrzehnten entwickelte sich unser Verständnis der Physiologie der Osseointegration weiter. Bald wurden klinische Studien veröffentlicht, die dieses Paradigma in Frage stellten, indem sie nämlich zeigten, dass Implantate in vollständig zahnlosen Kieferabschnitten sofort belastet werden konnten, wenn vier Implantate übergreifend verblockt wurden (Ledermann 1979, Babbush et al. 1986).

Das Konzept der Sofortbelastung wurde seitdem weiterentwickelt (Schnitman et al. 1990). Ende der 1990er Jahre rückte ein klinisch anspruchsvolles Szenario in den Mittelpunkt des Interesses, bei dem ein Implantat in einer frischen Extraktionsalveole im oberen Frontzahnbereich sofort provisorisch versorgt wurde (Wöhrle 1998). Inzwischen waren die Implantate technisch so weit verbessert worden, dass die Einheilzeit vor der Belastung verkürzt werden konnte und die Sofortbelastung bei entsprechender Indikation als vorhersagbar galt, mit Ergebnissen, die mit konventionellen Belastungsprotokollen vergleichbar waren (Cochran et al. 2004, Gallucci et al. 2014, Gallucci et al. 2018).

Dies wurde durch Fortschritte in zwei Bereichen untermauert:

- Ein Forschungsschwerpunkt war die Reduktion des chirurgischen Traumas und der nachfolgenden Nekrose des umgebenden Knochens während der Knochenpräparation und Implantation (Eriksson und Albrektsson 1983, Möhlhenrich et al. 2015, Bernabeu-Mira et al. 2021).
- Ein weiterer Forschungsschwerpunkt war die Regeneration des an das Implantat angrenzenden Knochens während der Osseointegration, wobei die Oberflächentechnologie als eine Schlüsselkomponente identifiziert wurde (Salvi et al. 2015, Bosshardt et al. 2017).

Die Osseointegration wird heute als ein dynamischer Prozess verstanden, bei dem die Resorption von geschädigtem Knochen und die Anlagerung von neuem Knochen durch Regeneration gleichzeitig ablaufen. Dies entspricht den aktuellen mechanobiologischen Modellen der Frakturheilung, wonach der physiologisch komplexe Heilungsprozess sowohl biologische als auch mechanische Aspekte umfasst (Ghiasi et al. 2017).

Es ist inzwischen allgemein anerkannt, dass die mechanische Stabilität während der Osseointegration für den kurz- und langfristigen klinischen Erfolg erforderlich ist (Listgarten et al. 1991, Albrektsson und Zarb 1993). Mechanische Stabilität ist erforderlich, um Mikrobewegungen durch direkt oder indirekt auf das Implantat einwirkende Kräfte zu begrenzen, die zu einer bindegewebigen Einkapselung und zum Implantatversagen führen würden. Während der Osseointegration wird die anfängliche mechanische Primärstabilität – durch die das Implantat in der ersten Einheilphase Bewegungen unter Belastung widersteht – durch die Sekundärstabilität ersetzt (Abb. 4). Der regenerierte Knochen ist dabei so weit gereift, dass er zur Stabilität des Implantats unter Belastung beitragen kann (Bosshardt et al. 2017).

Dieser Übergang von der Primär- zur Sekundärstabilität führt zu einer Abnahme der mechanischen Gesamtstabilität des Implantats – ein Risikofaktor für das Implantat, wenn in dieser Phase des Heilungsprozesses übermäßige Belastungen auftreten (Raghavendra et al. 2005, Oates et al. 2007, Lang et al. 2011).

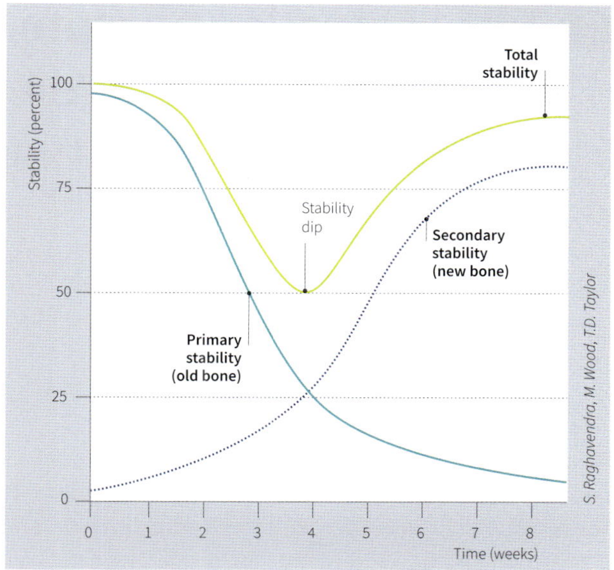


**Abb. 4** Allmählicher Anstieg der Sekundärstabilität, während die Primärstabilität abnimmt. Die Steigerungsrate der Sekundärstabilität wird durch die Oberflächeneigenschaften des Implantats, das chirurgische Trauma und die biologische Kapazität des Patienten beeinflusst.

Die Sofortbelastung von Implantaten kann einige Vorteile mit sich bringen, vor allem, weil sie herausnehmbare Provisorien überflüssig macht, die – wenn sie gewebegestützt sind – oft für den Patienten unangenehm und für das darunter liegende Operationsgebiet schädlich sind. Eine implantatgetragene provisorische Sofortversorgung bietet auch die Möglichkeit einer prothetisch gesteuerten Weichgewebeheilung, die zur Erhaltung der vor der Extraktion vorhandenen Weichgewebearchitektur beitragen kann. Obwohl dies auch auf andere Weise erreicht werden kann (z. B. mit adhäsiv befestigten Brücken oder individuellen Gingivaformern), ist die provisorische Sofortversorgung nach der Sofortimplantation der effizienteste Weg.

Aktuelle Protokolle für die Sofortimplantation gehen davon aus, dass die Erhaltung der vor der Extraktion vorhandenen Weichgewebekontur und -architektur im Rahmen einer prothetisch gesteuerten Weichgewebeheilung zu vorhersagbaren Ergebnissen führen kann (Schubert et al. 2019). Ein sofort belastetes Provisorium oder ein individueller Gingivaformer mit entsprechendem Emergenzprofil unterstützt das marginale Weichgewebe, während eventuelles Knochenersatzmaterial und das Blutgerinnsel zurückgehalten werden und die Kontamination durch den Speichel minimiert wird. Bei biokompatiblen Materialien kann die Weichgewebeadhäsion auch die Stabilität des Weichgewebes selbst fördern und dazu beitragen, Veränderungen des Kieferkamms nach der Extraktion zu minimieren.

## 2.3 Aktuelle Konzepte und Definitionen von Protokollen für die Implantation und Implantatbelastung

Die aktuelle Klassifikation von Protokollen zur Implantation und Implantatbelastung wurde 2018 in einer systematischen Übersichtsarbeit von Gallucci et al. definiert und von der ITI-Konsensuskonferenz 2018 verabschiedet. Sie fasst diese beiden Behandlungsphasen in einer einheitlichen Klassifikation zusammen (Tabelle 1). Abbildung 5 veranschaulicht den jeweils zugeordneten zeitlichen Ablauf. Dieser Ansatz erkennt an, dass beide Behandlungsphasen für jedes Implantat gelten und dass sie nicht unabhängig voneinander sind, sondern vielmehr abhängige Variablen darstellen, die den Erfolg und die Ergebnisse beeinflussen. Hieraus ergeben sich zwölf Kombinationen von Implantations- und Belastungszeitpunkten:

Typ 1A: Sofortimplantation und Sofortversorgung/Sofortbelastung
Typ 1B: Sofortimplantation und Frühbelastung
Typ 1C: Sofortimplantation und konventionelle Belastung
Typ 2A: Frühimplantation mit Weichgewebeheilung und Sofortversorgung/Sofortbelastung
Typ 2B: Frühimplantation mit Weichgewebeheilung und Frühbelastung
Typ 2C: Frühimplantation mit Weichgewebeheilung und konventioneller Belastung
Typ 3A: Frühimplantation mit partieller Knochenheilung und Sofortversorgung/Sofortbelastung
Typ 3B: Frühimplantation mit partieller Knochenheilung und Frühbelastung
Typ 3C: Frühimplantation mit partieller Knochenheilung und konventioneller Belastung
Typ 4A: Spätimplantation und Sofortversorgung/Sofortbelastung
Typ 4B: Spätimplantation und Frühbelastung
Typ 4C: Spätimplantation und konventionelle Belastung.

Bei dieser Klassifizierung wurden frühere Definitionen zum Zeitpunkt der Implantatinsertion und -belastung aus früheren ITI-Konsensuskonferenzen übernommen:

**IMPLANTATIONSPROTOKOLLE**

- *Spätimplantation:* Die Implantate werden erst nach vollständiger Ausheilung des Knochens, mehr als 6 Monate nach der Zahnextraktion, inseriert.
- *Frühimplantation:* Die Implantate werden nach Ausheilung des Weichgewebes oder nach teilweiser Ausheilung des Knochens, 4 bis 8 Wochen bzw. 12 bis 16 Wochen nach der Extraktion, inseriert.
- *Sofortimplantation:* Die Implantate werden am Tag der Extraktion in die frische Extraktionsalveole inseriert.

(Chen und Buser 2009, Chen et al. 2004, Hämmerle et al. 2004).

**Tabelle 1** Kombinierte Klassifikation nach Implantations- und Belastungszeitpunkt

| | | Belastungsprotokoll | | |
|---|---|---|---|---|
| | | **Sofortversorgung/Sofortbelastung (Typ A)** | **Frühbelastung (Typ B)** | **Konventionelle Belastung (Typ C)** |
| **Implantationsprotokoll** | **Sofortimplantation (Typ 1)** | Typ 1A | Typ 1B | Typ 1C |
| | **Frühimplantation (Typ 2–3)** | Typ 2–3A | Typ 2–3B | Typ 2–3C |
| | **Spätimplantation (Typ 4)** | Typ 4A | Typ 4B | Typ 4C |

Gallucci, Hamilton, Zhou, Buser und Chen 2018 – 6. ITI-Konsensusbericht, Gruppe 2, Artikel 2

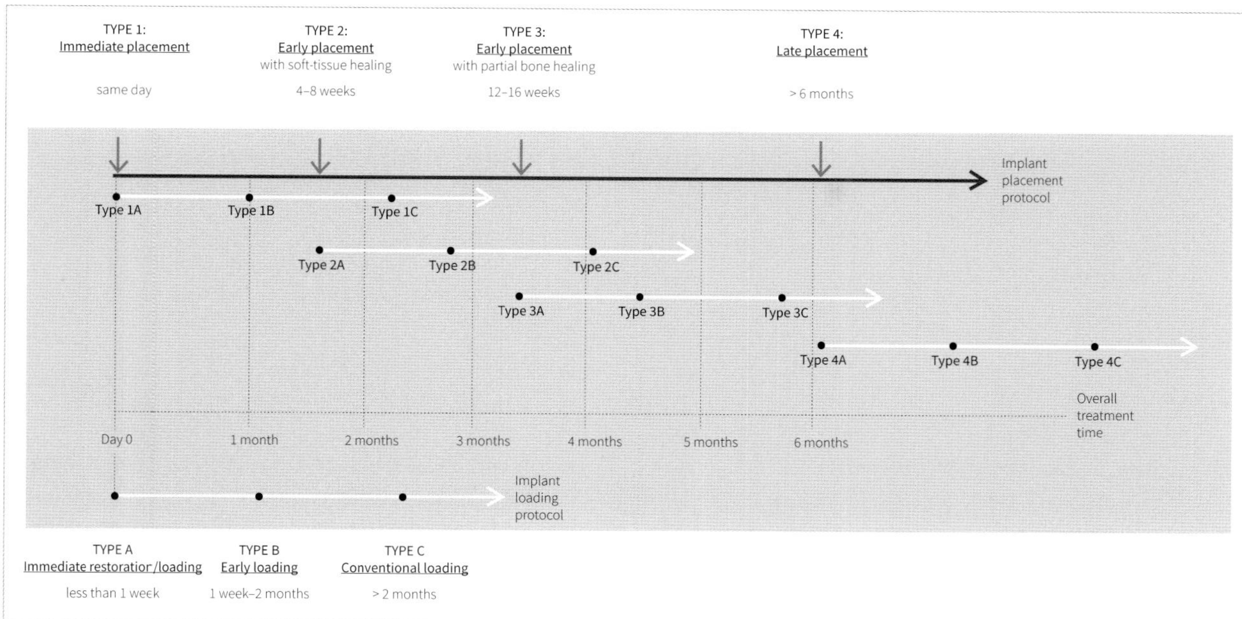


**Abb. 5** Zeitleiste entsprechend der Implantationsprotokolle und Belastungsprotokolle (nach Zhou et al. 2021).

**BELASTUNGSPROTOKOLLE**

- ***Konventionelle Belastung:*** Die Implantate können nach Insertion mehr als 2 Monate einheilen, ohne prothetisch versorgt zu sein.
- ***Frühbelastung:*** Die Implantate werden 1 Woche bis 2 Monate nach Insertion prothetisch versorgt.
- ***Sofortbelastung:*** Die Implantate werden innerhalb von 1 Woche nach Insertion prothetisch versorgt.

Dies steht im Einklang mit den Veröffentlichungen aus früheren ITI-Konsensuskonferenzen (Benic et al. 2014, Chiapasco 2004, Cochran et al. 2004, Gallucci et al. 2014, Gallucci et al. 2009, Ganeles und Wismeijer 2004, Grutter und Belser 2009, Morton et al. 2004, Papaspyridakos et al. 2014, Roccuzzo et al. 2009, Schimmel et al. 2014, Schrott et al. 2014, Weber et al. 2009).

Für die Sofortimplantation wurden drei Unterkategorien aufgeführt:

- *Typ 1A:* Sofortimplantation und Sofortversorgung/Sofortbelastung
- *Typ 1B:* Sofortimplantation und Frühbelastung
- *Typ 1C:* Sofortimplantation und konventionelle Belastung

Eine Betrachtung der jeweiligen Überlebensraten für diese Behandlungsprotokolle auf der Grundlage der neuen Klassifizierung folgt im nächsten Abschnitt.

# 2.4 Ergebnisse der 6. ITI-Konsensuskonferenz

## 2.4.1 Konsensuserklärungen zu Protokollen für die Implantation und Implantatbelastung

1. Die neue vorgeschlagene Klassifizierung, die sowohl den Zeitpunkt der Implantation als auch die Modalitäten der Belastung umfasst, ermöglicht eine stringente Behandlungsauswahl.
2. 
   a. Typ 1A (Sofortimplantation und Sofortversorgung) ist ein klinisch dokumentiertes Protokoll. Die Überlebensrate betrug 98 % (Median: 100 %; Bereich: 87–100 %).
   b. Typ 1B (Sofortimplantation und Frühbelastung) ist ebenso ein klinisch dokumentiertes Protokoll. Die Überlebensrate betrug 98 % (Median: 100 %; Bereich: 93–100 %).
   c. Typ 1C (Spätimplantation und konventionelle Belastung) ist ein wissenschaftlich und klinisch validiertes Protokoll. Die Überlebensrate betrug 96 % (Median: 99 %; Bereich: 91–100 %).
3. 
   a. Typ 2–3A (Frühimplantation und Sofortversorgung/Sofortbelastung) ist klinisch unzureichend dokumentiert.
   b. Typ 2–3B (Frühimplantation und Frühbelastung) ist klinisch gleichfalls unzureichend dokumentiert.
   c. Typ 2–3C (Frühimplantation und konventionelle Belastung) ist ein wissenschaftlich und klinisch validiertes Protokoll. Die Überlebensrate betrug 96 % (Median: 96 %; Bereich: 91–100 %).
4. 
   a. Typ 4A (Spätimplantation und Sofortversorgung/Sofortbelastung) ist ein klinisch dokumentiertes Protokoll. Die Überlebensrate betrug 98 % (Median: 99 %; Bereich: 83–100 %).
   b. Typ 4B (Spätimplantation und Frühbelastung) ist ein wissenschaftlich und klinisch validiertes Protokoll. Die Überlebensrate betrug 98 % (Median: 99 %; Bereich: 97–100 %).
   c. Typ 4C (Spätimplantation und konventionelle Belastung) ist ein wissenschaftlich und klinisch validiertes Protokoll. Die Überlebensrate betrug 98 % (Median: 100 %; Bereich: 95–100 %).
5. Bei der Entscheidung für oder gegen bestimmte Insertions- und Belastungsprotokolle sind Faktoren zu beachten, die das Erreichen des Behandlungsziels verhindern können. Hierzu gehören:
   a. Patientenbezogene Faktoren
   b. Fehlende Primärstabilität
   c. Notwendigkeit einer Knochenaugmentation

## 2.4.2 Klinische Empfehlungen für die Implantation und Implantatbelastung

Die Sofortimplantation und Sofortversorgung/-belastung wird als komplexer oralchirurgischer und prothetischer Eingriff angesehen. Er erfordert eine angemessene Ausbildung sowie genug Erfahrung und klinische Kompetenz, um die erforderlichen diagnostischen Verfahren anwenden und die Behandlung durchführen zu können.

Das ITI empfiehlt, das Typ-1A-Protokoll nur dann in Betracht zu ziehen, wenn es nachweislich für den Patienten Vorteile bringt, wie z. B. ästhetische Anforderungen oder eine klinische Indikation zur Verringerung der chirurgischen Morbidität (Morton et al. 2018). Beispielsweise scheint die sofortige provisorische Versorgung eines Sofortimplantats im Bereich eines ersten Molaren kaum Vorteile zu bringen. Trotz vorhandener klinischer Dokumentation (Atieh et al. 2010) bietet dieses Vorgehen im Vergleich zu konventionellen Implantations- und Belastungsprotokollen nur wenige Vorteile für den Patienten.

Nach aktuellen Empfehlungen sollten für das Typ-1A-Protokoll (Sofortimplantation und Sofortversorgung/Sofortbelastung) folgende klinische Voraussetzungen erfüllt sein (Morton et al. 2014, Morton et al. 2018):

- *Intakte Alveolenwände:* Der Zustand der vestibulären Knochenwand ist für das ästhetische Ergebnis besonders wichtig. Häufig kann dieser anhand einer diagnostischen digitalen Volumentomographie (DVT) beurteilt werden, die jedoch durch metallische Artefakte, z. B. einen Wurzelstift, erschwert werden kann. Zudem kann die vestibuläre Knochenwand bei der Extraktion beschädigt worden sein. Daher ist es wichtig, die vestibuläre Knochenwand nach einer Extraktion zu untersuchen.
- *Dicke der vestibulären Knochenwand mindestens 1 mm:* Klinische Studien haben gezeigt, dass eine dünne vestibuläre Knochenwand (< 1 mm) einer signifikanten vertikalen krestalen Resorption unterliegt (Chen et al. 2007, Ferrus et al. 2010, Sanz et al. 2017). Wenn diese Resorption stark ist, können Knochentransplantate, die in den vestibulären periimplantären Defekt eingebracht werden, nicht vollständig von den Knochenwänden eingeschlossen werden und sind daher anfällig für Resorption. Dies kann zu einer unvollständigen Knochenauffüllung des periimplantären Defekts führen (van Steenberghe et al. 2000, Chen et al. 2007, Juodzbalys und Wang 2007); die raue Implantatoberfläche kann krestal freiliegen, und es kann zu vestibulären Rezessionen der Mukosa kommen.
- *Dicker gingivaler Phänotyp:* Bei einem dünnen gingivalen Phänotyp besteht ein erhöhtes Risiko für vestibuläre Rezessionen, was sich negativ auf das ästhetische Endergebnis auswirken kann (Evans und Chen 2008, Cordaro et al. 2009). Daher sollte hier auf das Typ-1A-Protokoll verzichtet werden, es sei denn, die vestibuläre Mukosa wird durch zusätzliche Interventionen gestärkt, wie beispielsweise die gezielte Dekoronation und die Abdeckung der Wurzel, um zuvor das Überwachsen der Gingiva zu fördern, die Verdickung des Weichgewebes (Langer 1994) mit Bindegewebetransplantaten im marginalen Bereich des Weichgewebes auf der vestibulären Seite der Alveole (Kan et al. 2005, Chen et al. 2009, Kan et al. 2009) oder durch den Aufbau des suprakrestalen Bereichs mit kleinstückigem Knochenersatzmaterial, um die Verdickung des Weichgewebes zu fördern (Chu et al. 2012, Chu et al. 2015).
- *Keine akute Infektion im Implantationsbereich:* Bei akuten Infektionen im Implantationsbereich kommt das Typ-1A-Protokoll eher nicht in Betracht, da wahrscheinlich eine oder mehrere Alveolenwände betroffen sind und die Entzündung im Weichgewebe zu einer signifikanten Rezession führen kann.
- *Ausreichendes Knochenangebot apikal und lingual der Alveole:* Diese Anforderung ist für eine primärstabile Insertion des Implantats erforderlich und eine wesentliche Voraussetzung für die spätere provisorische Versorgung des Implantats. Mit Hilfe von DVT-Aufnahmen kann überprüft werden, ob diese Anforderung erfüllt ist.
- *Widerstand gegen Torsionskräfte:* Das Implantat sollte dem Drehmoment standhalten, das voraussichtlich auf die Abutmentschraube der provisorischen Versorgung einwirkt. Dieses Drehmoment hängt weitgehend von den Empfehlungen der Implantathersteller ab, die für aktuelle Implantatsysteme im Bereich von 25–40 Ncm oder einem ISQ-Wert > 70 liegen sollten.
- *Okklusionsschema, das die provisorische Versorgung schützt:* Bei der Fallauswahl ist darauf zu achten, dass ein direkter okklusaler Kontakt zwischen dem Provisorium und dem Antagonisten unter Funktion vermieden wird.
- *Compliance:* Der Patient sollte bereit sein, die Anweisungen für die postoperative Phase zu befolgen. Es ist wichtig, dass keine direkten Kaukräfte auf die provisorische Versorgung einwirken.

# 2.5 Ergebnisse der 7. ITI-Konsensuskonferenz

Auf der 7. ITI-Konsensuskonferenz im Jahr 2023 wurde die Literatur speziell zur Sofortimplantation und zur Sofortbelastung (Typ 1A) im oberen Frontzahnbereich (Zahn 15 bis 25) ausgewertet, und es wurden neue Konsensuserklärungen und klinische Empfehlungen formuliert. Diese stellen eine Aktualisierung der Aussagen der 6. ITI-Konsensuskonferenz dar, die sämtliche Implantations- und Belastungsprotokolle definiert und evaluiert hatte.

## 2.5.1 Konsensuserklärungen zu Typ-1A-Protokollen (Sofortimplantation und Sofortbelastung)

Die folgenden Konsensuserklärungen wurden aus den beiden systematischen Übersichtsarbeiten entwickelt, in denen Auswahlkriterien, die Implantatüberlebensraten (Hamilton et al. 2023) und der klinische Erfolg (Wittneben et al. 2023) von sofort inserierten und sofort belasteten Dentalimplantaten (Typ 1A) für den Ersatz von Einzelzähnen im oberen Frontzahnbereich (Zahn 15 bis 25 als ästhetisch bedeutsame Zone) bewertet wurden. Alle Implantate, die in die beiden Untersuchungen eingeschlossen wurden, wiesen eine Nachbeobachtungszeit von mindestens 12 Monaten auf.

**SYSTEMATISCHE ÜBERSICHTSARBEIT 1**

***Hamilton** A, Gonzaga L, Amorim K, Wittneben JG, Martig L, Morton D et al. Selection criteria for immediate implant placement and immediate loading for single tooth replacement in the maxillary esthetic zone: a systematic review and meta-analysis. Clin Oral Implants Res. 2023; 34 [in Vorbereitung].*

***Präambel***

Die folgenden Konsensuserklärungen basieren auf einer systematischen Übersichtsarbeit, in der die Überlebensraten von nach dem Typ-1A-Protokoll (Sofortimplantation und Sofortversorgung/-belastung) eingesetzten Implantaten zum Ersatz von Einzelzähnen im oberen Frontzahnbereich (Zahn 15 bis 25) mit einer Nachbeobachtungszeit von mindestens 12 Monaten evaluiert wurden. Dabei wurden auch die patientenspezifischen und lokalen Auswahlkriterien bewertet, die die Überlebensraten beeinflussen können. Die Arbeit basiert auf Daten aus 43 prospektiven Studien (11 randomisierte kontrollierte Studien, RCTs, und 6 klinische kontrollierte Studien, CCTs) und 25 retrospektiven Studien zu insgesamt 2531 Implantaten und einer mittleren Nachbeobachtungszeit von 2,6 Jahren.

***Konsensuserklärungen***

1. Das Typ-1A-Protokoll für den Ersatz eines Einzelzahns im oberen Frontzahnbereich (Zahn 15 bis 25) ist vorhersagbar und weist hohe Überlebensraten auf. Diese Aussage basiert auf Studien mit hochselektiven Indikationen mit günstigen patientenspezifischen und lokalen Merkmalen. Ein eventuelles Implantatversagen tritt in der Regel innerhalb der ersten 6 Monate nach der Implantation auf. Diese Aussage wird durch Daten aus 43 prospektiven Studien (darunter 11 RCTs und 6 CCTs) und 25 retrospektiven Studien gestützt.
2. Für die Auswahl und Durchführung eines Typ-1A-Protokolls zum Ersatz eines Einzelzahns im oberen Frontzahnbereich (Zahn 15 bis 25) sind verschiedene patientenspezifische und lokale Faktoren relevant:
   a. Allgemeine Faktoren
      - Allgemeiner Gesundheitszustand (63 Studien)
      - Parodontale Erkrankungen (54 Studien)
      - Okklusionsschema (57 Studien)
      - Parafunktion (26 Studien)

   b. Lokale Faktoren
      - Vestibuläre Knochenwand (60 Studien)
      - Endodontische Infektionen (42 Studien)
      - Knochen zur Verankerung (37 Studien)
      - Weichgewebequalität (25 Studien)
      - Marginale Lage des Gingivarands (22 Studien)

   c. Behandlungsbezogene Faktoren
      - Mukoperiostlappen (63 Studien)
      - Extraktionstrauma (59 Studien)
      - Spalt zwischen vestibulärer Knochenwand und Implantat (56 Studien)
      - Primärstabilität des Implantats (42 Studien)

3. Das Typ-1A-Protokoll kann möglicherweise nicht an allen ausgewählten Stellen durchgeführt werden, da intraoperative Ereignisse auftreten, die meist mit der Extraktion des Zahnes oder mangelnder Primärstabilität des Implantats zusammenhängen. Diese Aussage wird durch Daten aus 23 prospektiven Studien (darunter 11 RCTs und 2 CCTs) gestützt.
4. Eine chronische periapikale Infektion im Zusammenhang mit dem zu extrahierenden Zahn stellt keine Kontraindikation für das Typ-1A-Protokoll dar, sofern ausreichend Knochen für die Primärstabilität des Implantatstabilität vorhanden ist. Diese Aussage wird durch Daten aus 29 prospektiven Studien (darunter 9 RCTs und 3 CCTs) und 13 retrospektiven Studien gestützt.
5. Was die Implantatposition betrifft, erhöht ein Spalt von mindestens 2 mm zwischen dem Implantat und der vestibulären Knochenwand die Überlebensrate des Implantats, wenn das Typ-1A-Protokoll verwendet wird. Diese Aussage wird durch Daten aus 13 prospektiven Studien (darunter 5 RCT und 2 CCT) und 7 retrospektiven Studien gestützt.

**SYSTEMATISCHE ÜBERSICHTSARBEIT 2**

***Wittneben** JG, Molinero-Mourelle P, Hamilton A, Alnasser M, Obermaier B, Morton D et al. Clinical performance of immediately loaded single implants in the esthetic zone. A systematic review and meta-analysis. Clin Oral Implants Res. 2023; 34 [in Vorbereitung].*

***Präambel***

Die folgenden Konsensuserklärungen basieren auf einer systematischen Übersichtsarbeit, in der der klinische Erfolg von nach dem Typ-1A-Protokoll (Sofortimplantation und Sofortversorgung/-belastung) eingesetzten Implantaten zum Ersatz von Einzelzähnen in der oberen ästhetische Zone (oberer Frontzahnbereich, Zahn 15 bis 25) evaluiert wurde.

Die Aussagen basieren auf bis zu 38 prospektiven Studien (darunter 10 RCTs) und 25 retrospektiven Studien mit einer Nachbeobachtungszeit von 12 bis 96 Monaten.

***Konsensuserklärungen***

1. Das Typ-1A-Protokoll ist in der ästhetischen Zone eine klinisch mögliche Behandlungsoption. Allerdings können chirurgische, technische und biologische Komplikationen auftreten. Diese Aussage wird durch Daten aus 63 Studien (10 randomisierte kontrollierte, 28 prospektive und 25 retrospektive Studien) mit einer Nachbeobachtungszeit von 12 bis 96 Monaten gestützt. Es können chirurgische (Mittelwert pro Jahr 5,86 %; 38 klinische Studien), technische Komplikationen (Mittelwert 3,27 %; 25 klinische Studien) und biologische Komplikationen (Mittelwert 2,18 %; 29 klinische Studien) auftreten.
2. Beim Typ-1A-Protokoll wird die Überlebensrate nicht durch die Art des Implantats beeinflusst (Bone Level vs. parallelwandig vs. konisch). Diese Aussage wird durch Daten aus 63 Studien (10 randomisierte kontrollierte, 28 prospektive und 25 retrospektive Studien) mit einer Nachbeobachtungszeit von 12 bis 96 Monaten gestützt.
3. Beim Typ 1A-Protokoll kam es zu einer Erhöhung des PES (Pink Esthetic Score), wenn der Spalt zwischen Implantat und vestibulärer Knochenwand der Alveole mit autologem Knochen oder Knochenersatzmaterial aufgefüllt wurde. Diese Aussage wird durch Daten aus 35 Studien (7 randomisierte kontrollierte, 12 prospektive und 16 retrospektive Studien) mit einer Nachbeobachtungszeit von 12 bis 96 Monaten gestützt.
4. Beim Typ-1A-Protokoll führt das Vorgehen ohne Aufklappung zu guten ästhetischen Ergebnissen (Papillenhöhe, PES und WES). Diese Aussage wird für die Papillenhöhe durch 11 klinische Studien , für den PES durch 31 klinische Studien und für den WES durch 16 klinische Studien gestützt.
5. Beim Typ-1A-Protokoll werden die Unterschiede in den Überlebensraten nicht durch die Art der Retention (verschraubt oder zementiert) der definitiven Versorgung beeinflusst. Diese Aussage wird durch 29 klinische Studien gestützt.

## 2.5.2 Klinische Empfehlungen zum Typ-A1-Protokoll (Sofortimplantation und Sofortbelastung)

Der Ersatz eines Einzelzahns im oberen Frontzahnbereich (Zahn 15 bis 25) nach dem Typ-1A-Protokoll ist ein komplexes Verfahren, das jedoch große Vorteile für den Patienten bietet. Dieses Protokoll sollte als Behandlungsform der Wahl angesehen werden, wenn ideale Voraussetzungen gegeben sind. Dies sind beispielsweise:

- Gesunde Nachbarzähne
- Intakte vestibuläre Knochenwand
- Keine akute Infektion
- Die Möglichkeit, das Implantat in der korrekten dreidimensionalen Position für die Restauration zu platzieren
- Voraussichtliche Stabilität des Implantats, die eine Sofortversorgung erlaubt

Bei diesem Protokoll müssen zahlreiche patientenspezifische und lokale Faktoren berücksichtigt werden, um vorhersagbare funktionelle und ästhetische Langzeitergebnisse zu erzielen. Wenn die Voraussetzungen für das Typ-1A-Protokoll nicht erfüllt sind, müssen alternative Behandlungsmöglichkeiten in Betracht gezogen werden.

Patienten, die sich einer Implantattherapie unterziehen, sollten keine medizinischen oder psychologischen Kontraindikationen für komplexe oralchirurgische und restaurative Maßnahmen haben. Die Patienten sollten realistische Erwartungen hinsichtlich des Endergebnisses haben, umfassend aufgeklärt sein und dem Typ-1A-Protokoll zugestimmt haben.

1. **Welche klinische Erfahrung wird für das Typ-1A-Protokoll empfohlen?**
   Das Typ-1A-Protokoll wird in der ITI-SAC-Klassifikation des ITI (Dawson et al. 2021) als komplexes Verfahren eingestuft und sollte von Zahnärzten mit Erfahrung in der oralchirurgischen und restaurativen Implantatbehandlung durchgeführt werden. Diese Zahnärzte sollten über spezielle Kenntnisse in den Bereichen Extraktion und Sofortimplantation, Hart- und Weichgewebeaugmentation sowie Sofortbelastung/Sofortversorgung von Implantaten verfügen. Häufig wird ein Teamansatz erforderlich sein.

The SAC Classification in Implant Dentistry, 2nd Edition
Anthony Dawson, William Martin, Waldemar Daudt Polido
*Um dieses Material sehen zu können, müssen Sie ITI-Mitglied sein.*

2. **Wie sollte ein Patient für das Typ-1A-Protokoll klinisch ausgewählt werden?**
   Eine gründliche klinische Untersuchung sollte durchgeführt werden, um den Patienten und den Situs richtig zu beurteilen. Der Patient sollte mit dem ERA (Esthetic Risk Assessment, ITI TG 10; SAC, 2. Auflage) und mit der Risikobewertung für die Sofortimplantation in Einzelzahnsituationen (Kapitel 5.2, Hamilton et al. 2023) evaluiert werden, um die patientenspezifischen und lokalen Risikofaktoren für die Sofortimplantation zu ermitteln.
3. **Welche Röntgenaufnahmen werden für die korrekte Beurteilung eines Areals für das Typ-1A-Protokoll empfohlen?**
   Eine radiologische Beurteilung des Situs und des relevanten Nachbargewebes mit einer periapikalen Röntgenaufnahme von guter Qualität und einer digitalen Volumentomographie (DVT) wird dringend empfohlen. Folgende röntgenologische Kriterien sollten erfüllt sein:
   - Intakte oder nur leicht beschädigte vestibuläre Knochenwand
   - Ausreichendes Knochenangebot zur Gewährleistung der Primärstabilität in idealer 3-D-Position
   - Guter Zustand der Nachbarzähne
4. **Wird für das Typ-1A-Protokoll eine softwaregestützte Planung empfohlen?**
   Wenn eine DVT-Aufnahme vorliegt, wird die Verwendung einer Implantatplanungssoftware zur lokalen Beurteilung und zur Simulation der idealen 3D-Implantatposition dringend empfohlen. Dies ermöglicht die Analyse der folgenden Aspekte:
   - Axiale Beziehung zwischen Zahn und Alveole, um eine optimale 3-D-Implantatinsertion für die Restauration planen zu können
   - Spalt zwischen Implantat und vestibulärer Knochenwand auf der Höhe der Schulter des geplanten Implantats
   - Optionen für die Sekundärteile
5. **Welche restaurative Vorbereitung sollte vor Beginn der Behandlung erfolgen?**
   Die Herstellung und Verwendung einer konventionellen oder CAD/CAM-gefertigten Bohrschablone wird dringend empfohlen, um eine optimale prothetisch gesteuerte 3D-Implantatposition zu erreichen. Vor der Zahnextraktion sollte eine provisorische Krone, ein Eierschalenprovisorium oder eine Matrize entsprechend der gewählten Herstellungsmethode für die geplante Sofortversorgung angefertigt werden. Für den Fall, dass die Behandlung aufgrund intraoperativer Ereignisse nicht abgeschlossen werden kann, sollte eine alternative provisorische Versorgung vorbereitet und verfügbar sein.
6. **Wie wird der Zahn bei Anwendung des Protokolls Typ 1A extrahiert?**
   Es wird eine minimal traumatische Zahnextraktion ohne Aufklappung empfohlen, wobei alle Anstrengungen unternommen werden sollten, um die Integrität des Knochens und des Weichgewebes zu erhalten. Um dieses Ziel zu erreichen, können spezielle Instrumente erforderlich sein. Ein Debridement der Alveole sollte durchgeführt werden. Nach der Extraktion sollte die Integrität der Alveolenwände überprüft werden.
7. **Was ist zu tun, wenn die vestibuläre Knochenwand bei der Extraktion in Mitleidenschaft gezogen wurde?**
   Wenn die vestibuläre Knochenwand während oder nach der Zahnextraktion verletzt wurde, muss das Ausmaß des Defekts beurteilt werden. Wenn ein geringfügiger Defekt vorliegt, kann das Typ-1A-Protokoll trotzdem in Betracht gezogen werden. Das Risiko ästhetischer Komplikationen ist jedoch erhöht, und es können zusätzliche regenerative Maßnahmen für Hart- und Weichgewebe erforderlich sein. Bei größeren Defekten müssen andere Behandlungsprotokolle als Typ 1A in Betracht gezogen werden.
8. **Kann das Typ-1A-Protokoll bei chronischen periapikalen Infektionen angewendet werden?**
   Das Typ-1A-Protokoll kann bei Zähnen mit chronischen periapikalen Infektionen grundsätzlich angewendet werden. Es wird jedoch empfohlen, dies nur in Betracht zu ziehen, wenn die folgenden Bedingungen erfüllt sind:
   - Es ist keine Fistel vorhanden
   - Das infizierte Gewebe kann durch Debridement vollständig entfernt werden
   - Es steht noch genügend Knochen zur Verfügung, um die Primärstabilität des Implantats zu gewährleisten
9. **Wie groß sollte der vestibuläre Spalt sein?**
   Idealerweise sollte der vestibuläre Spalt auf Höhe der Implantatschulter mehr als 2 mm breit sein. Dies ist jedoch

nicht immer möglich und muss letztlich in Abhängigkeit von der zu erwartenden funktionellen Belastung, dem Implantatdurchmesser und den Abmessungen der Alveole betrachtet werden.

10. **Was ist zu tun, wenn die vestibuläre Knochenwand oder das Weichgewebe zu dünn sind?**
    Folgende Behandlung kann in Betracht gezogen werden:
    - Bei einem dünnen gingivalen Phänotyp oder einer dünnen vestibulären Knochenwand (weniger als 1 mm) kann immer noch das Typ-1A-Protokoll in Betracht gezogen werden. Zusätzlich zur Spaltauffüllung kann jedoch eine ergänzende Weichgewebetransplantation erforderlich sein, um die zu erwartenden Dimensionsänderungen nach der Extraktion auszugleichen. Dies erhöht die Komplexität des Verfahrens und das Risiko ungünstiger Ergebnisse.
    - Um das Risiko zu verringern, können alternative Protokolle für die Implantation und die Implantatbelastung in Betracht gezogen werden.
11. **Welche Schritte sollten durchgeführt werden, um die provisorische Krone mit dem Implantat zu verbinden?**
    Die Sofortversorgung mit einer provisorischen Restauration ist gut dokumentiert. Sie kann entsprechend den bereits veröffentlichten Konsensuserklärungen durchgeführt werden. Folgende Faktoren sind dabei zu berücksichtigen:
    - Zur Retention wird eine Verschraubung empfohlen.
    - Das Emergenzprofil sollte geeignet sein (nicht über- oder unterkonturiert).
    - Der Zeitpunkt der Versorgung kann zwischen der Implantatinsertion und 1 Woche danach liegen.
    - Die Oberfläche des Provisoriums muss hochglanzpoliert sein.
    - Das Okklusionsschema sollte keine exzentrischen Kontakte aufweisen.
    - Leichte Approximalkontakte sollten vorhanden sein.
    - Die provisorische Versorgung sollte eingesetzt und die Halteschraube (Sekundärteil oder Prothetik) nach Herstellerangaben festgezogen werden.
12. **Was ist zu tun, wenn das Typ-1A-Protokoll zum Zeitpunkt des oralchirurgischen Eingriffs nicht abgeschlossen werden kann?**
    Wenn das Typ-1A-Protokoll nicht abgeschlossen werden kann, kann das Implantat mit gleichzeitiger Augmentation inseriert werden und dann ohne Belastung einheilen. Wenn das Implantat überhaupt nicht inseriert werden kann, kann ein Protokoll für eine Frühimplantation in Betracht gezogen werden. Alternativ kann die Alveole aufgefüllt und eine Spätimplantation durchgeführt werden.

# 2.6 Evidenz für Typ-1A-Protokolle: Sofortimplantation und Sofortbelastung

Für das Typ-1A-Protokoll identifizierten Hamilton et al. (2023) 43 prospektive (einschließlich Daten aus 11 randomisierten kontrollierten Studien und 6 kontrollierten klinischen Studien) und 25 retrospektive Kohortenstudien, die die Einschlusskriterien erfüllten. Diese Studien umfassten 2531 Implantate mit einer mittleren Nachbeobachtungszeit von 2,6 Jahren (SA: 2,3 Jahre; Bereich: 1–18 Jahre). Die gewichtete mittlere Überlebensrate betrug 97,7 % (95 %-CI: 96,6–98,4 %).

In 23 Studien war die Dokumentation ausreichend, um eine Intention-to-treat-Analyse (ITT) durchzuführen. ITT ist ein statistisches Konzept, das den Anteil der Studienpopulation berechnet, der die Studie ohne wesentliche Protokollverletzungen abschließt (Gupta 2011). Im Rahmen des Typ-1A-Protokolls konnten nicht alle Implantate, die für eine Sofortimplantation und Sofortbelastung vorgesehen waren, protokollgemäß behandelt werden. Die ITT-Analysen ergaben eine Spanne von 85 bis 100 % erfolgreich nach dem angegebenen Protokoll behandelter Areale. Die Hauptgründe, eine Behandlung nach diesem Protokolls nicht weiterzuführen, waren: unzureichend intakte vestibuläre Knochenwände nach der Extraktion und ein unzureichendes Eindrehmoment nach der Implantation (Gallucci et al. 2018, Hamilton et al. 2018).

Die klinischen Implikationen sind erheblich. Für ein Typ-1A-Protokoll ist eine sorgfältige Fallauswahl erforderlich, und als Behandler sollte man sich darüber im Klaren sein (und die Patienten darüber informieren), dass der Zustand der Alveole nach der Extraktion möglicherweise nicht für eine Sofortimplantation geeignet ist oder dass die Kriterien für eine provisorische Versorgung unmittelbar nach der Implantatinsertion möglicherweise nicht erfüllt sind. Daher müssen Alternativpläne erstellt werden, um den Behandlungsplan zu ändern, falls eine Sofortimplantation oder Sofortversorgung/-belastung nicht möglich ist (Morton et al. 2018, Morton et al. 2023).

Die meisten Studien zum Typ-1A-Protokoll beschränkten sich auf obere Schneidezähne, Eckzähne und Prämolaren (Zhou et al. 2021). Nur sehr wenige Studien berichteten über ein Typ-1A-Protokoll für Molaren, was auf den begrenzten Nutzen für den Patienten und die erhöhten Risiken bei Belastung in diesem Bereich zurückzuführen ist. Für den unteren Frontzahnbereich wurden nur 2 Studien mit einer geringen Anzahl von Implantaten gefunden. Dies hängt wahrscheinlich mit den anatomischen Einschränkungen in dieser Region und dem begrenzten mesiodistalen Freiraum für einen Einzelzahnersatz zusammen.

Die hohen Überlebensraten von Sofortimplantaten sind allgemein dokumentiert. Ebenso wurden Risikofaktoren für ein Implantatversagen und ästhetische Komplikationen identifiziert. In einer systematischen Übersichtsarbeit, in der verschiedene Implantations- und Belastungsprotokolle verglichen wurden, lag die mittlere Implantatüberlebensrate für das Typ-1A-Protokoll bei teilbezahnten Patienten in 24 Studien mit insgesamt 1067 Implantaten bei 98,4 % (Bereich: 87,5–100 %) mit einem Median von 100 % und einer mittleren Nachbeobachtungszeit von 28,9 Monaten (Gallucci et al. 2018). Für das Typ-1C-Protokoll wurden 16 Studien mit insgesamt 963 Implantaten und einer mittleren Überlebensrate von 96 % (Bereich: 91,3–100 %) nach einer mittleren Nachbeobachtungszeit von 38,4 Monaten ausgewertet (Gallucci et al. 2018).

Die Belastung war der entscheidende Faktor für die größeren Unterschiede in den Ergebnissen zwischen dem Typ-1A- und dem Typ-1C-Protokoll. Das potenziell erhöhte Risiko bei Sofortbelastung ist patienten-, orts- und regionenspezifisch und sollte gegen den Nutzen für den Patienten abgewogen werden. Nach der Analyse des lokalen Umfelds wurde das Typ-1A-Protokoll hauptsächlich im oberen Frontzahnbereich untersucht. Die Sofortbelastung von Sofortimplantaten im Molarenbereich ist nicht ausreichend dokumentiert, um als Routineverfahren empfohlen zu werden. Wenn eine Sofortimplantation im Seitenzahnbereich gewünscht wird, sollte das Typ-1C-Protokoll mit einer individuellen Einheilkappe in Betracht gezogen werden.

Auch die ästhetischen Ergebnisse mit Sofortimplantaten sind als günstig zu bezeichnen (Chen und Buser 2014, Wittneben et al. 2023). Allerdings wurde eine größere Variabilität in den ästhetischen Ergebnissen im Vergleich zu Typ-2- und Typ-3-Protokollen festgestellt. Es wird vermutet, dass Unterschiede in den gleichzeitig mit der Implantation durchgeführten ergänzenden Maßnahmen sowie in spezifischen lokalen Einschlußkriterien zu den unterschiedlichen ästhetischen Ergebnissen beigetragen haben.

Vestibuläre Rezessionen von > 1 mm waren die am häufigsten berichtete ästhetische Komplikation bei der Sofortimplantation. Lokale Risikofaktoren für vestibuläre Rezessionen nach Sofortimplantation wurden ebenfalls dokumentiert, darunter Defekte der vestibulären Knochenwand, eine dünne vestibuläre Knochenwand und ein dünner gingivaler Phänotyp.

Es wurden auch Behandlungsvariablen identifiziert, die zum ästhetischen Risiko beitragen, wie die Implantatposition, die Implantatgröße, das Auffüllen des vestibulären Spalts, ein oralchirurgisches Vorgehen ohne Lappenbildung, die Versorgung mit einem Sofortprovisorium und die Transplantation von Bindegewebe. Beim Typ-1A-Protokoll wurde festgestellt, dass die Variabilität der ästhetischen Ergebnisse in Kombination mit einem Verfahren ohne Aufklappung, dem Auffüllen des vestibulären Spalts und einer Bindegewebetransplantation geringer ist.

## 2.7 Evidenz für Typ-1B-Protokolle: Sofortimplantation und Frühbelastung

Gallucci et al. (2018) identifizierten relativ wenige Studien zur Sofortimplantation und Frühbelastung bei teilbezahnten Patienten. Es wurden nur 1 kontrollierte klinische Studie und 2 nicht vergleichende Studien mit insgesamt 43 Implantaten gefunden. Die gewichtete mittlere Überlebensrate betrug 98,2 % (Median: 100 %; Bereich: 93,75–100 %) mit einer mittleren Nachbeobachtungszeit von 28 Monaten (SA: 27,7 Monate; Bereich: 12–60 Monate). Für eine ITT-Analyse lagen nicht genügend Daten vor.

Aufgrund der unzureichenden Belege kamen die Autoren zu dem Schluss, dass das Typ-1B-Protokoll zwar klinisch dokumentiert ist, aber aufgrund der unzureichenden Evidenz derzeit nicht klinisch und wissenschaftlich validiert werden kann. Behandler sollten daher bei der Empfehlung dieses Protokolls für die Implantatinsertion und -belastung zurückhaltend sein (Morton et al. 2018). Differenziert nach der intraoralen Position wurden keine Studien zu Ergebnissen bei Einzelzahnversorgungen nach dem Typ-1B-Protokoll gefunden (Zhou et al. 2021).

# 2.8 Evidenz für Typ-1C-Protokolle: Sofortimplantation und konventionelle Belastung

In der systematischen Übersichtsarbeit von Gallucci et al. (2018) wurden insgesamt 6 vergleichende Studien (5 randomisierte kontrollierte Studien, 1 kontrollierte klinische Studie) und 10 nicht vergleichende Studien identifiziert. Von 963 Implantaten, die mit einem Typ-1C-Protokoll inseriert wurden, gingen 24 Implantate verloren, was einer gewichteten Überlebensrate von 96 % entspricht (Median: 99,2 %; Bereich: 91,3–100 %). Die mittlere Nachbeobachtungszeit betrug 38,7 Monate (SA: 34,3 Monate; Bereich: 12–120 Monate). Die Autoren kamen zu dem Schluss, dass dieses Protokoll wissenschaftlich und klinisch validiert ist und empfohlen werden kann, sofern strenge Ein- und Ausschlusskriterien eingehalten werden (Morton et al. 2018).

Insgesamt lieferten 5 Studien ausreichende Daten für eine ITT-Analyse. Gemäß den Studienprotokollen konnten zwischen 84,2 und 100 % der zu behandelnden Regionen wie geplant versorgt werden (Median: 85,2 %). Gründe für eine nicht abgeschlossene Behandlung waren: Alveolarknochendefekte, ein Verlust der vestibulären Knochenwand nach einer Extraktion, ein für die Primärstabilität unzureichendes Knochenangebot apikal der Alveole sowie ein Spalt von < 1 mm zwischen Implantat und vestibulärer Knochenwand.

Das Typ-1C-Protokoll ist zwar klinisch und wissenschaftlich validiert, doch sollte sich der Behandler darüber im Klaren sein, dass zwischen 15 und 20 % der Implantate nach diesem Protokoll nicht inseriert werden können. Um vorhersagbare Ergebnisse zu erzielen, sollten strenge Ein- und Ausschlusskriterien eingehalten werden. Wenn ein Typ-1C-Protokoll nicht durchgeführt werden kann, kann der Eingriff abgebrochen oder die Alveole zur Kammerhaltung mit einem geeigneten Knochenersatzmaterial aufgefüllt werden (Darby et al. 2009).

Bei der Identifizierung von ortsspezifischen Risikofaktoren wurde das Typ-1C-Protokoll im anterioren und posterioren Oberkiefer wissenschaftlich und klinisch validiert, im posterioren Unterkiefer klinisch dokumentiert und im anterioren Unterkiefer klinisch unzureichend dokumentiert (Zhou et al. 2021). Dieses Protokoll ist vor allem für den Ersatz von Zähnen im Seitenzahnbereich indiziert, wo die Sofortbelastung mehr Risiken und weniger Vorteile aufweist, vorausgesetzt, lokale Faktoren sprechen für die Sofortimplantation.

# 3 Präoperative Diagnostik und Behandlungsplanung

F. Lambert, A. Hamilton, A. De Souza, W. Martin

Eine gezielte präoperative patientenspezifische und lokale Diagnostik ist einer der wichtigsten Voraussetzungen für den vorhersagbaren Erfolg einer Sofortimplantation. Wie in Kapitel 2 diskutiert, hat unser Verständnis von der Wundheilung und den nach einer Zahnextraktion auftretenden Veränderungen des umgebenden Alveolarknochens unser heutiges Denken in Bezug auf die Implantatinsertion geprägt. So werden Behandlungsabläufe zum Teil durch die genetische determinierte Abfolge der Ereignisse in der Wundheilungskaskade bestimmt, aber auch in hohem Maße durch das umgebende Hart- und Weichgewebe beeinflusst.

Die Anatomie der Alveole wirkt sich auch auf die Vorhersagbarkeit der Primärstabilität und die intraoperativen Bedingungen aus, die für eine vorhersagbare Sofortbelastung eines Implantats in einer frischen Extraktionsalveole (Sofortimplantation) erforderlich sind. In diesem Kapitel werden aktuelle Konzepte zur Patientenauswahl und zur Festlegung der Implantatposition behandelt, die auf eine Risikominimierung und vorhersagbare Ergebnisse bei der Sofortversorgung abzielen.

# 3.1 Patientenmerkmale

## 3.1.1 Gesundheitszustand

Der allgemeine Gesundheitszustand eines Patienten sollte bei der Auswahl eines Implantationsprotokolls aufgrund der damit eventuell verbundenen chirurgischen Risiken immer sorgfältig geprüft werden. Bei Sofortimplantation und Sofortbelastung können Patienten mit bestimmten systemischen Erkrankungen ein erhöhtes Risiko für unerwünschte Ereignisse, Implantatversagen, postoperative Komplikationen und eine verzögerte oder beeinträchtigte Wundheilung haben (Bornstein et al. 2009).

Wenn die lokalen anatomischen Parameter eine sofortige Implantation ohne Lappenbildung erlauben, kann dies mit einer geringeren chirurgischen Morbidität und einem geringeren Risiko von Nachblutungen, Schwellungen und Schmerzen verbunden sein. Dies kann unter Umständen für Patienten von Vorteil sein, die an systemischen Erkrankungen leiden oder Medikamente einnehmen, die das Blutungsrisiko während des Eingriffs erhöhen, oder die aus anderen Gründen keine geeigneten Kandidaten für invasive Eingriffe sind.

Systemische Erkrankungen, die die Wundheilung und Osseointegration beeinträchtigen, können jedoch ein zusätzliches Risiko bei der Sofortversorgung oder Sofortbelastung darstellen. Bei Patienten mit Osteoporose, die antiresorptive Medikamente einnehmen, können ein verlangsamter Knochenumbau und eine langsamere Weichgewebeheilung die Osseointegration verzögern. In diesen Fällen könnten konventionellere Verfahren mit verzögerter Implantatinsertion und -belastung vorzuziehen sein.

Gleiches gilt für starke Raucher und für Patienten mit bestimmten Immundefekten oder schlecht eingestelltem Diabetes, bei denen Heilungsverzögerungen den Erfolg einer Sofortimplantation gefährden können. Bei Patienten mit verzögerter Wundheilung sollte das Nutzen-Risiko-Verhältnis bei der Therapieplanung sorgfältig abgewogen und ein abgestuftes Vorgehen empfohlen werden.

# 3.2 Ästhetische Analysen und ästhetische Herausforderungen

Eine Tabelle zur ästhetischen Risikoanalyse (Esthetic Risk Assessment, ERA) für die Behandlung teilbezahnter Patienten mit Implantaten wurde erstmals in Band 1 des ITI Treatment Guide (2004) vorgestellt. Sie wurde entwickelt, um Behandler bei der Diagnose und Behandlungsplanung in der ästhetischen Zone bei teilbezahnten Patienten zu unterstützen und klinische Faktoren oder Situationen zu identifizieren, die zu einer ästhetischen Beeinträchtigung beitragen können. Die Implantattherapie in der ästhetischen Zone kann eine große Herausforderung darstellen. Die Ansprüche der Patienten an die Ästhetik auf der einen Seite und bereits vorhandene anatomische Defekte auf der anderen Seite können dazu beitragen, ideale Ergebnisse zu verhindern. Um Risiken bereits vor Beginn der Behandlung zu identifizieren, ist die ERA-Tabelle ein wertvolles Instrument.

2017 wurde die Tabelle aktualisiert und berücksichtigt neue klinische Trends und moderne Technologien, wie sie von Martin et al. (2017) in Band 10 des ITI Treatment Guide ausführlich beschrieben wurden. Die ERA-Tabelle ist auch in der zweiten Ausgabe der SAC-Klassifikation in der Implantologie (Dawson et al. 2021) (Tabelle 1) abgebildet.

Sie umfasst 13 klinische Faktoren, die ein ideales ästhetisches Ergebnis beeinträchtigen können. In bestimmten klinischen Situationen können jedoch noch viele weitere Faktoren eine Rolle spielen.

Mit der Einführung der Sofortimplantation und Sofortbelastung in der ästhetischen Zone müssen mehrere prä- und intraoperative Faktoren beachtet werden, um ästhetische Beeinträchtigungen zu minimieren und den Gesamterfolg zu steigern. Zahnärzte, die solche Rehabilitationen durchführen, sollten ein umfassendes Verständnis von der Hart- und Weichgewebebiologie haben und alle verfügbaren Behandlungsmodalitäten für eine bestimmte klinische Situation kennen. In diesem Band wird die ERA-Tabelle als ein Faktor in der gesamten Implantatbehandlung betrachtet.

Bei der Planung einer Sofortimplantation mit Sofortversorgung/-belastung in der ästhetischen Zone wird auch eine konventionelle oder digitale Analyse des Lächelns empfohlen, um das Behandlungsziel zu definieren, das Ausmaß der klinischen Herausforderung zu beurteilen und die optimale Behandlungsstrategie festzulegen (Abb. 1).

ITI Treatment Guide, Band 1
Implant Therapy in the Esthetic Zone – Single-Tooth Replacements
Urs Belser et al.
*Um dieses Material sehen zu können, müssen Sie ITI-Mitglied sein.*

ITI Treatment Guide, Band 10
Implant Therapy in the Esthetic Zone – Current Treatment Modalities and Materials for Single-tooth Replacements
Vivianne Chappuis, William Martin
*Um dieses Material sehen zu können, müssen Sie ITI-Mitglied sein.*

The SAC Classification in Implant Dentistry, 2nd Edition
Anthony Dawson, William Martin, Waldemar Daudt Polido
*Um dieses Material sehen zu können, müssen Sie ITI-Mitglied sein.*

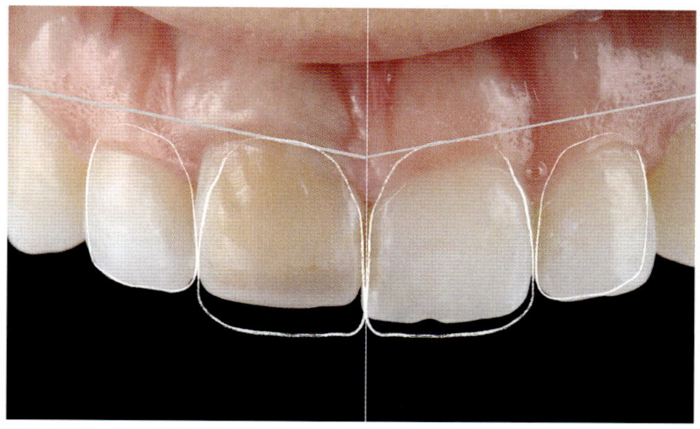

**Abb. 1** Klinisches Szenario: Ein ankylosierter Zahn 11 muss ersetzt werden. Die Position des Gingivarands kann im Vergleich zu den Nachbarzähnen als ungünstig angesehen werden, sodass vielleicht eine Implantation vom Typ 2 oder 3 zu bevorzugen wäre. Auf Grundlage der digitalen ästhetischen Analysen (überlagerte Linien) ist das zervikale Niveau von Zahn 11 jedoch korrekt; die benachbarten Niveaus der Zahnränder sollten für ein harmonisches Lächeln verlängert werden. Letztlich könnte eine Sofortimplantation in Betracht gezogen werden. (Foto und ästhetische Analyse mit freundlicher Genehmigung von Prof. Dr. Amelie Mainjot.)

**Tabelle 1** Tabelle zur Analyse des ästhetischen Risikos (Esthetic Risk Assessment, ERA) mit den Faktoren, anhand derer der Grad des ästhetischen Risikos im Zusammenhang mit implantatgetragenem Zahnersatz analysiert werden kann – unabhängig vom Protokoll für die Implantation oder Implantatbelastung. (Aus Chappuis und Martin 2017, Dawson et al. 2021.)

| Ästhetische Risikofaktoren | Ausmaß des Risikos | | |
|---|---|---|---|
| | Niedrig | Mittel | Hoch |
| Allgemeiner Gesundheitszustand | Gesund, problemlose Einheilung | | Einheilung gestört |
| Nikotinkonsum | Nichtraucher | Leichter Raucher (≤ 10 Zigaretten/Tag) | Starker Raucher (≥ 10 Zigaretten/Tag) |
| Sichtbarkeit der Gingiva bei vollem Lächeln | Niedrig | Mittel | Hoch |
| Ausdehnung der Lücke | 1 Zahn (≥ 7 mm)[1]<br>1 Zahn (≥ 6 mm)[2] | 1 Zahn (< 7 mm)[1]<br>1 Zahn (< 6 mm)[2] | 2 Zähne oder mehr |
| Kronenform | Rechteckig | | Dreieckig |
| Restaurationsstatus der Nachbarzähne | Unangetastet | | Restauriert |
| Gingivaler Phänotyp | Dick, flache Girlandenform | Mittelstark, durchschnittliche Girlandenform | Dünn, steile Girlandenform |
| Lokale Infektion | Keine | Chronisch | Akut |
| Weichgewebeanatomie | Ohne Defizite | | Defizitär |
| Knochenniveau an Nachbarzähnen | ≤ 5 mm vom Kontaktpunkt | 5,5 bis 6,5 mm vom Kontaktpunkt | ≥ 7 mm vom Kontaktpunkt |
| Phänotyp der vestibulären Knochenwand* | Dickwandig (≥ 1 mm) | | Dünnwandig (< 1 mm) |
| Anatomie des knöchernen Alveolarfortsatzes | Ohne Defizite | Horizontales Defizit | Vertikales Defizit |
| Ästhetischer Anspruch des Patienten | Realistisch | | Unrealistisch |

* Gemessen per 3-D-Bildgebung bei in situ befindlichem Zahn, falls vorhanden
[1] Implantat mit Standarddurchmesser, normale Verbindung
[2] Durchmesserreduziertes Implantat, schmale Verbindung

# 3.3 Prothetische Planung

Eine moderne Implantatplanung erkennt an, dass zwischen den prothetischen und biologischen Ergebnissen ein wichtiger Zusammenhang besteht, auf dem der langfristige funktionelle und ästhetische Erfolg beruht. Häufig spricht man von einer „Implantatplanung nach prothetischem Behandlungsziel" oder von einer „prothetisch geführten Implantatbehandlung", um hervorzuheben, dass nach Vorgabe der gewünschten prothetischen Rekonstruktion begonnen wird, diesem Zusammenhang Rechnung zu tragen. Das prothetische Design wird durch eine digitale diagnostische Zahnaufstellung oder alternativ durch ein konventionelles diagnostisches Modell festgelegt, das für die Implantatplanung gescannt und digitalisiert werden kann (Abb. 2a–b). Dieses vordefinierte prothetische Design bildet dann den Ausgangspunkt für die Bestimmung der biomechanisch am besten geeigneten Implantatspezifikation und -position.

Zur Visualisierung dieses Zusammenhangs empfiehlt es sich, das prothetische Design in eine virtuelle Planungsumgebung zu importieren, in der es in Relation zu den anatomischen Daten, die durch eine digitale Volumentomographie (DVT-Scan) gewonnen wurden, bewertet werden kann (Abb. 3a–c). Bereits während der virtuellen Implantatplanung können dann klinische Entscheidungen über regenerative Ansätze mit Knochen- und Weichgewebeaugmentation oder mögliche Modifikationen der prothetischen Planung bei anatomischen Herausforderungen und Einschränkungen getroffen werden.

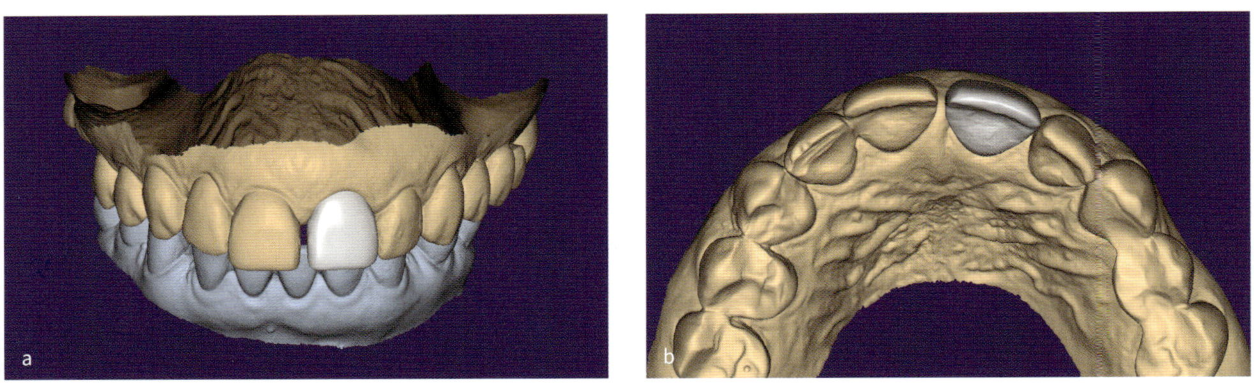

**Abb. 2a–b** Digitale diagnostische Aufstellung eines frakturierten Zahns 21.

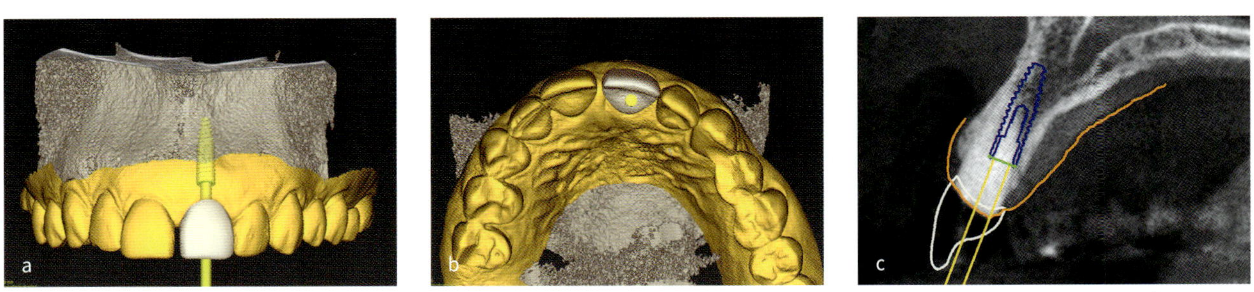

**Abb. 3a–c** Umfassende virtuelle Implantatplanung für eine Sofortimplantation in regio 21. Registrierung von DVT-DICOM-Daten mit intraoralen Oberflächenscans und einer digitalen diagnostischen Aufstellung.

### 3.3.1 Diagnostisches Wax-up und digitales diagnostisches Set-up

Die Entscheidung für ein bestimmtes prothetisches Design ist der erste Schritt im Planungsprozess. Wenn eine Sofortimplantation und Sofortversorgung geplant ist, kann der vorhandene Zahn die dafür erforderlichen Informationen liefern, sofern seine klinische Krone alle Kriterien für die definitive Versorgung erfüllt. Ist dies nicht der Fall, wird empfohlen, ein diagnostisches Wax-up oder ein digitales diagnostisches Set-up zu erstellen, um die für die Implantatplanung wichtigsten Faktoren genau zu analysieren:

- Position der Inzisalkante
- Prothetisches Volumen
- Verlauf des Gingivarandes
- Prothetischer Freiraum zwischen den Zahnreihen
- Kieferkamm- und Weichgewebedefizite

Als Ergebnis des diagnostischen Prozesses sollte die äußere Form der provisorischen Sofortversorgung festgelegt werden. Dies kann ein Registrat des diagnostischen Wax-ups oder ein in 3-D gedrucktes diagnostisches Modell sein. Alternativ kann die erhaltene Zahnform für Design und Herstellung eines Eierschalenprovisoriums zur direkten Anpassung verwendet werden, oder sie kann digital von einer Abformung oder einem intraoralen Scan, der während des chirurgischen Eingriffs gemacht wurde, für die indirekte Herstellung des Provisoriums kopiert werden.

### 3.3.2 Analyse der Okklusion

Im Rahmen der prothetischen Beurteilung ist eine sorgfältige Analyse der Okklusion unerlässlich, um die zu erwartenden biomechanischen Belastungen für die geplante Rehabilitation zu ermitteln. Dies ist sowohl für die Planung der definitiven Versorgung als auch für die Beurteilung der zu erwartenden Sofortbelastung von Bedeutung.

Obwohl es keine gesicherten wissenschaftlichen Erkenntnisse über die optimale Okklusion bei implantatgetragenen Versorgungen gibt, wird allgemein davon ausgegangen, dass bei Einzelzahnversorgungen eine implantatgeschützte Okklusion ideal ist (Rilo et al. 2008, Koyano und Esaki 2015). Dies bedeutet, dass bei leichten Kaukräften keine okklusalen Kontakte in maximaler Interkuspidation und bei starken Kaukräften nur leichte Kontakte vorhanden sind – und auch keine exkursiven Kontakte, die stattdessen über die verbleibende natürliche Bezahnung verteilt sein sollten. Diese Empfehlung muss im Zusammenhang mit dem gesamten Gebiss des Patienten, dem okklusalen Schema, dem zu ersetzenden Zahn, dem Zustand der Nachbarzähne und den ästhetischen Anforderungen gesehen werden. Daher ist die Beseitigung exkursiver okklusaler Kontakte an der vorgeschlagenen Restauration nicht immer wünschenswert oder auch nur möglich. Dieser Aspekt sollte jedoch bei der Auswahl eines geeigneten Implantatdesigns, -materials und -durchmessers sowie bei der Auswahl des prothetischen Designs und der Restaurationsmaterialien berücksichtigt werden.

Alle Implantate, die innerhalb der ersten Woche nach der Implantation versorgt werden, gelten als sofort belastet. Der Begriff „Sofortbelastung" sollte durchaus auch für provisorische Sofortversorgungen verwendet werden, die völlig frei von okklusalen Kontakten sind, denn die Restauration wird beim Kauen und bei Mundbewegungen dennoch belastet – was inzwischen anerkannt wird. Es sollte jedoch unterschieden werden, ob die Restauration mit okklusalem Kontakt oder ohne direkten okklusalen Kontakt sofort belastet wird.

In den meisten klinischen Studien zur Sofortbelastung von Sofortimplantaten bei teilbezahnten Patienten wurde berichtet, dass es weder bei maximaler Interkuspidation noch bei Exkursionen zu einem okklusalen Kontakt mit der provisorischen Implantatversorgung kommt (Zhou et al. 2021). So sollen Mikrobewegungen des Implantats eingeschränkt werden, die durch okklusale Kontakte verursacht werden können, insbesondere wenn eine Parafunktion vorliegt, die die Osseointegration verhindern kann. Es gibt nur wenige Veröffentlichungen über sofort belastete Einzelimplantate mit vollem okklusalen Kontakt (Zhou et al. 2021).

Eine nicht-axiale Belastung von Sofortimplantaten dürfte sich als äußerst nachteilig erweisen und eher im Frontzahnbereich zu beobachten sein: zum einen aufgrund des Winkels der Alveole zu den klinischen Kronen und zum anderen wegen des Okklusionswinkels, der durch den vertikalen und horizontalen Überbiß gebildet wird. Die Zähne, die bei exkursiven Unterkieferbewegungen die einzige Determinante der Frontzahnführung sind, sind am stärksten von nicht-axialen Belastungen betroffen. Wenn diese Zähne ersetzt werden sollen, ist eine Sofortbelastung kontraindiziert, es sei denn, die Führung kann vorübergehend auf einen anderen Zahn übertragen werden, indem die Höcker oder die Inzisalkante der provisorischen Sofortversorgung abgeflacht und gekürzt werden, was die Ästhetik beeinträchtigen kann (Abb. 4). Das gesamte Bewegungsspektrum des Unterkiefers sollte sorgfältig auf Exkursionskontakte untersucht werden, einschließlich aller Wege in und aus der mandibulären Kreuzbissstellung.

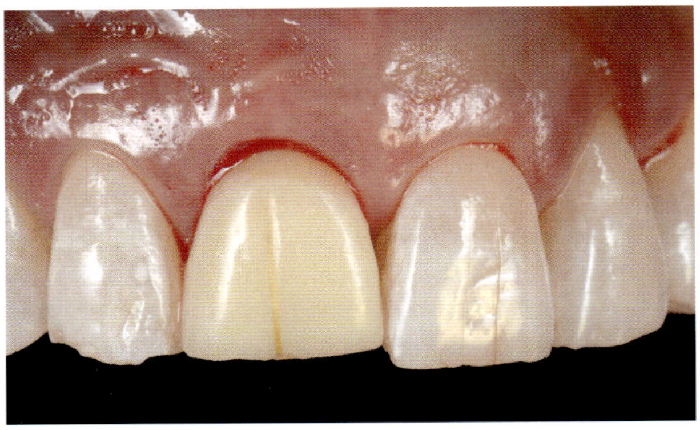

**Abb. 4** Kürzen eines Sofortprovisoriums auf einem Sofortimplantat in regio 11 zur Vermeidung protrusiver Kontakte.

Okklusale Parafunktionen – erkennbar als Abnutzungserscheinungen oder früheren Zahnfrakturen – stellen ebenfalls ein Risiko dar und können zum Implantatversagen bei Sofortbelastung führen. Fremitus und Beweglichkeit der Nachbarzähne sind bei der okklusalen Beurteilung gleichfalls als Risikofaktoren zu betrachten und sollten ein implantatgeschütztes Okklusionsschema ausschließen.

### 3.3.3 Alternative provisorische Versorgungen („Plan B")

Bei der Planung einer Sofortimplantation und Sofortbelastung (Typ 1A) sollte berücksichtigt werden, dass eine Sofortbelastung eventuell nicht möglich oder empfehlenswert ist, wenn präoperative Risikofaktoren identifiziert werden oder intraoperative Kriterien nicht erfüllt sind. Es wird empfohlen, dies vor Behandlungsbeginn mit dem Patienten zu besprechen und eine schnell verfügbare, alternative provisorische Versorgung vorzusehen.

Alternative Lösungen für die provisorische Versorgung bei frühzeitiger oder konventioneller Belastung des Implantats wurden in Band 10, Kapitel 6.2 des ITI Treatment Guide (Martin und Hamilton 2017) ausführlich dargestellt. Hierunter fallen:

- Indirekt adhäsiv befestigte festsitzende provisorische Brücke
- Direkt adhäsiv befestigte festsitzende provisorische Brücke
- Konventionelle festsitzende provisorische Brücke (bei geplanter Überkronung der Nachbarzähne)
- Tiefziehschiene (ESSIX)
- Herausnehmbare Teilprothese
- Kieferorthopädische Apparatur

Obwohl die Literatur für Typ-1A-Protokolle vergleichbare Überlebensraten zeigt, können zusätzliche Risiken bei der Sofortbelastung eines Sofortimplantats nicht ausgeschlossen werden. Wenn während der Einheilphase geeignete alternative festsitzende provisorische Versorgungen zur Verfügung stehen, z. B. wenn für die Nachbarzähne bereits Kronen geplant sind und eine provisorische festsitzende Brücke eingesetzt werden kann, können Typ-1C-Protokolle möglicherweise eher zu rechtfertigen sein. In diesem Fall sollten die prothetisch geführte Weichgewebeheilung, das Alveolenmanagement und die Augmentation mit einem entsprechend gestalteten und geformten Brückenglied erfolgen. Dieses Brückenglied sollte die Mukosa stützen und alle Biomaterialien in der Alveole in der gleichen Weise am Platz halten wie ein sofort belastetes Provisorium (Abb. 5a–j).

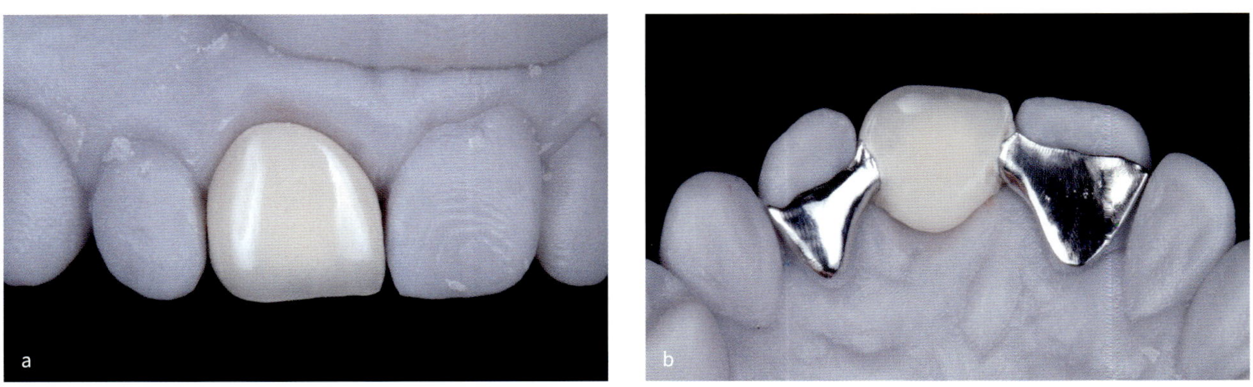

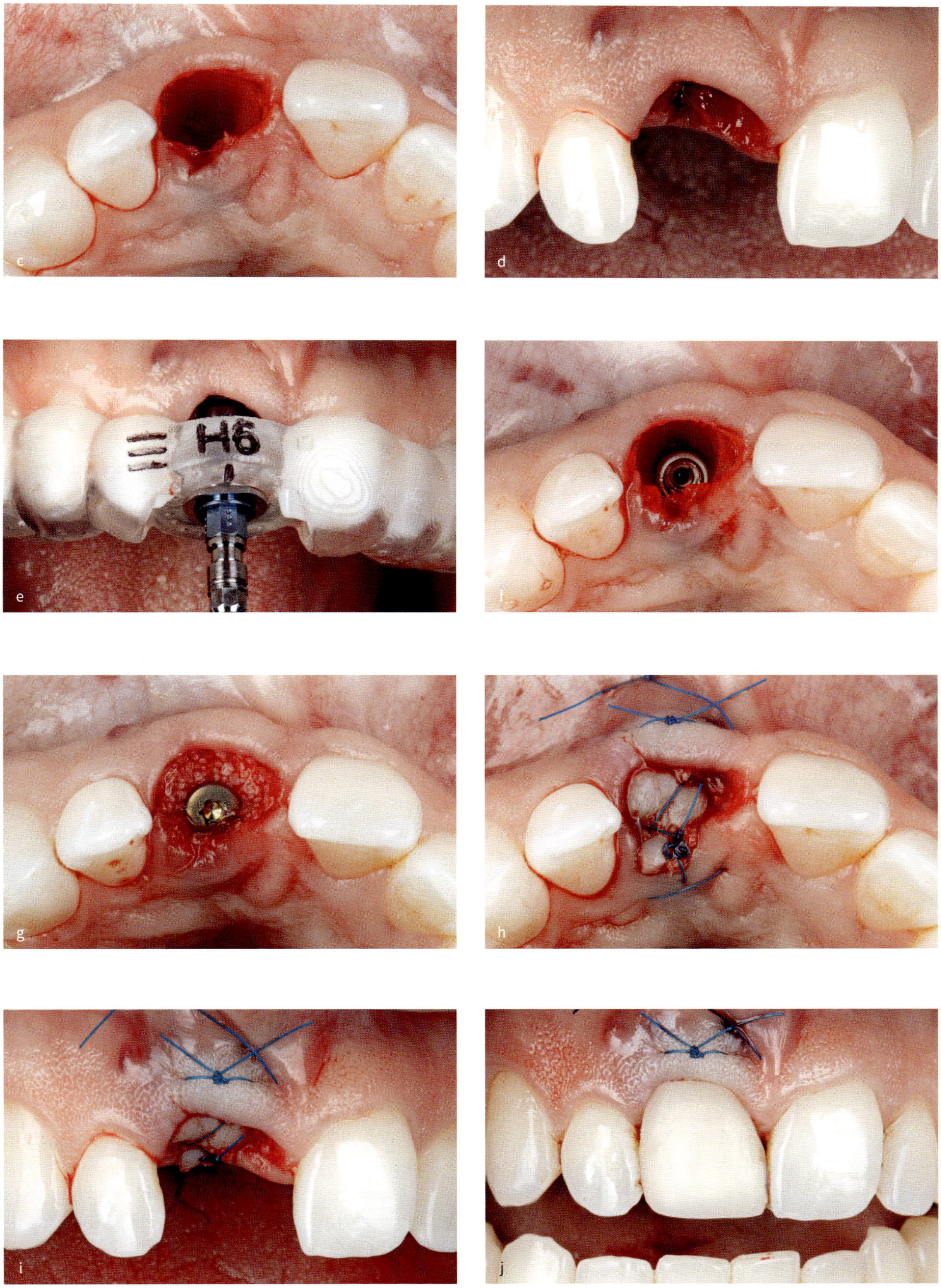


**Abb. 5a–j** Adhäsiv befestigtes Brückenzwischenglied zur prothetisch gesteuerten Weichgewebeheilung über einer Extraktionsalveole und einem Sofortimplantat.

# 3.4 Chirurgische Planung

Die chirurgische Planung in Abhängigkeit vom prothetischen Design der Implantatversorgung basiert auf ästhetischen und funktionellen Analysen, einer Beurteilung der lokalen Knochenanatomie und des Knochenangebots mittels 3-D-Bildgebung (DVT) und einer klinischen Bewertung des Weichgewebes. Im Rahmen der Planung werden die Eignung für eine Sofortimplantation und Sofortbelastung sowie spezifische Verfahrensdetails wie Länge, Durchmesser, Form und Position des Implantats und die Notwendigkeit zusätzlicher chirurgischer Eingriffe ermittelt.

## 3.4.1 Knochenangebot

Die Planung einer Sofortimplantation erfordert eine sorgfältige Analyse der lokalen Knochenanatomie. Eine umfassende präoperative 3-D-Röntgenuntersuchung (z. B. mittels DVT) sollte durchgeführt werden, um zu beurteilen, ob der Alveolarknochen die Voraussetzungen für eine Sofortimplantation erfüllt. Obwohl in der Implantologie üblicherweise 2-D-Röntgenaufnahmen verwendet werden, wird dringend empfohlen, bei der Sofortimplantation ohne Aufklappung routinemäßig primär mit 3-D-Bildgebung zu arbeiten (Bornstein et al. 2017).

***Anatomie von Knochen und Alveole:*** Um bei einer Sofortimplantation sowohl im Front- als auch im Seitenzahnbereich eine Primärstabilität zu erreichen, sollten präoperativ einige anatomische Überlegungen angestellt werden. Wichtige lokale Orientierungspunkte wie der Nasenboden, der Sinusboden, der Mandibularkanal, akzessorische Kanäle, die linguale Konkavität usw. sollten bei der Planung der Sofortimplantation identifiziert werden. Darüber hinaus sind auch die Anatomie der Alveole und ihre Beziehung zum Alveolarknochen und zum Basalknochen entscheidend für die Beurteilung der Möglichkeit, ein Implantat sofort zu inserieren und zu belasten. Diese Gegebenheiten unterscheiden sich im Front- und Seitenzahnbereich.

***Frontzahnbereich:*** Im oberen Frontzahnbereich sind Anatomie, Form und Verfügbarkeit der basalen und palatinalen Knochensubstanz die wichtigsten strukturellen Grundlagen für die Verankerung eines Sofortimplantats. In einer klinischen Studie stellten Botelho et al. (2020) fest, dass der basale Knochen trapezförmig ist und dabei etwas größer im Bereich der seitlichen Schneidezähne und etwas kleiner im Bereich der Eckzähne. Hinzu kommen die voluminöseren Zahnwurzeln. Es ist daher schwieriger, im Bereich der Eckzähne eine Primärstabilität zu erreichen als im Bereich der mittleren oder seitlichen Schneidezähne. In diesen Bereichen bildet der Nasenboden die apikale Begrenzung und definiert zusammen mit der Wurzellänge die Höhe des basalen Knochens (Abb. 6a–c).

Andere Faktoren wie Form, Länge und Position der Wurzel im Verhältnis zum Alveolarfortsatz sind ebenfalls von Bedeutung. Eine DVT-Studie von Kan et al. (2011a) zeigt den Zusammenhang zwischen der sagittalen Wurzelposition und dem umgebenden Alveolarfortsatz.

Die Wurzelpositionen werden in Klassen von I bis IV eingeteilt:

- Klasse I: Die Wurzel liegt der vestibulären Kortikalis an
- Klasse II: Die Wurzel liegt in der Mitte des Alveolarfortsatzes, ohne im apikalen Drittel die vestibuläre oder palatinale Kortikalis zu berühren
- Klasse III: Die Wurzel liegt der palatinalen Kortikalisplatte an
- Klasse IV: Die Wurzel liegt zu mindestens zwei Dritteln sowohl der vestibulären als auch der palatinalen Kortikalisplatte an

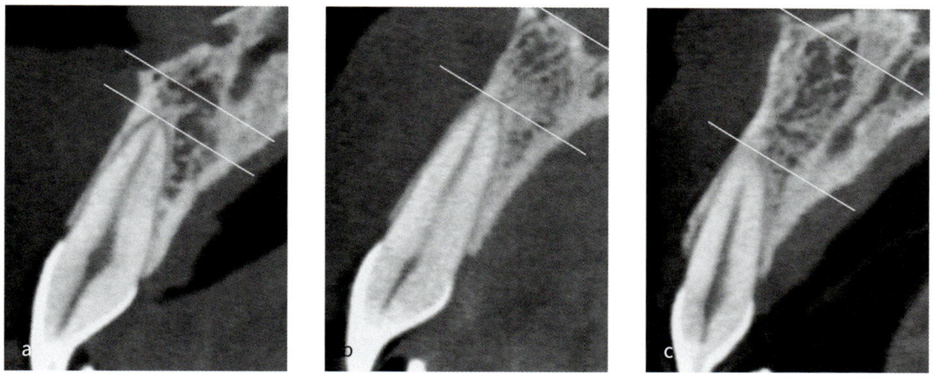

**Abb. 6a–c** Die DVT-Aufnahmen mittlerer Schneidezähne zeigen die Variabilität des verfügbaren apikalen Knochens für die Primärstabilität von Sofortimplantaten, die mit der Wurzellänge und der Nähe des Nasenbodens zusammenhängt.

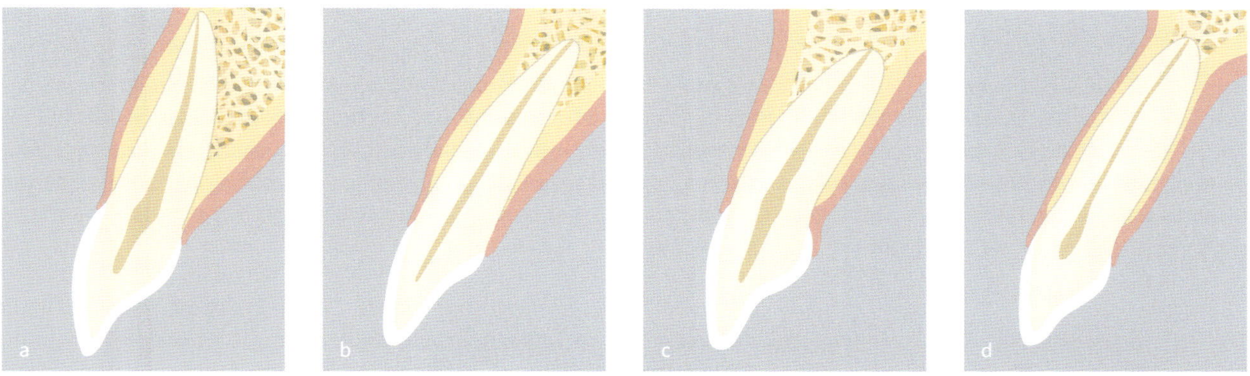

**Abb. 7a–d** Klassen der sagittalen Wurzelposition in Bezug auf den umgebenden Alveolarfortsatz. Links: Sagittale Wurzelposition der Klasse I. Mitte links: Sagittale Wurzelposition der Klasse II. Mitte rechts: Sagittale Wurzelposition der Klasse III. Rechts: Sagittale Wurzelposition der Klasse IV.

Basierend auf den Ergebnissen dieser Studie war im oberen Frontzahnbereich die Klasse I die vorherrschende Wurzelposition mit 86,5 % bei mittleren Schneidezähnen, 76 % bei seitlichen Schneidezähnen und 81 % bei Eckzähnen (Abb. 7a–d) (Kan et al. 2011a).

Diese Ergebnisse belegen die Bedeutung des palatinalen Knochens für die Primärstabilität der oberen Frontzähne in den meisten klinischen Situationen. Sie zeigen aber auch, wie dünn die vestibuläre Knochenwand ist. Vorsicht ist bei einer Wurzelposition der Klasse IV geboten, bei der aufgrund der unzureichenden vestibulären oder palatinalen Knochenlamelle eine Sofortimplantation nicht indiziert ist (Abb. 8).

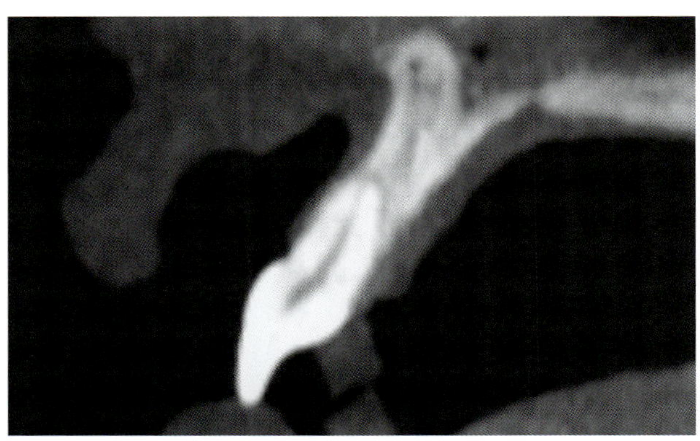

**Abb. 8** Eine Wurzelposition der Klasse IV. Sie ist nicht auf einen pathologischen Knochenabbau zurückzuführen, sondern auf eine genetisch bedingte Variation der lokalen Anatomie und des Alveolarknochens mit einem gesunden parodontalen Gewebe.

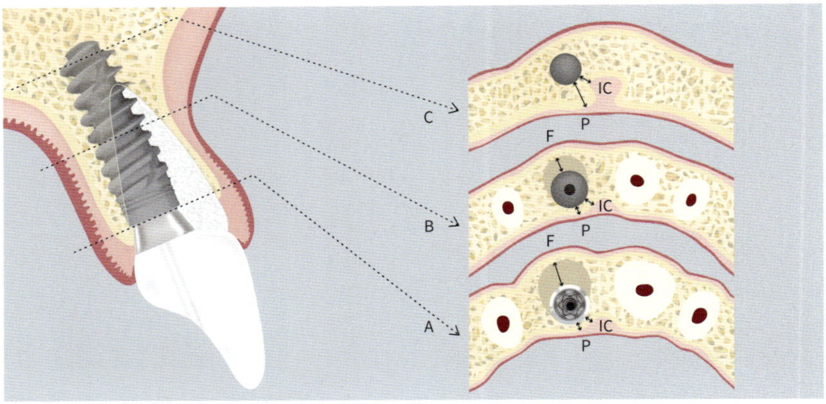


**Abb. 9** Die Nähe des Canalis Incisivus (IC) zu einem Sofortimplantat für einen mittleren Schneidezahnersatz sollte über die gesamte Implantatlänge sorgfältig überprüft werden. Sie lässt sich am besten in axialen DVT-Schichtaufnahmen darstellen.

Beim Ersatz fehlender oberer Schneidezähne durch Implantate sind der Canalis incisivus und sein Foramen incisivum kritische anatomische Strukturen, die bei der Implantatplanung und -insertion berücksichtigt werden müssen. Fenestrationen oder Dehiszenzen müssen zum Nervenkanal vermieden werden, da sie das Risiko von Implantatverlust, Blutungen und neurosensorischen Störungen erhöhen können. Hamilton et al. (2022) stellten fest, dass der Canalis incisivus häufig weniger als 0,5 mm krestal vom virtuell geplanten regulären Implantat in der Position des oberen mittleren Schneidezahns entfernt ist (Abb. 9).

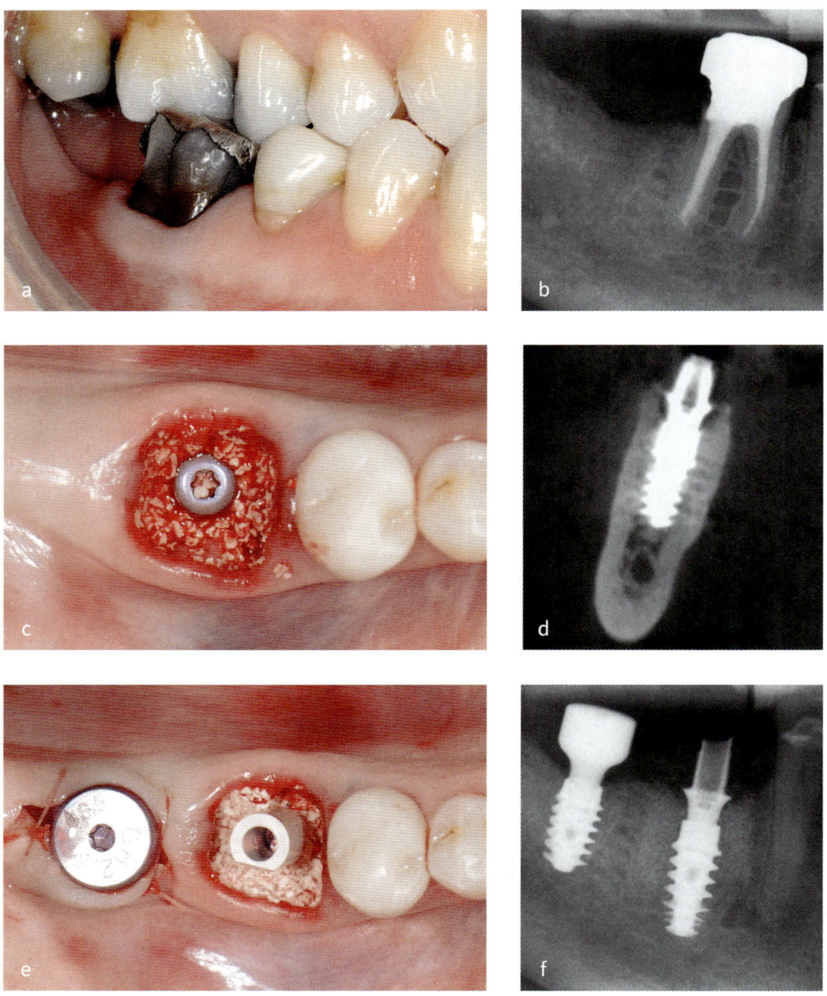


**Abb. 10a–f** Sofortimplantation im Bereich des unteren ersten Molaren, ermöglicht durch das interproximale Septum und das Knochenangebot im apikalen Bereich.

***Seitenzahnbereich:*** Im Seitenzahnbereich unterscheidet sich die Anatomie des Alveolarfortsatzes deutlich von der im Frontzahnbereich. Dies kann sich auf das Überleben und den Erfolg von Sofortimplantationen auswirken, aber auch zu größeren technische Schwierigkeiten bei der Sofortimplantation führen (Zhou et al. 2021). Bei den Prämolaren sind die Wurzeln bukkolingual breiter und mesiodistal schmaler. Hier kann die Primärstabilität auch bei langen Wurzeln durch Einbeziehung der interproximalen Knochenwände erreicht werden. Bei mehrwurzeligen Molaren spielt die Breite und Höhe des interradikulären Septums eine wichtige Rolle für die Sofortimplantation (Abb. 10a–f und 11a–f). Daher sollten die Wurzelhalslänge bis zur Furkation und der Divergenzgrad der Wurzel untersucht werden, um zu entscheiden, ob der Situs für eine Sofortimplantation geeignet ist (Abb. 12a–c).

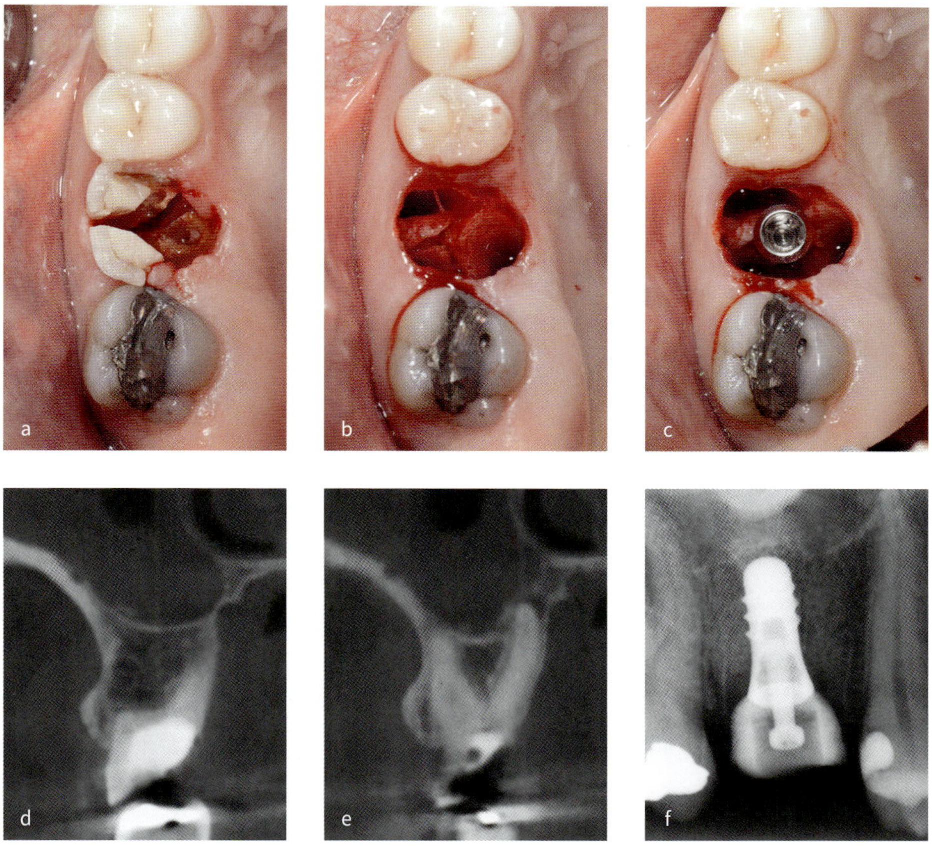

**Abb. 11a–f** Sofortimplantation im Bereich des oberen ersten Molaren, ermöglicht durch die interproximalen Septen und das Knochenangebot im apikalen Bereich.

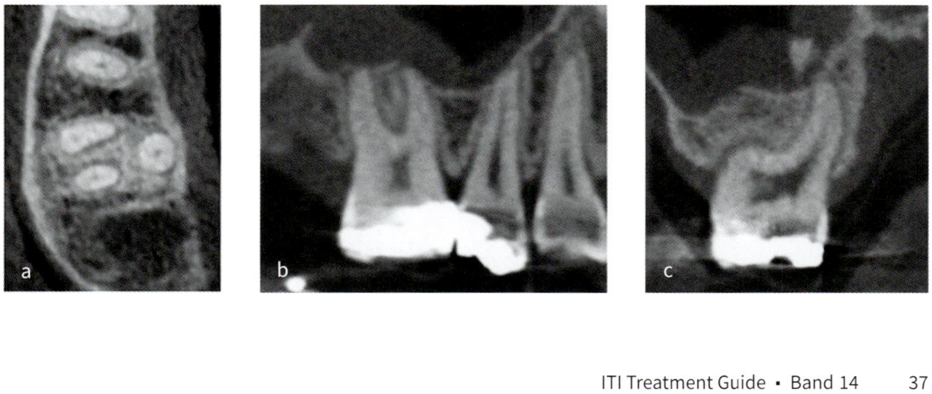

**Abb. 12a–c** DVT von Zahn 16: axiale (a), tangentiale (b) und transversale (c) Ansicht. Der Zahn hat eine hohe Wurzelbasis und einen schmalen interseptalen Knochen und liegt in der Nähe der Kieferhöhle. Diese lokalen Knochenverhältnisse lassen eine Sofortimplantation nicht zu.

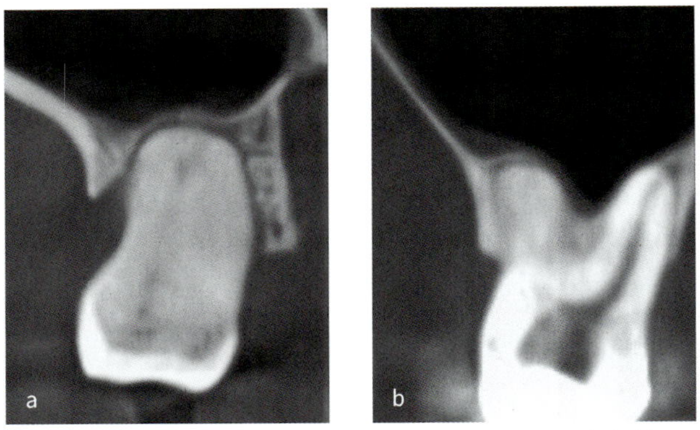

**Abb. 13a–b** DVT eines oberen Molaren mit engem Kontakt zur Kieferhöhle. Hier wäre eine Sofortimplantation kontraindiziert.

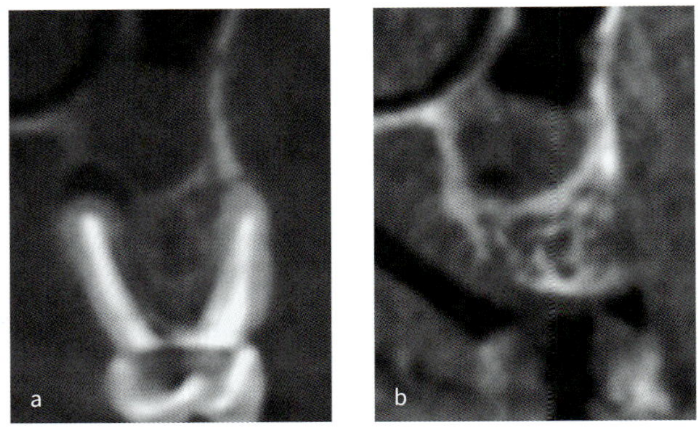

**Abb. 14a–b** DVT eines oberen ersten Molaren. Querschnitt vor (a) und sechs Monate nach (b) der Extraktion.

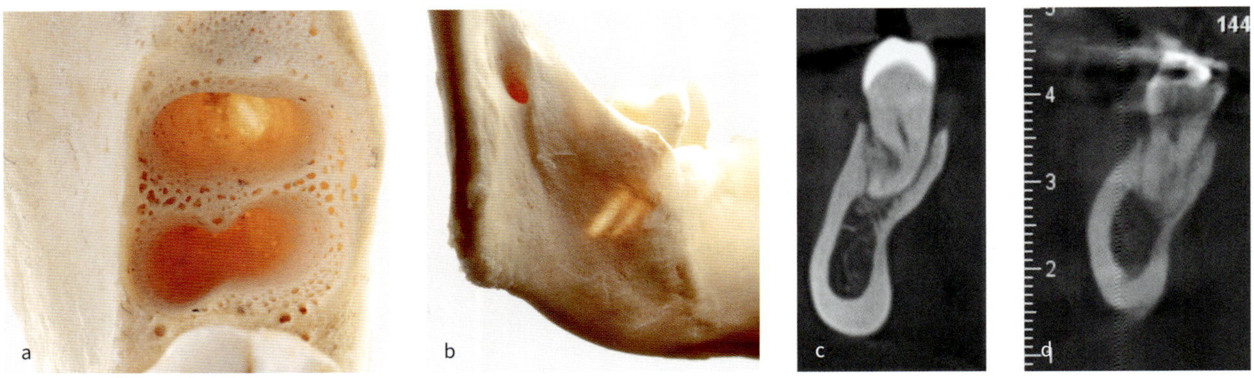

**Abb. 15a–d** Trockenpräparat und DVT-Aufnahmen des Schädels, die die Nähe der Wurzelspitzen eines unteren Molaren zur Fossa submandibularis zeigen, wo ein apikaler Knochenkontakt wie bei einer Sofortimplantation jenseits der Wurzelspitzen kontraindiziert ist.

Im oberen Seitenzahnbereich ist die wichtigste anatomische Struktur, die die Knochenhöhe begrenzt, die Kieferhöhle. Die Wurzeln der Oberkiefermolaren stehen häufig in engem Kontakt mit dem Sinusboden. Für eine korrekte Beurteilung ist eine präoperative 3-D-Bildgebung erforderlich (Abb. 13a–b). Frühere Studien haben gezeigt, dass der Anteil der Molarenwurzeln, die in den Sinus maxillaris hineinragen, je nach Patientenpopulation und Alter zwischen 26 und 50 % variiert (Ok et al. 2014, Tian et al. 2016, Zhang et al. 2019).

Chen et al. (2021) zeigten, dass nach Extraktion eines Molaren die vertikale Knochenhöhe ohne regenerative Maßnahmen um etwa 35 % abnahm. Dies war hauptsächlich auf Verluste im krestalen Bereich des Alveolarkamms zurückzuführen, mit einer leichten Sinuspneumatisierung im mittleren Teil des Kieferkamms (Abb. 14a–b).

Im unteren Seitenzahnbereich sollte vor einer Zahnextraktion und Sofortimplantation die Beziehung dieses Zahns zu den folgenden anatomischen Strukturen bestimmt werden: Fossa submandibularis und Fossa sublingualis (Risiko einer Perforation der lingualen Kortikalis und einer arteriellen Schädigung während des Eingriffs) (Abb. 15a–d); Canalis mandibularis, Foramen mentale und die Schleife des Canalis mandibularis anterior zum Foramen mentale (Risiko einer Nervenschädigung) (Abb. 16a–d).

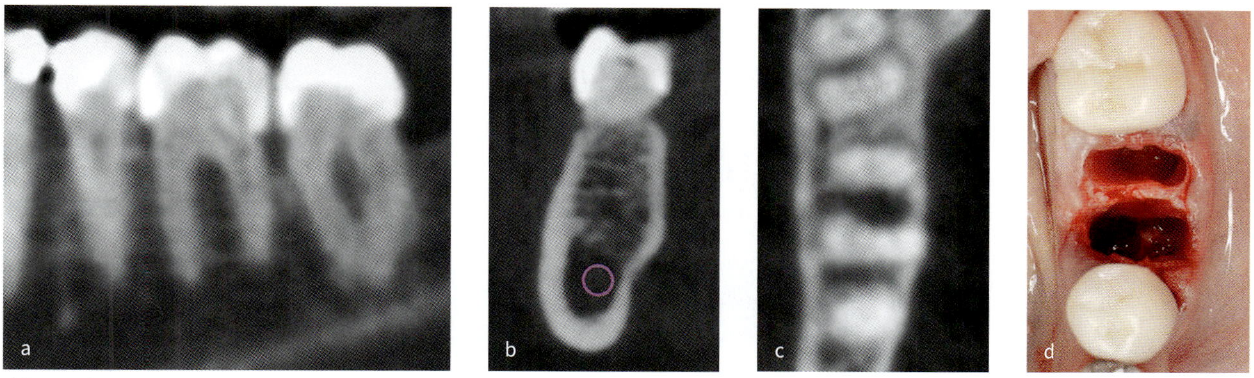

**Abb. 16a–d** DVT eines unteren ersten Molaren – Panorama- (a), Querschnitts- (b) und Axialdarstellung (c) – vor der Extraktion sowie klinische Ansicht der Alveolenanatomie nach Extraktion von okklusal (d).

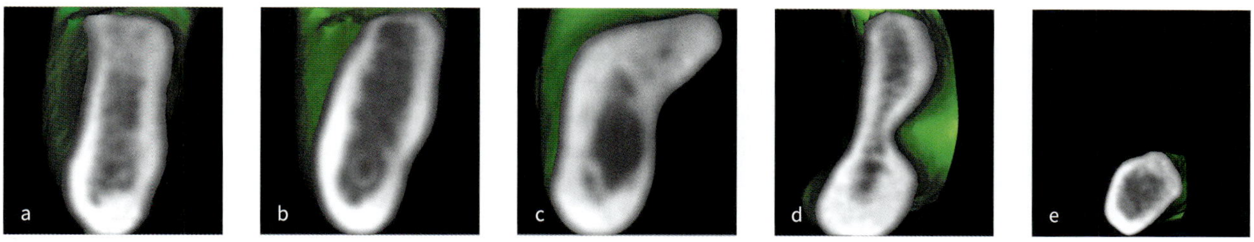

**Abb. 17a–e** Verschiedene Querschnittsformen des Unterkiefers in Bezug auf die Alveole. S-Form (c) und Sanduhrform (d) können bei einer Sofortimplantation eine anatomisch Herausforderung darstellen.

Gallucci et al. (2017) unterteilten die Morphologie des dorsalen mandibulären Alveolarknochens in fünf Kategorien: gerade, schräg, S-förmig, Sanduhr und basaler Restknochen. Ihre Studie zeigte, dass die gerade Kammmorphologie am häufigsten vorkommt (53,6 %), was die Sofortimplantation erleichtert. S-förmige und sanduhrförmige Morphologien waren weniger verbreitet und bergen ein höheres Risiko für Schäden an benachbarten anatomischen Strukturen. Diese Einteilung gilt auch für Sofortimplantate im ausgeheilten Knochen, da das Implantat häufig im basalen Knochen verankert werden muss (Abb. 17a–e).

Die 3D-Bildgebung wird auch für den unteren Seitenzahnbereich empfohlen und hilft bei der Identifizierung von Strukturen wie dem Mandibularkanal (der den Nervus alveolaris inferior enthält), der Fossa sublingualis und der Fossa submandibularis (linguale Konkavitäten). Letztere liegt in unmittelbarer Nähe der Arteria lingualis, deren Verletzung zu kritischen Blutungen führen kann (Braut et al. 2012).

Das Foramen mentale (in dem sich der Nervus mentalis befindet) und seine anteriore Schlinge, die 5 bis 9 mm vom Foramen selbst entfernt sein kann, sollten röntgenologisch dargestellt werden. Bei der Sofortimplantation im unteren Seitenzahnbereich sollte die Beziehung zwischen der Alveole und dem sie umgebenden Alveolarknochen zu den oben genannten anatomischen Gegebenheiten Teil einer sorgfältigen präoperativen Analyse sein.

Unabhängig davon, ob ein anteriores oder posteriores Sofortimplantat in Betracht gezogen wird, ist es wichtig, das Knochenangebot für die Primärstabilität mittels präoperativer 3-D-Bildgebung zu bestimmen. Möglichkeiten zur Knochenverankerung können in den apikalen, palatinalen/lingualen oder lateralen Knochenanteilen der Alveole bestehen.

***Knochenphänotyp (Dicke der vestibulären Knochenwand) und Knochenintegrität:*** Es wurde gezeigt, dass nach einer Extraktion die Alveole eine Kette von Ereignissen durchläuft, die zu einer erheblichen Resorption des Alveolarkamms führen (Araújo und Lindhe 2005). Die Resorption ist im krestalen Bereich der vestibulären Seite der Alveole am stärksten ausgeprägt. Die aus dieser physiologischen Wundheilung resultierende Dimensionsänderung verändert die vestibuläre Kontur des Alveolarfortsatzes. Die Sofortimplantation in frische Extraktionsalveolen führt zu den gleichen resorptiven Prozessen und verhindert die oben genannten Knochenveränderungen nicht (Araújo et al. 2005, Araújo et al. 2019).

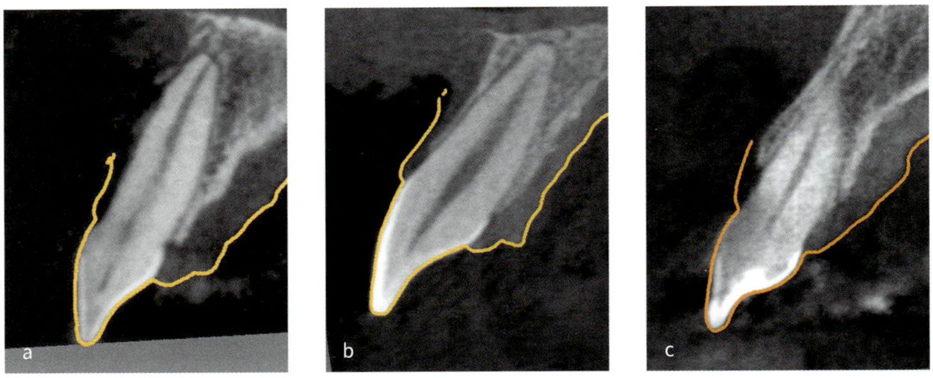


**Abb. 18a–c** Tangentiale DVT-Ansichten durch einen oberen mittleren Schneidezahn mit den Umrissen des intraoralen Scans: Fehlender vestibulärer Knochen (a), 0,5 mm dicker vestibulärer Knochen in der mittleren Ebene der Wurzellängsachse (b) und 1,7 mm dicker vestibulärer Knochen in der mittleren Ebene der Wurzellängsachse.

Die Dicke und Integrität der vestibulären Knochenwand ist einer der wichtigsten Faktoren, die das Ausmaß des alveolären Knochenumbaus bestimmen (Chappuis et al. 2013). Bei Patienten mit einem dünnen Knochenphänotyp (weniger als 1 mm Dicke der vestibulären Knochenwand) haben langfristig ein höheres Risiko für biologische Komplikationen, die sich erheblich auf die Weichgewebeunterstützung und das ästhetische Ergebnis auswirken. Daher sollten ergänzende Verfahren wie ein Alveolenmanagement oder eine Weichgewebetransplantation in Betracht gezogen werden, um die Folgen der Knochenresorption zu mildern, wenn ein Implantat in eine frische Extraktionsalveole inseriert wird (Levine et al. 2017, Araújo et al. 2019).

*Dicke der vestibulären Knochenwand:* Eine vestibuläre Rezession kann auftreten, wenn Sofortimplantate bei dünner (1 mm oder weniger) oder fehlender vestibulärer Knochenwand inseriert werden (Levine et al. 2014, Tonetti et al. 2017). Klinische Studien, in denen DVT-Scans zur Untersuchung der vestibulären Knochenwand bei Sofortimplantaten verwendet wurden, haben einen signifikanten Zusammenhang zwischen Rezessionen der vestibulären Mukosa und dem Fehlen von im DVT sichtbaren vestibulären Knochenwänden gezeigt (Januário et al. 2011, Miyamoto et al. 2011, Vera et al. 2012).

Die präoperative Planung von Sofortimplantationen sollte eine DVT-Aufnahme beinhalten, die das Vorhandensein und die Dicke der vestibulären Knochenplatte zeigt. Darüber hinaus fanden Chappuis et al. (2013) in einer DVT-Studie heraus, dass Patienten mit einer Knochendicke von weniger als 1 mm (dünner Knochenphänotyp) einen größeren vertikalen Knochenverlust aufweisen als Patienten mit mehr als 1 mm vestibulärem Knochen (dicker Knochenphänotyp). Im oberen Frontzahnbereich war bei den meisten Patienten (80 bis 95 %) der vestibuläre Knochen weniger als 1 mm dick (Braut et al. 2011, Januário et al. 2011) (Abb. 18a–c).

Systematische Übersichtsarbeiten haben gezeigt, dass das Alveolenmanagement unter Verwendung von Biomaterialien und Bindegewebetransplantationen das Risiko von vestibulären Rezessionen am wirksamsten mindern, insbesondere bei einem dünnen Knochenphänotyp (Seyssens et al. 2021).

Daher sollte die Sofortimplantation in Fällen, in denen die Dicke der vestibulären Knochenwand weniger als 1 mm beträgt, als Risiko für eine vestibuläre Rezession betrachtet werden, und es sollten begleitende komplementäre Verfahren (Alveolenmanagement/Weichgewebetransplantat) in Betracht gezogen werden, um dieses Risiko zu reduzieren.

*Integrität der vestibulären Knochenwand:* Die Sofortimplantation bei beschädigter vestibulärer Knochenwand birgt auch das Risiko einer vestibulären Rezession. Kan et al. (2007) wiesen nach, dass 8,3 % der Sofortimplantate, die an Stellen mit leichter isolierter vestibulärer Dehiszenz inseriert werden, ein Jahr später eine Rezession der Mukosa im Mittelgesicht von mehr als 1,5 mm entwickelten. Sie zeigten auch, dass 42,8 % der Bereiche mit einer mäßigen Dehiszenz (der Defekt erstreckte sich auf die mesiale oder distale Seite) ebenso eine Rezession von mehr als 1,5 mm aufwiesen. Sämtliche Bereiche mit einer großen Dehiszenz (der Defekt erstreckte sich mesial oder distal der Nachbarzähne oder beides) entwickelten bis zu einem Jahr später eine Rezession von mehr als 1,5 mm. Ein vestibulärer Knochendefekt stellt somit einen signifikanten Risikofaktor für eine Weichgeweberezession dar, wobei das Risiko mit der Größe des Dehiszenzdefekts zunimmt.

Nach einer Extraktion scheinen Form und Größe des Knochendefekts ebenfalls die Vorhersagbarkeit der Sofortversorgung zu beeinflussen (Kan et al. 2007). Der vestibuläre Knochendefekt wurde mit Ultraschalltechnik auf der vestibulären, mesialen und distalen Seite als V-, U- oder Ultra-U-förmig (UU-förmig) kategorisiert (Abb. 19a–c).

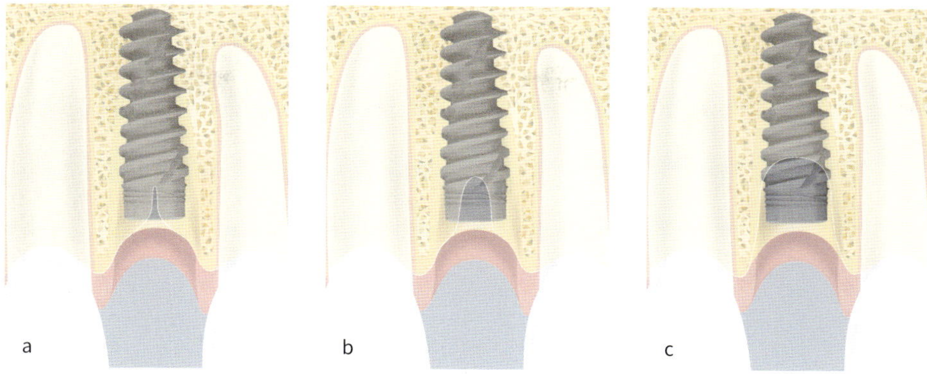


**Abb. 19a–c** Isolierter V-förmiger Defekt der vestibulären Knochenwand (a). U-förmiger Defekt mesial oder distal des fehlenden Zahns sich ausdehnend (b). Ausgeprägter UU-förmiger Defekt, erstreckt sich mesial oder distal der Nachbarzähne oder beides (c).

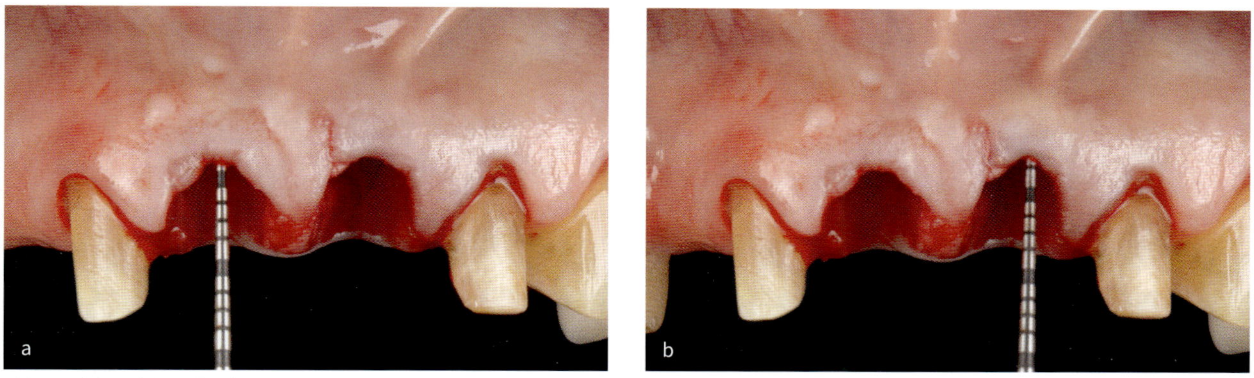


**Abb. 20a–b** Extraktionsalveolen. Inspektion der vestibulären Knochenwand mit einer Parodontalsonde.

Kleine V-förmige Defekte bergen bei der Sofortimplantation ein geringeres Risiko für eine vestibuläre Rezession, wenn sie mit einer gesteuerten Knochenregeneration kombiniert werden. Bei U-förmigen oder UU-förmigen Defekten wurde jedoch häufig über eine Dehiszenz des vestibulären Weichgewebes nach einem Jahr unter Funktion berichtet. Die vestibuläre Defektgröße nimmt mit dem Knochenumbau nach der Extraktion zu, wie in Kapitel 2 ausführlich beschrieben.

Um das Ausmaß und die Form des vestibulären Knochendefekts bei einer Extraktion ohne Aufklappung zu beurteilen, sollte die Knochenintegrität (vertikale und mesiodistale Ausdehnung) mit einer Parodontalsonde untersucht werden (Abb. 20a–b).

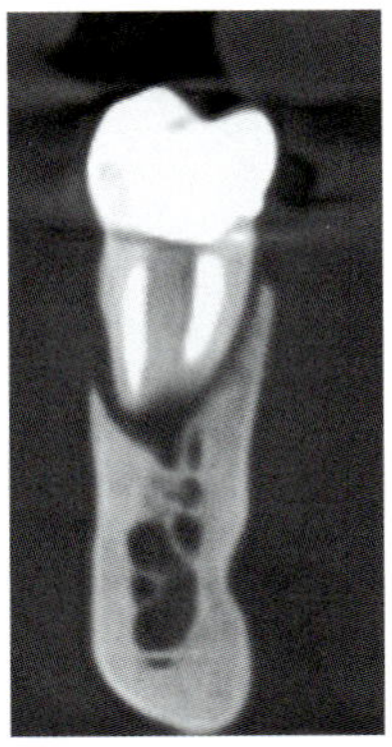

**Abb. 21** Bukkaler Alveolarkammdefekt im Molarenbereich.

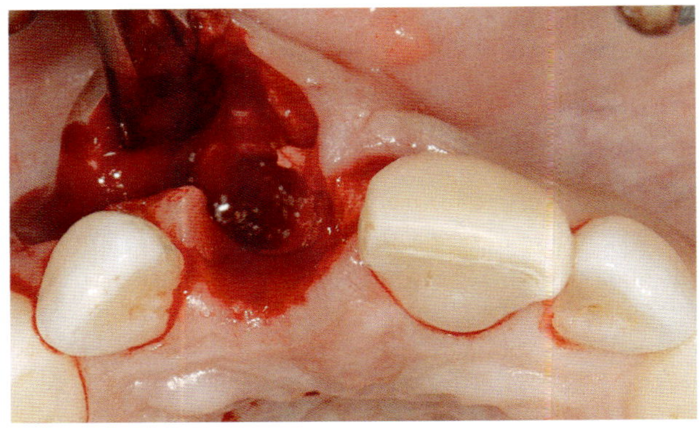

**Abb. 22** Vestibulärer Knochenwanddefekt im Frontzahnbereich.

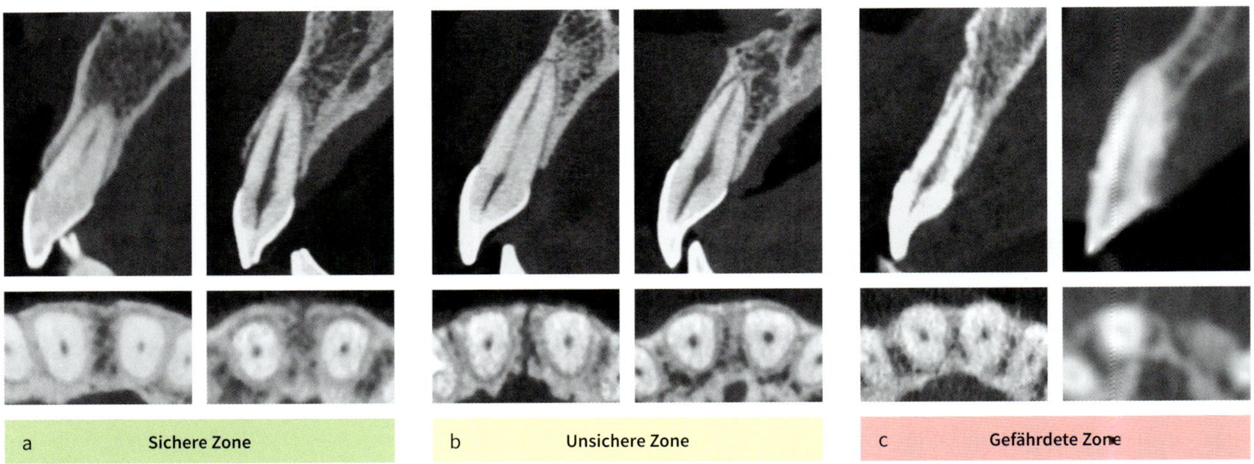


**Abb. 23a–c** Beurteilung der Wurzelposition und der Dimensionen des Alveolarknochens in DVT-Schichtaufnahmen. Vollständig im Knochenmantel positionierte Wurzel mit ausreichendem vestibulären, palatinalen und apikalen Knochenangebot für eine Sofortimplantation (a). Vollständig im Knochenmantel positionierte Wurzel mit leicht reduziertem vestibulären, palatinalen oder apikalen Knochen; erhöhtes Risiko bei Sofortimplantation (b). Wurzel teilweise außerhalb des Knochenmantels oder starker Abbau des vestibulären, palatinalen oder apikalen Knochens; hohes Risiko bei Sofortimplantation (c).

Bei einem Zahn mit einem großen U-förmigen oder UU-förmigen Defekt ist eine Sofortimplantation kontraindiziert (Abb. 21 und 22). Kleine V-förmige Dehiszenzen des vestibulären Knochens sind ein Risikofaktor für eine vestibuläre Rezession, und es sollten alternative Protokolle für die Implantatinsertion, z. B. eine Frühimplantation, in Betracht gezogen werden. Wenn die Sofortimplantation in diesen Situationen immer noch bevorzugt wird und das ästhetische Risiko als gering eingeschätzt wird, sollten ergänzende Verfahren, einschließlich eines Alveolenmanagements, durchgeführt werden, um die zu erwartenden Dimensionsänderungen und Rezessionen zu mildern.

*Lage der Alveole innerhalb des Knochens:* Die Position der Alveole und des geplanten Implantats innerhalb des Alveolarfortsatzes muss analysiert werden, um einen geeigneten Zeitpunkt für die Implantation zu wählen (Buser et al. 2017). Diese Position kann auf axialen Schnitten von 3-D-Aufnahmen der verschiedenen Ebenen des Alveolarfortsatzes kontrolliert werden.

Die Wurzeln der oberen Frontzähne liegen typischerweise in der vestibulären Hälfte des Alveolarfortsatzes und folgen der fazialen Neigung des vestibulären Knochens (Kan et al. 2011). Wenn die Wurzeln vollständig innerhalb des Alveolarfortsatzes liegen, sind die vestibulären und palatinalen Knochenkonturen relativ parallele Bögen, wobei der approximale Knochen bis zur vestibulären Kontur reicht (Abb. 23a–c).

Dies bedeutet, dass die mesiodistale Dimension des dünnen vestibulären Bündelknochens relativ schmal ist. Wenn der Alveolarfortsatz eine reduzierte bukkolinguale Dimension aufweist oder die Wurzeln vestibulär des Alveolarfortsatzes liegen, weist der labiale Knochen eine labiale Einziehung und eine größere mesiodistale Ausdehnung des dünnen vestibulären Knochens auf.

Der eigentliche Alveolarknochen (Bündelknochen) ist eine avaskuläre Struktur, die zur Ernährung auf das Desmodont angewiesen ist. Liegt die Alveole nach der Extraktion weiter außen im Knochenmantel, dann ist mit einer stärkeren Resorption des Alveolarknochens zu rechnen.

Selbst bei einer minimal traumatischen Extraktion mit Erhalt des eigentlichen Alveolarknochens hängt die Integration jeglichen Transplantatmaterials in den Spalt zwischen Sofortimplantat und vestibulärer Knochenwand von der Vaskularisation und Ernährung des interproximalen Knochens und des Periosts ab. Je weiter die Wurzel also außerhalb der Knochenkontur liegt, desto stärker wird das Regenerationspotenzial der vestibulären Knochenwand eingeschränkt (Abb. 24a–b).

Die axialen DVT-Schichtaufnahmen helfen bei der Analyse der voraussichtlichen Remodellierung der Alveole, da sie das Vorhandensein und gegebenenfalls die Dicke der vestibulären Knochenwand sowie die Beziehung zwischen der vorspringenden Wurzel und dem Alveolarfortsatz zeigen. Wenn die Wurzel und die vestibuläre Knochenwand aus dem Knochenmantel herausragen, insbesondere in Kombination mit einer reduzierten vestibulär-lingualen Dimension des interproximalen Knochens und des Alveolarfortsatzes, ist das Regenerationspotenzial der Alveole gering, und Sofortimplantationen sollten vermieden werden.

***Vestibulärer Defekt:*** Obwohl gezeigt werden konnte, dass ein leerer marginaler Defekt mit einer Breite von mehr als 1 mm mit neuem Knochen heilen kann, fördert die Verwendung eines Transplantats nicht die Heilung selbst, sondern das Transplantat stellt „Füllmaterial" für den Defekt dar (Botticelli et al. 2004). Die Positionierung der Implantate in der Alveole und der Spalt zwischen der vestibulären Knochenwand und einem Sofortimplantat spielen jedoch eine entscheidende Rolle für die Regeneration der verbliebenen Alveole (Caneva et al. 2010, Tomasi et al. 2010). Implantate sollten daher in einer lingualen/palatinalen Position geplant werden, die einen Spalt von mindestens 2 mm zwischen dem Implantat und der vestibulären Knochenwand zulässt. Dadurch wird das osteogene Potenzial des vestibulären Defekts optimiert und eine Alveolenauffüllung ermöglicht. Das trägt dazu bei, den Knochenumbau nach der Extraktion zu begrenzen, und ist zur Kammerhaltung gut dokumentiert (Avila-Ortiz et al. 2019, Levine et al. 2022).

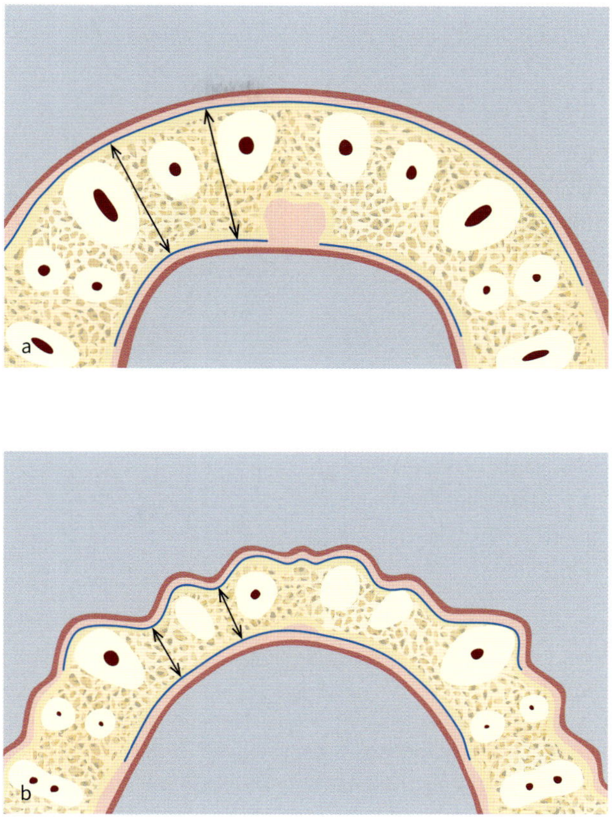


**Abb. 24a–b** Wurzelposition und vestibuläre Prominenz in Bezug auf den Knochenmantel. Wenn die interproximalen Knochenspitzen bis zum am weitesten vestibulären Teil der Wurzeloberfläche reichen (a), besteht ein größeres Regenerationspotenzial als in (b), wo nach der Extraktion größere Dimensionsänderungen des Alveolarkamms zu erwarten sind.

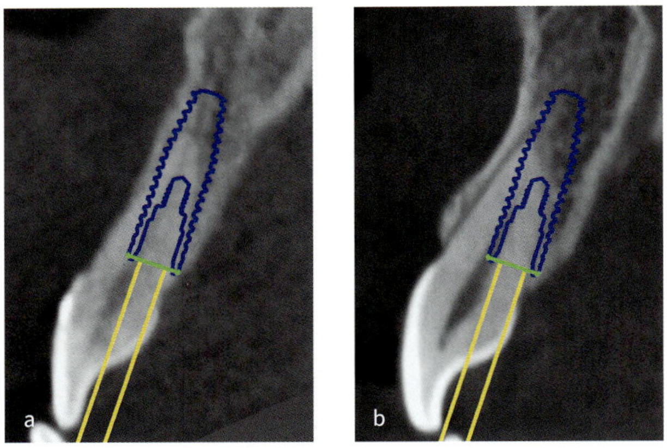

**Abb. 25a–b** Digitale Planung einer Sofortimplantation. Begrenzter horizontaler Abstand, der das Alveolenmanagement erschwert (a). Adäquater horizontaler Abstand für den Alveolenaufbau (b).

Neueste Erkenntnisse deuten darauf hin, dass eine Alveolenauffüllung bei Sofortimplantationen zum horizontalen Knochenerhalt und zur Weichgewebestabilität vestibulär beitragen kann und daher in der klinischen Praxis routinemäßig als Ergänzung zur Sofortimplantation in Betracht gezogen werden sollte (Seyssens et al. 2021).

Ein reduzierter horizontaler Spalt von weniger als 2 mm kann sich aus einer stark vestibulären Positionierung des Implantats ergeben, was sich entweder aufgrund der Anatomie des Alveolarfortsatzes oder durch einen größeren Implantatdurchmesser ergibt. Wenn das Implantat zu nahe an der vestibulären Knochenwand platziert wird, dann sind die Möglichkeiten für das Alveolenmanagement eingeschränkt, und es ist nach der Einheilung mit deutlich weniger vestibulärer Knochensubstanz zu rechnen (Caneva et al. 2010), was das ästhetische Ergebnis beeinträchtigt (Abb. 25a–b).

Ein vestibulärer Spalt von weniger als 2 mm wird als hohes Risiko betrachtet, da es nicht möglich ist, den Spalt effektiv zu füllen und eine Umgebung zu schaffen, in der sich der Knochen auch angesichts der zu erwartenden vestibulären Knochenresorption vorhersehbar regenerieren kann (Abb. 26a–b).

***Zustand des Alveolarkamms:*** Verschiedene lokale Bedingungen können zu parodontalem Knochenverlust führen, wie z. B. parodontale Erkrankungen, Wurzelfrakturen, periapikale Läsionen oder externe Wurzelresorptionen. Sie sollten vor einer Extraktion und Sofortimplantation durch eine 3-D-Aufnahme (DVT) identifiziert werden. Orofaziale oder mesiodistale Knochendefekte können dazu führen, dass eine Sofortimplantation nicht in Betracht kommt oder aus biologischer und ästhetischer Sicht unangebracht ist. Alveolarkammdefizite an der vestibulären, lingualen/palatinalen oder approximalen Seite des extrahierten Zahns erfordern eine Aufklappung mit gleichzeitiger gesteuerter Knochenregeneration. In einem solchen klinischen Szenario werden andere Behandlungsansätze wie die Alveolenauffüllung oder Implantationsprotokolle vom Typ 2–3 empfohlen.

Die Höhe der Papillen um ein einzelnes Implantat hängt vom Knochenniveau mesial und distal der Nachbarzähne sowie von ihrer Beziehung zu den Konturen der Restauration und zum Kontaktpunkt ab (Kan et al. 2003). Daher kann ein interproximaler Knochenverlust um den Zahn aufgrund früherer Infektionen oder traumatischer Extraktionen nach der Heilung zu unerwünschten schwarzen Dreiecken führen (Abb. 27a–b).

Eine Regeneration des krestalen Knochens in Bereichen mit interproximalen Knochenverlusten ist nicht vorhersehbar und wahrscheinlich auch nicht zu erwarten.

## 3.4.2 Weichgewebestatus

Der Weichgewebestatus sollte bei der Entscheidung über die Behandlungsstrategie für Sofortimplantate sowohl im Front- als auch im Seitenzahnbereich berücksichtigt werden, um die Auswirkungen von mukogingivalen Defekten auf die Langlebigkeit und Ästhetik des ersetzten Zahnes zu minimieren. Bei der Behandlungsplanung sollten die ästhetischen Parameter der Gingiva präoperativ sorgfältig beurteilt werden, um die gewünschte Position des vestibulären Schleimhautrandes des zu ersetzenden Zahns zu bestimmen und vorherzusagen. Wenn es schwierig ist, eine harmonische gingivale und mukosale Architektur zu erreichen, können plastisch-parodontalchirurgische Maßnahmen oder ein prothetischer Weichgewebeersatz in Betracht gezogen werden.

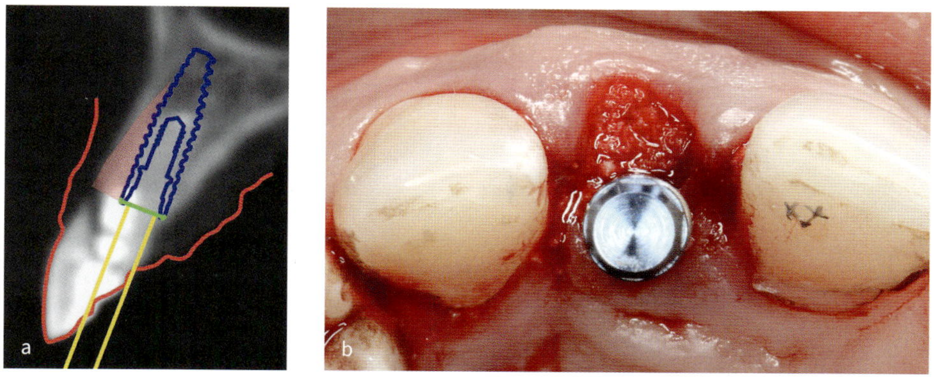


**Abb. 26a–b** Digitale Planung mit einem horizontalen Spalt von mehr als 2 mm (a) und der Möglichkeit, die Alveole gleichzeitig mit der Implantation mit demineralisiertem bovinem Knochenmineral (DBBM) zu füllen.

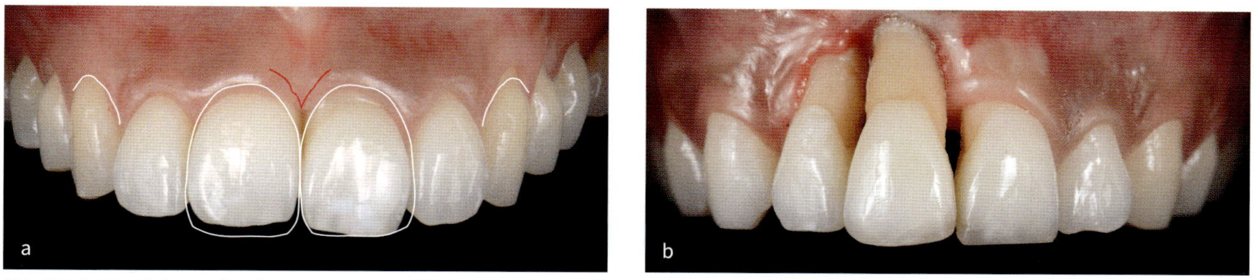


**Abb. 27a–b** Alveolarkammsituationen. Begrenzter Verlust der approximalen Papille (a). Starker Verlust des krestalen Gewebes (b).

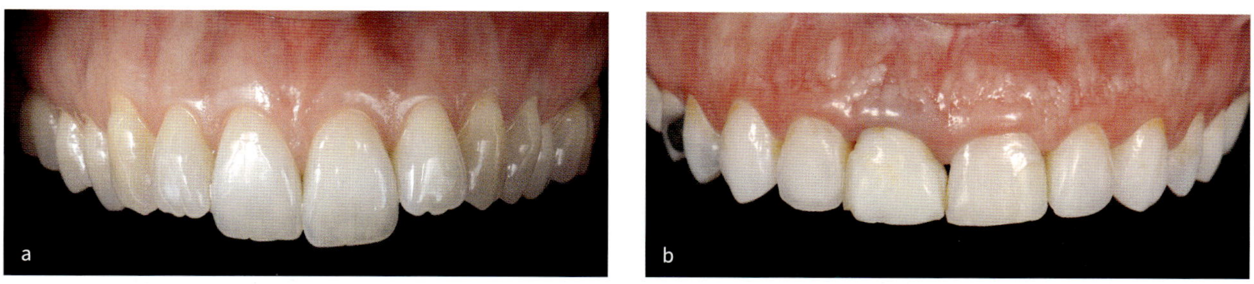


**Abb. 28a–b** Morphologie bzw. Phänotyp der Gingiva. Dünn mit steilen Girlanden (a). Dick mit flachen Girlanden (b).

***Gingivaler Phänotyp:*** Der gingivale Phänotyp wird derzeit als die dreidimensionale Dicke und -breite des keratinisierten Gewebes definiert und als dünn mit steilen Girlanden, dick mit flachen Girlanden oder mittelstark klassifiziert (De Rouck et al. 2009) (Abb. 28a–b). Ein dünner Phänotyp erhöht das Risiko einer Gingivarezession und einer ungünstigen Reaktion des Weichgewebes nach chirurgischen oder restaurativen Eingriffen (Romandini et al. 2021).

Sofortimplantationen in Regionen mit dünnem gingivalen Phänotyp sind mit signifikant stärkeren Rezessionen der vestibulären Mukosa verbunden als in Regionen mit dickem gingivalen Phänotyp (Kan et al. 2003, Kan et al. 2011a). Der gingivale Phänotyp kann reproduzierbar beurteilt werden, indem die Dicke der Gingiva mit einer Parodontalsonde gemessen wird und beobachtet wird, wie die Parodontalsonde nach dem Einführen in den Sulkus durch das Gewebe schimmert. Wenn die Sonde sichtbar ist, beträgt die Dicke der Gingiva weniger als 1 mm, und der Phänotyp gilt als dünn. Ist die Sonde nicht sichtbar, gilt der Phänotyp als dick (Jepsen et al. 2018) (Abb. 29a–b).

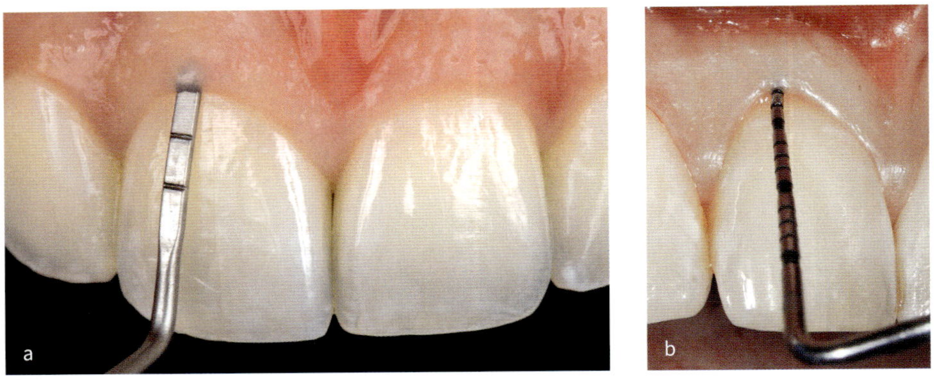


**Abb. 29a–b** Durch die Gingiva sichtbare Parodontalsonde: dünner gingivaler Phänotyp (a). Durch die Gingiva nicht sichtbare Parodontalsonde: dicker gingivaler Phänotyp (b).

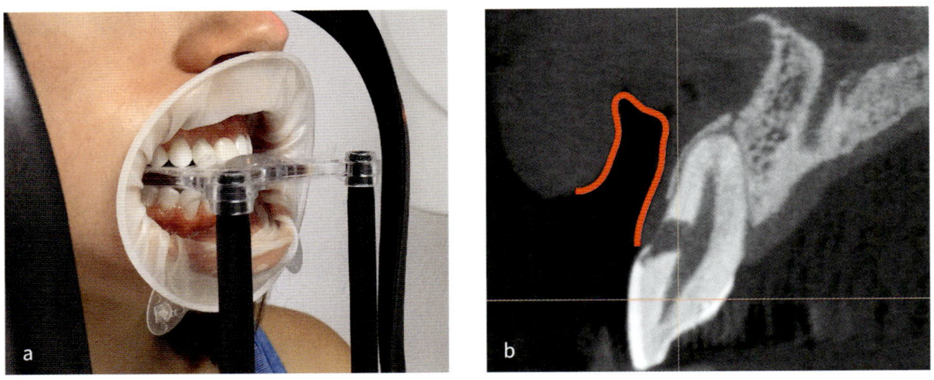


**Abb. 30a–b** Die bei der DVT-Aufnahme verwendeten Lippenretraktoren helfen bei der Visualisierung der vestibulären Weichgewebedicke und ihrer Beziehung zum Knochenkamm.

Metallfreie Lippenretraktoren, die während der DVT-Aufnahme für die Implantatplanung verwendet werden, können ebenfalls helfen, die Dicke des vestibulären Weichgewebes im Verhältnis zum vestibulären Knochen zu visualisieren und den Phänotyp zu bestimmen (Januário et al. 2008) (Abb. 30a–b).

Eine dünne marginale Gingiva mit steilen Girlanden stellt ein Rezessionsrisiko dar, insbesondere in der ästhetischen Zone. Eine neuere systematische Übersichtsarbeit kam zu dem Schluss, dass ein Bindegewebetransplantat zur Stabilität der vestibulären Weichgewebestrukturen nach Sofortimplantation beiträgt und bei einem erhöhten Rezessionsrisiko (dünner gingivaler Phänotyp, weniger als 0,5 mm vestibuläre Knochendicke) in der ästhetischen Zone in Betracht gezogen werden sollte (Seyssens et al. 2021) (Abb. 31a–d).

Daher sollte trotz begrenzter Evidenz die Sofortimplantation bei Patienten mit dünnem gingivalen Phänotyp im Hinblick auf vestibuläre Rezessionen als risikobehaftet angesehen werden. Ergänzende Maßnahmen wie ein Weichgewebetransplantat sollten zur Reduktion dieses Risikos erwogen werden.

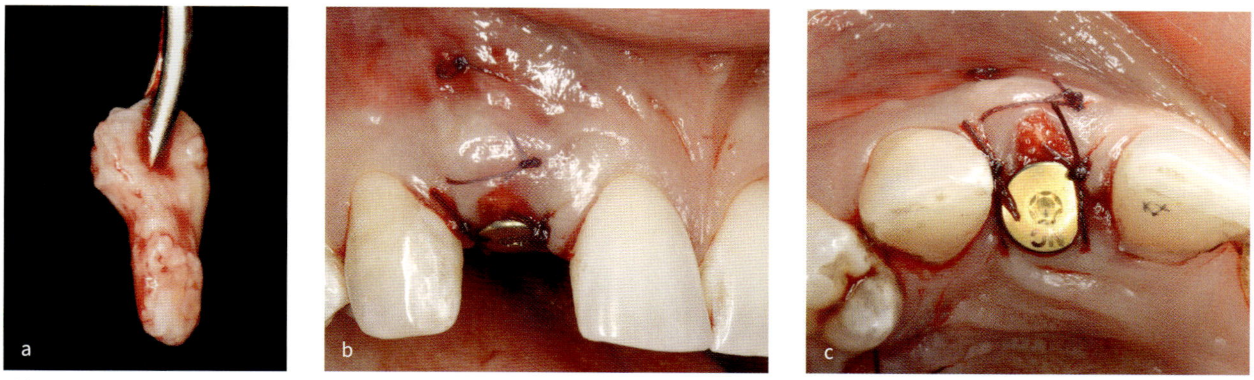

**Abb. 31a–c** Subepitheliale Bindegewebetransplantation und gleichzeitige Sofortimplantation bei einem Patienten mit dünnem gingivalem Phänotyp.

***Defekte des Weichgewebes:*** Eine Rezession im Mittelgesicht ist eine häufige Komplikation nach der Sofortimplantation eines einzelnen Implantats (Kan et al. 2003, Kan et al. 2011a, Chen und Buser 2014, Yuenyongorarn et al. 2020). Laut Cosyn et al. (2012) tragen mehrere Faktoren zu solchen Komplikationen bei. Das Risiko kann durch eine geeignete Fallauswahl (intakte vestibuläre Knochenwand, dicker gingivaler Phänotyp) verringert werden. Die Autoren betonen auch die möglichen Vorteile einer lappenlosen Operation und einer sofortigen restaurativen Versorgung.

Folglich sollte in Fällen einer bestehenden Rezession/eines Weichgewebedefizits am betroffenen Zahn von einer Sofortimplantation abgesehen und eine Frühimplantation oder eine kammerhaltende Maßnahme bevorzugt werden (Abb. 32a–c).

Bei einer geringfügigeren Rezession (weniger als 1 mm) oder einer begrenzten Menge an keratinisiertem Gewebe kann eine Sofortimplantation in Kombination mit einem Weichgewebetransplantat in Betracht gezogen werden (Abb. 33a–d).

Anerkannt ist, dass ausreichend keratinisiertes Gewebe um Implantate herum die periimplantäre Gesundheit verbessert (Souza et al. 2016). Dazu werden häufig Strategien zur Vermehrung des keratinisierten Gewebes vorgeschlagen (Thoma et al. 2018, Tavelli et al. 2021). Wenn keine keratinisierte Gingiva um einen zu extrahierenden Zahn vorhanden ist, der durch ein Implantat ersetzt werden soll, muss alles dafür unternommen werden, um die zukünftige periimplantäre Weichgewebekontur zu verbessern. Eine Sofortimplantation sollte vermieden und eine Früh- oder Spätimplantation bevorzugt werden.

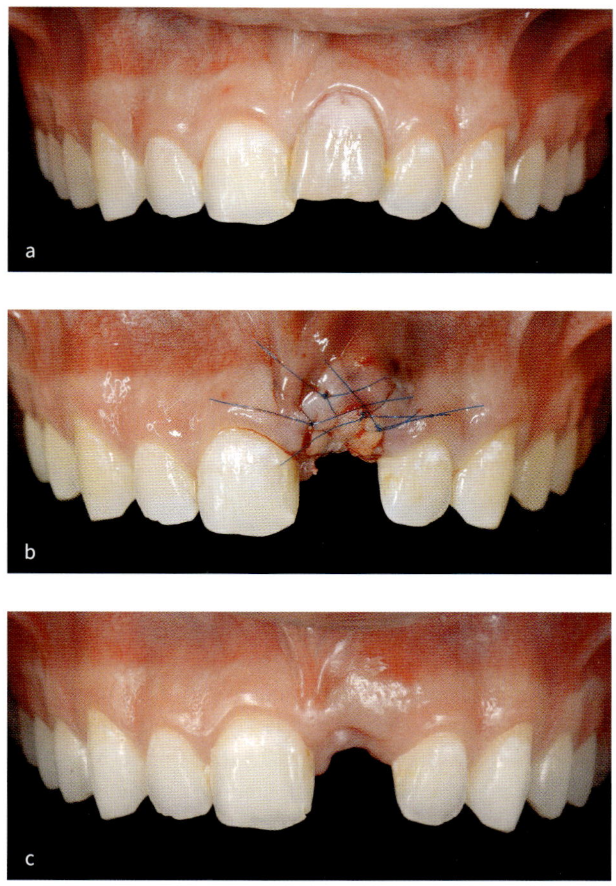

**Abb. 32a–c** Schwere gingivale Rezessionen und Weichgewebedefizite, die eine Sofortimplantation kontraindizieren würden. In diesem Fall wurde die Implantation verschoben. Zur Verbesserung der Weichgewebesituation wurde eine Alveolarkammstabilisierung in Kombination mit einem Bindegewebetransplantat in Betracht gezogen.

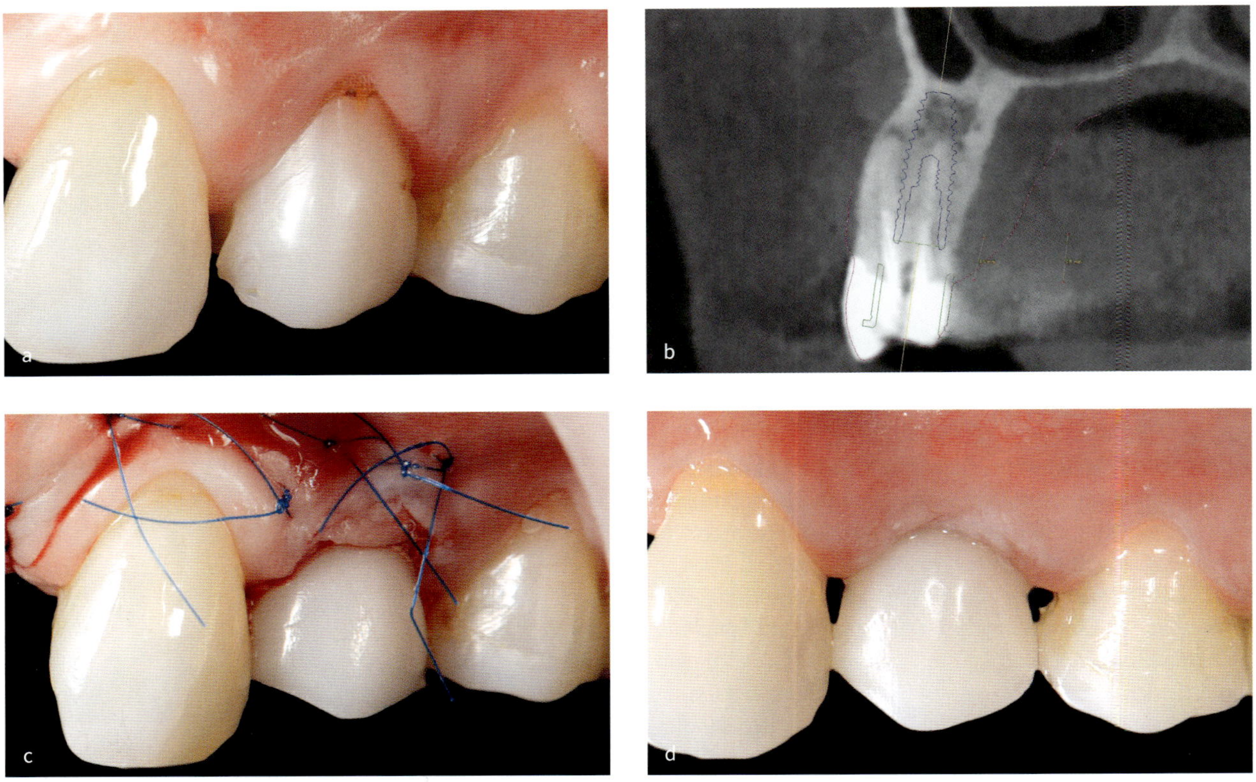


**Abb. 33a–d** Alveolarkamm und Alveole erlaubten eine Sofortimplantation. Aufgrund der geringfügigen Rezession und der begrenzten Menge an keratinisiertem Gewebe wurde jedoch ein Weichgewebetransplantat in Betracht gezogen.

## 3.4.3 Präoperative Infektionen

Bei der präoperativen Untersuchung sollten aktuelle oder frühere Infektionen klinisch und röntgenologisch untersucht werden. Lokale Infektionen aufgrund endodontischer Läsionen, Wurzelfrakturen, parodontale Erkrankungen, Wurzelresorptionen oder ähnlicher Ereignisse beeinträchtigen das Hart- und Weichgewebe des Implantatbetts oder der angrenzenden Strukturen und können zu unerwünschten Ergebnissen führen. Die Art der lokalen Infektion sollte korrekt als chronisch oder akut oder beides charakterisiert werden.

*Endodontische Infektionen:* Eine akute endodontische Infektion führt zu einer erheblichen Schwellung und Eiterung des Gewebes, die in Verbindung mit einer hohen bakteriellen Belastung das Risiko eines Implantatversagens und ästhetischer Komplikationen bei Sofortimplantationen birgt. Endodontische Infektionen können auch zu Alveolarkammdefekten im vestibulären, lingualen/palatinalen oder approximalen Bereich des extrahierten Zahnes führen und spätere periimplantäre Komplikationen nach sich ziehen (Abb. 34a–b und 35a–b). Eine ungünstige orofaziale oder mesiodistale Knochensituation als Folge einer Infektion kann anatomische Verhältnisse schaffen, unter denen eine Sofortimplantation nicht mehr möglich oder aus chirurgischer, biologischer oder ästhetischer Sicht nicht anzuraten ist. In diesen Fällen werden andere Vorgehensweisen wie eine Alveolenauffüllung oder ein Implantationsprotokoll vom Typ 2 oder 3 empfohlen.

Chronische Infektionen einer Wurzelspitze, die sich innerhalb des Knochenmantels befinden, erhöhen jedoch nicht das Risiko eines Implantatversagens oder ästhetischer Komplikationen, sofern kein signifikantes Defizit des Alveolarknochens vorliegt und ausreichend apikaler Restknochen für die primäre Implantatstabilität vorhanden ist. Tatsächlich gibt es Hinweise, dass Implantate auch in Regionen mit chronischen periapikalen Läsionen inseriert werden können (Crespi et al. 2010, Truninger et al. 2011, Jung et al. 2013, Chrcanovic et al. 2015). Allerdings muss die Alveole vor der Implantation sorgfältig kürretiert werden, um sämtliches Granulationsgewebe zu entfernen.

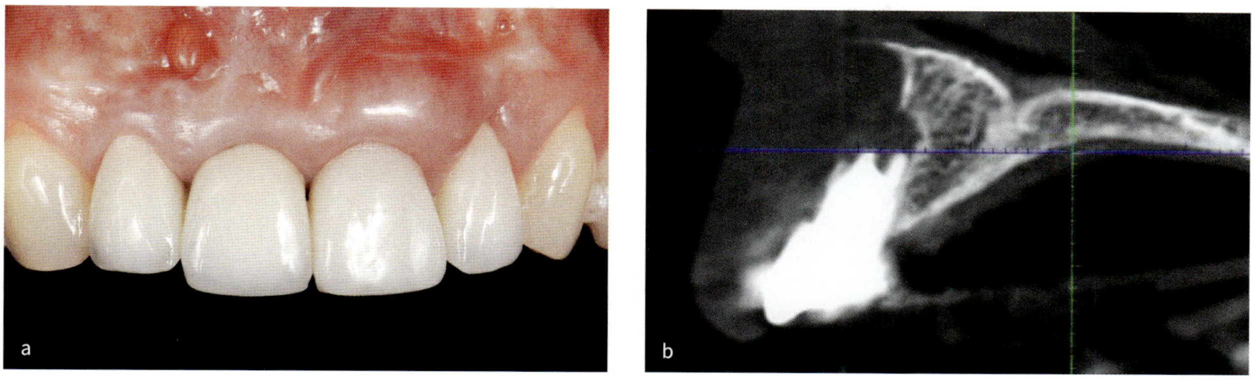

**Abb. 34a–b** Endodontische Infektion: Chronisch eitrige Fistel (a) in Kombination mit einer großen vestibulären Fenestration (b).

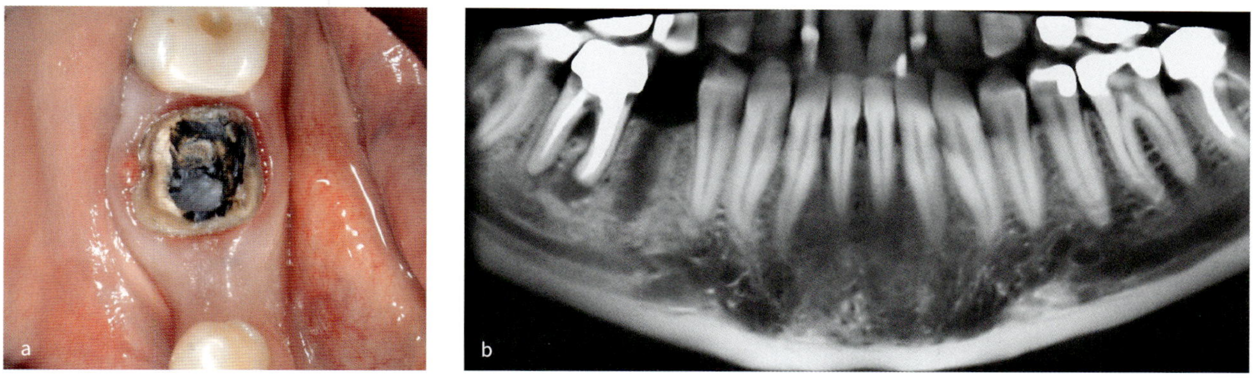

**Abb. 35a–b** Endodontische Infektion in Kombination mit interradikulären Läsionen und Entzündung des Weichgewebes.

***Parodontopathien:*** Bei Patienten mit Parodontopathien sollte vor der Implantation die Infektion im gesamten Mundraum abgeklungen sein (Romanos et al. 2019). Eine strenge Plaquekontrolle und eine adäquate Mundhygiene sind für den langfristigen Erfolg einer Implantatbehandlung unerlässlich. Wenn der zu ersetzende Zahn parodontal vorgeschädigt ist (z. B. durch Fissuren, Parodontitis im Endstadium), aber ausreichend Knochensubstanz für eine Sofortimplantation vorhanden ist, sollte die parodontale Entzündung kontrolliert werden. Eine lokale subgingivale Instrumentierung wird einige Tage vor dem Eingriff empfohlen, um ein gesundes Weichgewebe zu erhalten. Da dies zu einer Rezession des Weichgewebes führen kann, sollten das Implantat und die Restauration entsprechend geplant werden.

Bei Patienten mit Parodontopathien in der Anamnese kann die Ästhetik der Gingiva bereits durch Rezessionen und Papillenverlust beeinträchtigt sein. Das Risiko weiterer ästhetischer Komplikationen nach einer Extraktion ist durch den marginalen Knochenverlust erhöht, da die Papillen oder die vestibuläre Mukosa des zu extrahierenden Zahns nach koronal verlagert sein können. In diesem Fall wird eine Extraktion und eine Früh- oder Spätimplantation mit Alveolenmanagement empfohlen, um das ästhetische Endergebnis besser vorhersagbar zu machen.

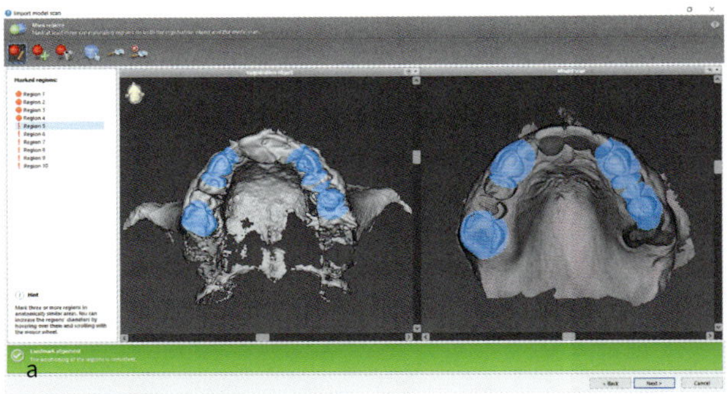

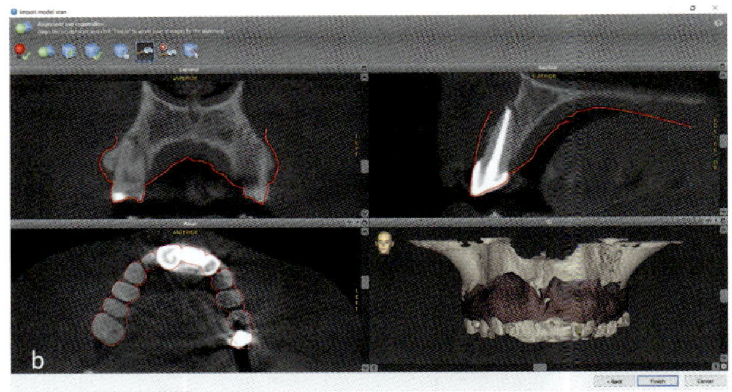

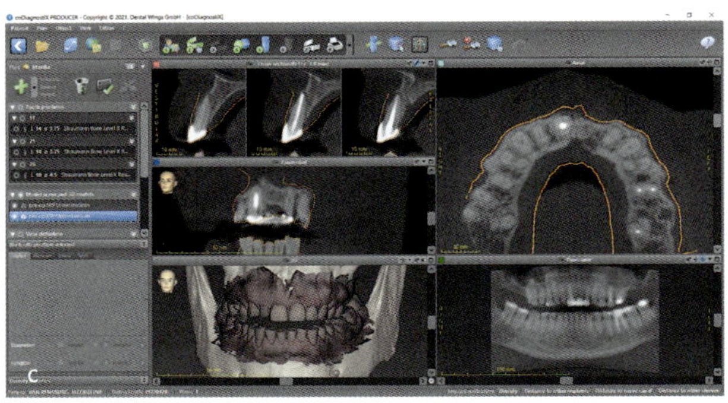

**Abb. 36a–c** Registrierung von DVT-DICOM-Daten zusammen mit intraoralen STL-Daten unter Verwendung gemeinsamer Referenzpunkte (a). Überprüfung der Registriergenauigkeit (b). Virtueller Patient mit kombinierten Datensätzen, die die notwendigen Informationen für eine umfassende prothetisch gesteuerte virtuelle Implantatplanung liefern (c).

## 3.4.4 Virtuelle Implantatplanung und 3-D-Positionierung

Die virtuelle Implantatplanung mit DVT (DICOM-Datei) und überlagerter digitaler Zahnaufstellung (STL-Datei) hilft bei der Visualisierung einer prothetisch bedingten Implantatposition im Verhältnis zu den angrenzenden anatomischen Strukturen. Dabei werden alle anatomischen Aspekte (Weichgewebe, Alveolarknochen und Zahnstellung) berücksichtigt und der Behandler bei der Bestimmung der optimalen Implantatposition unterstützt (Abb. 36a–c).

Darüber hinaus hilft die virtuelle Planung, die Wahrscheinlichkeit einer Primärstabilität für eine sofortige provisorische Versorgung oder Belastung einzuschätzen, und ermöglicht eine vollständig schablonengeführte Implantatinsertion. Während der virtuellen Implantatplanung sollte die Implantatposition prothetisch ausgerichtet und das Ausmaß des palatinalen/lingualen, basalen und interproximalen Knochens sorgfältig bewertet werden.

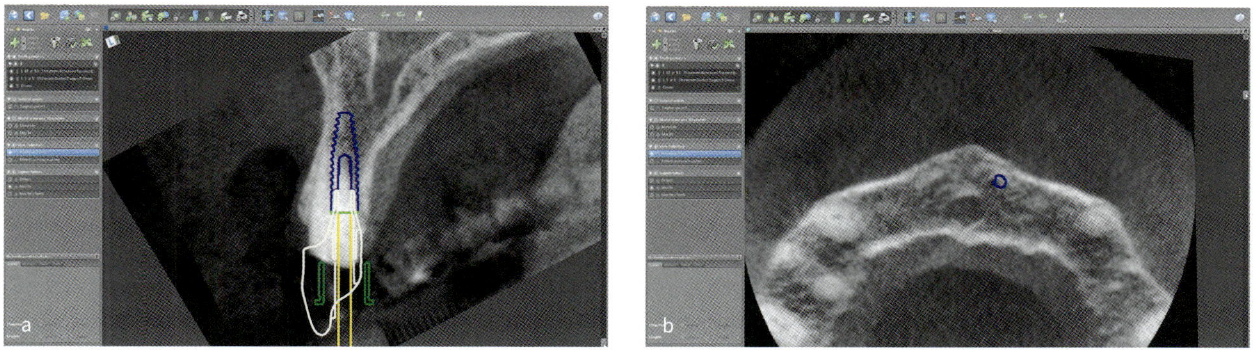


**Abb. 37a–b** Zweidimensionale Axial- und Querschnittdarstellungen im Rahmen der virtuellen Implantatplanung. Die dreidimensionale Beurteilung der anatomischen Strukturen und ihrer Beziehung zum virtuell geplanten Implantat wird durch Rotation um die Achse eines virtuell geplanten Implantats und Scrollen durch axiale Querschnittsbilder besser sichtbar, wie in den Videos (siehe QR-Code unten) zu sehen ist.

Mit diesem QR-Code kommen Sie zu einem Video, das zeigt, wie die Rotation um die Achse eines virtuell geplanten Implantats die 3-D-Beurteilung der anatomischen Strukturen relativ zur Implantatposition ermöglicht.

Mit diesem QR-Code kommen Sie zu einem Video, das zeigt, wie das Scrollen durch axiale Querschnittsbilder eines virtuell geplanten Implantats die 3-D-Beurteilung der anatomischen Strukturen relativ zur Implantatposition ermöglicht.

Die virtuelle Planung sollte in allen Ansichten visualisiert werden, da einzelne 2-D-Schnitte die Beziehung zwischen dem Implantat und den angrenzenden anatomischen Strukturen oft falsch darstellen. Es wird empfohlen, die Querschnittsansicht an der Implantatachse auszurichten und durch die anderen Ansichten zu rotieren (Abb. 37a–b), um zu beurteilen, ob die Region für eine Sofortimplantation geeignet ist. Die Verankerung des geplanten Implantats im umgebenden Knochen sollte für eine vorhersehbar zu erreichende Primärstabilität ausreichen. Durchmesser, Länge und Position des Implantats können modifiziert werden, um die Chancen für die Primärstabilität zu erhöhen und den Weg für eine Sofortbelastung zu ebnen.

Einer der schwierigsten Schritte bei der Sofortimplantation ist die optimale 3-D-Positionierung des Implantats. Die Alveole und die sie umgebenden anatomischen Strukturen stellen immer eine Herausforderung dar, wenn es gilt, ein voraussagbares Ergebnis zu erzielen.

Bei der virtuellen Implantatplanung für ein Typ-1A-Implantatprotokoll sollten die Richtlinien für die ideale Implantatpositionierung berücksichtigt werden, die in Band 1 und 10 des ITI Treatment Guide beschrieben sind. Diese Richtlinien definieren Komfort- und Risikozonen, wie sie auf der 3. ITI-Konsensuskonferenz (Buser et al. 2004) für die orofaziale, mediodistale und apikokoronale Implantatposition sowie für die Implantatangulation festgelegt wurden.

Kompromisse bei der idealen Implantatposition, die für Primärstabilität und das für die Sofortbelastung erforderliche Eindrehmoment sorgen oder helfen, die biologischen Anforderung zu erfüllen, um das Sofortimplantat unterhalb des vestibulären Kieferkamms zu platzieren, sollten vermieden werden. Ein alternatives Implantationsprotokoll, ein anderes Makrodesign des Implantats oder andere Belastungsprotokolle sollten Vorrang haben. Jeglicher Kompromiss kann zu einer Fehlpositionierung des Implantats führen – eine der Hauptursachen für ästhetische Komplikationen (Chackartchi et al. 2019).

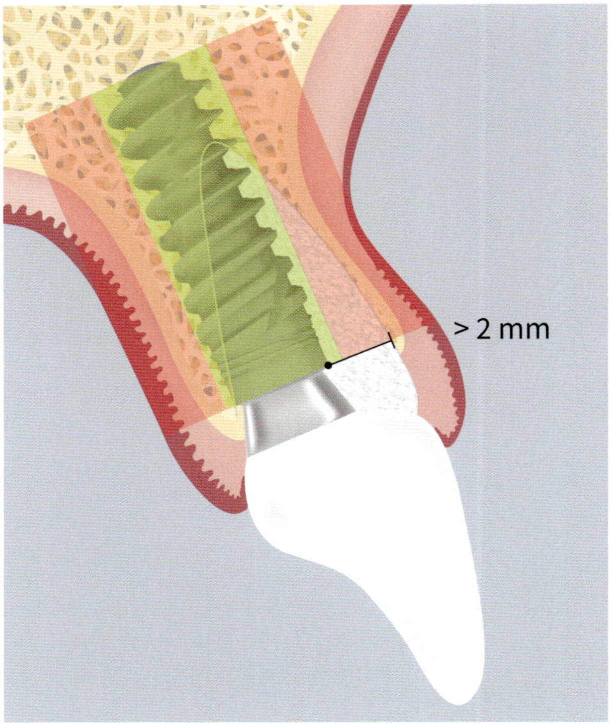


Abb. 38 Die ideale orofaziale Implantatposition liegt mindestens 2 mm palatinal/lingual vom vestibulären Knochen entfernt, um einen horizontalen Abstand von 2 mm für die Augmentation zu ermöglichen.

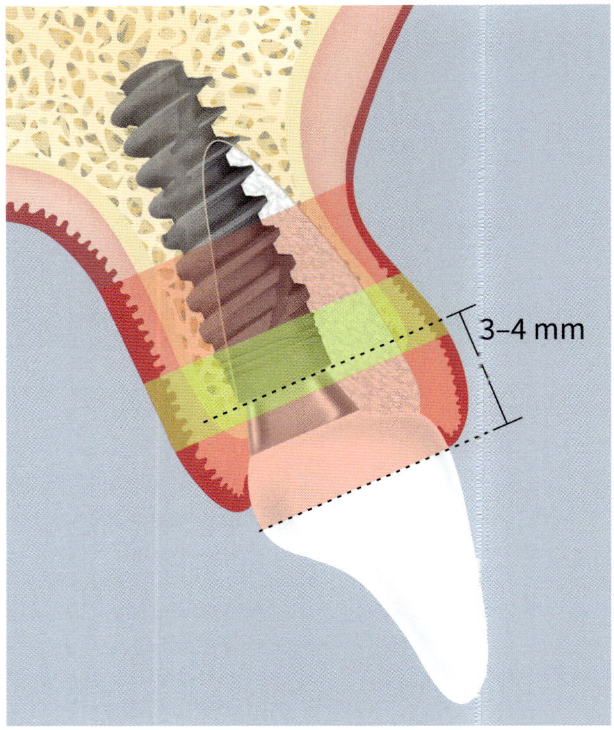


Abb. 39 Die apikokoronale Position eines Sofortimplantats sollte nicht mehr als 3 bis 4 mm apikal des Schleimhautrandes und noch unterhalb des vestibulären und palatinalen Knochenkamms liegen.

Bei der Sofortimplantation ist die orovestibuläre Position des Implantats entscheidend. Es besteht die Tendenz, Sofortimplantate stärker nach vestibulär zu neigen und zu positionieren, um eine bessere apikale/palatinale Knochenverankerung zu erreichen. Bei weiter vestibulär positionierten Implantaten besteht jedoch ein hohes Risiko für periimplantäre Weichgeweberezessionen und biologische Komplikationen (Testori et al. 2018) (Abb. 38).

Die apikokoronale Implantatposition sollte ebenfalls innerhalb der Komfortzone liegen, 3 bis 4 mm tiefer als der zukünftige Kronenrand/Zenit bei Bone-Level-Implantaten (Abb. 39).

Dies entspricht einem Bone-Level-Implantat auf oder unter dem Niveau des vestibulären und palatinalen Knochenkamms. Sobald der vestibuläre oder palatinale Knochenkamm weiter apikal liegt als das Implantat, wenn es in der idealen apikokoronalen Position relativ zum geplanten Gingivarand der Restauration geplant wird, wäre eine Sofortimplantation kontraindiziert, und es wird eine Frühimplantation empfohlen.

Das Implantat sollte mesiodistal einen ausreichenden Abstand zwischen der Implantatschulter und den Nachbarzähnen (mindestens 1,5 mm) sowie zwischen benachbarten Implantaten (mindestens 3 mm) einhalten. Implantate, die zu nahe an die Nachbarzähnen gesetzt werden, erhöhen das Risiko eines vertikalen Knochenverlusts und einer reduzierten Papillenhöhe (Abb. 40).

Idealerweise sollte die Längsachse des Implantats durch das Cingulum (beziehungsweise die zentrale Fossa) oder die Inzisalkante der geplanten definitiven Versorgung verlaufen (Abb. 41).

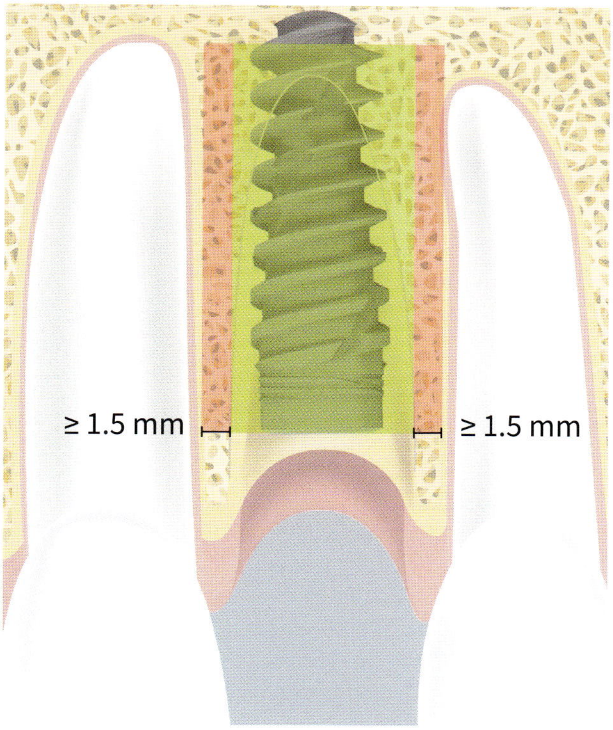


**Abb. 40** Die mesiodistale Position eines Sofortimplantats sollte die knöcherne Unterstützung der Nachbarzähne mit einem Abstand von mindestens 1,5 mm berücksichtigen.

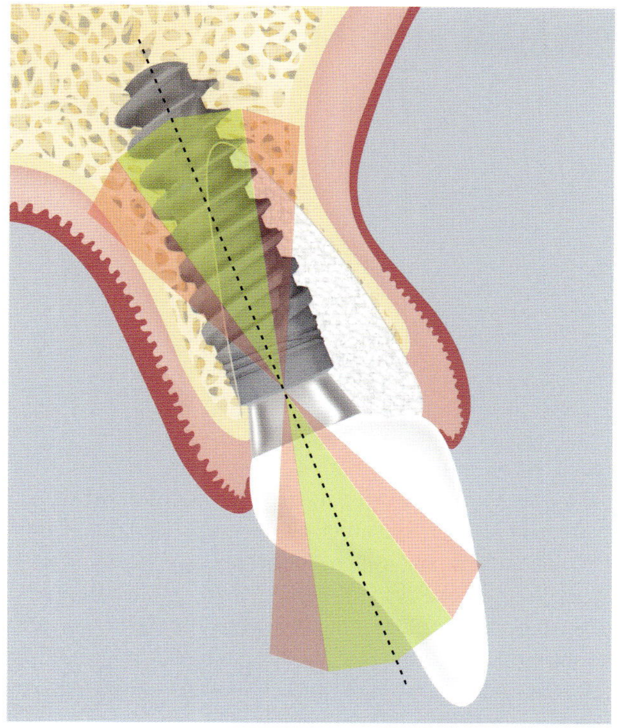

**Abb. 41** Der Implantatwinkel sollte einen basalen Kontakt des Implantats mit dem apikalen und palatinalen Knochen ermöglichen, der Zugang sollte jedoch im Cingulum oder an der Inzisalkante liegen.

## 3.4.5 Auswahl des Implantats

Für Einzelzahn-Sofortimplantationen in der ästhetischen Zone wird generell ein Bone-Level-Implantatdesign mit konischer Innenverbindung empfohlen. Diese Implantate minimieren nachweislich den Knochenabbau am Implantathals (Heitz-Mayfield et al. 2013) und ermöglichen ein individuelles transmukosales Design – ein besonderer Vorteil in der ästhetischen Zone.

Die Implantate sollten Oberflächen aufweisen, die die Knochenneubildung und Osseointegration des freiliegenden Implantatanteils fördern (Schwarz et al. 2007). Darüber hinaus kann ein geeignetes Implantatkörper- und Gewindedesign dazu beitragen, die für die Sofortbelastung erforderliche Primärstabilität zu erreichen. Konische Implantatdesigns – oft mit einem aggressiveren Gewinde – werden heute häufig von den Herstellern für die Sofortimplantation empfohlen. Die Literatur zeigt jedoch, dass auch mit parallelwandigen Designs eine ausreichende Primärstabilität erreicht werden kann (Jung et al. 2018).

## 3.5 Risikobewertungstabelle mit Indikationen und Kontraindikationen

Wenn eine Sofortimplantation in Betracht gezogen wird, sollte eine Bewertung der patientenspezifischen und lokalen Risikofaktoren vorgenommen werden, um das Gesamtrisiko der Behandlung gegen den klinischen und patientenbezogenen Nutzen abzuwägen. Für die Sofortimplantation und Sofortbelastung teilbezahnter Patienten wurden zwei Risikobewertungsinstrumente entwickelt (Tabelle 2 und 3), die als Checkliste für die wichtigsten klinischen Risikofaktoren dienen.

Bei der Bestimmung des Gesamtrisikos wird nicht jeder Risikofaktor gleich gewichtet. Wenn alle klinischen Faktoren auf ein „geringes Risiko" (grüne Spalte) hinweisen, würde dies darauf hindeuten, dass ein Typ-1A-Protokoll am günstigsten wäre und routinemäßig angewendet werden kann. Einzelne Risikofaktoren oder Kombinationen, die auf ein mittleres Risiko hindeuten, sollten unter Berücksichtigung des klinischen und patientenbezogenen Nutzens sorgfältig daraufhin geprüft werden, ob eine solche Behandlung in Frage kommt. Sie sollte nur durchgeführt werden, wenn der Behandler über entsprechende Erfahrung verfügt.

Wenn ein einzelner Faktor ein hohes Risikopotenzial (rote Spalte) aufweist, wird ein Typ-1A-Protokoll nicht empfohlen. In diesem Fall sollten alternative Behandlungsprotokolle in Betracht gezogen werden, wie der Entscheidungsbaum für die Sofortimplantation und Sofortbelastung von Gallucci et al. (2022) zeigt (Abb. 42). Dieser Entscheidungsbaum veranschaulicht einen Arbeitsablauf, der auf klinischen Faktoren während der Behandlung basiert und in vier Abschnitte unterteilt ist:

- Präoperative Beurteilung
- Intraoperative Beurteilung
- Implantationsprotokoll
- Belastungsprotokoll

Diese Tabelle kann als eine Komponente mit wissenschaftlichem Beleg eines evidenzbasierten Ansatzes für die zahnärztliche Behandlung verwendet werden.

**Tabelle 2** Risikobewertung für die **Sofortimplantation** in Einzelzahnsituationen

| | Geringes Risiko | Mittleres Risiko | Hohes Risiko |
|---|---|---|---|
| **Präoperative Beurteilung** | | | |
| **Patientenbezogen** | | | |
| Allgemeiner Gesundheitszustand | Gesund, problemlose Einheilung | | Einheilung gestört |
| Ästhetisches Risiko | Niedriges/mittleres ästhetisches Risiko | Hohes ästhetisches Risiko | Erhebliche ästhetische Beeinträchtigung zu erwarten |
| **Lokal** | | | |
| Position des Gingivarandes | Keine Rezession | Leichte gingivale Rezession | Gingivale Rezession ≥ 2 mm |
| Qualität des Weichgewebes | Dicker gingivaler Phänotyp | Dünner gingivaler Phänotyp oder wenig keratinisierte Gingiva | Keine keratinisierte Gingiva |
| Verankerung im Knochen | Ausreichendes Knochenangebot für die Primärstabilität | | Unzureichendes Knochenangebot für die Primärstabilität |
| Vestibuläre Knochenwand | Dicke der vestibulären Knochenwand ≥ 1 mm | Dicke der vestibulären Knochenwand < 1 mm, geringe Fenestration oder Dehiszenz | Erhebliche Fenestration oder Dehiszenz der vestibulären Knochenwand |
| Notwendigkeit eines Mukoperiostlappens | Ausreichend Alveolarknochen für einen Eingriff ohne Aufklappung | | Knochenaugmentation mit Lappenbildung notwendig |
| Position der Alveole innerhalb des Knochenmantels | Alveole innerhalb des Knochenmantels | | Alveole und vestibuläre Knochenwand teilweise außerhalb des Knochenmantels |
| Vorliegen einer endodontischen Infektion | Keine Infektion | Chronische periapikale Infektion | Akute Infektion |
| Vorliegen von Parodontopathien | Parodontal gesund | Parodontopathien unter Kontrolle | Aktive Parodontopathie |
| Planung der Implantatposition | Ideale dreidimensionale Position, Achse verläuft durch Cingulum oder Inzisalkante | | Vestibulär positioniertes oder zu stark anguliertes Implantat oder zu große Implantattiefe |
| Spalt zwischen vestibulärer Knochenwand und geplanter Implantatposition | ≥ 2 mm | 1–2 mm | < 1 mm |
| **Intraoperative Beurteilung** | | | |
| Extraktion | Minimalinvasive Extraktion | Läsion des umgebenden Weichgewebes, einschließlich abgetrennter/abgelöster Papillen | Signifikante Läsion des Weichgewebes und des umgebenden Knochens |
| Primärstabilität | Primärstabilität erreicht | | Fehlende Primärstabilität |
| Definitive Implantatposition | Ideale dreidimensionale Position erreicht | | Vestibulär positioniertes oder zu stark anguliertes Implantat oder zu große Implantattiefe |

**Tabelle 3** Risikobewertung für die **Sofortbelastung** eines Sofortimplantats in Einzelzahnsituationen

| | **Geringes Risiko** | **Mittleres Risiko** | **Hohes Risiko** |
|---|---|---|---|
| Präoperative Beurteilung | | | |
| Patientenbezogen | | | |
| Okklusionsschema | Keine direkten okklusalen Kontakte | Minimaler okklusaler Kontakt und/oder Gruppenführung | Hauptsächliche Frontzahnführung |
| Okklusale Parafunktion | Nicht vorhanden | | Vorhanden |
| Lokal | | | |
| Verankerung im Knochen | Ausreichende Knochenverankerung, um Belastungen standzuhalten | | Unzureichende Knochenverankerung, um Belastungen standzuhalten |
| Zahnposition | Schneidezahn, Prämolar | Eckzahn | Molar |
| Intraoperative Beurteilung | | | |
| Primärstabilität | Eindrehmoment 30–45 Ncm | Eindrehmoment 20–30 Ncm | Eindrehmoment < 20 Ncm |

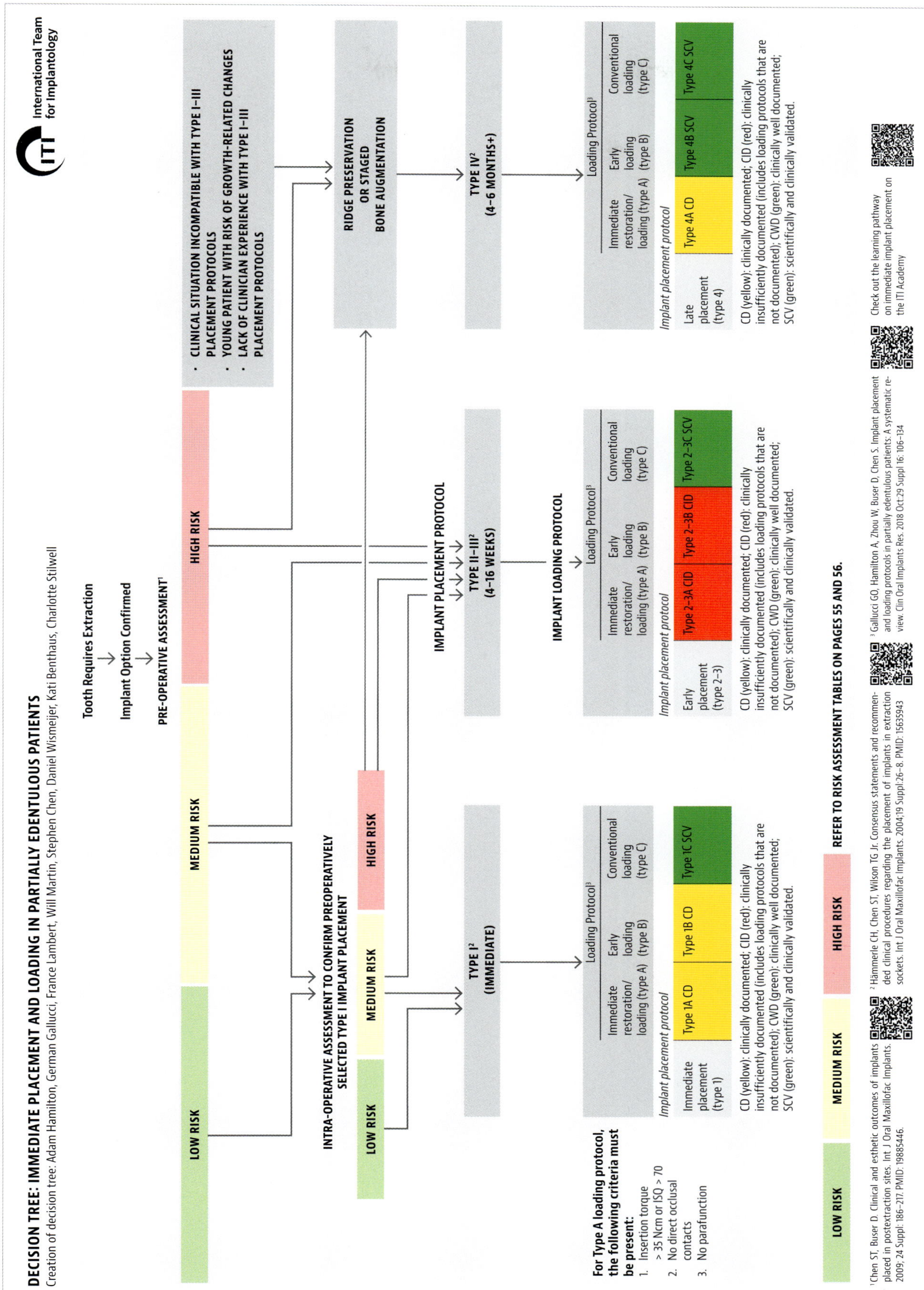


**Abb. 42** Entscheidungsbaum für die Sofortimplantation und Sofortbelastung bei Einzelzahnersatz im Frontzahnbereich.

# 4 Klinische Abläufe

F. Lambert, A. Happe, A. Hamilton, O. González-Martín

Der Erfolg einer Sofortimplantation und Sofortbelastung hängt nicht nur von den präoperativ zu beurteilenden patientenspezifischen und lokalen Merkmalen ab, sondern auch vom klinischen Entscheidungsprozess und der Durchführung der chirurgischen und prothetischen Maßnahmen. Nach sorgfältiger Beurteilung der Eignung des Patienten und des Implantatlagers für die Sofortimplantation und Sofortbelastung muss der Behandler das spezifische chirurgische Vorgehen ebenso wie den prothetischen Arbeitsablauf planen. In diesem Kapitel werden die chirurgischen Strategien für Typ-1A-Behandlungsprotokolle Schritt für Schritt erklärt – von der Extraktion bis zur Sofortimplantation und Sofortbelastung. Die verschiedenen Behandlungsprotokolle werden anhand der relevanten Fachliteratur erläutert und mit klinischen Beispielen illustriert.

# 4.1 Sofortimplantation

Die Wahl der chirurgischen Strategie bei der Sofortimplantation hängt in hohem Maße von den Ergebnissen der präoperativen klinischen und röntgenologischen Untersuchungen ab. Die chirurgische Planung beinhaltet immer eine röntgenologische Beurteilung des vorgesehenen Implantatlagers, vorzugsweise mit 3-D-Bildgebung mittels der digitalen Volumentomographie (DVT) (Tahmaseb et al. 2014). Mit dieser Technologie können Behandler potenzielle Schwierigkeiten bei der Extraktion erkennen, das Knochenangebot beurteilen und die Integrität, Dicke und Beschaffenheit der vestibulären Knochenwand bewerten, was für die Prognose der Sofortimplantation wichtig ist (Elian et al. 2007).

Vor der Sofortimplantation wird eine digitale chirurgische Planung auf Grundlage der prothetischen Aufstellung empfohlen, um die ideale Implantatposition zu visualisieren, die Auswahl des geeigneten Implantats zu unterstützen und mögliche technische Schwierigkeiten zu antizipieren. Eine sorgfältige Beurteilung des Weichgewebes ist ebenfalls unerlässlich, um den Phänotyp des Weichgewebes, die zervikale Position von Gingiva und Mukosa und das Vorhandensein von Papillen zu bestimmen und einzuschätzen, ob eventuell ein Weichgewebemanagement erforderlich ist. In der ästhetischen Zone ist eine ästhetische Analyse erforderlich, um eine Vorstellung von den zu erwartenden Ergebnissen und den chirurgischen Anforderungen zu erhalten. Die Ergebnisse aller dieser Voruntersuchungen beeinflussen die chirurgische Strategie bei der Sofortimplantation.

## 4.1.1 Minimalinvasive Extraktion

Die Extraktion eines Zahns und der Erhalt der knöchernen Strukturen der Alveole – insbesondere der vestibulären Knochenwand und der Septen – sowie des umgebenden Weichgewebes ist einer der Schlüssel zum Erfolg einer Sofortimplantation. Daher wird eine minimalinvasive Extraktion empfohlen, wenn eine Sofortimplantation im Front- oder Seitenzahnbereich in Erwägung gezogen wird.

Bei der minimalinvasiven Extraktion wird in der Regel weder Alveolarknochen entfernt noch ein Lappen gebildet. Die Extraktionstechnik hängt in erster Linie von der Wurzelanatomie ab. Bei geraden, einwurzeligen Zähnen mit ausreichender koronaler Restsubstanz kann die Luxation und Extraktion direkt mit der Zange durchgeführt werden (Abb. 1a–l), wobei Intensität und Ausmaß der Zahnbewegung sehr kontrolliert sein müssen, um Frakturen des Alveolarknochens oder der Wurzeln zu vermeiden. Spezielle Instrumente wie Periotome, grazile Luxatoren oder das Benex-System (Zepf Dental, Seitingen-Oberflacht, Deutschland) können die Traumatisierung des umliegenden Gewebes ebenfalls reduzieren (Abb. 1c).

Ist die Wurzelanatomie komplexer oder steht kein geeigneter koronaler Ansatzpunkt zur Verfügung, muss der Zahn segmentiert werden.

Im Frontzahnbereich kann die Wurzel in mesiodistaler oder bukkolingualer Richtung segmentiert werden, um die Wurzel stückweise zu extrahieren und so das Risiko einer Schädigung des Alveolarknochens zu minimieren (Abb. 1d). Die Wurzeln werden dann mit einem dünnen Luxator oder Periotom entfernt (Abb. 1 e–j).

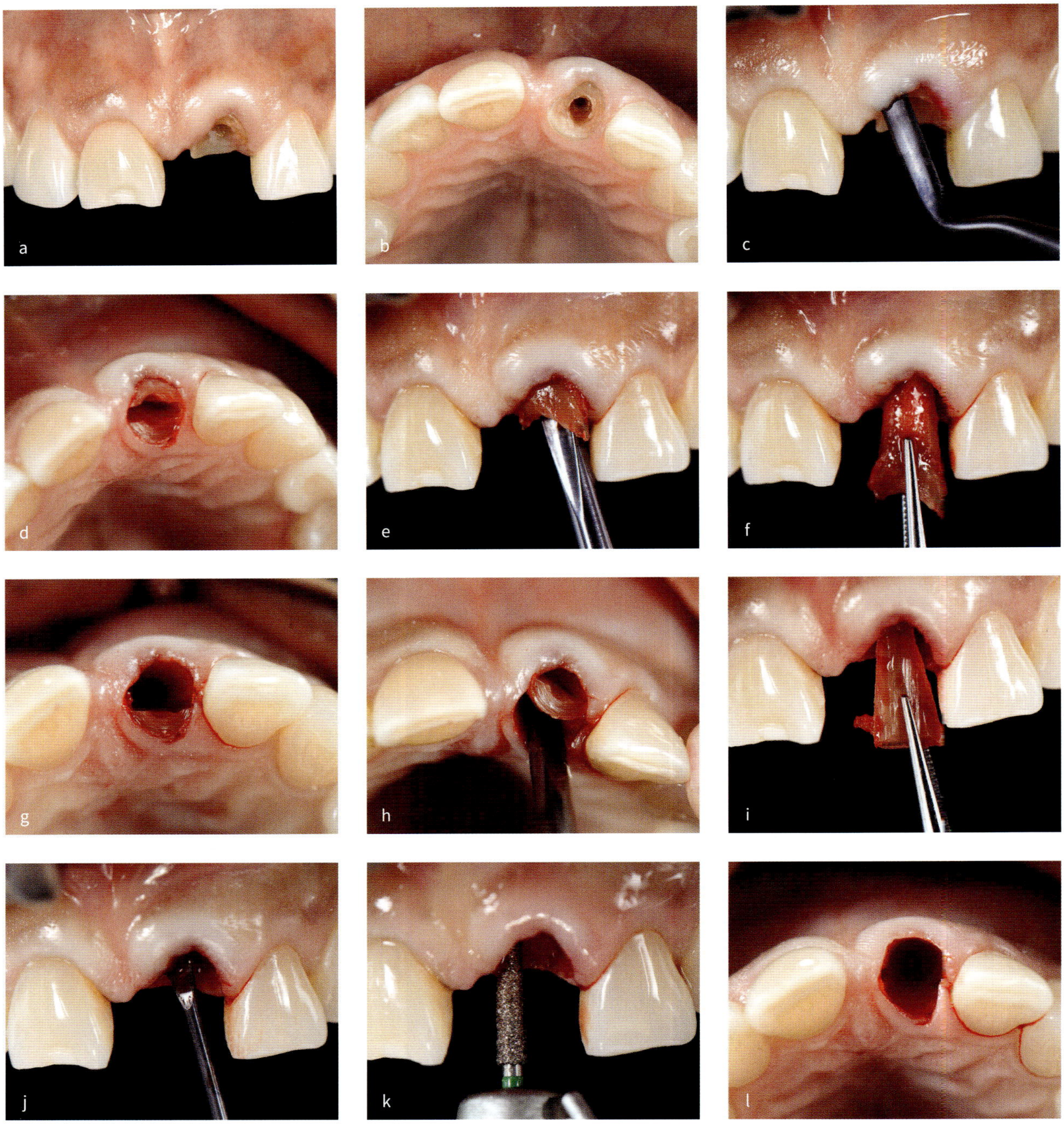

**Abb. 1a–l** Schritt-für-Schritt-Dokumentation einer minimalinvasiven Extraktion eines einwurzeligen Zahns im oberen Frontzahnbereich. Vestibuläre und okklusale Ansicht der Ausgangssituation (a–b). Trennung der Faserstrukturen mit einem Periotom (c). Mesiodistale Trennung der Wurzel (d). Elevation und Extraktion des vestibulären Wurzelfragments (f). Okklusale Ansicht der Alveole nach Extraktion des vestibulären Wurzelfragments (g). Elevation und Extraktion des palatinalen Wurzelfragments (h–i). Entfernung des Granulationsgewebes mit einer Lucas-Kürette (j). Entfernung des intrasulkulären und Saumepithels mit einem Diamantbohrer (k). Okklusale Ansicht der gereinigten Alveole nach der Extraktion (l).

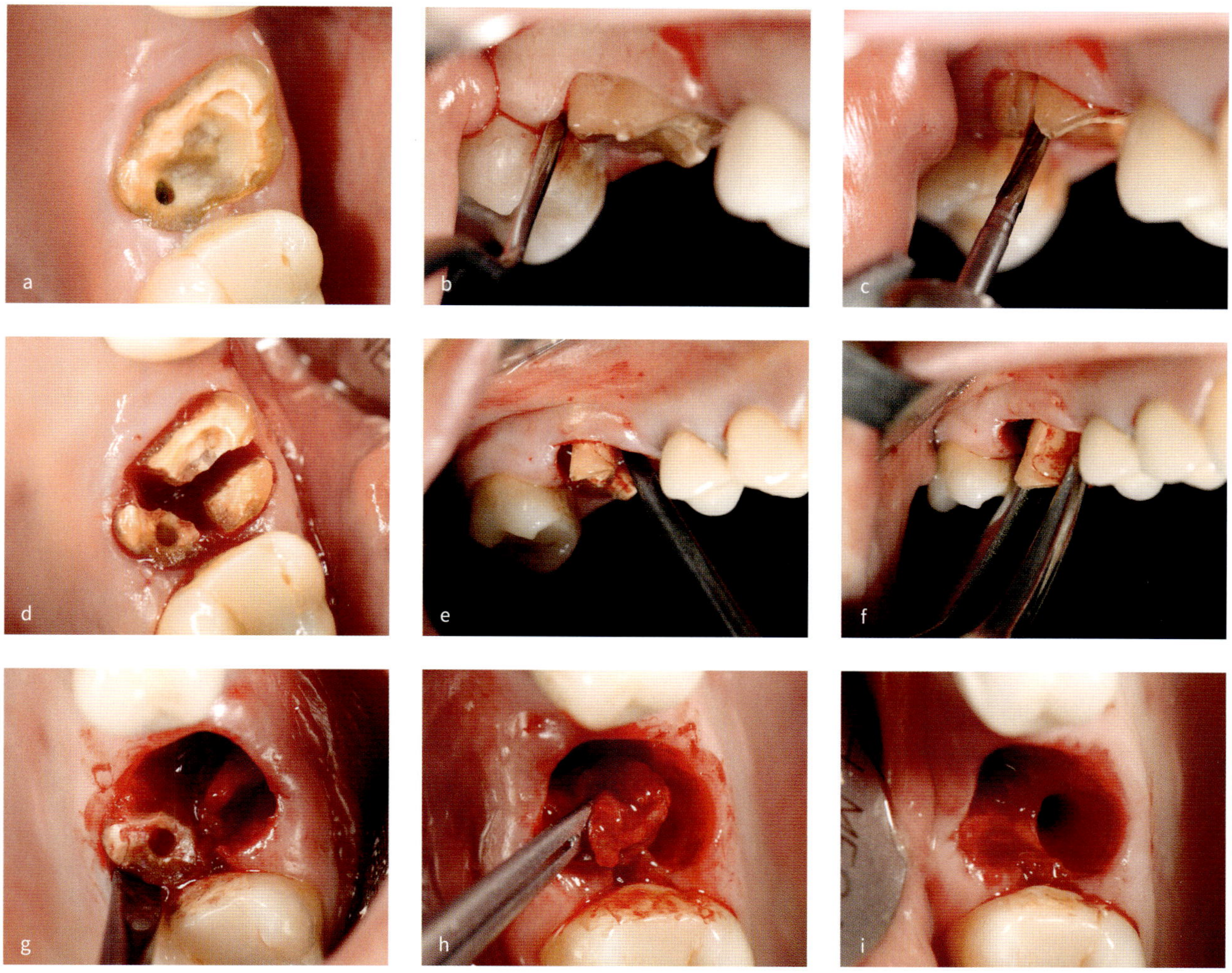

**Abb. 2a–i** Minimalinvasive Extraktion eines oberen Molaren durch Wurzelseparation. Okklusale Ansicht der Ausgangssituation (a). Trennung der Faserstrukturen mit einem Periotom (b). Durchtrennung der Wurzel mit einer Zekrya-Knochenfräse (c). Okklusale Sicht auf die Wurzelsegmente (d). Elevation und Extraktion der Wurzelfragmente (e–g). Entfernung des Granulationsgewebes (h). Okklusale Ansicht der Alveole nach der Extraktion. Die Hart- und Weichgewebe waren erhalten (i). (Chirurgische Behandlung: Dr. Bertrand Debaty.)

Im Seitenzahnbereich werden mehrwurzelige Zähne in der Regel mit einer Knochenfräse (Zekrya; Dentsply-Maillefer, Ballaigues, Schweiz) wurzelseparierend vorbereitet (Abb. 2a–i). Nach vorsichtiger Luxation werden die Wurzeln mit einer Wurzelzange entsprechend der Wurzelkrümmung einzeln extrahiert.

Bei einer Fraktur der Wurzelspitze kann mit einem dünnen Bohrer (Ariane-Z; Dentsply-Maillefer) eine schmale Furche angelegt und die Spitze dann mit einem dünnen Instrument, z. B. einem Luxator, entfernt werden.

Einige Autoren haben einen piezochirurgischen Ansatz für die minimalinvasive Zahnextraktion vor der Sofortimplantation vorgeschlagen. Obwohl sie die Überlegenheit der Piezochirurgie bei der Zahnextraktion nicht nachweisen konnten, ist das Risiko eines Abgleitens der Instrumente während des Eingriffs geringer als bei der Verwendung von Bohrern (Blus und Szmukler-Moncler 2010). Es ist auf eine ausreichende Spülung zu achten und eine längere statische Anwendung zu vermeiden, da die Instrumente den Knochen überhitzen und sogar Nekrosen verursachen können (Cardoni et al. 2006, Schütz et al. 2012, Rashad et al. 2015, Lajolo et al. 2018).

## 4.1.2 Inspektion und Debridement der Alveole

Nach der Extraktion ist die Integrität der vestibulären Knochenwand zu überprüfen und die Alveole zu reinigen. Eine intakte vestibuläre Knochenwand mit einer Dicke von mindestens 1 mm nach der Extraktion wird häufig als Voraussetzung für eine Sofortimplantation genannt (Chen und Buser 2009, Esposito et al. 2010, Buser et al. 2017). Allerdings weisen 90 % der oberen Frontzähne nur eine vestibuläre Knochenwand von weniger als 1 mm Dicke auf (Braut et al. 2011). Obwohl dies keine absolute Kontraindikation für eine Sofortimplantation darstellt, muss diese Tatsache – der dünne vestibuläre Knochen – bei der chirurgischen Strategie berücksichtigt werden; ein Bindegewebetransplantat kann eine Option sein.

Das Granulationsgewebe muss vorsichtig mit einer Kürette entfernt werden. Tierstudien (Novaes et al. 1998) und klinische Studien (Crespi et al. 2010, Bell et al. 2011, Truninger et al. 2011) haben gezeigt, dass die Implantatinsertion in Alveolen mit chronischer periapikaler Pathologie dennoch eine sichere und praktikable Behandlungsoption sein kann. Es ist jedoch wichtig, die Alveole gründlich zu reinigen und das gesamte Granulationsgewebe mit einer chirurgischen Kürette oder einem rotierenden Instrument zu entfernen.

Im zervikalen Bereich kann auch ein großer Diamantbohrer verwendet werden, um nicht nur das Granulationsgewebe, sondern auch das intrasulkuläre und das Saumepithel zu entfernen. Verbleibt dennoch intrasulkuläres Epithelgewebe in der Alveole kann dies zu einer Vernarbung des Weichgewebes führen, insbesondere wenn ein Bindegewebetransplantat verwendet wird.

## 4.1.3 Lappenbildung oder Eingriff ohne Aufklappung

Viele Jahrzehnte lang wurde in der traditionellen Implantatchirurgie ein trapezförmiger Volllappen verwendet, um Zugang zum Alveolarkamm zu erhalten und einen Überblick über das Implantatbett zu bekommen. Das Mobilisieren eines traditionellen Mukoperiostlappens mit Entlastungsinzisionen und Ablösen des Periosts vom Knochen hat jedoch Nachteile. Verzichtet man stattdessen auf die Entlastungsinzisionen, dann verbessert sich die Blutversorgung, die für eine ungestörte Heilung unerlässlich ist (Kleinheinz et al. 2005). Darüber hinaus kann die Knochendenudation durch die Ablösung des Periosts zum Knochenabbau führen. Tierexperimentelle Studien haben gezeigt, dass das Mobilisieren von Voll- und Teillappen zu Knochenverlust und erhöhter osteoklastischer Aktivität führt (Fickl et al. 2011). Diese Phänomene wurden auch in klinischen Studien beobachtet (Merheb et al. 2017). Durch die Vermeidung von Entlastungsinzisionen wird zudem das Risiko von Narbenbildung und Weichgeweberezessionen verringert.

Aufgrund dieser biologischen Effekte wird die Chirurgie ohne Aufklappung am häufigsten für die sofortige Implantatinsertion in Betracht gezogen und führt zu ästhetisch besseren Ergebnissen als der traditionelle Ansatz mit Lappenbildung (Boardman et al. 2016). Aktuelle Konzepte sehen daher ein nahezu oder vollständig aufklappungsfreies Vorgehen vor. Einige Autoren bevorzugen ein Vorgehen, bei dem das periimplantäre Weichgewebe überhaupt nicht berührt wird und die Alveole mit einer provisorischen Versorgung oder anatomischen Gingivaformern in Kombination mit einem transmukosalen Bindegewebetransplantat verschlossen wird (Tarnow et al. 2014, Cosyn et al. 2016). Andere Autoren verwenden einen minimalinvasiven chirurgischen Ansatz, bei dem eine vestibuläre Tasche (Pouch) mit Voll- oder Teillappen angelegt wird, um das Knochengewebe durch gesteuerte Knochenregeneration (GBR) oder das Weichgewebe durch autologe Bindegewebetransplantate (Mankoo 2007, Grunder 2011, Tsuda et al. 2011) oder Biomaterialien als Ersatz zu verstärken (Happe 2021).

## 4.1.4 Vorbereitung der Osteotomie

**POSITIONIERUNG DES IMPLANTATS**

Die Beurteilung der Anatomie des verfügbaren Knochens um die Alveole ist wichtig, um das geplante Implantat in seiner korrekten 3-D-Position zu platzieren und die zu erwartende Primärstabilität sicherzustellen (Kan et al. 2011a, Tahmaseb et al. 2014). Die Implantatposition muss sehr sorgfältig geplant werden. In der ästhetischen Zone wird das Implantat je nach Anatomie der Alveole im palatinalen oder apikalen Knochen verankert. Im Seitenzahnbereich tragen die interradikulären Septen zur Primärstabilität der Sofortimplantate bei. Die Notwendigkeit einer ausreichenden Knochenverankerung und Primärstabilität sollte jedoch nicht die 3-D-Position des Implantats in der Alveole beeinträchtigen, die ein Schlüsselfaktor für den Erfolg ist (Chen et al. 2007, Tomasi et al. 2010).

In bukkolingualer Richtung liegt die ideale Position im palatinalen Kompartiment der Alveole, wobei das Implantat der palatinalen Knochenwand anliegt und einen Abstand von 2 bis 4 mm zur vestibulären Knochenwand einhält. Die verbleibende Alveole wird mit einem Knochenersatzmaterial aufgefüllt. In vertikaler Richtung muss das Implantat tief genug – etwa 3 bis 4 mm apikal des Weichgewebeandes – gesetzt werden, um die biologische Breite und ein korrektes Austrittsprofil vom palatinalen Implantathals bis zur eher vestibulären zervikalen Linie zu ermöglichen. Darüber hinaus sollte die bukkolinguale Neigung des Implantats so gewählt werden, dass der Schraubenkanal bei Frontzähnen im Cingulum oder auf der Inzisalkante und bei Seitenzähnen auf der okklusalen Fläche austritt. Die optimale 3-D-Positionierung des Implantats wird in Kapitel 3 ausführlich beschrieben.

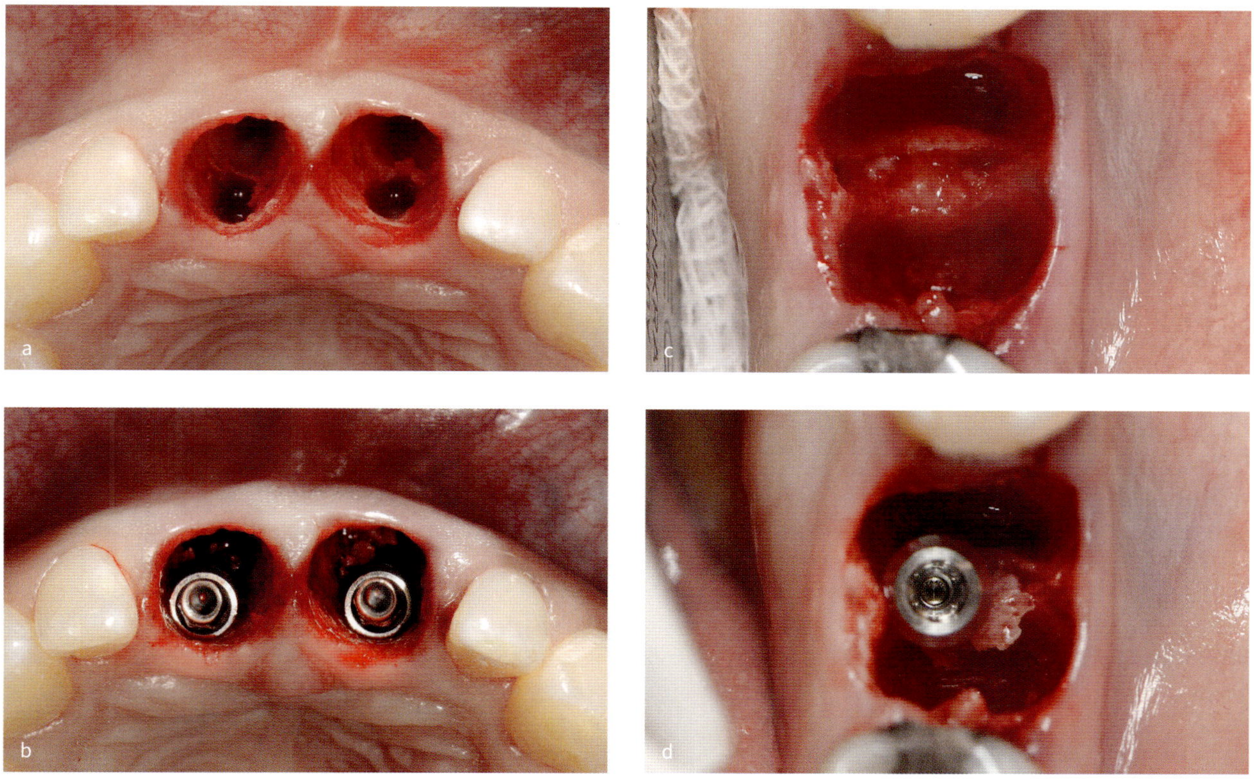

**Abb. 3a–d** Osteotomien in den palatinalen Alveolenwänden der Zähne 11 und 21 (a–b). Implantatinsertion in das interradikuläre Septum an Zahn 46 (c–d).

## BOHRSEQUENZ UND IMPLANTATAUSWAHL

Um die für eine Sofortversorgung empfohlene primäre Implantatstabilität (über 25 Ncm Eindrehmoment) zu erreichen, kann das Bohrprotokoll entsprechend angepasst werden. Das Implantatbett kann nach Ermessen des Behandlers unterpräpariert werden, um es an die Knochenqualität anzupassen.

Obwohl die Auswahl des Implantats in der Regel auf Grundlage der präoperativen Planung basiert, wird die endgültige Entscheidung zum Zeitpunkt des Eingriffs getroffen; Implantatlänge, -durchmesser oder -design können jederzeit an die vorherrschenden chirurgischen Bedingungen angepasst werden. Für die Sofortimplantation werden häufig konische Implantate – zum Teil mit verbessertem Gewindedesign – vorgeschlagen, da In-vitro- und klinische Studien die Bedeutung eines konischen Implantatdesigns für die Primärstabilität unterstrichen haben (Romanos et al. 2014, Yamaguchi et al. 2015).

## FREIHANDBOHREN, SCHABLONENGEFÜHRTES BOHREN (SCAIS) ODER NAVIGIERTES BOHREN

Um die korrekte Position des Implantats zu erreichen, ist die erste Bohrung von entscheidender Bedeutung. In der ästhetischen Zone muss die Pilotbohrung häufig im apikalen Drittel der palatinalen Knochenwand beginnen – keinesfalls am Apex der Alveole. Im Seitenzahnbereich beginnt die Bohrsequenz normalerweise im interradikulären Septum (Abb. 3a–d). Das Bohren in diesen Bereichen stellt eine Herausforderung dar, weil der Bohrer in einem flachen Winkel auf die Knochenwand trifft und abgleiten kann. Aus diesem Grund ist freihändiges Bohren eventuell schwierig und kann dazu führen, dass die Osteotomie an einer ungeeigneten Stelle platziert wird (Buser et al. 2017).

Die schablonengeführte Chirurgie mit Bohrschablonen (statische computerassistierte Implantatchirurgie, sCAIS), die auf der präoperativen chirurgischen und prothetischen Planung basiert, ist in der modernen Implantatchirurgie zum Standard geworden und kann dabei helfen, das Implantat in der richtigen Position zu setzen (Happe et al. 2018).

Mit diesen Schablonen sind verschiedene Arbeitsabläufe möglich:

- Geführte Pilotbohrung, aber freihändige Abschlussbohrung und Implantation
- Vollständig schablonengeführte Bohrung mit freihändiger Implantation
- Vollständig schablonengeführte Bohrung mit schablonengeführter Implantation

Die Genauigkeit der Implantatpositionierung nimmt mit dieser seriellen fortschreitenden Aufzählung zu (Behneke et al. 2012). Allerdings können sich bei sCAIS Abweichungen von bis zu 1,2 mm an der Implantatschulter und 1,8 mm am Apex ergeben (Schneider et al. 2009, Tahmaseb et al. 2014, Schnutenhaus et al. 2018). Angesichts der anatomischen Breite von Einzelzahnlücken und des empfohlenen Mindestabstands von 1,5 mm zwischen Implantaten und natürlichen Zähnen (Grunder et al. 2005, Chappuis 2017) können diese Ungenauigkeiten nicht vernachlässigt werden. Daher sollte die Implantatposition während des Eingriffs mehrfach überprüft werden.

In jüngster Zeit wird auch die navigierte Chirurgie zur Steuerung der Implantatinsertion eingesetzt (Pellegrino et al. 2021). Allerdings bleibt das Risiko, dass der Bohrer an der palatinalen Wand abgleitet, hoch.

## 4.1.5 Alveolenmanagement

Die Sofortimplantation verhindert nicht den horizontalen und vertikalen Knochenverlust nach einer Zahnextraktion (Araújo et al. 2005, Araújo et al. 2006a; Araújo et al. 2006b). Um diesen physiologischen Knochenumbau zu begrenzen, wurde in mehreren Studien die Alveolarkammerhaltung beschrieben. Bei Sofortimplantationen wird in den jüngsten Konsensusberichten (Tonetti et al. 2019) empfohlen, die verbleibende Alveole mit einem Knochentransplantat-Biomaterial aufzufüllen, das als vestibuläres „Schutzschild" (socket shield) dient, um nach dem erwarteten Umbau der vestibulären Knochenwand eine ausreichende Dicke zu erhalten (Chen und Buser 2009, Esposito et al. 2010) (Abb. 4a–d und 5a–b).

Eine kürzlich erschienene systematische Übersichtsarbeit zeigte, dass die horizontale Resorption des vestibulären Knochens und die vestibuläre Weichgeweberezession geringer waren, wenn die Sofortimplantation mit einer Alveolenauffüllung kombiniert wurde (Seyssens et al. 2022). In Verbindung mit einer Sofortimplantation erfordert diese Art des Alveolenmanagements jedoch einen empfohlenen vestibulären Spalt von mindestens 2 mm. Dieser lässt sich durch eine palatinale Positionierung des Implantats und der Wahl von Implantatdurchmessern, die kleiner als die Alveole sind, erreichen. Sobald jedoch der verbleibende Teil der Alveole mit dem Knochenersatzmaterial gefüllt ist, sollte der okklusale Teil der Alveole abgedeckt werden, um das Material vor Infektionen zu schützen.

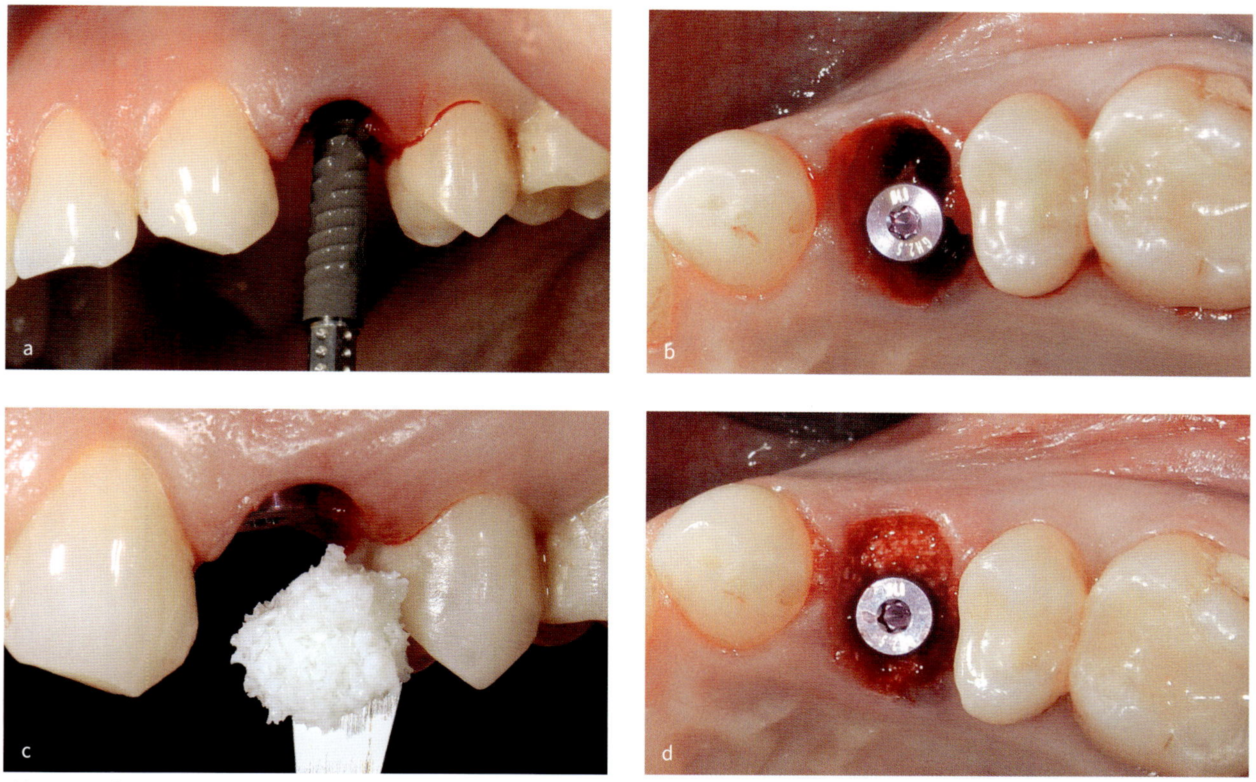

**Abb. 4a–d** Sofortimplantation zum Ersatz eines oberen Prämolaren. Das Implantat wurde so positioniert, dass auf der vestibulären Seite genügend Platz zum Auffüllen der Restalveole mit deproteiniertem Rinderknochenmaterial (DBBM) vorhanden war.

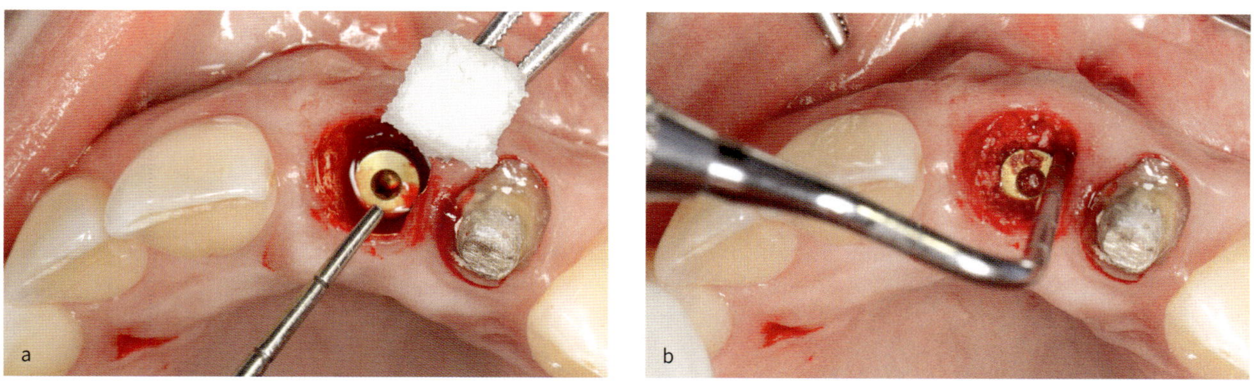

**Abb. 5a–b** Auffüllen der Alveole mit einer Kombination aus DBBM und kollagenem Biomaterial (Bio-Oss Collagen; Geistlich, Wolhusen, Schweiz) unter Verwendung eines Stopfinstrumentes.

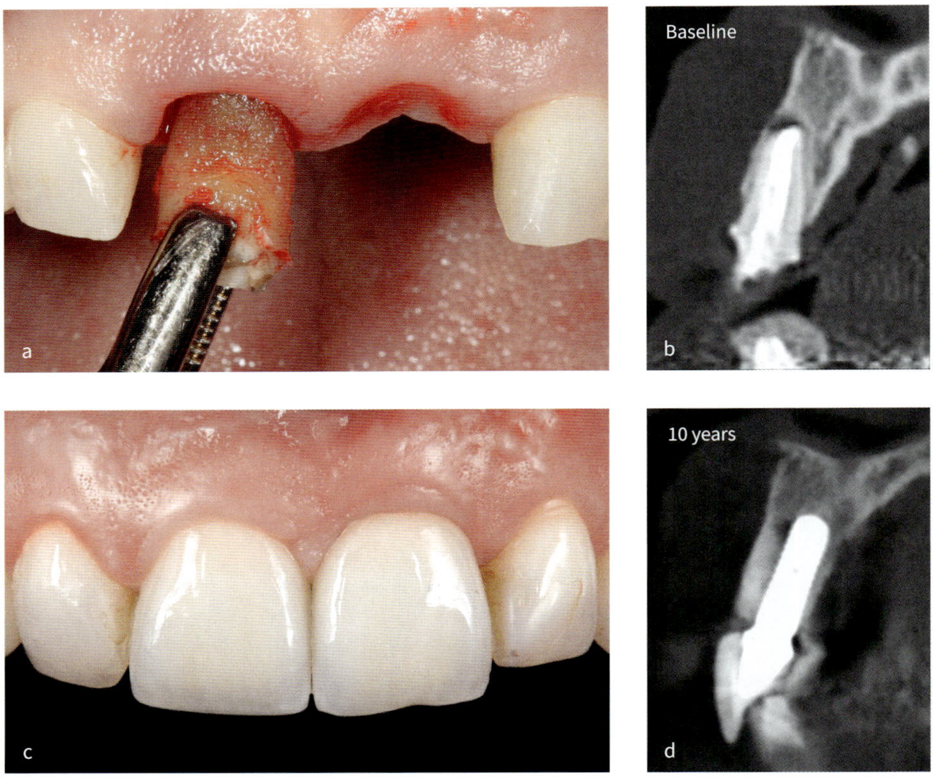


**Abb. 6 a–d** Sofortimplantation in regio 11. Das DVT nach 10 Jahren dokumentierte die Dimensionsstabilität des Alveolarkamms nach Auffüllung der Alveole mit deproteiniertem bovinem Knochenmaterial (DBBM).

### 4.1.6 Auswahl der Biomaterialien

Tierexperimentelle Studien (Araújo et al. 2011) und klinische Studien (Chen et al. 2009, Tsuda et al. 2011, Tarnow et al. 2014) haben gezeigt, dass das Auffüllen des Spalts zwischen dem Implantat und der vestibulären Knochenwand mit deproteiniertem bovinem Knochenmineral (DBBM) zu einer besseren volumetrischen Stabilität des vestibulären Gewebes und einer geringeren Rezession des Weichgewebes führt. Obwohl kein Konsens über die Wahl des Biomaterials besteht, kann die Verwendung eines langsam resorbierbaren Materials zu einer besseren 3-D-Langzeitstabilität führen, wie von einigen Autoren vorgeschlagen wird (Tonetti et al. 2019) (Abb. 6a–d)

Bei der Auswahl eines natürlichen Knochenersatzmaterials ist es wichtig, dessen osteokonduktive Eigenschaften und dessen Fähigkeit zur Osseointegration zu berücksichtigen, die allgemein als Knochen-Material-Kontakt bezeichnet werden und von den Oberflächeneigenschaften des Materials und dem Fertigungsprozess beeinflusst zu werden scheinen (Lambert et al. 2017, De Carvalho et al. 2019) (Abb. 7a–l).

Daher ist es wichtig, sich bei der Auswahl eines Biomaterials nicht nur auf die chemische Zusammensetzung oder die Herkunft des Materials selbst zu verlassen, sondern auch die in der Literatur angegebenen biologischen Eigenschaften zu berücksichtigen. Neben der Biokompatibilität und der osteokonduktiven Fähigkeit wird ein langsam resorbierbares Hydroxylapatit wie DBBM häufig in klinischen Studien zur Untersuchung von Sofortimplantaten in der ästhetischen Zone und im Seitenzahnbereich eingesetzt (Seyssens et al. 2022), um die Dimensionen des Alveolarkamms zu erhalten.

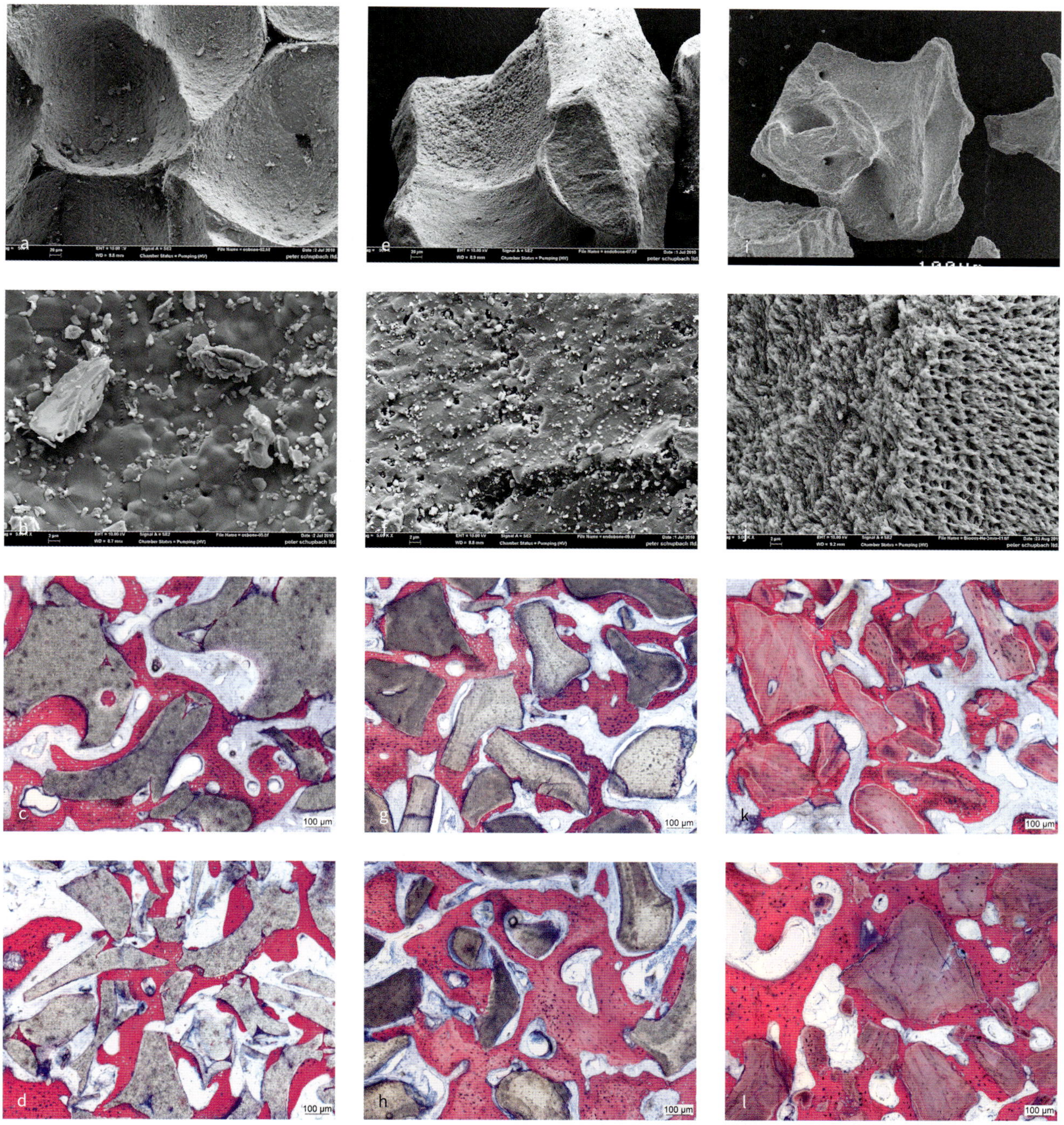


**Abb. 7a–l** Rasterelektronenmikroskopische Aufnahmen (500- und 5000-fach vergrößert) und mikroskopische 2-D-Aufnahmen von drei Biomaterialien auf Basis von Hydroxylapatit (HA) – ein synthetisches, bei hoher Temperatur gesintertes HA (Osbone; Curasan, Kleinostheim, Deutschland) (a-d), ein bei hoher Temperatur DBBM (Endobon; Biomet 3I, Warsaw, IN, USA) (e–h) und ein bei niedriger Temperatur chemisch deproteinisiertes bovines Xenotransplantat (Bio-Oss; Geistlich) (i–l). Der Kontakt zwischen dem Knochen und dem Füllmaterial, der die Osteokonduktivität der Materialien widerspiegelte, war bei den HA-Materialien, bei denen die Mikrotopographie der Oberfläche erhalten blieb, höher.

## 4.1.7 Bindegewebetransplantate und Alternativen

Langzeitstudien zeigen ähnliche Implantatüberlebensraten und periimplantäre Knochenniveaus für Sofort- und Spätimplantate (Sanz et al. 2015, Cosyn et al. 2016). Die typischen Komplikationen bei der Sofortimplantation sind jedoch weichgewebebedingt. Ein Verlust der vestibulären Kontur, Rezessionen des Weichgewebes oder Durchscheineffekte wurden bei Sofortimplantaten häufig beschrieben (Buser et al. 2017). Die Verstärkung des Weichgewebes durch Bindegewebetransplantate scheint jedoch vestibuläre Rezessionen zu verhindern und das ästhetische Ergebnis zu verbessern (Sanz-Martín et al. 2022).

Bereits 2004 berichteten Bianchi und Sanfilippo (2004), dass Bindegewebetransplantate vestibulär von Sofortimplantaten die periimplantäre Weichgewebequalität und das ästhetische Ergebnis verbessern. Dies wurde kürzlich in einer systematischen Übersichtsarbeit bestätigt (Seyssens et al. 2021). Diese Transplantate erfordern eine chirurgisch präparierte Tasche (Pouch) mit Voll- oder Spaltlappen. Dabei wird das vestibuläre Weichgewebe getunnelt, um ein Bett für das Weichgewebetransplantat zu schaffen. Eine intrasulkuläre Inzision ermöglicht den Zugang zum vestibulären Knochen, wobei das vestibuläre Weichgewebe mit einem mikrochirurgischen Skalpell oder einem Mikroraspatorium untertunnelt wird (Abb. 8a–b und Abb. 9a–d).

Eine Weichgewebeaugmentation ist vor allem bei dünnem gingivalem Phänotyp oder bei bestehender Gingivarezession indiziert. Weichgewebetransplantate wurden auch zum Ausgleich des zu erwartenden Knochenverlusts nach Extraktion (Braut et al. 2011), insbesondere in der ästhetischen Zone, in Erwägung gezogen. Bei dünnem gingivalem Phänotyp kann die Bildung eines Spaltlappens aus dem dünnen vestibulären Weichgewebe jedoch zu Perforationen und Durchblutungsstörungen führen, sodass ein Volllappen ohne Entlastungsinzisionen vorzuziehen ist. Mit dieser Technik lassen sich gute Ergebnisse erzielen, wie klinische Studien zeigen (Grunder 2011, Tsuda et al. 2011). Eine Tierstudie, in der Sofortimplantate mit (Test) und ohne (Kontrolle) subepitheliales Bindegewebetransplantat verglichen wurden, verwies auf Ähnlichkeiten im periimplantären Knochenumbau. Allerdings war die periimplantäre Mukosa in der Testgruppe deutlich dicker und weiter koronal positioniert (Caneva et al. 2013).

Alternativ kann das Bindegewebetransplantat auch ohne Taschenpräparation auskommen und der transgingivalen Gefäßversorgung vertrauen (Mankoo 2007). Diese Technik ermöglicht eine Verstärkung des Weichgewebes im kritischsten Bereich (Chen und Buser 2009). Eine adäquate Entfernung des Saum- und Sulkusepithels zusammen mit einer adäquaten Transplantatstabilisierung bleiben jedoch Schlüsselaspekte für die Integration des Transplantats (Abb. 10a–f). Nutzt man das transgingivale Gefäßbett, so kann ein kleineres Bindegewebetransplantat – beispielsweise aus dem Tuberbereich, falls möglich – entnommen werden. Die periimplantäre Optimierung des Weichgewebes ist ein wichtiger strategischer Schritt bei Sofortimplantationen, insbesondere in der ästhetischen Zone. Die Entnahme von Bindegewebetransplantaten kann auf verschiedene Weise und an verschiedenen Stellen erfolgen (Abb. 11a–e).

Mittlerweile gibt es zahlreiche Alternativen zu autologen Bindegewebetransplantaten. Dazu gehören Transplantate, die aus xenogenen Kollagenderivaten und azellulären Kollagenmatrizes (ADM) bestehen und nachweislich die orale Mukosa verstärken (Thoma et al. 2016, Cairo et al. 2017, Thoma et al. 2017, Fischer et al. 2019). Einige Studien deuten darauf hin, dass sich die mit ADM erzielten Ergebnisse nicht wesentlich von denen mit Bindegewebetransplantaten unterscheiden (Lissek et al. 2020).

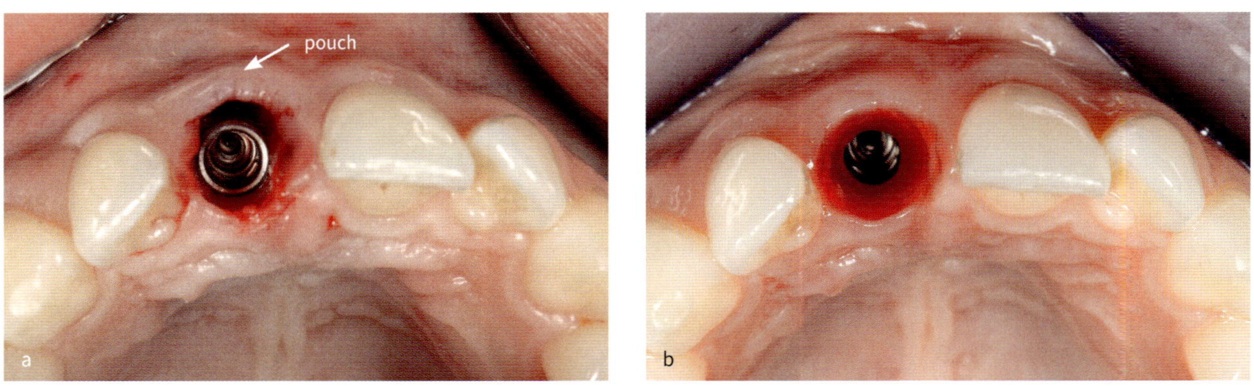


**Abb. 8a–d** Ein Beispiel für den Transfer von parodontalem Gewebe in den periimplantären Bereich. Sofortimplantation in Kombination mit einem Bindegewebetransplantat. Tasche mit Spaltlappenbildung (a), in den das vom Gaumen entnommene Transplantat eingeschoben wird.

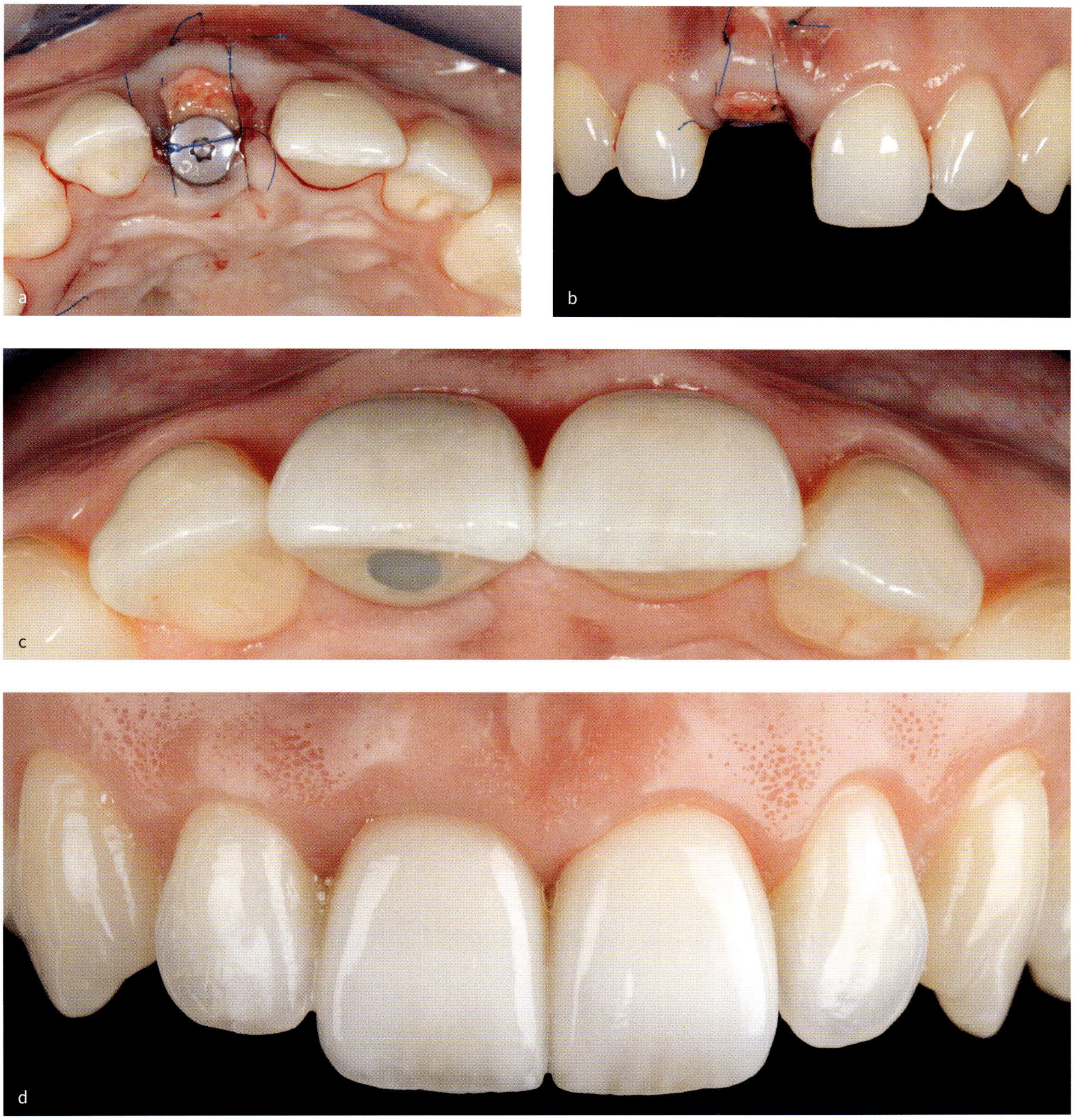


**Abb. 9a–d** Ein weiteres Beispiel für den Transfer von parodontalem Gewebe zu periimplantärem Gewebe. Sofortimplantation in Kombination mit einem Bindegewebetransplantat.

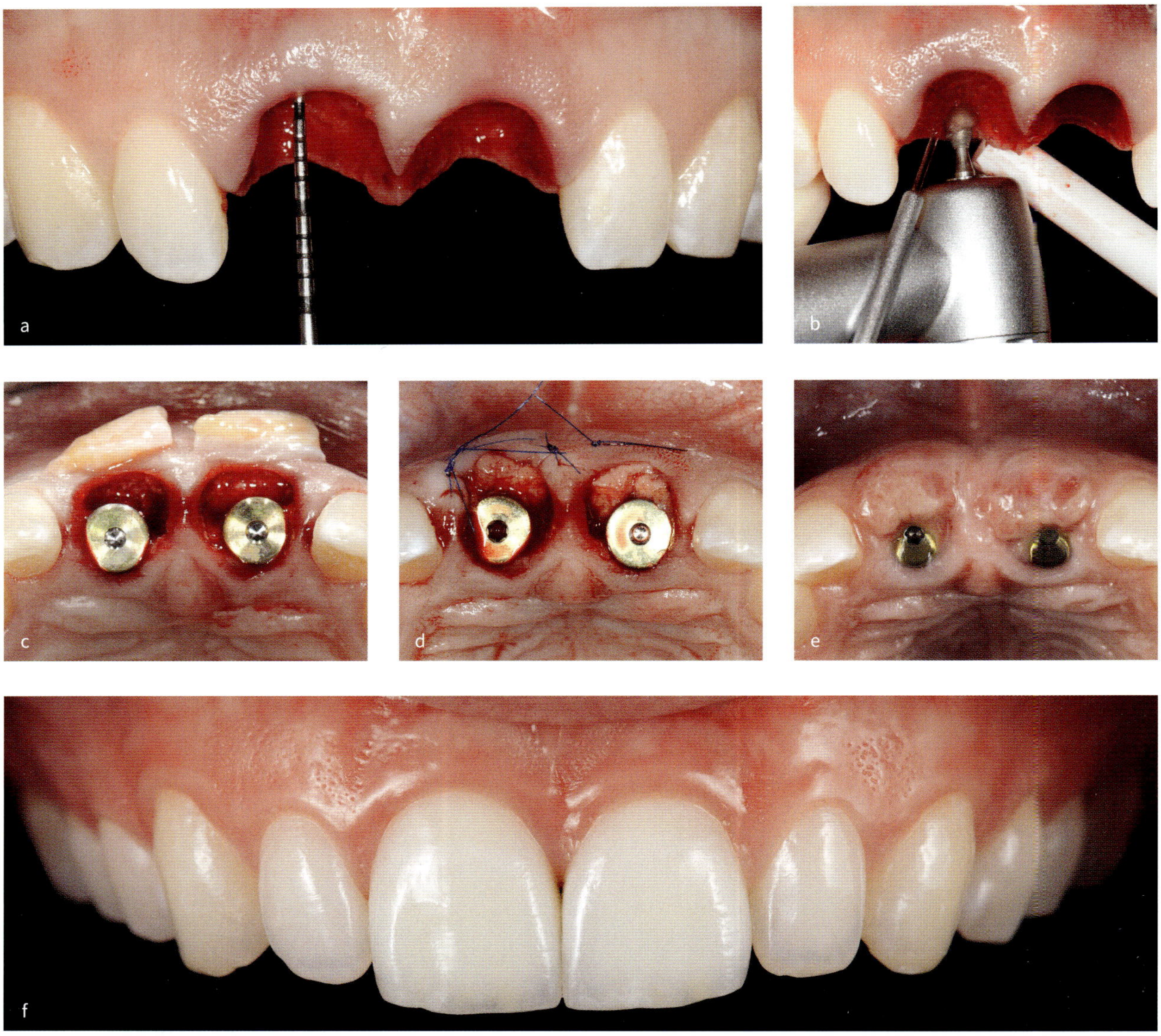

**Abb. 10a–f** Sofortimplantate kombiniert mit einem Bindegewebetransplantat (ohne Taschenbildung), das aus dem Gaumenbereich entnommen und transmukosal zwischen Gingivaformer und labialer Mukosa eingebracht wurde. Die Deepithelisierung des Sulkus- und Saumepithels verbesserte die Vaskularisierung des Transplantats.

Neuere Studien, in denen Bindegewebetransplantate und Kollagenmatrizes (ADM) miteinander verglichen wurden, berichteten über ähnliche Ergebnisse nach einem Jahr in Bezug auf klinische und ästhetische Ergebnisse (Happe et al. 2022a, Happe et al. 2022b), wobei ADM eine signifikant geringere postoperative Morbidität aufwies (Happe et al. 2022a). Der Hauptvorteil von ADM besteht darin, dass keine zweite chirurgische Entnahmestelle erforderlich ist, wodurch die postoperative Morbidität begrenzt wird (Abb. 12a–h).

Eine kürzlich durchgeführte systematische Übersichtsstudie hat jedoch gezeigt, dass Verfahren zur Weichgewebeaugmentation im Hinblick auf die Verdickung des Weichgewebes wirksam sind, wobei insbesondere Bindegewebetransplantate eine Zunahme der Weichgewebedicke im Vergleich zu keinem Transplantat oder zu einem Weichgewebeersatz zeigten (Valles et al. 2022). Daher kamen die Experten zu dem Schluss, dass Bindegewebetransplantate nach wie vor der Standard für die Mukosaverstärkung sind (Jung et al. 2022).

Schließlich haben einige Autoren vorgeschlagen, den transmukosalen Teil der Alveole mit z. B. xenogenen Transplantaten zur Alveolenauffüllung zu verschließen (Chu et al. 2012). Trotz der bislang eher begrenzten wissenschaftlichen Evidenz könnte dies insbesondere bei günstigem gingivalen Phänotyp oder im Seitenzahnbereich einen alternativen Therapieansatz darstellen (Abb. 13a–h und 14a–h).

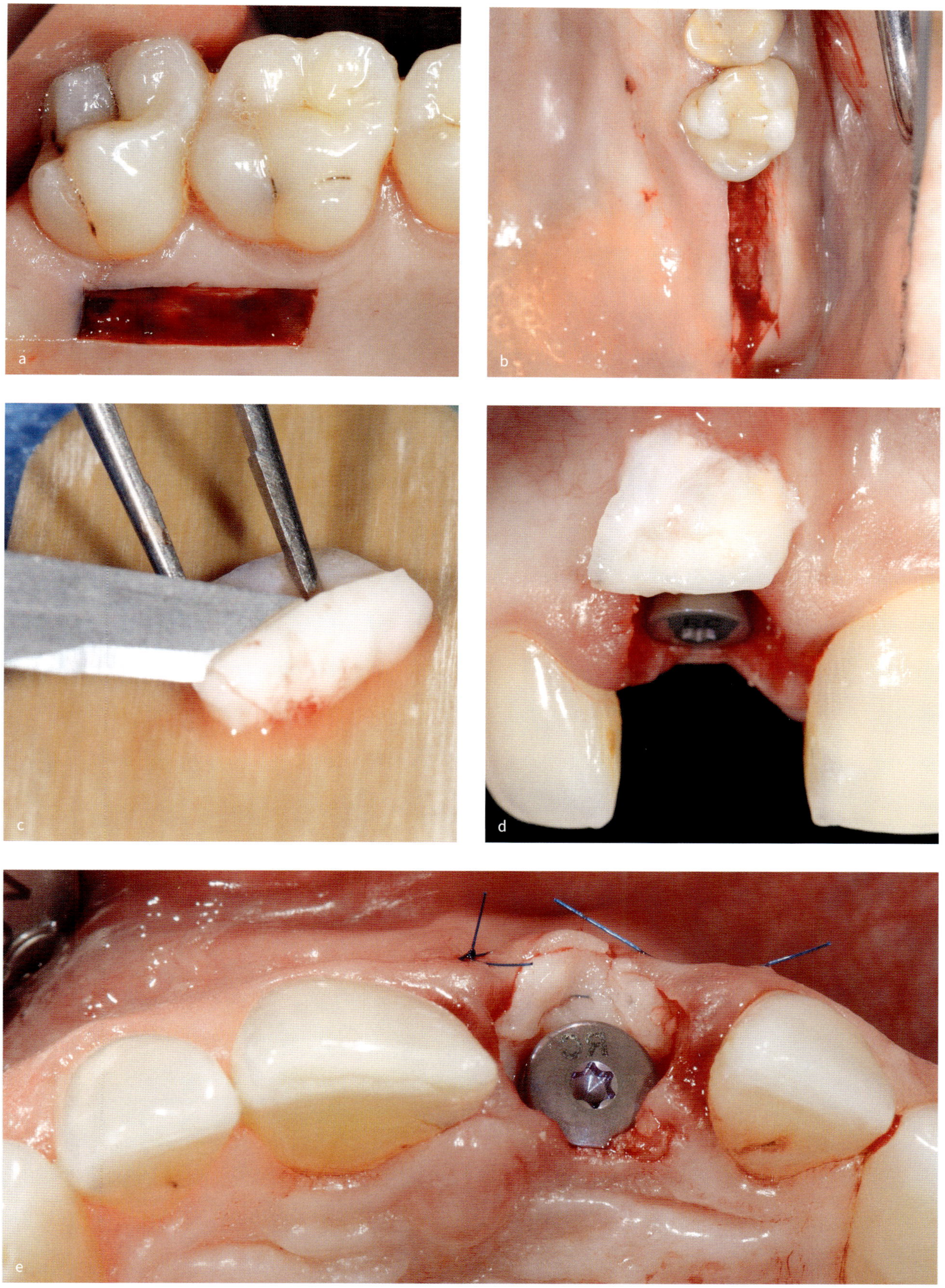

**Abb. 11a–e** Bincegewebetransplantat aus dem Gaumenbereich (a) und dem Tuber (b). Entfernung des Epithels (c). Bindegewebetransplantat vor (d) und nach (e) der Transplantation.

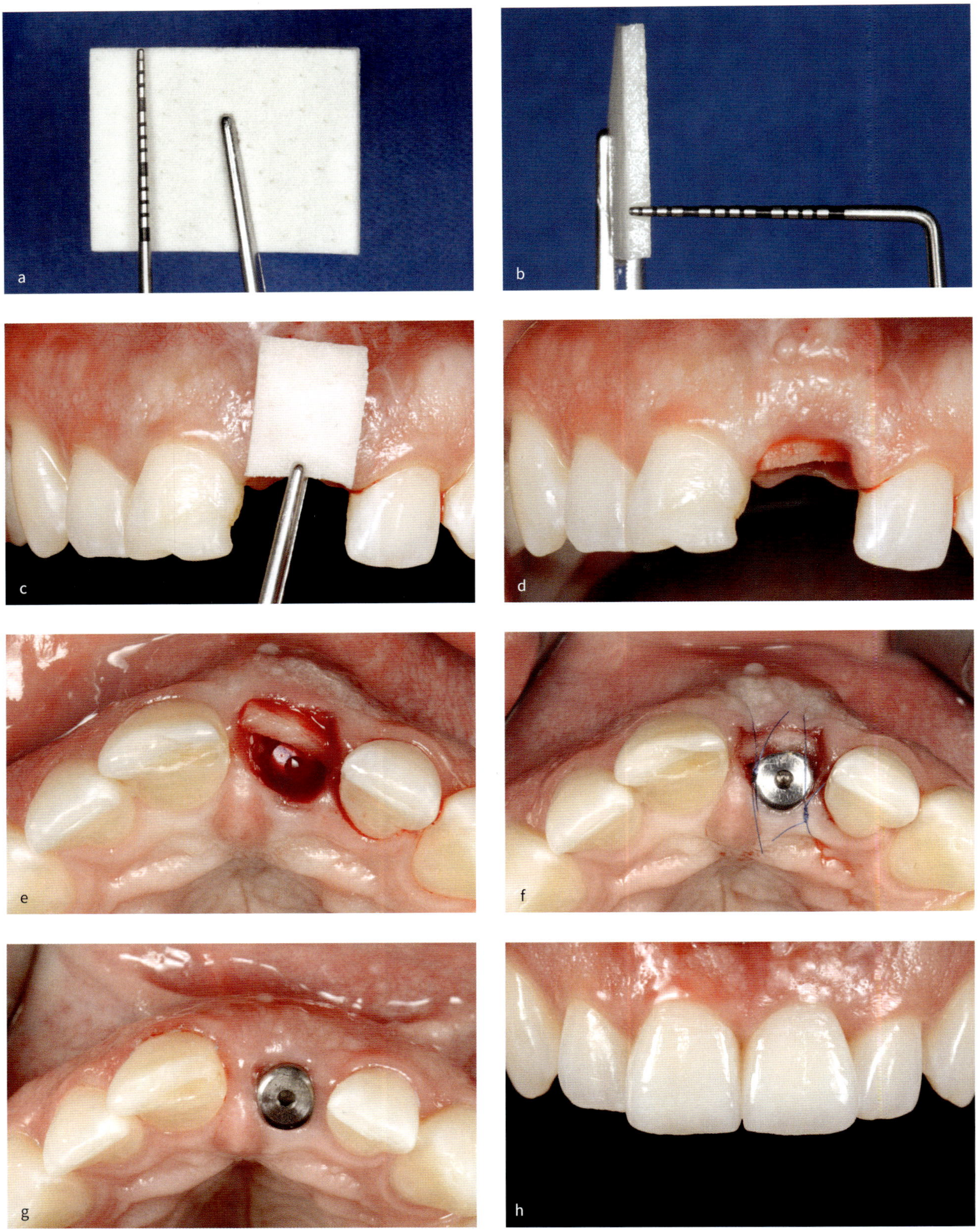

**Abb. 12a–h** Azelluläre dermale Matrix (ADM; Botiss, Berlin, Deutschland) (a–b). Implantat in situ, mit bovinem Knochenmaterial gefüllte Alveole und Einbringen der dermalen Matrix (c–e). Nähte (f). Zustand nach 3 Monaten (g). Endergebnis nach 1 Jahr (h)

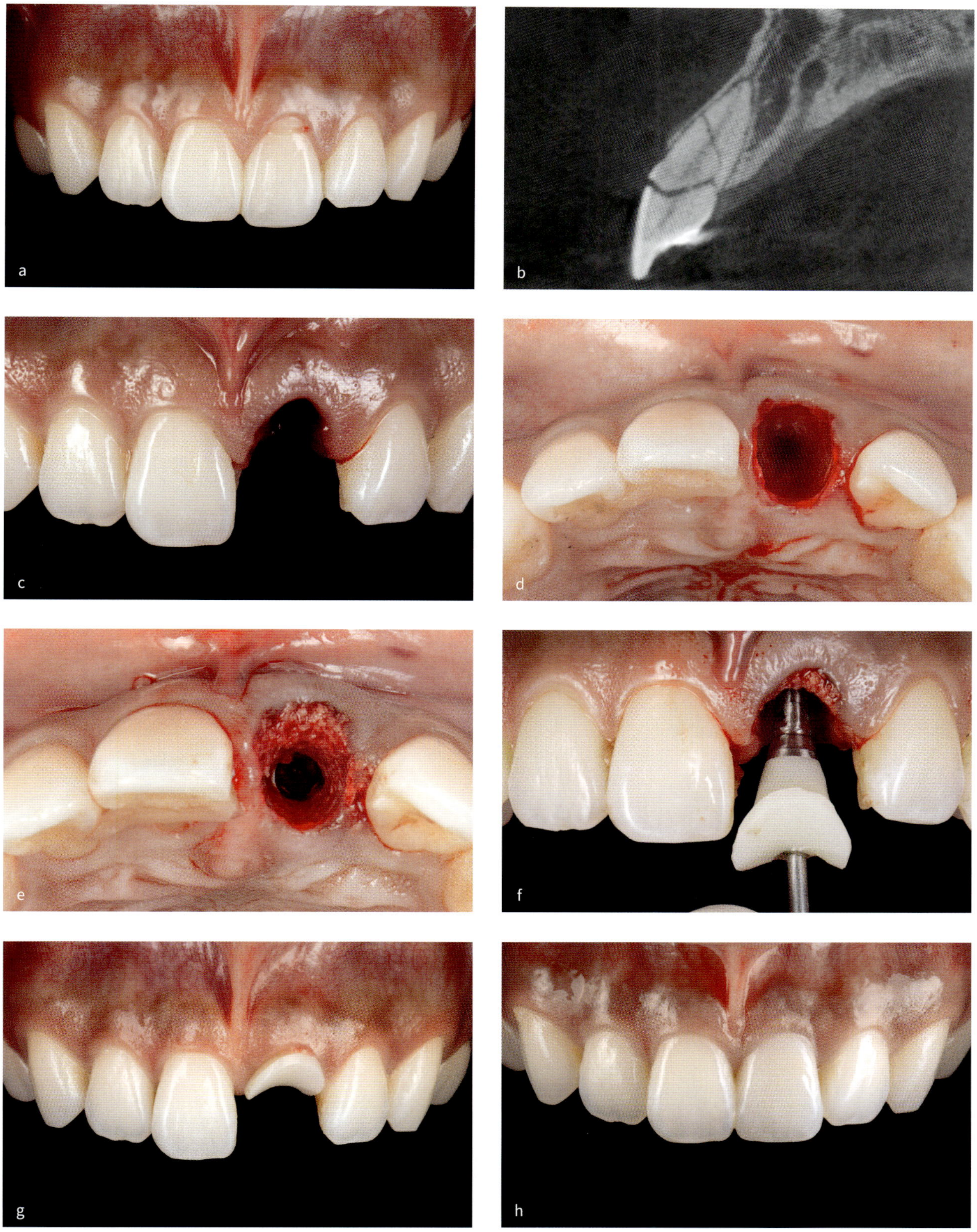

**Abb. 13a–h** Sofortimplantation zum Ersatz eines frakturierten oberen mittleren Schneidezahns (a–d) und konventionelle Belastung (Typ 1C). Auffüllen der vestibulären Lücke mit bovinem Knochenmaterial (DBBM) in Zwei-Zonen-Technik (e), wobei das Biomaterial bis an den Rand der Mukosa reichte. Abdichtung der Alveole mit einem konkaven individuellen Gingivaformer zur Retention des Materials und zur Unterstützung der Mukosa (f). Entfernung des individuellen Gingivaformers nach 3 Monaten (g). Definitive Krone aus verblendetem Zirkonoxid. Klinisches Ergebnis nach zwei Jahren (h). (Fotos mit freundlicher Genehmigung von Dr. Simon Doliveux.)

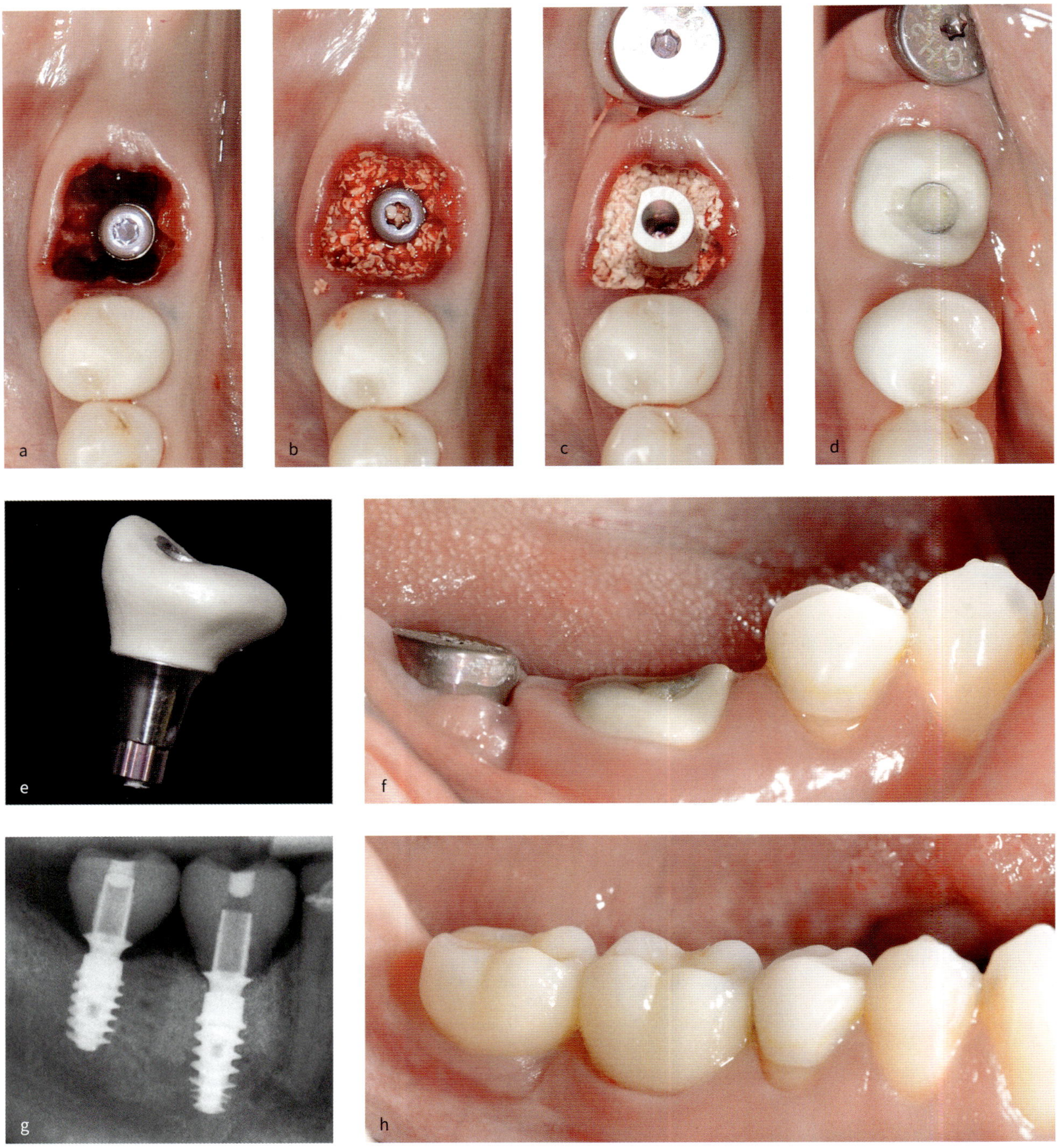

**Abb. 14a–h** Sofortimplantation (Typ 1C) zum Ersatz eines ersten Molaren und Spätimplantation (Typ 4C) zum Ersatz eines zweiten Molaren (a–c). Zwei-Zonen-Technik unter Verwendung eines individuellen Gingivaformers zur Abdichtung der Alveole. Anatomisches Sekundärteil aus PEEK, das mit einem CAD/CAM-System hergestellt und noch am selben Tag eingesetzt wurde (e–f). Die definitiven Kronen aus Lithiumdisilikat wurden nach drei Monaten eingegliedert. Klinisches und röntgenologisches Ergebnis nach 1 Jahr (g–h).

### 4.1.8 Alternatives Alveolenmanagement: die Socket-Shield-Technik

Eine Alveolenauffüllung wird üblicherweise durchgeführt, um den Verlust von Bündelknochen zu minimieren. Sie wird häufig mit Bindegewebetransplantaten kombiniert, um den Knochenumbau nach der Extraktion auszugleichen. Die ursprünglich von Hürzeler et al. (2010) beschriebene Socket-Shield-Technik wurde als alternatives Protokoll für die Sofortimplantation vorgeschlagen, um die vestibuläre Knochenwand und das Alveolarkammvolumen und damit das ästhetische Erscheinungsbild zu erhalten (Bäumer et al. 2017).

Aus biologischer Sicht basiert die Socket-Shield-Technik auf einer partiellen Extraktionstherapie: Ein Zahnfragment auf der vestibulären Seite im Randbereich der Alveole wird an Ort und Stelle belassen, um den parodontalen Komplex einschließlich des Knochenbündels zu erhalten. Die Osseointegration von Implantaten mit der Socket-Shield-Technik wurde sowohl in präklinischen als auch in humanen Modellen nachgewiesen (Hürzeler et al. 2010, Schwimer et al. 2018). Kürzlich durchgeführte prospektive und retrospektive klinische Studien haben den potenziellen Nutzen dieser Technik für den Erhalt des Alveolarkamms unterstrichen und weisen auf überlegene ästhetische Ergebnisse im Vergleich zu konventionelleren Sofortimplantationsprotokollen hin, bei denen die Alveole aufgefüllt und das Weichgewebe augmentiert wird (Bäumer et al. 2017, Bramanti et al. 2018).

Die Socket-Shield-Technik wird von mehreren Autoren als sehr vielversprechender Ansatz für Implantate in der ästhetischen Zone angesehen. Gleichzeitig weisen entsprechende Studien aber auch auf fehlende Langzeitevidenz, das Auftreten von Komplikationen und ein eingeschränktes Indikationsspektrum hin (Blaschke und Schwass 2020, Ogawa et al. 2022). In der Tat kann die Socket-Shield-Technik nur angewendet werden, wenn keine Pathologien wie parodontale Erkrankungen, Wurzelfrakturen auf der vestibulären Seite oder Risse im Zahnfragment vorliegen, was die Indikationen für diese Technik erheblich einschränkt.

Eine retrospektive klinische Studie von Gluckman et al. (2018) zeigt eine Komplikationsrate von fast 20 % bis zu 4 Jahren im Zusammenhang mit der Freilegung des Socket-Shield-Bereichs während der anfänglichen Einheilphase oder nach der definitiven prothetischen Versorgung. Den Erfindern der Technik zufolge könnten diese Komplikationen mit dem fortschreitenden Wachstum des anterioren Oberkiefers zusammenhängen. Sie schlugen vor, die anterokaudale Bewegung des Dentinschildes durch eine Fixierung durch das Implantat im apikalsten oder approximalsten Bereich zu erreichen und so jegliche Migration im Zusammenhang mit dem fortschreitenden fazialen Wachstum zu blockieren (Staehler et al. 2020).

Obwohl das biologische Konzept der Socket-Shield-Technik bei der Erhaltung der Dimensionen des periimplantären Hartgewebes wirksam zu sein scheint, ist das Verfahren mit einer gewissen Komplexität verbunden und kann technisch anspruchsvoll sein. Daher sollte der Behandler in dieser Technik erfahren und geschult sein. Darüber hinaus liegen nur wenige Langzeitergebnisse vor, und es sind gut konzipierte klinische Studien mit Langzeitbeobachtung erforderlich, bevor allgemeine Behandlungsempfehlungen für die klinische Praxis gegeben werden können (Abb. 15a–h).

Wenn eine Sofortimplantation in Erwägung gezogen wird – insbesondere in Kombination mit einer Alveolenauffüllung –, sollte der okklusale Teil der Alveole abgedeckt werden, um das Biomaterial vor Infektionen zu schützen.

Ein nach koronal verschobener Lappen des periimplantärem Weichgewebes ist eine Option, die jedoch mit einer Verschiebung des mukogingivalen Randverlaufs einhergeht und daher das ästhetische Ergebnis gefährden kann. In den meisten Fällen wird die Alveole mit einem Bindegewebetransplantat, einer provisorischen Krone oder mit einer anatomisch geformten Einheilkappe verschlossen (Kan et al. 2009, Tarnow et al. 2014, Finelle et al. 2019). Klinische Studien haben gezeigt, dass die transmukosale Einheilung von Implantaten – häufig bei Sofortimplantationen in der ästhetischen Zone in Kombination mit einem Alveolenmanagement – zu ähnlichen Ergebnissen führt wie die gedeckte Einheilung (Sanz et al. 2015). Eine provisorische Krone oder ein individuell angefertigter Gingivaformer kann auch zum Verschluss der Alveole und zur Unterstützung der Architektur des umgebenden Gewebes verwendet werden.

### 4.1.9 Postoperative Medikation und postoperative Instruktionen

Wie bei allen implantologischen Eingriffen wird der Patient präoperativ und an den Tagen nach der Operation mit Schmerzmitteln und entzündungshemmenden Medikamenten (NSAIDs) versorgt (Moore und Hersh 2013). Solange keine gegenteilige Evidenz vorliegt, kann die Verschreibung von Antibiotika diskutiert werden. Ihr Einsatz ist jedoch in der Regel nicht erforderlich, insbesondere angesichts der zunehmenden Notwendigkeit eines verantwortungsvollen Umgangs mit Antibiotika. Im Fall einer präoperativen lokalen Infektion können Antibiotika jedoch prophylaktisch verschrieben werden, wenn dies klinisch erforderlich ist. Auch die Verwendung von Knochen- oder Weichgewebeersatz und natürlich der allgemeine Gesundheitszustand des Patienten können den Einsatz von Antibiotika rechtfertigen.

Die Patienten werden außerdem angewiesen, bis zur Nahtentfernung auf das Zähneputzen im Operationsbereich zu verzichten und dreimal täglich eine antiseptische Mundspülung zu verwenden.

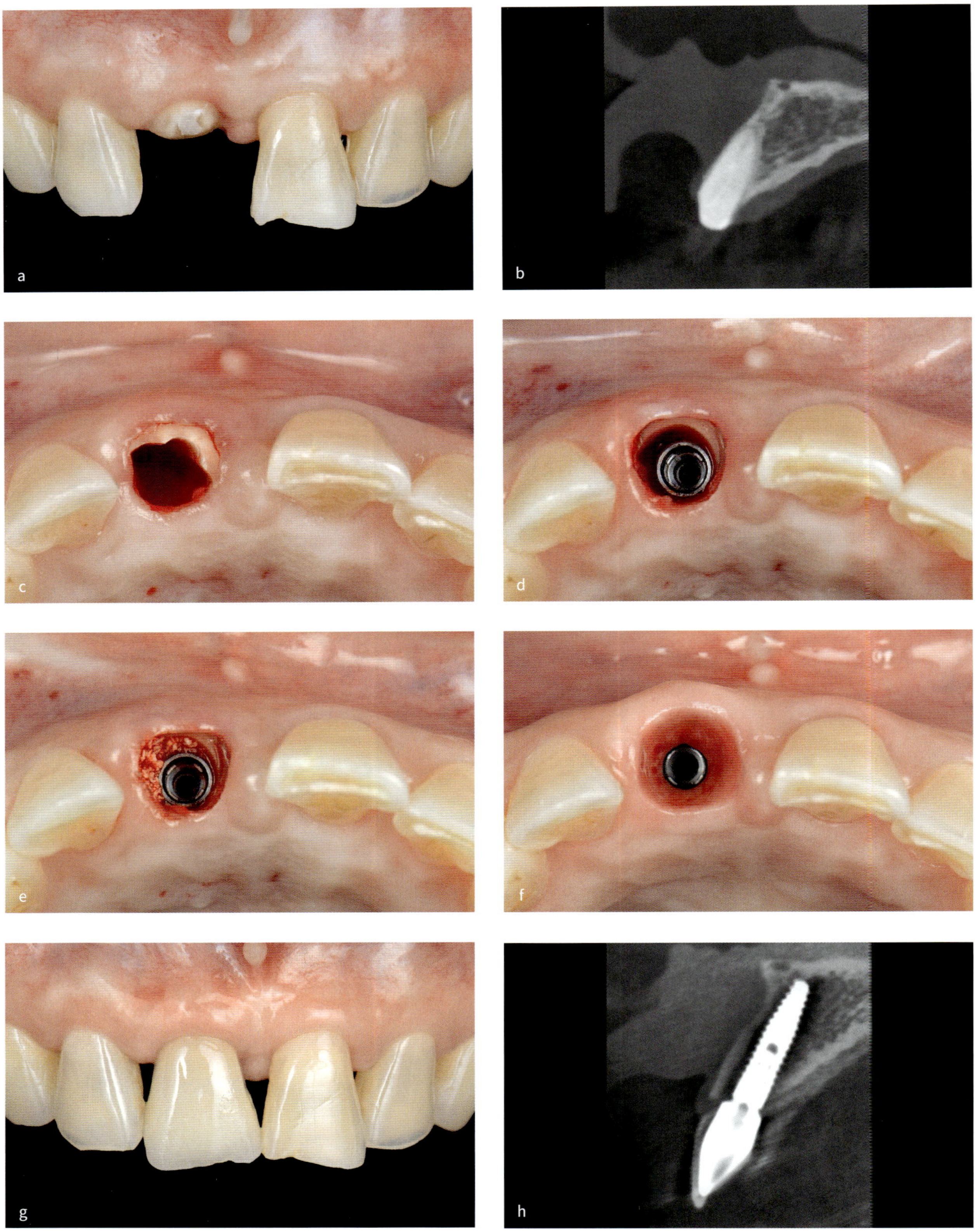


**Abb. 15a–h** Ersatz eines mittleren Schneidezahns mit der Socket-Shield-Technik. Ausgangssituation (a–b). Teilextraktion (c). Implantation (d). Auffüllen der Restalveole mit bovinem Knochenmaterial (e). Okklusale Ansicht nach 6 Monaten (f). Klinisches (g) und DVT-Ergebnis (h) nach 1 Jahr. (Fotos mit freundlicher Genehmigung von Dr. Prannai Nakapaksin.)

# 4.2 Sofortversorgung

Um das gewünschte ästhetische Ergebnis zu erzielen, ist ein wichtiger Aspekt bei der Sofortimplantation ohne Aufklappung die Verwendung eines korrekt konstruierten und gestalteten prothetischen Provisoriums zur Unterstützung des Weichgewebes. Das Sofortprovisorium kann in Form einer herausnehmbaren Prothese, einer festsitzenden konventionellen oder adhäsiv befestigten Brücke oder eines implantatgetragenen Ersatzes erfolgen.

Eine herausnehmbare Prothese ist häufig die kostengünstigste und einfachste Lösung. Aus Gründen der Ästhetik und Phonetik sowie des Tragekomforts ist sie jedoch bei den Patienten häufig die unbeliebteste Option. Fallberichte zeigen, wie das Weichgewebe nach einer Sofortimplantation mit einer herausnehmbaren Teilprothese gestützt werden kann (Kan et al. 2001). Da die Schleimhautunterstützung jedoch schwer zu kontrollieren ist und zu einer Hyperkompression des umgebenden Weichgewebes führen kann, ist dies in der Regel auch die biologisch am wenigsten wünschenswerte Option.

Eine festsitzende zahngetragene Restauration kann das Weichgewebe ideal abstützen und die Weichgewebearchitektur vorhersagbar erhalten, indem ein ovales Brückenglied vorsichtig bis in die Alveole verlängert wird (Bakshi et al. 2018). Diese Option ist gegeben, wenn die Nachbarzähne für eine festsitzende Versorgung vorgesehen sind oder wenn die Okklusion günstig ist und genügend Schmelz an den Nachbarzähnen für ein adhäsiv befestigtes, festsitzendes Provisorium vorhanden ist (Abb. 16 bis 22).

Eine festsitzende implantatgetragene provisorische Versorgung ist eine der wünschenswertesten Übergangslösungen. Allerdings müssen die intraoperativ zu beurteilenden Kriterien für die Sofortbelastung eines Sofortimplantats erfüllt sein, um das Risiko eines Implantatverlustes zu minimieren. Mehrere Studien zeigen bessere ästhetische Ergebnisse für Typ 1A-Protokolle im Vergleich zu Typ 1C-Protokollen mit standardmäßigen zylindrischen Gingivaformern (Block et al. 2009, De Rouck et al. 2009).

Obwohl klinisch dokumentiert, sind die Ergebnisse der betrachteten Studien zur Typ-1A-Implantation heterogener als bei konventionellen Belastungsprotokollen (Gallucci et al. 2018). Daher sollten die strengen Ein- und Ausschlusskriterien konsequent angewendet werden (Morton et al. 2014). Die präoperativen Kriterien für die Fallauswahl für ein Typ-1A-Protokoll mit Sofortimplantation und Sofortbelastung werden in Kapitel 3 ausführlich erläutert. In den folgenden Abschnitten werden die Grundlagen der intraoperativen Kriterien für die Eignung eines Sofortimplantats zur Sofortbelastung und die entsprechenden klinischen Techniken zur Durchführung dargestellt.

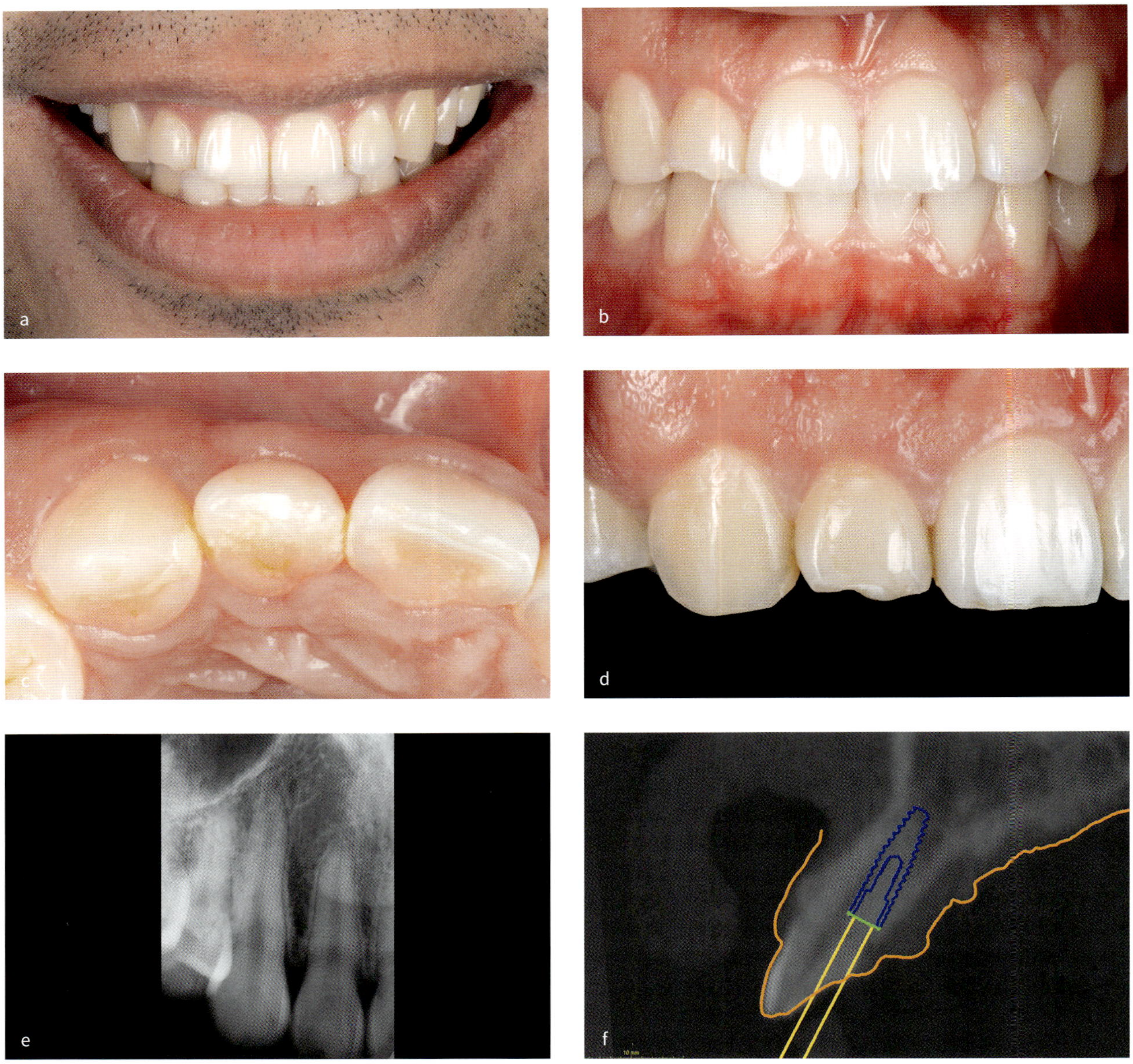


**Abb. 16a–f** Oberer rechter seitlicher Schneidezahn mit nicht dislozierter horizontaler Kronen-/Wurzelfraktur aufgrund eines Traumas, der durch ein Sofortimplantat und ein festsitzendes Provisorium ersetzt werden sollte.

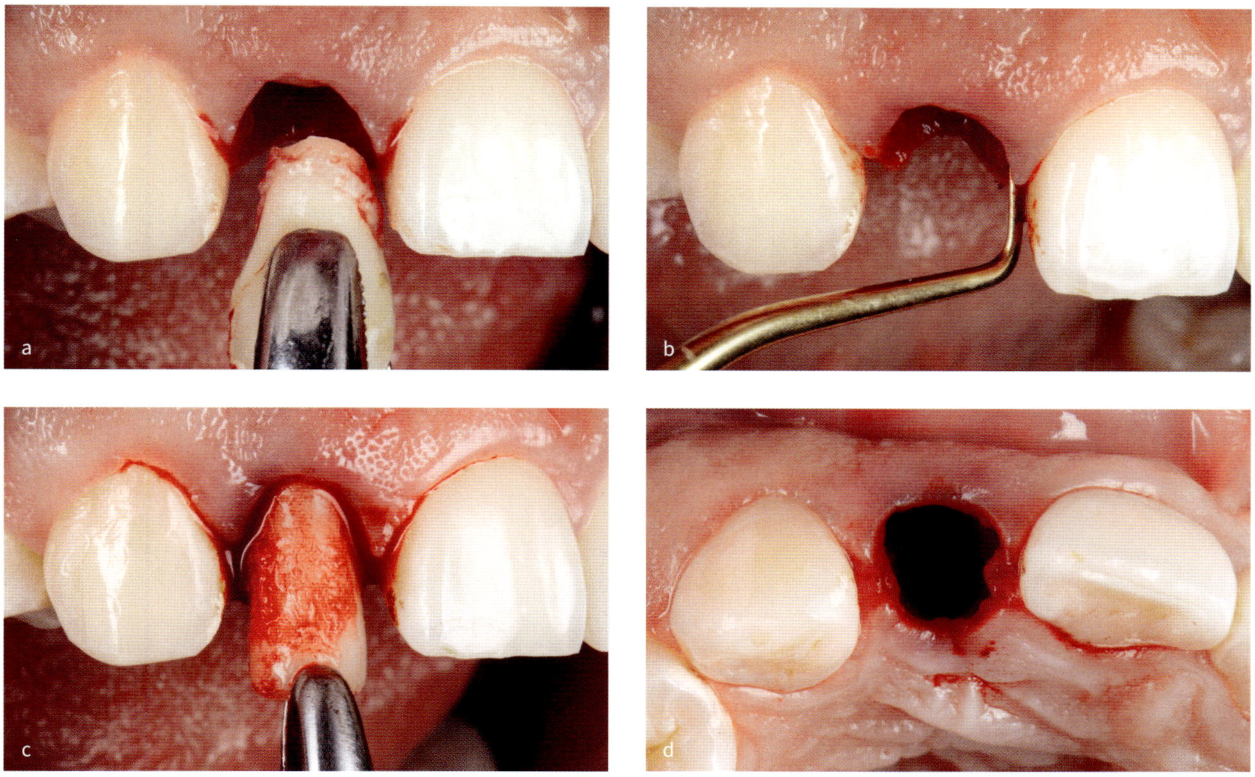

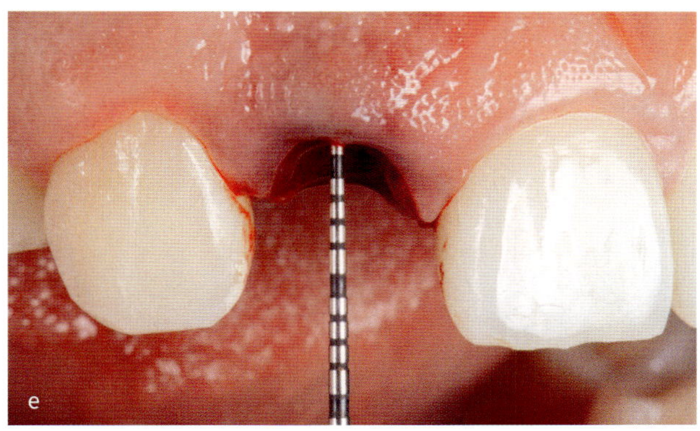

**Abb. 17a–e** Extraktion des koronalen Zahnfragments (a), gefolgt von einer sorgfältigen Mobilisierung und Entfernung des apikalen Wurzelfragments des frakturierten Zahnes (b–c). Die Alveole wurde auf Kontinuität und Unversehrtheit der vestibulären Knochenwand sowie auf den Abstand zwischen dem vestibulären Knochenrand und dem Gingivarand untersucht (d–e).

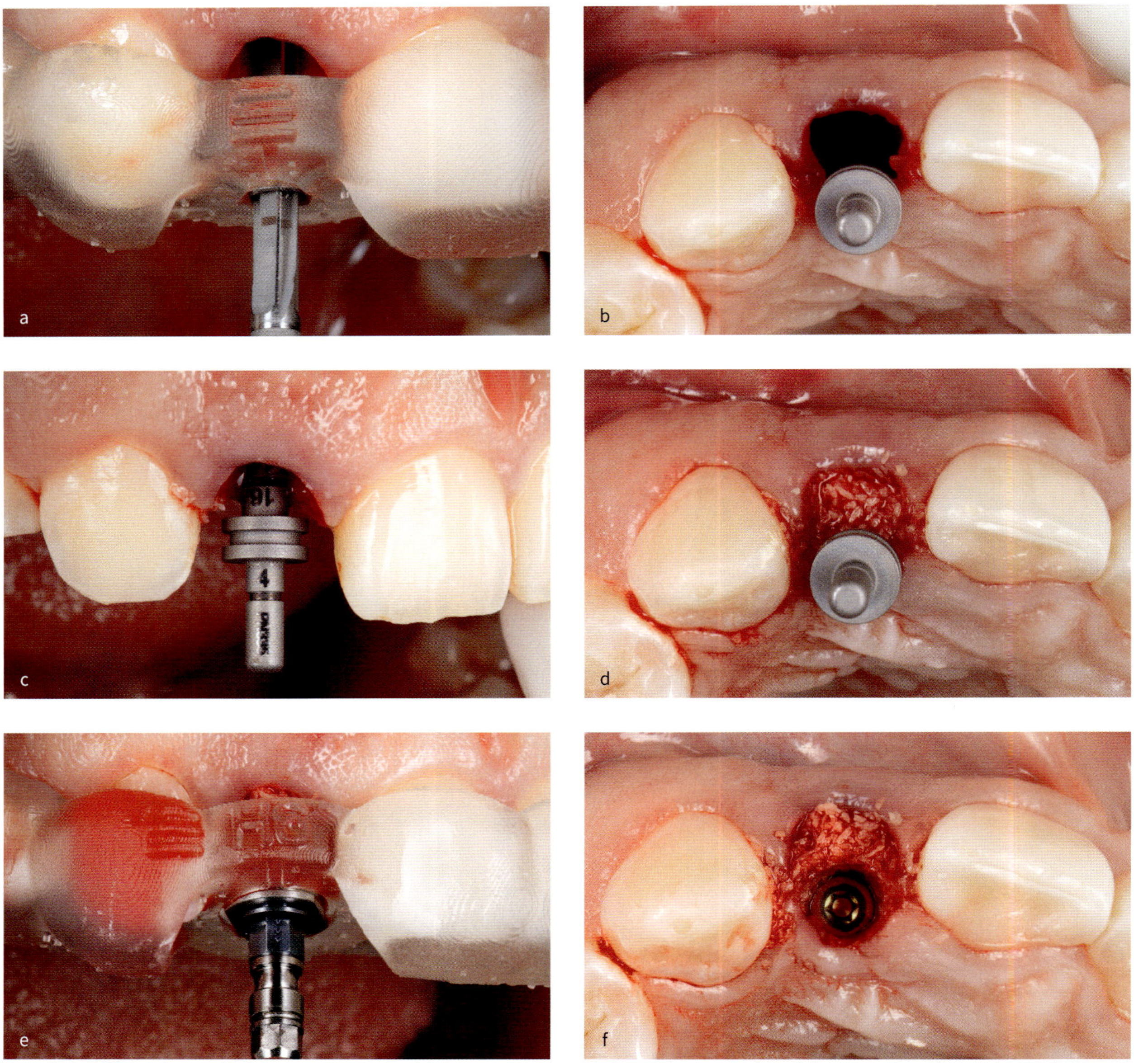

**Abb. 18a–f** Vorbereitung der Osteotomie mit Überprüfung der Position durch sCAIS (a–c), anschließendes Einbringen von Knochenersatzmaterial (d) sowie Sofortimplantation in die Extraktionsalveole (e–f).

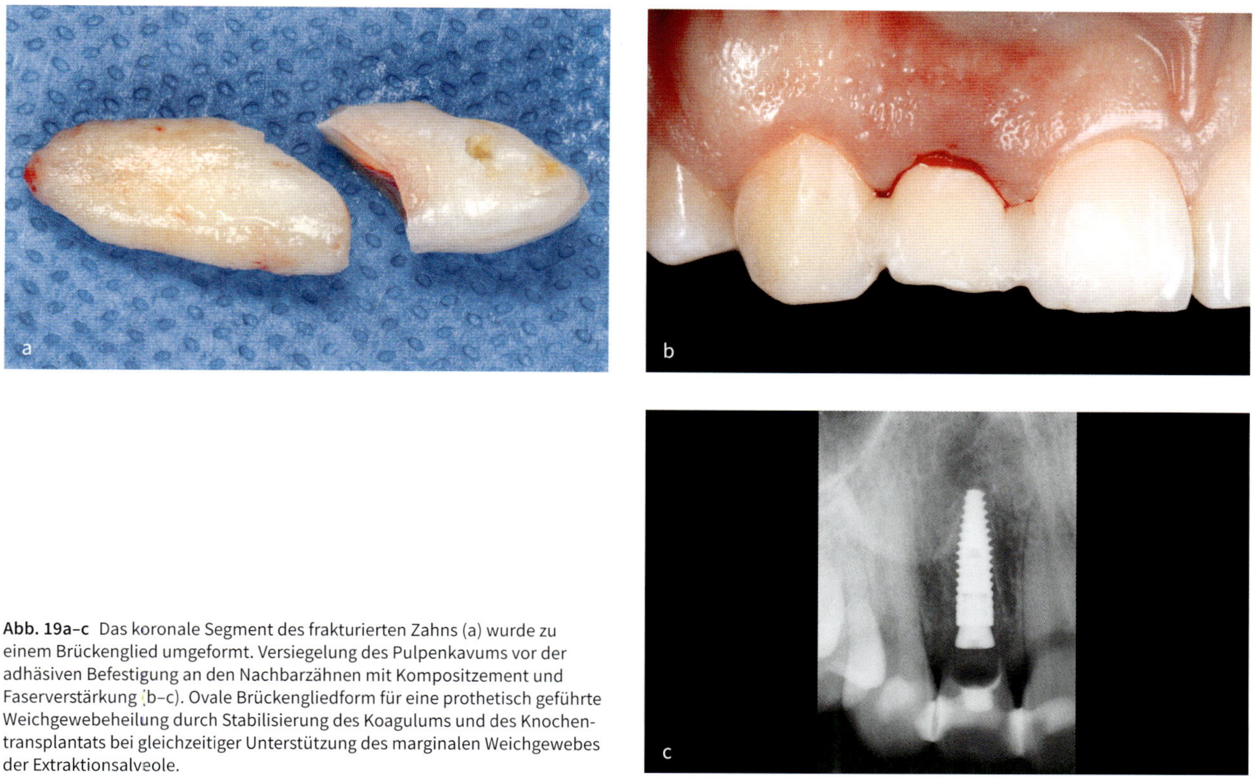

**Abb. 19a–c** Das koronale Segment des frakturierten Zahns (a) wurde zu einem Brückenglied umgeformt. Versiegelung des Pulpenkavums vor der adhäsiven Befestigung an den Nachbarzähnen mit Kompositzement und Faserverstärkung (b–c). Ovale Brückengliedform für eine prothetisch geführte Weichgewebeheilung durch Stabilisierung des Koagulums und des Knochentransplantats bei gleichzeitiger Unterstützung des marginalen Weichgewebes der Extraktionsalveole.

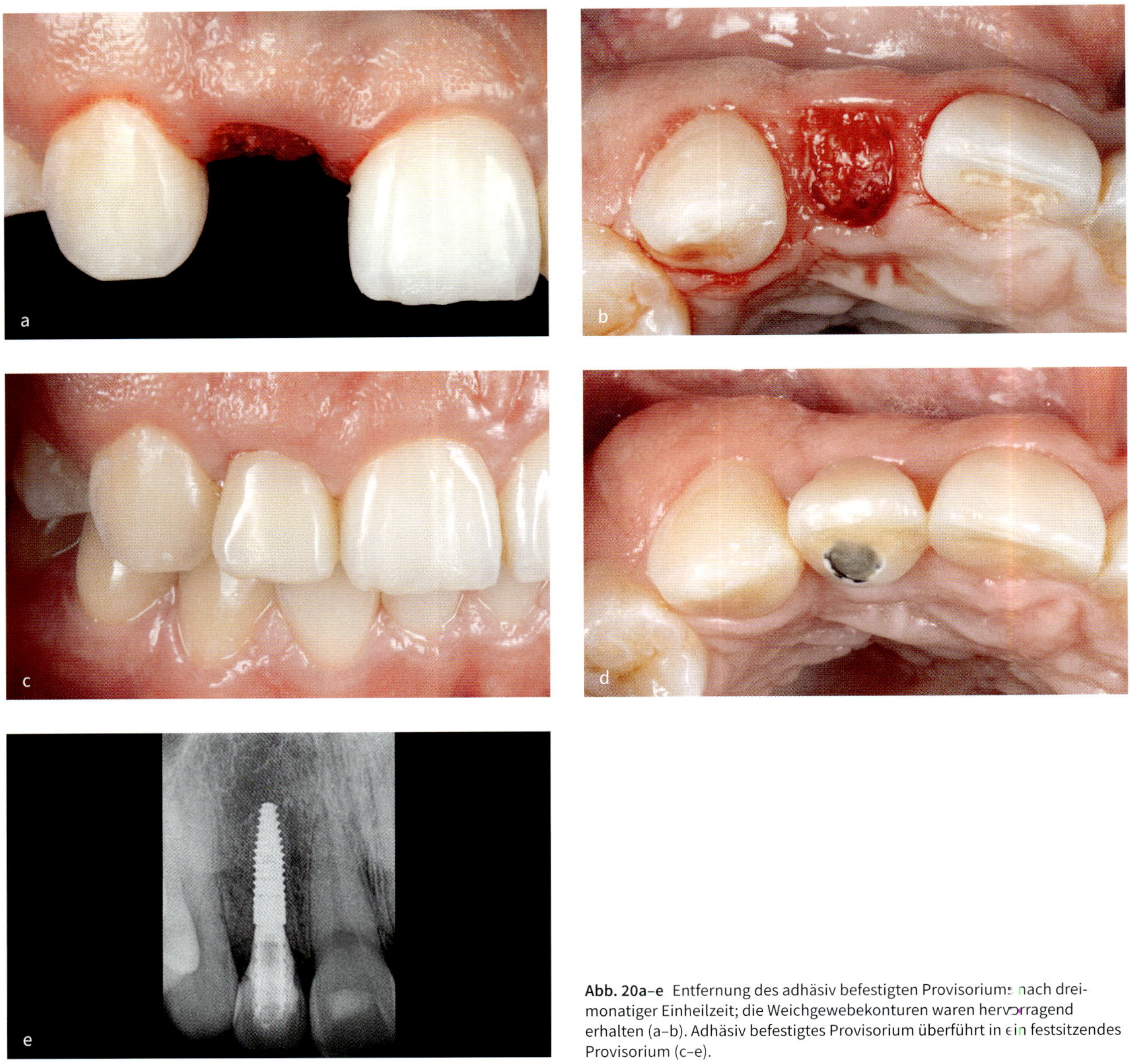

**Abb. 20a–e** Entfernung des adhäsiv befestigten Provisoriums nach dreimonatiger Einheilzeit; die Weichgewebekonturen waren hervorragend erhalten (a–b). Adhäsiv befestigtes Provisorium überführt in ein festsitzendes Provisorium (c–e).

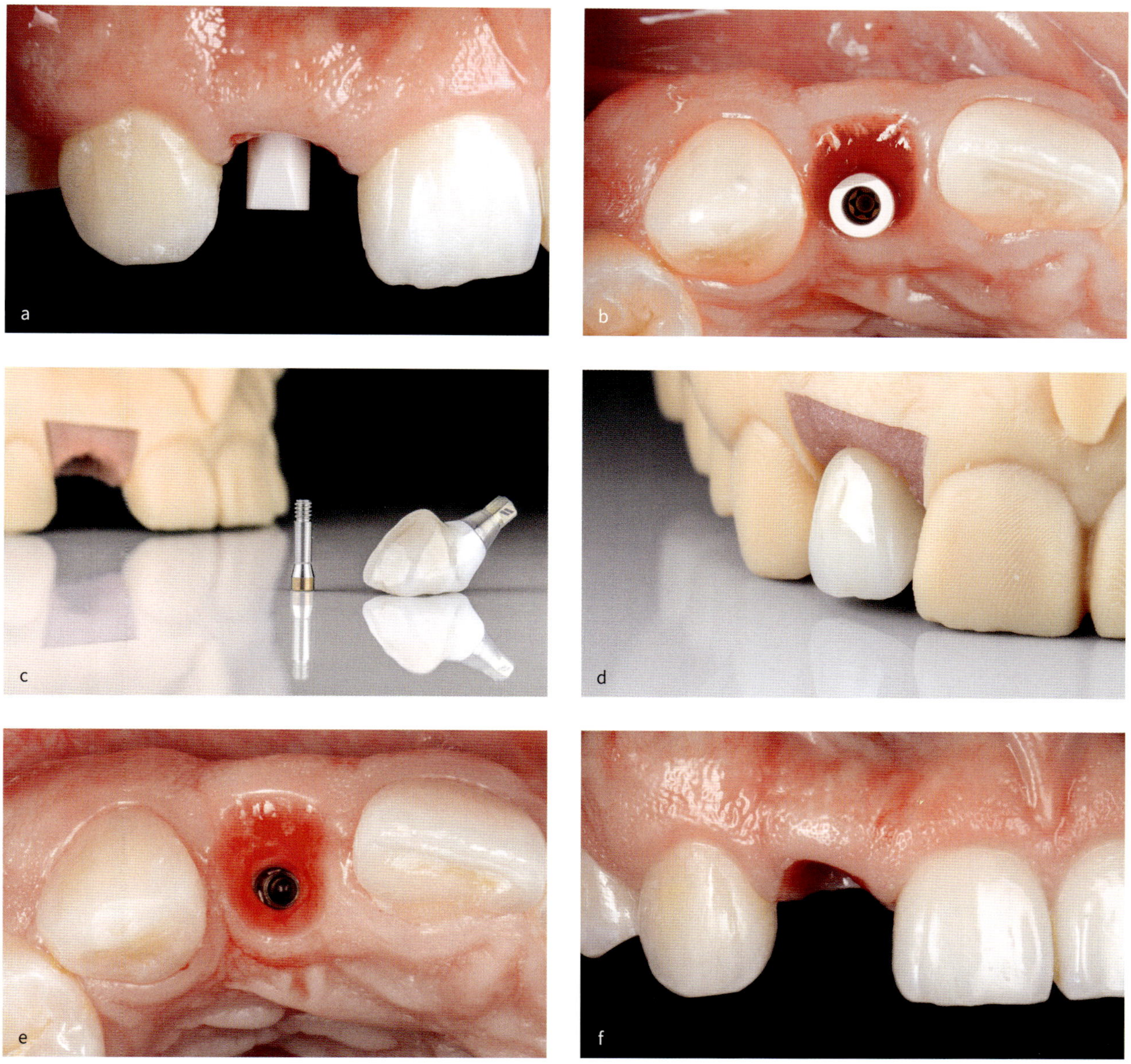

**Abb. 21a–f** Digitale Implantatabformung (a–b) zur Herstellung einer definitiven verblendeten Zirkonoxidkrone auf einem Sekundärteil aus Titan (c–d). Kontur und Volumen des Weichgewebes vor der Eingliederung der Restauration (e–f). Hervorragendes Profil, gesundes und volumenstarkes Weichgewebe durch das adhäsiv befestigte Provisorium und nachfolgender festsitzender implantatgetragener provisorischer Versorgung.

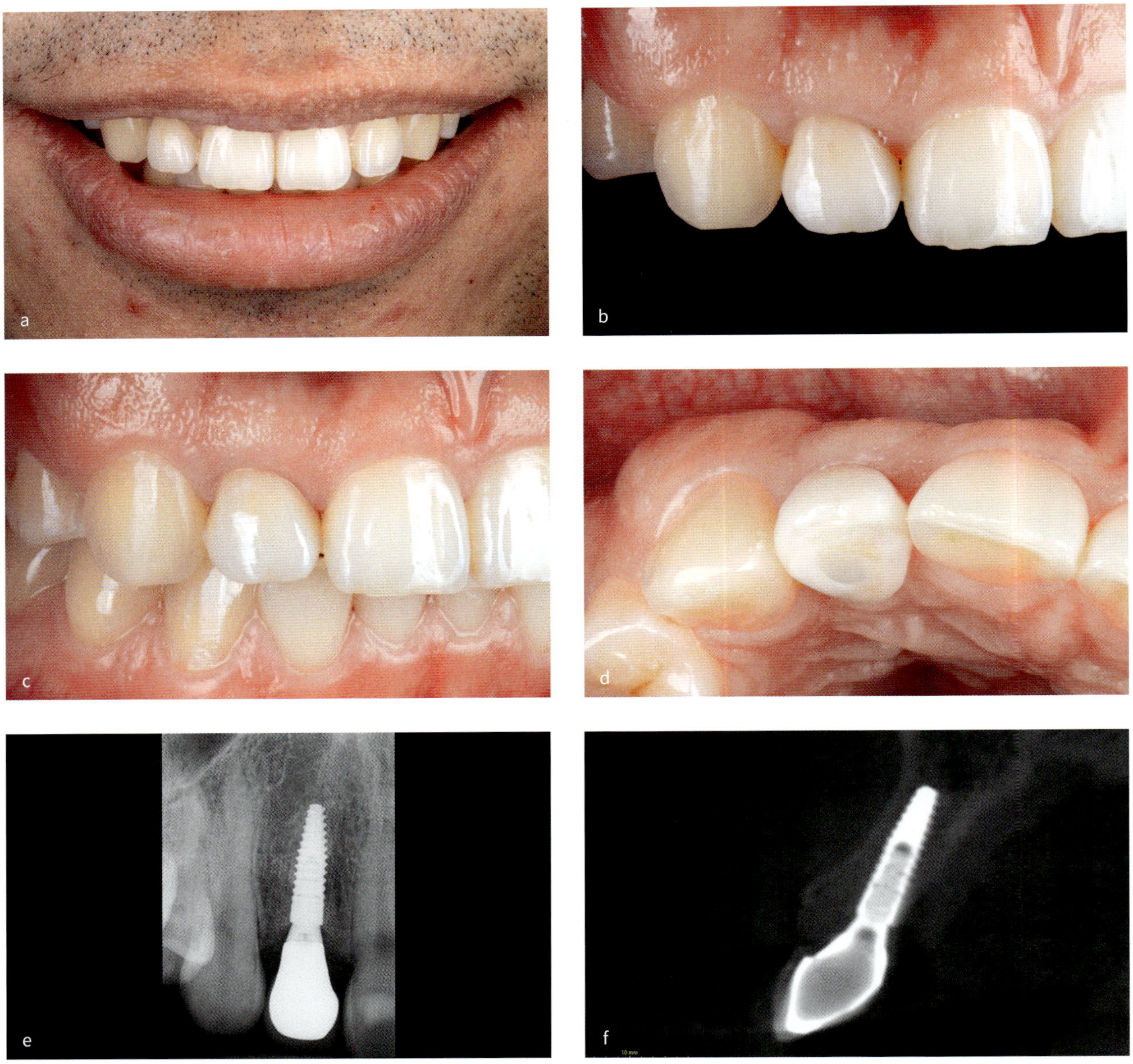

**Abb. 22a–f** Die Nachkontrolle nach 18 Monaten zeigte ein ausgezeichnetes Volumen und einen ausgezeichneten Gesundheitszustand des Weich- und Hartgewebes um das Implantat.

### 4.2.1 Klinische Kriterien für die Sofortbelastung und Sofortversorgung

Wird sich aufgrund des Patientenwunsches und der präoperativen Planung für eine Sofortimplantation und Sofortbelastung vom Typ 1A entschieden, gehört zu den Behandlungszielen eine festsitzende implantatgetragene provisorische Versorgung. Für ein vorhersagbares Ergebnis und einen Gesamterfolg muss jedoch jeder Behandlungsschritt einzeln evaluiert werden, um sicherzustellen, dass die intraoperativen klinischen Voraussetzungen erfüllt sind. Sollten prozedurale Komplikationen festgestellt werden, sind Maßnahmen zur Erreichung der erforderlichen klinischen Bedingungen zu ergreifen. Wahlweise kann der Behandlungsplan geändert und durch ein anderes Protokoll für die Implantatinsertion und Implantatbelastung ersetzt werden.

Die Tatsache, dass intraoperative Änderungen des vorgeschriebenen Behandlungsprotokolls erforderlich sein können, sollte von Anfang an mit dem Patienten besprochen werden, um seine vorherige Zustimmung einzuholen und um den möglichen Vorwurf eines Behandlungsfehlers zu vermeiden, falls aufgrund der intraoperativen klinischen Befunde entschieden wird, einen Behandlungsansatz mit günstigerer Prognose zu wählen. Solche intraoperativen Modifikationen des Behandlungsprotokolls bilden die Grundlage des Intention-to-treat-Konzepts in klinischen Studien (Newell 1992, Heritier et al. 2003, Gallucci et al. 2018). Es gibt Patienten und Behandlern Hinweise auf die Wahrscheinlichkeit, dass sich die Bedingungen intraoperativ als ungeeignet erweisen, obwohl präoperativ ein Typ-1A-Protokoll indiziert war.

Sobald feststeht, dass das Implantat korrekt inseriert und positioniert wurde, sollte überprüft werden, ob die in Kapitel 3, Tabelle 2 aufgeführten intraoperativen Bedingungen erfüllt sind, bevor mit der Sofortversorgung des Implantats begonnen wird. Das Hauptkriterium für eine erfolgreiche Osseointegration ist der Widerstand des Implantats gegen Mikrobewegungen während der Einheilphase (Chang et al. 2010). Sie ist abhängig von den zu erwartenden Kräften auf die Restauration und deren Richtung während der Einheilphase sowie von der direkten mechanischen Verbindung des Implantats mit dem Knochen unmittelbar nach der Insertion und während der gesamten Einheilphase. Mikrobewegungen an der Grenzfläche zwischen Implantat und Knochen während der Einheilung können zu Resorption und fibröser Einkapselung führen; größere Kräfte können das Implantat sogar verschieben, und zwar infolge von Frakturen des die Osteotomie umgebenden Knochens (Lioubavina-Hack et al. 2006, Javed und Romanos 2010, Monje et al. 2019).

Derzeit gibt es keine wissenschaftlich validierte Messmethode für die Fähigkeit eines Sofortimplantats, okklusalen Belastungen oder Kaukräften standzuhalten (Norton 2011). In der Vergangenheit war das Eindrehmoment das am häufigsten genannte Kriterium für die Eignung eines Implantats zur Sofortbelastung (Monje et al. 2019). Das Eindrehmoment misst den Widerstand des Implantats gegen Rotation und hängt von der Rotationsreibung zwischen Implantat und Osteotomiefläche ab. Es ist kein direktes Maß für die Stabilität eines Implantats (Norton 2013).

Es gibt Fälle, in denen ein hohes Eindrehmoment und eine hohe Rotationsreibung erreicht werden können, aber die Fähigkeit des Implantats, lateralen Kippkräften zu widerstehen, beeinträchtigt ist. Bei der Sofortimplantation sollte das Eindrehmoment dennoch in die Beurteilung einfließen. Basierend auf Kriterien aus klinischen Studien sollte das Implantat je nach Implantatdesign ein Eindrehmoment von 25 bis 45 Ncm aufweisen, um für eine Sofortbelastung in Frage zu kommen (Wöhrle 1998, Lee et al. 2009, Falco et al. 2018, Gallucci et al. 2018). Ein niedriges Eindrehmoment kann auf eine unzureichende Widerstandsfähigkeit gegenüber kau- und okklusal wirkenden Kräften hinweisen, wenn die Implantate während der Einheilphase sofort belastet werden (Ottoni et al. 2005).

Das maximale Eindrehmoment und die Rotationsreibung korrelieren in gewisser Weise mit der Kompression des Knochens während der Implantatinsertion (Wilson et al. 2016, Ikar et al. 2020). Von zu hohen Eindrehmomenten wird abgeraten, da eine Überkompression des Knochens ebenfalls zu Nekrose und Resorption führen kann (Stavropoulos et al. 2016, Monje et al. 2019). Das Eindrehmoment sollte auch das Design und die Größe des Implantats berücksichtigen. Um bei einem Implantat mit kleinem Durchmesser ein Eindrehmoment von 35 Ncm zu erreichen, ist wahrscheinlich eine deutlich stärkere laterale Kompression des Knochens erforderlich als bei einem Implantat mit großem Durchmesser (Norton 2013). Auch vorhandene Implantatgewinde und deren Design beeinflussen das Eindrehmoment. Es ist jedoch unklar, wie sich dies gleichzeitig auf die Knochenkompression oder den Widerstand des Implantats gegen laterale Belastung auswirkt (González-Martín et al. 2012).

Die Resonanzfrequenzanalyse kann als ergänzendes oder alternatives klinisches Hilfsmittel bei der Entscheidung über die Sofortbelastung eingesetzt werden (Meredith et al. 1996). Sie liefert Informationen über die Steifigkeit des umgebenden Knochens und den Kontakt zwischen Knochen und Implantat. In klinischen Studien, in denen dieses Analyseinstrument zur Anwendung kam, wurde ein Implantatstabilitätsquotient (ISQ) von über 70 ermittelt, der für eine Sofortbelastung als geeignet gilt (Chen et al. 2019).

Da es keine direkte Korrelation zwischen den klinischen Messwerten für das Eindrehmoment und den Ergebnissen der Resonanzfrequenzanalyse mit der Belastbarkeit eines Sofortimplantats gibt, sollten alle Werte auf Grundlage beeinflussender klinischer Faktoren wie Implantatlänge, Implantatdurchmesser, Implantatdesign, Knochendichte und dem Anteil des Implantats, der mit dem umgebenden Knochen in Kontakt steht, interpretiert werden. Da Sofortimplantate in eine Extraktionsalveole inseriert werden, in der ein vestibulärer Spalt von 2 mm vorhanden sein sollte, kann die effektive Implantatlänge in Kontakt mit dem umgebenden Knochen begrenzt sein, es sei denn, apikal der Alveole ist ein ausreichendes Knochenangebot vorhanden und es kann ein längeres Implantat inseriert werden. Mit modernen Implantatdesigns und einer Unterpräparation der Osteotomie ist es möglich, ein Eindrehmoment von 35 Ncm zu erreichen, auch wenn nur 1 bis 2 mm des apikalen Teils des Implantats tatsächlich in den Knochen eindringen. In dieser Situation sollte die Sofortbelastung mit Vorsicht angegangen werden, auch wenn die Kriterien für das Eindrehmoment von 35 Ncm und die Rotationsfestigkeit erfüllt sind.

### 4.2.2 Prothetisch gesteuerte Weichgewebeheilung

Bei einer modernen Implantatinsertion nach Extraktion besteht unter anderem ein Ziel darin, ein Umfeld zu schaffen, das eine prothetisch gesteuerte Weichgewebeheilung fördert (Schubert et al. 2019). Dies wird erreicht, indem der Schleimhautrand adäquat gestützt und die frische Extraktionsalveole nach einer minimal traumatischen Extraktion durch einen Zugang ohne Lappenbildung verschlossen wird. Dazu kann eine individuelle, eine provisorische Sofortversorgung oder ein ovales Brückenzwischenglied verwendet werden. Ziel ist es, die primären Weichgewebekonturen vor der Extraktion während der gesamten Behandlung zu erhalten, anstatt zu versuchen, das Gewebe wie nach einer Früh- oder Spätimplantation neu zu konturieren, wo die Papillen- und Weichgewebekonturen wiederhergestellt werden müssen (Al-Harbi und Edgin 2007).

Der prothetische Verschluss der Alveole bietet auch die Möglichkeit, das Koagulum und infrage kommende Biomaterialien abzudecken und gleichzeitig die direkte Exposition gegenüber Speichel und oralen Flüssigkeiten in der frühen Einheilphase zu minimieren (Alexopoulou et al. 2021, Finelle et al. 2021). Um den Einfluss der Prothetik auf die Einheilung zu verdeutlichen, haben klinische Studien gezeigt, dass die Versiegelung einer frischen Extraktionsalveole allein mit einem ovalen Brückenglied ohne weitere Form des Alveolenmanagements ebenso effektiv sein kann wie eine Alveolenfüllung, weil es darum geht, das Koagulum zu erhalten und die resultierenden Veränderungen der Kammdimensionen zu reduzieren (Bakshi et al. 2018, Song et al. 2022).

Sowohl individuelle Gingivaformer zur Einheilung als auch provisorische Versorgungen sollten ein Emergenzprofil aufweisen, das in der subkritischen Zone unterkonturiert ist, um ein maximales Volumen an Knochen, Biomaterial oder Weichgewebetransplantat in diesem Bereich zu ermöglichen, während die kritische Zone bis zum ehemaligen Gingivarand und den Papillen reichen und mit diesen in Kontakt stehen sollte.

Die provisorische Versorgung muss die suprakrestale Gingiva stützen und eine mechanische Barriere bilden, um eine Bewegung des Transplantats zu verhindern (Harvey 2007). Die Materialien und das prothetische Design der provisorischen Versorgung müssen ebenfalls biologisch geeignet sein, die Wundheilung und Gewebestabilität zu fördern.

Ein Provisorium kann auch eine Oberfläche für die Adhäsion des marginalen Weichgewebes in der frühen Einheilphase bieten. Die Adhäsion von Weichgewebe an biokompatiblen Restaurationsmaterialien wie Titan, Gold, Keramik, Kunststoff, Komposit und anderen Dentalmaterialien (sofern diese Materialien saubere und glatte Oberflächen aufweisen) ist in der Literatur dokumentiert (Abrahamsson et al. 1998, Linkevicius und Apse 2008, Welander et al. 2008, Linkevicius et al. 2015, Saito et al. 2016). Diese Weichgewebeadhäsion kann eine biologische Barriere bilden, die das darunter liegende Gewebe während der Heilung schützt.

Auch die Verwendung des koronalen Segments des extrahierten Zahns als Provisorium bietet nachweislich günstige biologische Bedingungen für die Heilung. Dadurch entsteht eine Form, die genau in die Extraktionsalveole passt und die Reapposition der suprakrestalen Bindegewebefasern an die Dentin-/Zementoberfläche der Wurzel fördert (Margeas 2006, Steigmann et al. 2007, Trimpou et al. 2010).

Angesichts der potenziellen Vorteile erscheint es wichtig, die korrekte Gestaltung des Emergenzprofils vollständig zu verstehen, um den Heilungsprozess zu optimieren und eine angemessene Unterstützung des Weichgewebes zu gewährleisten.

### 4.2.3 Gestaltung des Emergenzprofils

Das Emergenzprofil des Sofortprovisoriums ist entscheidend für die Optimierung des ästhetischen und biologischen Potenzials der prothetisch gesteuerten Einheilung. Basierend auf der Reaktion des periimplantären Schleimhautgewebes auf Veränderungen der Sekundärteil- oder Kronenkontur wurden zwei Bereiche innerhalb der transmukosalen Zone definiert: kritische und subkritische Konturen (Abb. 23) (Su et al. 2010). Kritische Konturen werden durch den Oberflächenbereich gebildet, der die Lage des Gingivarandes und ihres Zenits beeinflusst. Subkritische Konturen entsprechen dem tiefer liegenden Bereich und beeinflussen die Abstützung durch das periimplantäre Weichgewebe – und damit die Farbe der Gingiva. Diese beiden Bereiche sind miteinander verbunden, da die apikale oder koronale Verschiebung der kritischen Konturen die Länge der subkritischen Konturen beeinflusst.

Neben dem Patientenkomfort und der Ästhetik während der Einheilphase sind die Hauptziele bei der provisorischen Versorgung von Sofortimplantaten folgende (González-Martín et al. 2020):

- ***Erhalt der bestehenden Weichgewebearchitektur:*** Unterstützung des umlaufenden Weichgewebesaums und der Papillen. Die Argumentation basiert auf der Vorstellung, dass die provisorische Versorgung die Weichgewebekonturen stützt und somit einen Kollaps des vestibulären und approximalen Gewebes verhindert. Sofortimplantation und Sofortversorgung sind in der Regel indiziert, wenn die vorhandene Architektur adäquat ist oder nur geringe Abweichungen aufweist. Eine Sofortimplantation könnte in Verbindung mit regenerativen Techniken immer noch in Betracht gezogen werden, wenn ein großer Defekt in Verbindung mit einem nicht erhaltungswürdigen Zahn vorliegt. Jedoch kann eine implantatgetragene Sofortversorgung riskant und schwierig zu handhaben sein und zu suboptimalen Ergebnissen führen.
- ***Vermeidung von Weich- und Hartgewebekompressionen:*** Entsprechend dem chirurgischen Prinzip, bei der Planung der Implantatinsertion vestibulären und approximalen Druck auf den Alveolarknochen zu vermeiden, sollte das Weichgewebe durch die Restauration nicht komprimiert werden.

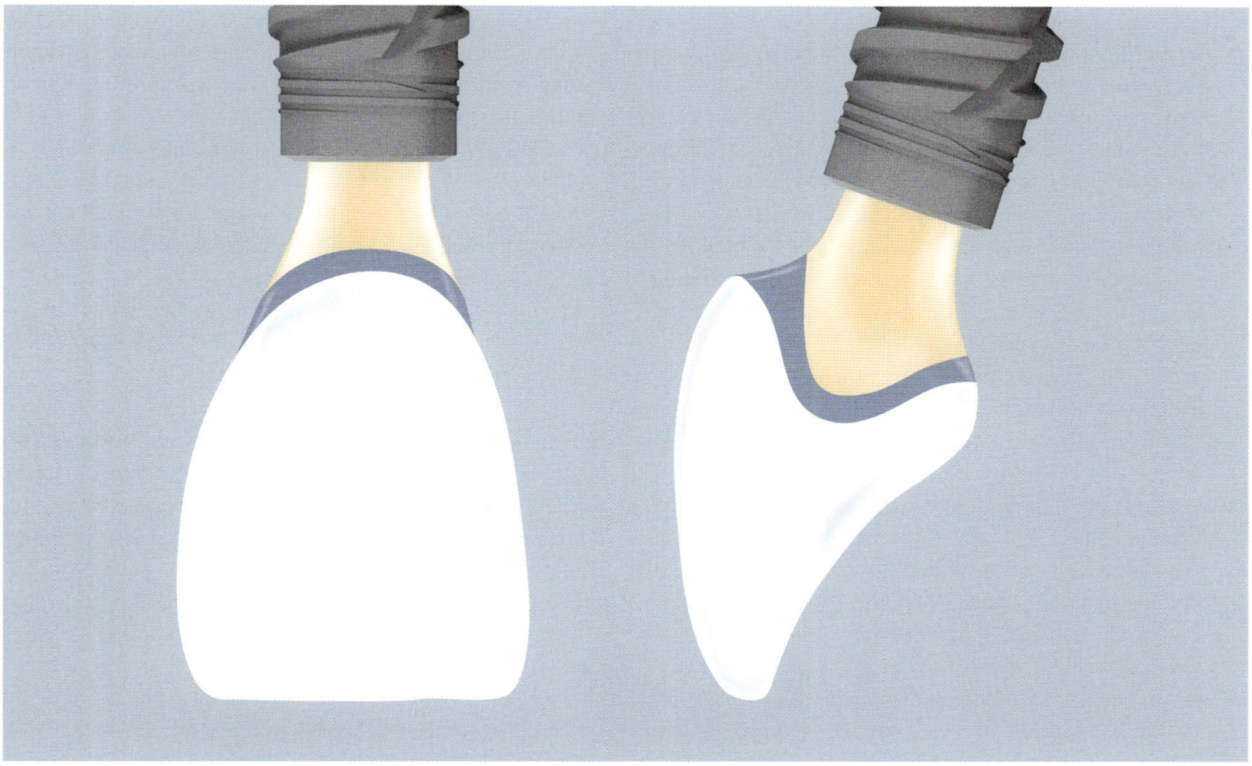

**Abb. 23** Das Emergenzprofil ist in zwei Zonen unterteilt: die orangefarbene subkritische Zone, die schmal und konvex sein sollte, um die Menge an Biomaterial und Gewebevolumen zu maximieren, und die blaue kritische Zone, die konvex ist und das periimplantäre Weichgewebe unterstützt.

- ***Raum für den Regenerationsprozess:*** Der Raum zwischen der Oberfläche der Restauration und dem suprakrestalen Gingivakomplex sollte eine sanfte Versiegelung der Extraktionsalveole ermöglichen, um die Kontamination durch Speichel und den möglichen Verlust von Koagulum oder Transplantatmaterial zu minimieren. Dies kann allein oder in Kombination mit einem Weichgewebetransplantat oder Knochenersatzmaterial zur Bildung eines stabilen Koagulums führen. Wenn sich kein stabiles Koagulum bildet oder der Regenerationsraum nicht erhalten wird, kann dies zu Weichgewebekollaps und Volumenverlust führen.

Um die gewünschte Weichgewebestabilität und Weichgewebearchitektur zu erreichen, sollte der transmukosale Bereich der provisorischen Sofortversorgung nach den folgenden Richtlinien gestaltet werden (González-Martín et al. 2020):

- Kritische Kontur, die den vorhandenen Gingivarand und die Papillenhöhe unterstützt. Zwei Varianten sind möglich: (1) Die provisorische Kontur behält die vestibuläre, approximale und palatinale Kontur bei. (2) Die ursprüngliche Weichgewebekontur wird palatinal und approximal beibehalten, vestibulär jedoch um 0,5 bis 1 mm reduziert, um eine leichte koronale Verschiebung des Gingivarands nach der Einheilung zu begünstigen. Dies bietet sich insbesondere dann an, wenn der Zahn präoperativ eine leichte Gingivarezession aufweist.
- Eine subkritische Kontur, die so konkav wie möglich ist, um Platz für das Koagulum und das Transplantatmaterial zur Stabilisierung und eventuellen Rekonstruktion des Knochenkamms zu schaffen. Überkonturierte Restaurationen führen zu einer Ausdünnung des Weichgewebes mit beeinträchtigter Vaskularisation und können zu einer zukünftigen Migration der marginalen Gingiva nach apikal führen. Unterkonturierte Restaurationen ohne Unterstützung des marginalen Weichgewebes führen zu einem Kollaps des Weichgewebes in die Alveole, da sich die Kollagenfasern zusammenziehen.
- Eine glatte, polierte und biokompatible Oberfläche sorgt für einen sanften Übergang und minimiert Kontaminationen und Entzündungen während der Einheilphase.

Die Restauration muss vollständig und passiv sitzen, um sicherzustellen, dass eine ausreichende Schraubenvorspannung während des gesamten Heilungsprozesses aufrechterhalten werden kann. Dadurch werden Mikrobewegungen und das Risiko einer Schraubenlockerung, die sonst zu einer Verschiebung der provisorischen Versorgung führen könnte, minimiert. Bewegungen der provisorischen Versorgung führen zu Entzündungsreaktionen in der Übergangszone und dem umgebenden biologischen Kompartiment und können das Regenerationspotenzial des krestalen Knochens in Kontakt mit dem Implantat beeinträchtigen, das für die langfristige periimplantäre Gesundheit und Ästhetik entscheidend ist. Dieses Problem wurde als Folge einer subkrestalen Implantatinsertion im Verhältnis zu den approximalen Knochenspitzen beschrieben, bei der viele provisorische Sekundärteile dort in Kontakt mit dem Knochen kommen, wo sie am breitesten sind, und dadurch den korrekten Sitz der Restauration verhindern (Schoenbaum et al. 2012). Dies sollte sowohl klinisch als auch röntgenologisch sorgfältig evaluiert werden. Die Sekundärteile sollten so modifiziert werden, dass ein direkter Knochenkontakt vermieden wird

### 4.2.4 Überlegungen zur Okklusion

Jede provisorische Versorgung auf Sofortimplantaten, gleich welcher Form, sollte als Sofortbelastung angesehen werden, da es unvermeidlich ist, dass die Restauration während der Funktion belastet wird, auch wenn keine okklusalen Kontakte vorhanden sind. Es kann jedoch unterschieden werden zwischen der Sofortbelastung mit direkten okklusalen Kontakten, wie sie bei sofortbelasteten Restaurationen für den gesamten Kieferbogen erforderlich ist, und der Sofortbelastung ohne direkte okklusale Kontakte, die bei teilbezahnten Kiefern häufig als Sofortversorgung bezeichnet wird.

Bei Einzelzahn-Sofortversorgungen sollte die Okklusion sorgfältig eingestellt werden, um bei maximaler Interkuspidation und bei allen Exkursionsbewegungen des Unterkiefers jeglichen Kontakt zu vermeiden. Bei Zahnersatz im Frontzahnbereich kann dies zu einer Beeinträchtigung der Ästhetik führen, wenn die Inzisalkante gekürzt werden muss, um protrusive oder exkursive Kontakte zu vermeiden. Das Kürzen der Inzisalkante hilft jedoch, die Restauration vor okklusalen Belastungen während der Funktion oder bei Parafunktion zu schützen. Bezüglich der Ernährung sollte empfohlen werden, weiche Nahrung zu sich zu nehmen und nicht direkt auf der Restauration zu kauen, um die Krafteinwirkung auf die Restauration zu minimieren.

### 4.2.5 Fertigungstechniken

Techniken zur Fertigung einer provisorischen Sofortversorgung können in direkte und indirekte Techniken unterteilt werden. Die zur Verfügung stehende Laborunterstützung, die Fähigkeiten des Behandlers und die Effizienz des Arbeitsablaufs sollten bei der Entscheidung über die bestmögliche Vorgehensweise berücksichtigt werden. Die folgenden Grundsätze sollten bei allen Fertigungstechniken beachtet werden:

- Das Operationsgebiet sollte immer geschützt werden, um das Risiko einer Kontamination der Implantatoberfläche, der Extraktionsalveole oder des Knochenersatzmaterials zu minimieren. Dies wird durch die sorgfältige und vorsichtige Verwendung minimaler Mengen von Materialien im Mund erreicht, wie sie beispielsweise für die Registrierung der Implantatposition und bei Benutzung präfabrizierter Kronenhülsen verwendet werden. Zusätzlich kann, falls gewünscht, ein kleines Stück steriler Kofferdam oder PTFE-Band um das provisorische Sekundärteil gelegt werden, um das Eindringen von Restaurationsmaterial in die Alveole zu verhindern. Die Fertigung und Anpassung der provisorischen Versorgung sollte extraoral in der Praxis oder im Labor erfolgen.

- Das provisorische Sekundärteil bzw. die Restauration sollte keinen Kontakt zu den knöchernen Wänden der Alveole haben, da dies die Eingliederung der Restauration behindert und zu einer frühzeitigen Schraubenlockerung führt. Wird das Implantat leicht subkrestal zur vestibulären Knochenwand gesetzt, dann liegt der palatinale Anteil des Kieferkamms im oberen Frontzahnbereich häufig weiter koronal als der vestibuläre Anteil des Kieferkamms, sodass eine Kollision des palatinalen Knochens mit der provisorischen Versorgung ein besonderes Risiko darstellt.
- Das Emergenzprofil der provisorischen Versorgung sollte so gestaltet sein, dass die Zunahme der Weichgewebedicke maximiert wird und gleichzeitig der Gingivarand und die Papillen ausreichend gestützt werden, um die prothetisch gesteuerte Weichgewebeheilung zu fördern.
- Die Restauration sollte die gesamte Alveole am gingivalen Rand abdichten, um Bewegungen oder den Verlust von Knochenersatzmaterial oder Bindegewebetransplantat zu verhindern.
- Die Oberfläche der Restauration sollte hochglanzpoliert und frei von Poren sein, um die Plaqueanlagerung und die Bakterienadhäsion zu minimieren und gleichzeitig die Heilung des Weichgewebes und die Anlagerung von Fibroblasten zu fördern. Die Wahl des Materials ist ein entscheidender Faktor bei der Herstellung des Provisoriums.
- Die Restauration sollte völlig frei von okklusalen Kontakten sein. Insbesondere Kontakte bei Exkursionsbewegungen des Unterkiefers sind zu vermeiden.
- Approximalkontakte sollten nur sehr leicht sein, um die Kraftübertragung durch benachbarte Zahnbewegungen zu minimieren.
- Für die provisorische Versorgung wird unabhängig von der Lage des Zugangskanals eine direkte Verschraubung empfohlen.

### INDIREKTE FERTIGUNG: ANALOGES VERFAHREN MIT INTRAOPERATIVEM IMPLANTATINDEX

Nach der Implantation kann die Implantatposition intraoperativ erfasst und auf ein präoperatives diagnostisches Modell übertragen werden, um die provisorische Versorgung im Labor anzufertigen. Dieses Vorgehen hat mehrere Vorteile, unter anderem ein minimiertes Kontaminationsrisiko im chirurgischen Bereich während der restaurativen Maßnahmen und kürzere Sitzungen, was die Zeiteffizienz für den Behandler erhöhen kann.

Die klinischen und labortechnischen Schritte zur Herstellung eines Provisoriums für einen oberen zweiten Prämolaren sind in Abbildung 24 bis 29 dargestellt. Der intraoperative Implantatindex wird erstellt, indem die Position des Sofortimplantats relativ zu den Nachbarzähnen bestimmt wird. Zu diesem Zweck kann eine Abformkappe für einen offenen Löffel zusammen mit wenig steifem Abformsilikon oder Restaurationsmaterial, das die Kauflächen der Nachbarzähne abdeckt, verwendet werden. Das präoperative Gipsmodell wird modifiziert, indem an der Stelle des extrahierten Zahns eine Alveole geschaffen wird, wobei die Konturen des Gingivasaums erhalten bleiben. So kann der Zahntechniker die Form des extrahierten Zahns im zervikalen Bereich des Provisoriums (kritische Kontur) exakt nachbilden und das Weichgewebe optimal unterstützen. Mit dem intraoperativen chirurgischen Index wird dann ein Implantatanalog auf das modifizierte präoperative Modell übertragen. Sobald die Implantatposition auf das Meistermodell übertragen wurde, kann die Fertigung der provisorischen Krone mit konventionellen Techniken abgeschlossen werden.

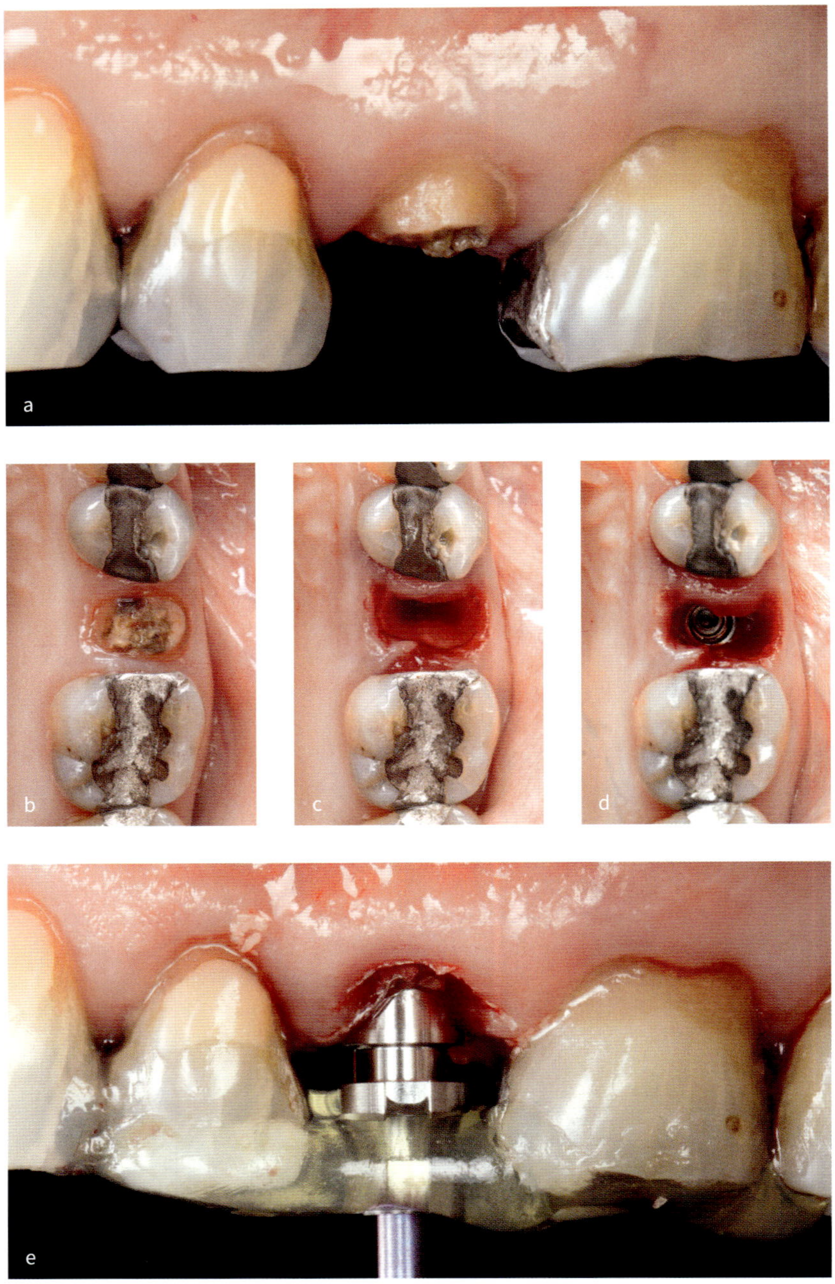


**Abb. 24a–e** Extraktion eines frakturierten oberen zweiten Prämolaren (a–d) und Ersatz durch ein Sofortimplantat (e). Die Implantatposition wurde in einem offenen Löffel abgeformt, der mit einem lichthärtenden Kunststoff (Triad Gel; Dentsply Sirona, York, PA, USA) auf den Kauflächen der Nachbarzähne fixiert wurde.

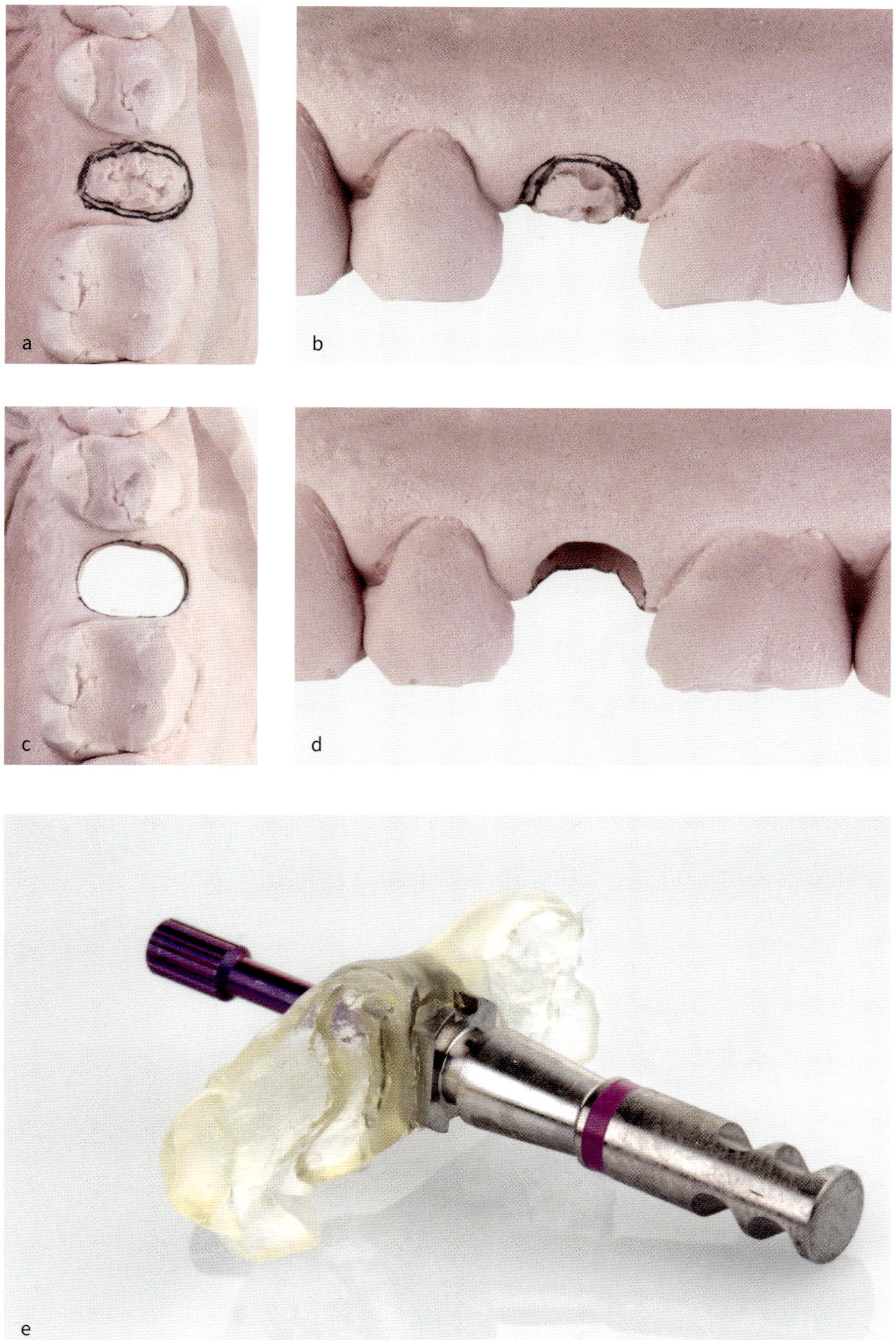


**Abb. 25a–j** Der extrahierte Zahn wurde mit einem Stift umrissen und vorsichtig aus dem präoperativen Gipsmodell entfernt, wobei eine Öffnung geschaffen wurde, die die Position des Gingivarandes des extrahierten Zahns festhielt und durch die Modellbasis reichte (a–d). Am intraoperativen Implantatindex befestigtes und auf dem Modell sitzendes Implantatanalog (e–f), das passiv in die Öffnung reichte (g). Das Implantatanalog wurde mit Dentalgips in der Öffnung am präoperativen Modell befestigt (h–j).

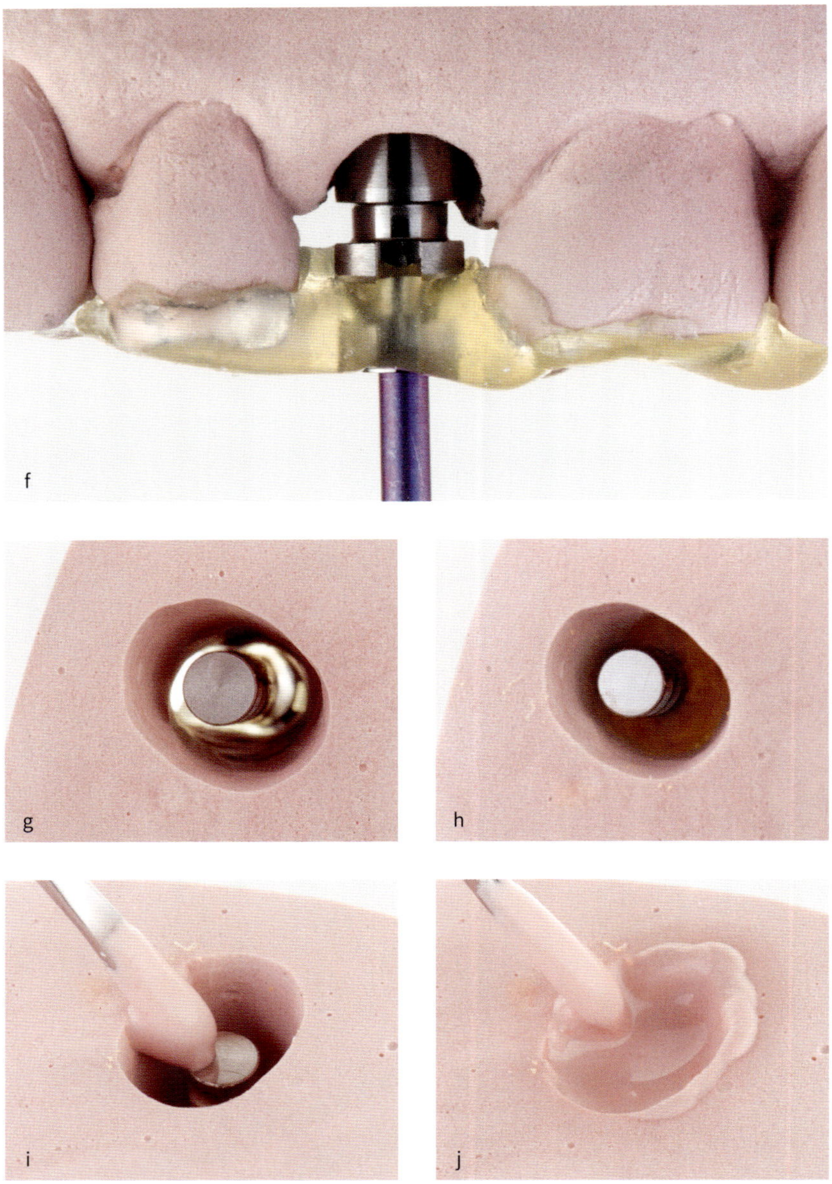

**Abb. 25a–j** (Fortsetzung)

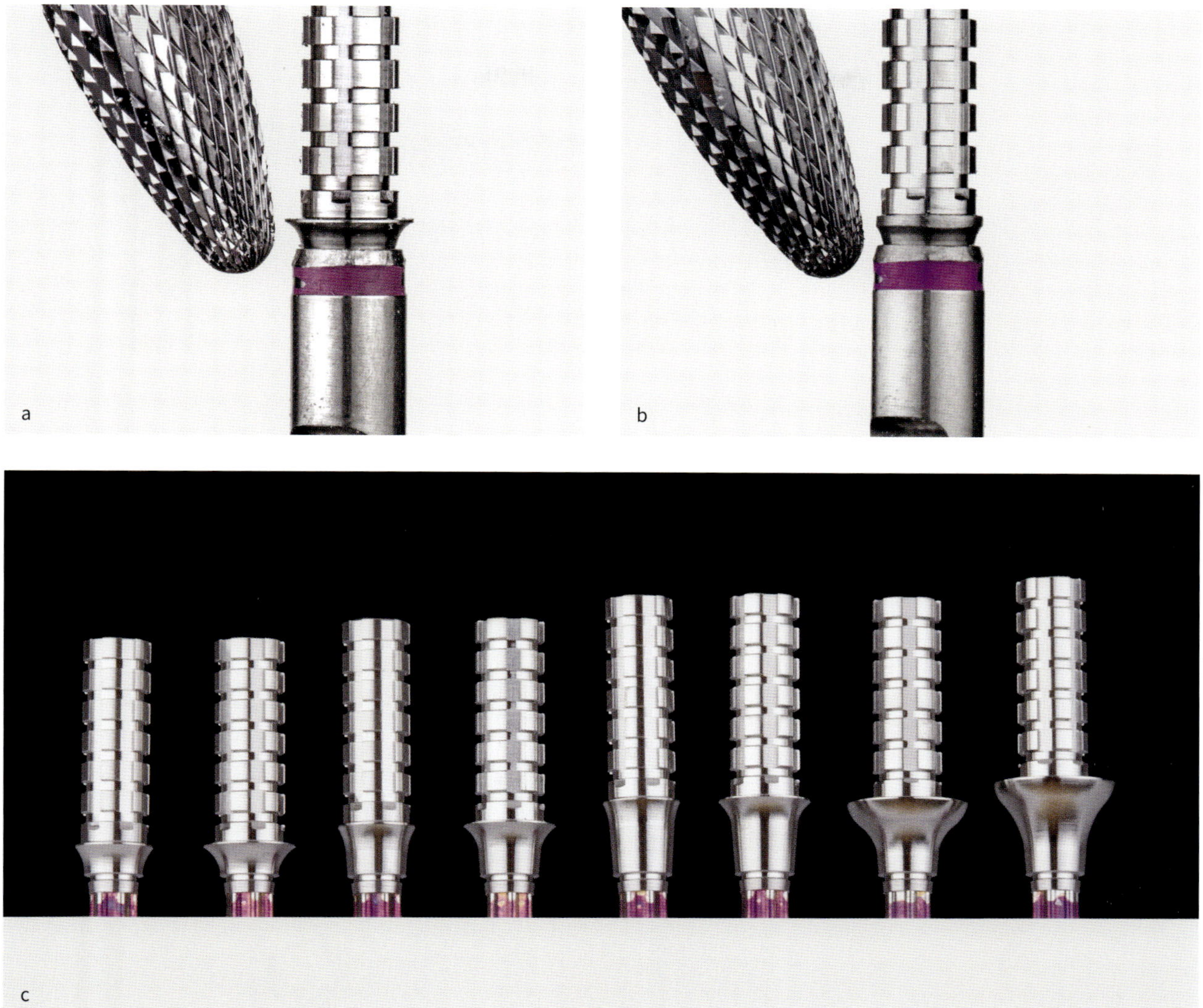

**Abb. 26a–c** Modifikation des provisorischen Sekundärteils aus Titan, um die Verbreiterung auf den ersten 1 bis 2 mm des Emergenzprofils zu entfernen, da die Gefahr bestand, dass die Verbreiterung den Knochen berühren und den korrekten Sitz der Versorgung verhindern könnte (a–b). Sekundärteil in einem Laboranalog, das in einem Analoghalter gehalten wurde, um eine Beschädigung der Implantat-Sekundärteil-Verbindung zu verhindern und eine Verletzung der Hände zu vermeiden. Moderne Designs für provisorische Sekundärteile aus Titan mit unterschiedlichen Gingivahöhen und Durchmessern, mit denen bei richtiger Auswahl ein ideales biologisches, mechanisches und ästhetisches Ergebnis erzielt werden kann, ohne das ursprüngliche Emergenzprofil zu verändern (c).

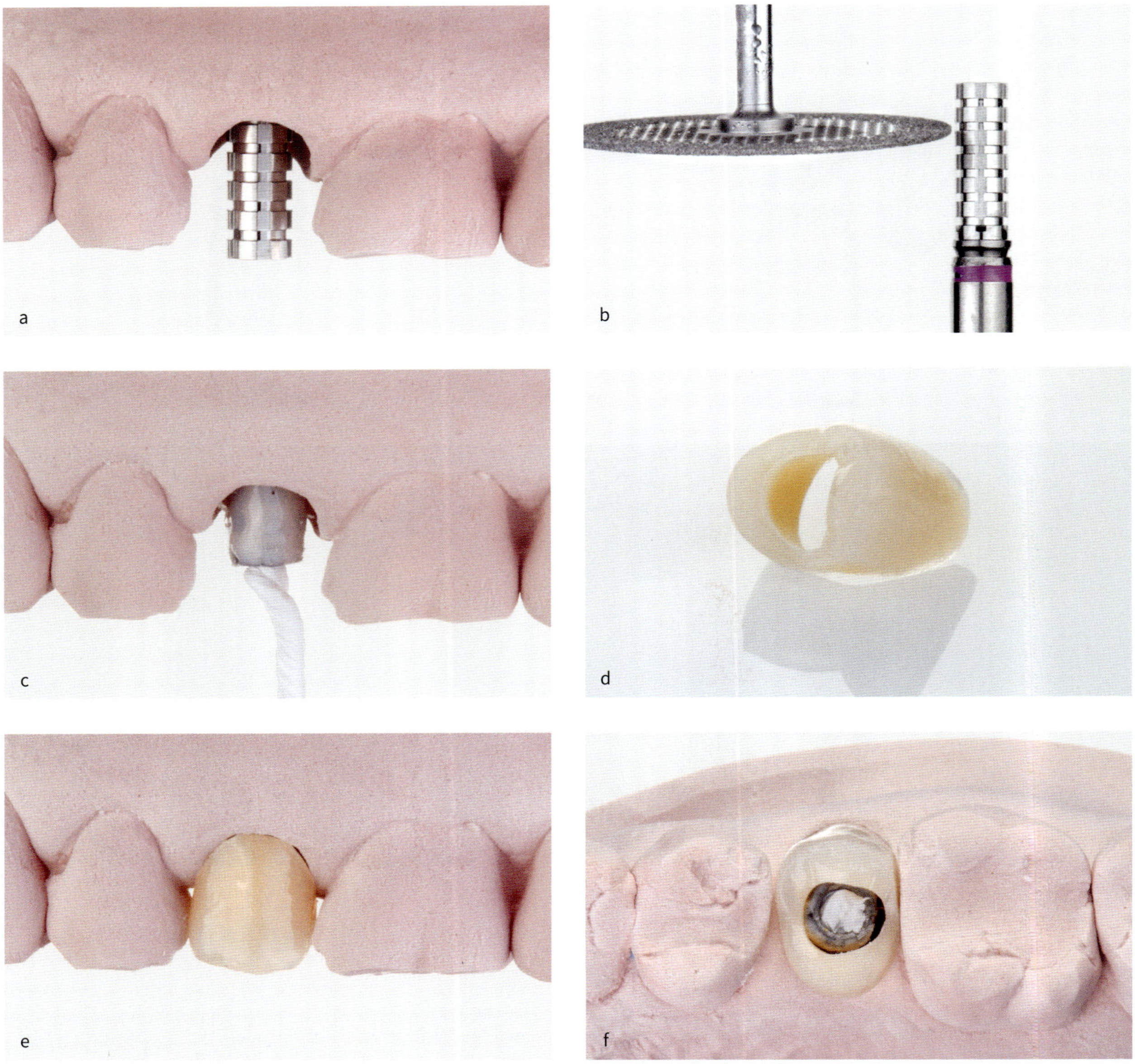

**Abb. 27a–f** Höhenanpassung des provisorischen Sekundärteils aus Titan mit einer Diamantscheibe (a–b). Die graue Farbe des Titans wurde mit Opaquer maskiert. PTFE-Band im Schraubenkanal schützte die Schraube während der Fertigung (c). Ein ausgehöhlter Prothesenzahn wurde so modifiziert, dass er über das provisorische Sekundärteil passte und mit dem Gingivarand des extrahierten Zahns harmonierte (d–f). Zwischen Sekundärteil und Prothesenzahn wurde ein fließfähiger Komposit- oder Acrylkunststoff aufgetragen, der den Kunststoffzahn mit dem provisorischen Sekundärteil verband.

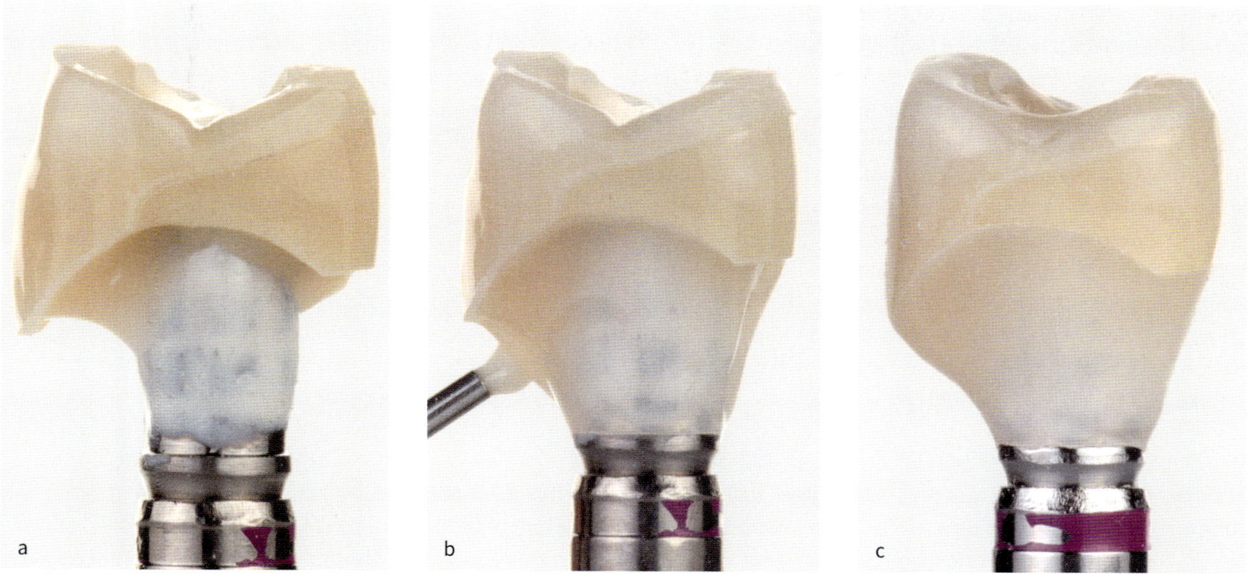


**Abb. 28a–c** Nach dem Abheben vom Modell wurde zusätzliches Material aufgetragen, um das gewünschte Emergenzprofil wiederherzustellen und eventuelle Hohlräume zwischen Prothesenzahn und Sekundärteil auszufüllen. Die ersten 1 bis 2 mm des Provisoriums sind unterkonturiert, um den Kontakt mit dem Knochen zu vermeiden und das Weichgewebevolumen zu maximieren.

**Abb. 29a–b** Das fertige Provisorium auf dem Modell. Der Gingivarand des extrahierten Zahns muss eng an die Kontur der Restauration angepasst werden. Dadurch wird eine mechanische Barriere geschaffen, die den Verlust von Transplantatmaterial verhindert und gleichzeitig die Erhaltung der vor der Extraktion vorhandenen Weichgewebearchitektur unterstützt.

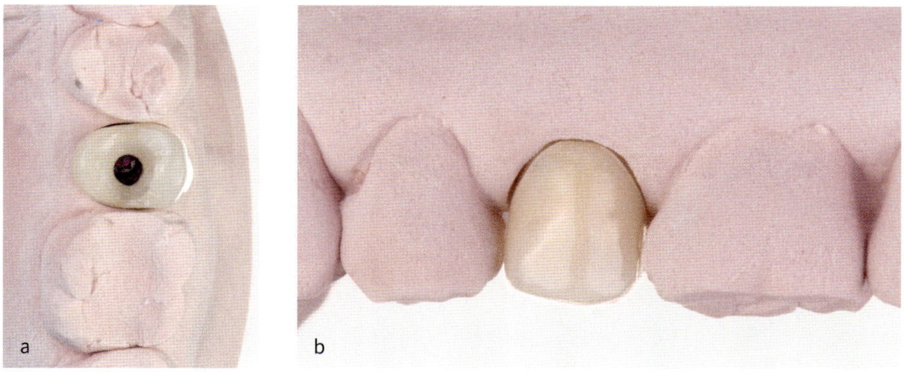

### INDIREKTE FERTIGUNG: DIGITALES VERFAHREN MIT INTRAOPERATIVER IMPLANTATABFORMUNG

Als Alternative zu konventionellen Techniken können digitale Abformungen und Workflows zur Herstellung eines CAD/CAM-Provisoriums verwendet werden, wie in Abbildung 30 bis 32 dargestellt. Präoperative intraorale Oberflächenscans können mit einem intraoperativen Scan der Implantatposition kombiniert werden, um eine Restauration zu entwerfen, deren Konturen dem Gingivarand des extrahierten Zahns entsprechen. Digitale Workflows in der Sofortbelastung sind vorteilhaft, da keine Abform- oder Füllungsmaterialien im chirurgischen Bereich verwendet werden müssen und das Vorgehen sehr effizient ist.

Es sollten jedoch keine digitalen intraoralen Oberflächenscanner, die Pulver- oder Flüssigbeschichtungen zur Optimierung der Gewebereflexion verwenden, eingesetzt werden, da sie das Operationsfeld kontaminieren würden. Allerdings sind viele hochpräzise puderfreie Scanner im Handel erhältlich.

Der Workflow beginnt mit präoperativen Scans des Ober- und Unterkiefers sowie einem bukkalen Scan der Okklusion im Schlussbiss. Der zu extrahierende Zahn kann dann aus der digitalen Abformung „herausgeschnitten“ werden, um den intraoperativen Scan vorzubereiten. Der Scan sollte idealerweise einen kleinen Teil der Innenseite der Alveole auf Höhe des ehemaligen Gingivarandes erfassen, damit der Zahntechniker das Emergenzprofil und die Lage der kritischen Kontur bestimmen kann. Nach dem Scannen sollte das Alveolenmanagement mit Auffüllen der Lücke und, falls erforderlich, mit einer Weichgewebeaugmentation durchgeführt werden – falls dies nicht bereits vor der digitalen Abformung geschehen ist. Das Operationsgebiet sollte mit einer schmalen Einheilkappe geschützt und während der Herstellung der Restauration mit Gaze abgedeckt werden.

Die Scans werden dann in die CAD-Software geladen, wo die Kronenkonturen und das Emergenzprofil festgelegt werden und das Design fertiggestellt wird. Anschließend kann eine gefräste oder 3-D-gedruckte provisorische Krone aus Polymethylmethacrylat (PMMA) mit einem Sekundärteil mit Titanbasis gefertigt und vor dem Einsetzen extraoral mit Kunststoffzement zementiert werden.

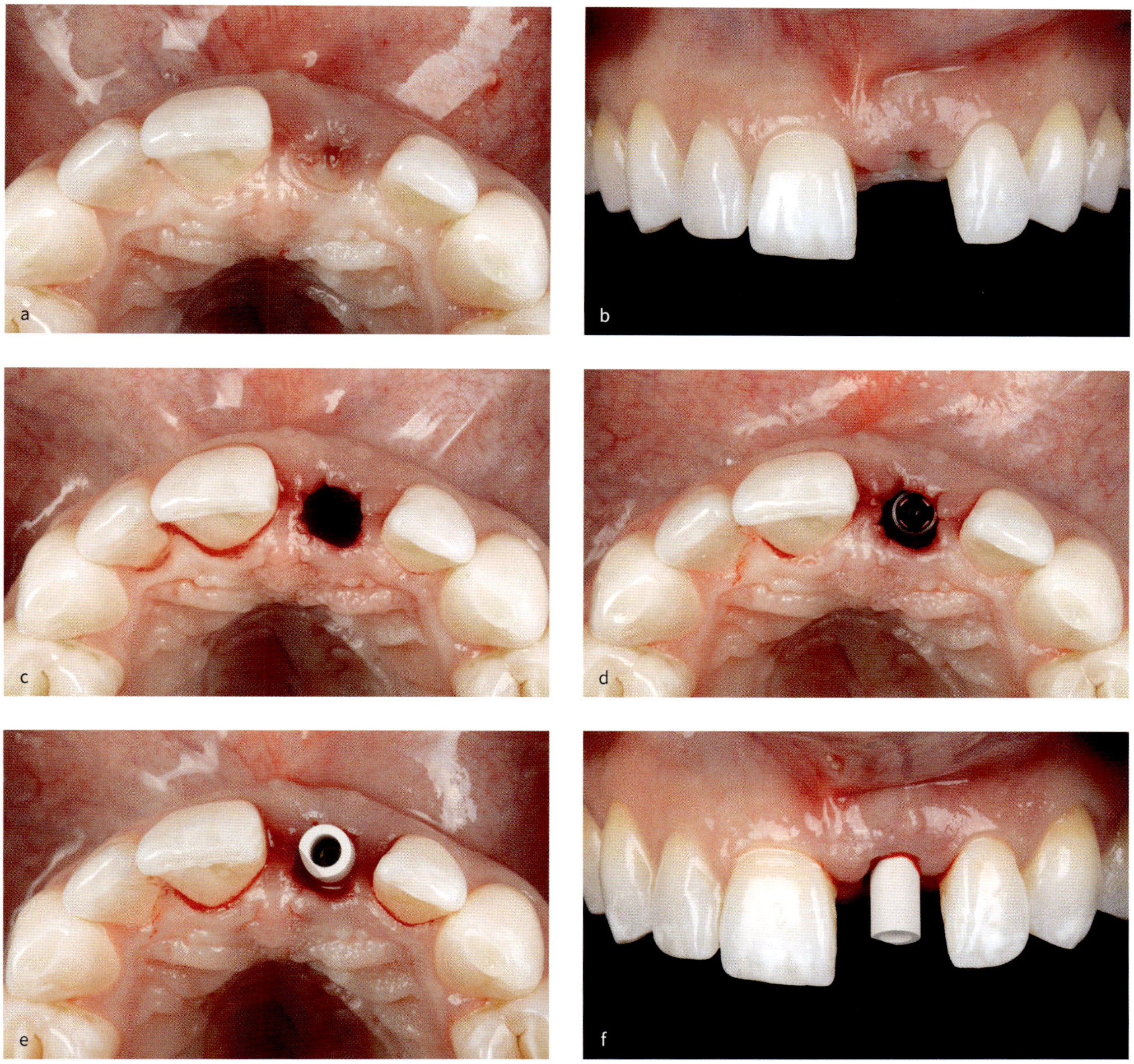

**Abb. 30a–f** Extraktion eines frakturierten oberen linken mittleren Schneidezahns und Sofortimplantation mit gleichzeitiger Auffüllung der Alveole mit bovinem Knochenmaterial und einem subepithelialen Bindegewebetransplantat (a–d). Intraorale Scans zum Zeitpunkt des Eingriffs mit einem am Sofortimplantat befestigten Scankörper zur Dokumentation der Implantatposition in Bezug auf die Nachbarzähne und das Weichgewebe (e–f).

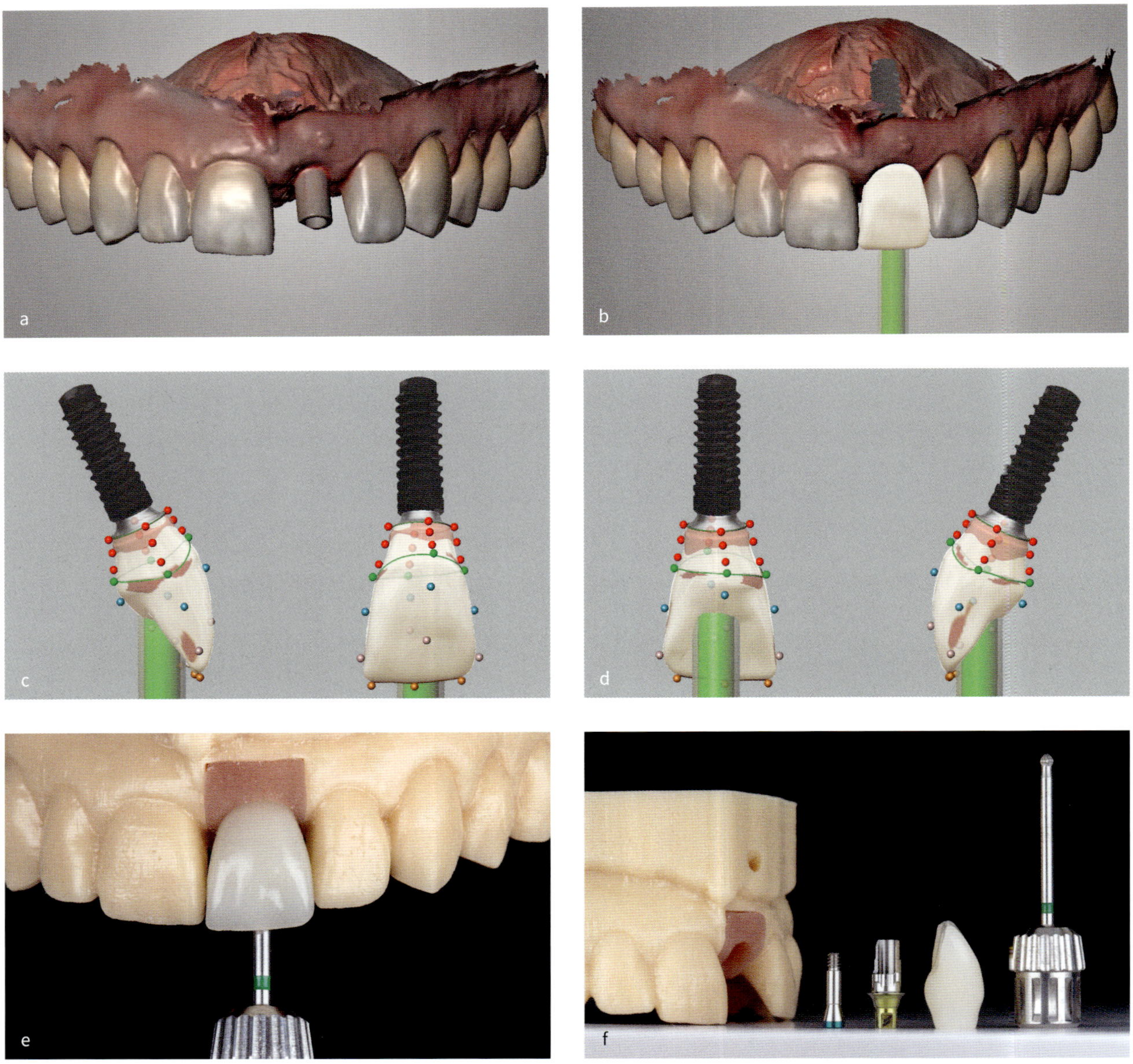


**Abb. 31a–f** Kronensofortversorgung auf einem Sekundärteil mit Titanbasis mit einem abgewinkelten Schraubenkanal, der anhand der intraoperativen digitalen Scans in der CAD-Software konstruiert wurde. Das Emergenzprofil entspricht dem Gingivarand des Zahns vor der Extraktion.

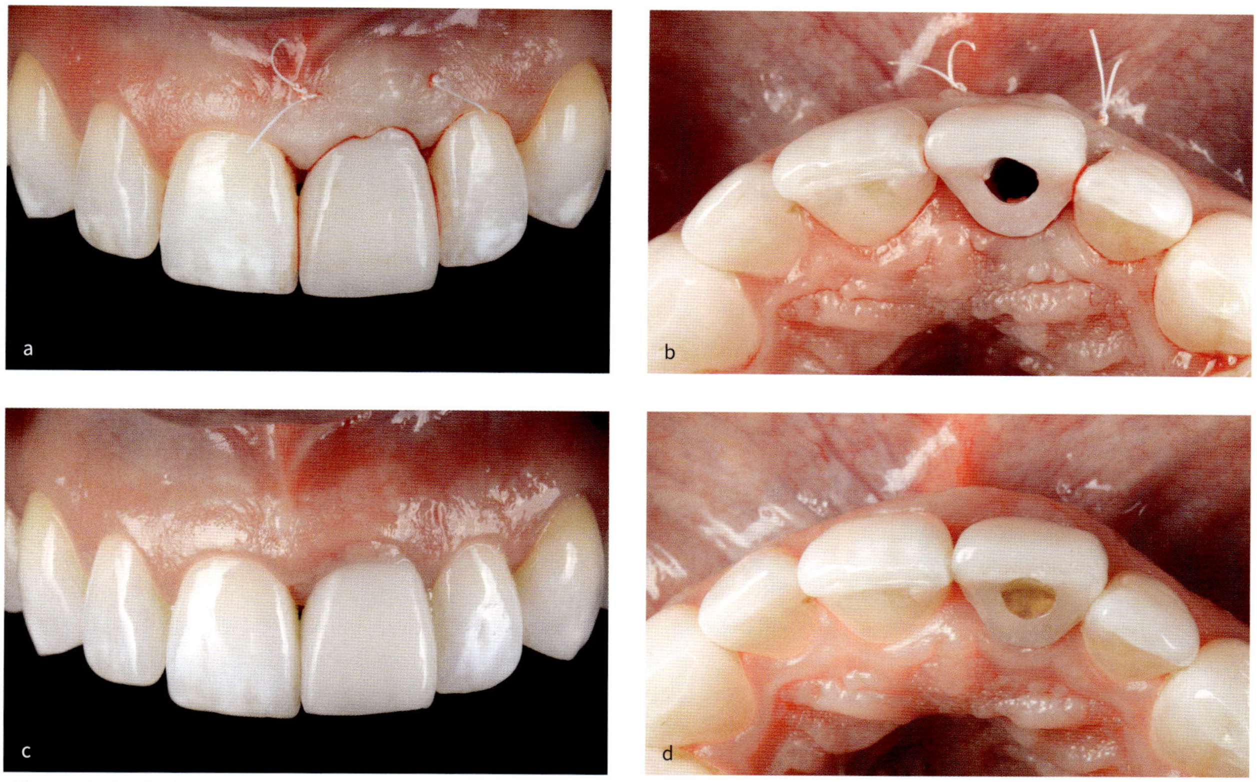

**Abb. 32a–d** Digital gefertigte Restauration zur Sofortbelastung, noch am selben Tag geliefert. Kaufläche etwas aus der Okklusion genommen (a–b). Nahtentfernung 3 Wochen später. Ausreichende Unterstützung der marginalen Mukosa und der Papillen durch die provisorische Versorgung (c–d). (Fotos mit freundlicher Genehmigung von Dr. Armand Putra.)

**DIREKTE FERTIGUNG:**
Implantatgetragene Provisorien können auch direkt in der Praxis angefertigt werden, um den Patienten unmittelbar nach der Extraktion mit Zahnersatz zu versorgen. Diese Vorgehensweise erfordert jedoch hohe klinische Fertigkeiten und verlängert die Behandlungsdauer.

Da hierbei Restaurationsmaterialien (z. B. freie Monomere und Kunststoffe) direkt in die frische Wunde appliziert werden, ist darauf zu achten, dass diese Materialien nicht in direkten Kontakt mit dem Implantat oder dem Knochenersatzmaterial kommen, da dies die Einheilung beeinträchtigen kann. Hier gibt es zwei unterschiedliche Vorgehensweisen:

***Direkte Fertigung: Vorgefertigte Restauration auf provisorischem Sekundärteil, Individualisierung des submukosalen Bereichs*** (Abb. 33 bis 37): Der erste Schritt besteht in der Auswahl eines geeigneten provisorischen Sekundärteils für die Sofortversorgung. Provisorische Sekundärteile aus Titan werden aufgrund ihrer Langlebigkeit und des geringeren Risikos technischer Komplikationen, die die Einheilung der Alveole beeinträchtigen könnten, empfohlen. Wenn möglich, sollte ein Sekundärteil mit adäquater Gingivahöhe und einem schmalen Emergenzprofil gewählt werden, oder – falls erforderlich – sollte das vorgefertigte provisorische Sekundärteil modifiziert werden, wobei Höhe und Breite entsprechend zu reduzieren sind. Dies gilt insbesondere im weiter apikalen Bereich, da die Plattform von Sofortimplantaten in der Regel leicht subkrestal liegt und der Kontakt des Sekundärteils mit dem krestalen Knochen ein vollständiges Einsetzen verhindern würde (Schoenbaum et al. 2012). Es kann Opaker auf das Sekundärteil aufgetragen werden, um einen Grauschimmer des Provisoriums zu verhindern, was in Bereichen mit hoher ästhetischer Priorität kritisch sein kann.

Nach der Modifikation und dem Einsetzen des Sekundärteils wird die interne Halteschraube mit Fingerkraft festgezogen und der Schraubenkanal z. B. mit PTFE-Band verschlossen. Zusätzlich sollte eine Schutzbarriere (z. B. ein kleines Stück steriler Kofferdam oder PTFE-Band) über die freiliegende Alveole und das Knochenersatzmaterial gelegt werden.

Eine externe Kronenform – dies kann ein individuelles Eierschalenprovisorium, ein ausgehöhlter Prothesenzahn oder die extrahierte Zahnkrone sein – wird dann so modifiziert, dass sie auf das provisorische Sekundärteil passt. Eine individuelle Kronenform kann indirekt über digitale oder analoge präoperative Abformungen hergestellt werden Die vorgefertigte Kronenform kann auch mit einem Positionsindex versehen werden, der sich an den Inzisalkanten der Nachbarzähne orientiert, um eine präzise Reponierung im Rahmen der intraoralen Pickup-Technik zu ermöglichen.

Anschließend wird die Kronenform mit einer kleinen Perle aus Kunststoff oder fließfähigem Komposit mit der koronalen Seite des Sekundärteils verbunden. Nach der Entnahme des Provisoriums werden die verbleibenden Lücken zwischen Krone und Sekundärteil aufgefüllt und das Emergenzprofil modelliert und poliert, während das Provisorium in einem Laboranaloghalter ruht. Die Oberfläche des submukosalen Teils der Restauration muss sorgfältig poliert werden.

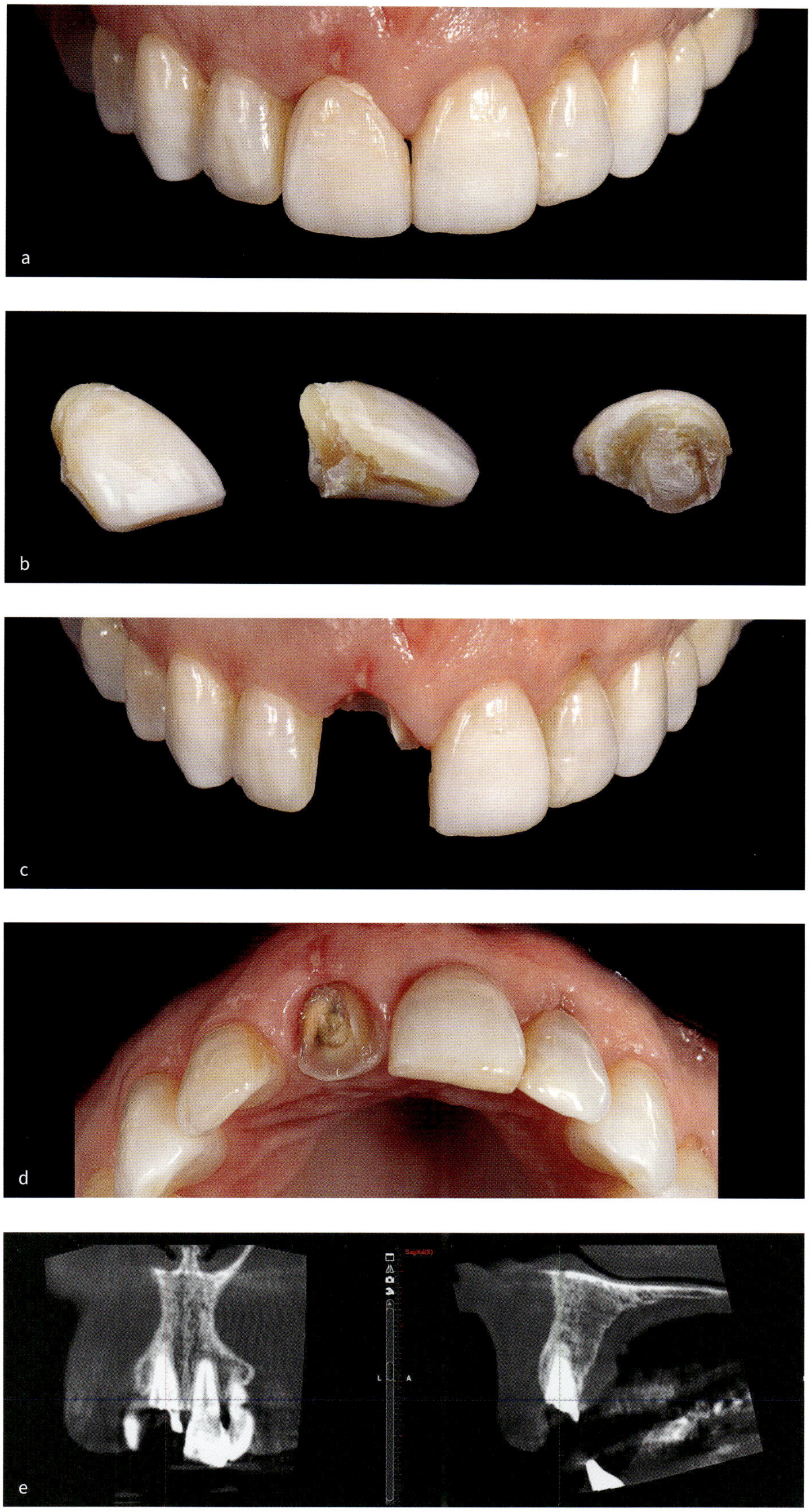

**Abb. 33a–e** Oberer rechter mittlerer Schneidezahn mit einer horizontalen Fraktur. Der Zahn wurde als nicht erhaltungswürdig eingestuft (a–d). Die DVT-Auswertung zeigte einen günstigen Verlauf des vestibulären, apikalen und palatinalen Knochens (e). Der Zahn sollte im Rahmen einer Sofortimplantation vom Typ 1A mit Sofortbelastung ersetzt werden.

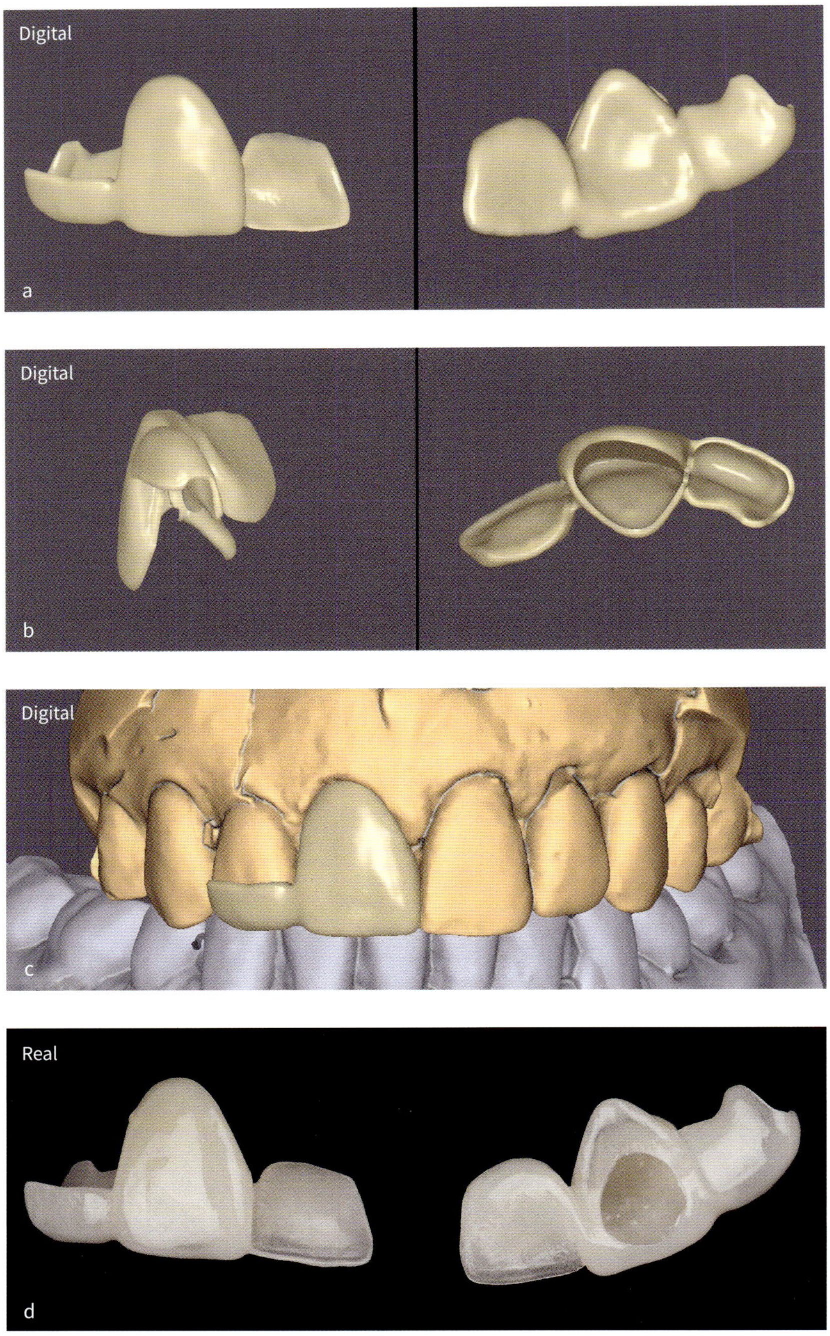


**Abb. 34a–d** Digitale Konstruktion eines individuellen Schalenprovisoriums für Zahn 11 mit Führungen an Zahn 11 und 21 zur besseren Positionierung bei der intraoralen Abformung (a–b). Das Schalenprovisorium folgt eng dem Gingivarand, um eine ausreichende Abstützung der Mukosa zu gewährleisten (c). Gefrästes oder 3-D-gedrucktes und manuell poliertes Schalenprovisorium vor dem chirurgischen Eingriff.

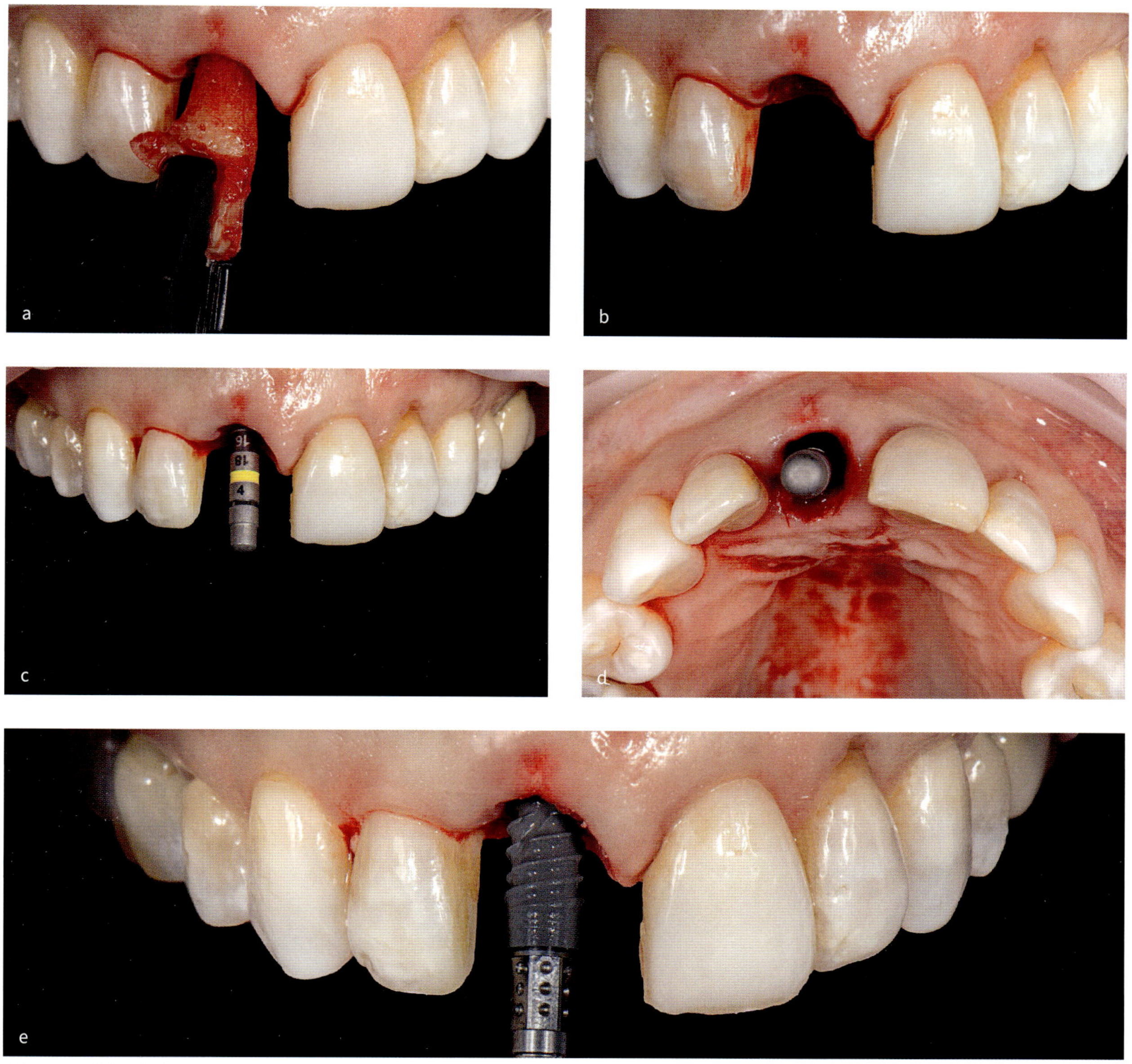

**Abb. 35a–e** Chirurgisches Vorgehen nach einem Typ-1A-Protokoll, einschließlich Extraktion der Wurzel (a), Beurteilung der Alveole und Reinigung (b), Vorbereitung der Osteotomie (c–d) und Implantatinsertion (e), gefolgt von der Auffüllung des Spalts mit bovinem Knoschenmaterial.

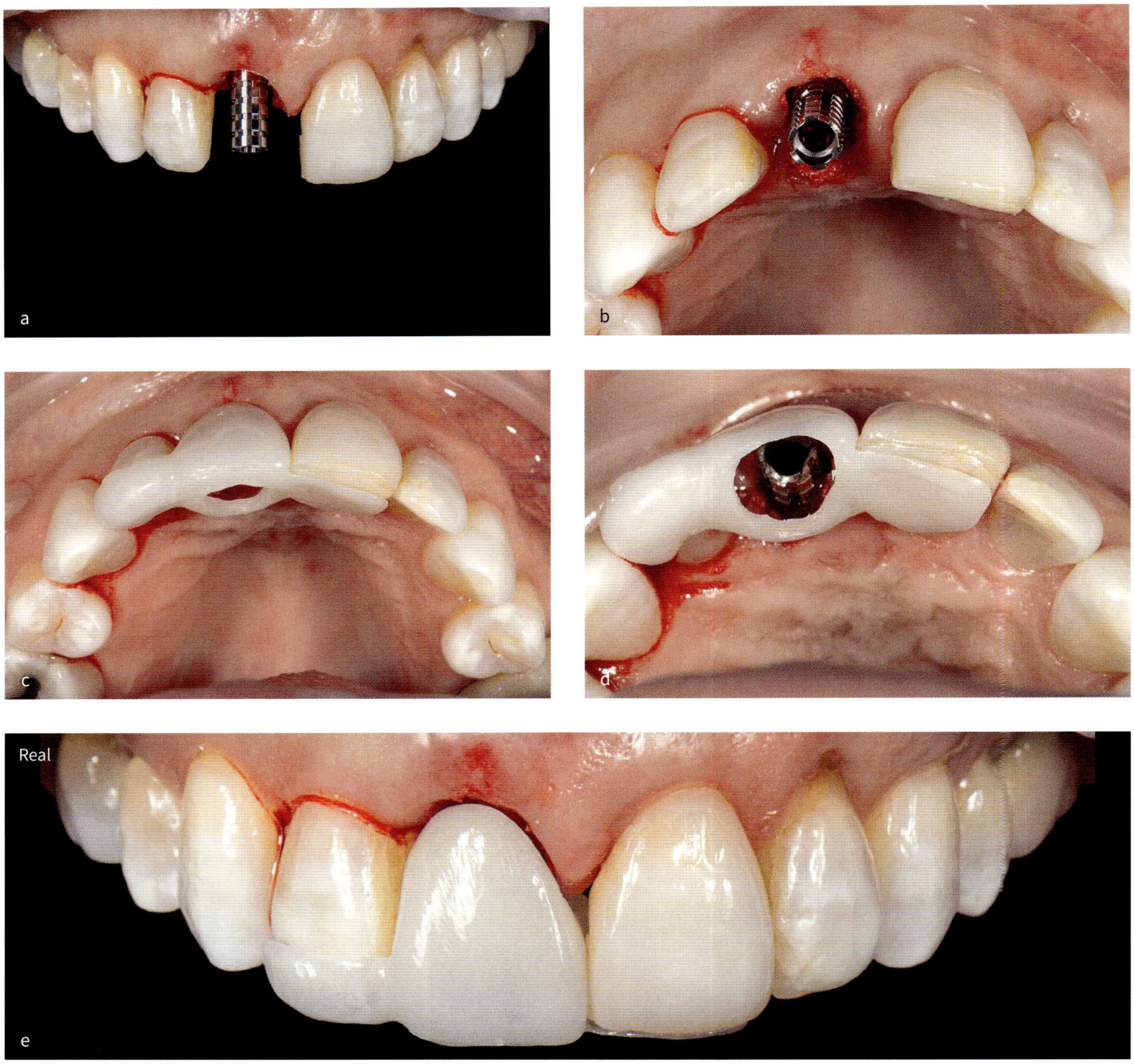


**Abb. 36a–e** Provisorisches Sekundärteil aus Titan nach der Implantation (a–b). Individuelles Schalenprovisorium für die intraorale Pickup-Technik mit fließfähigem Komposit oder Kunststoff (c–e).

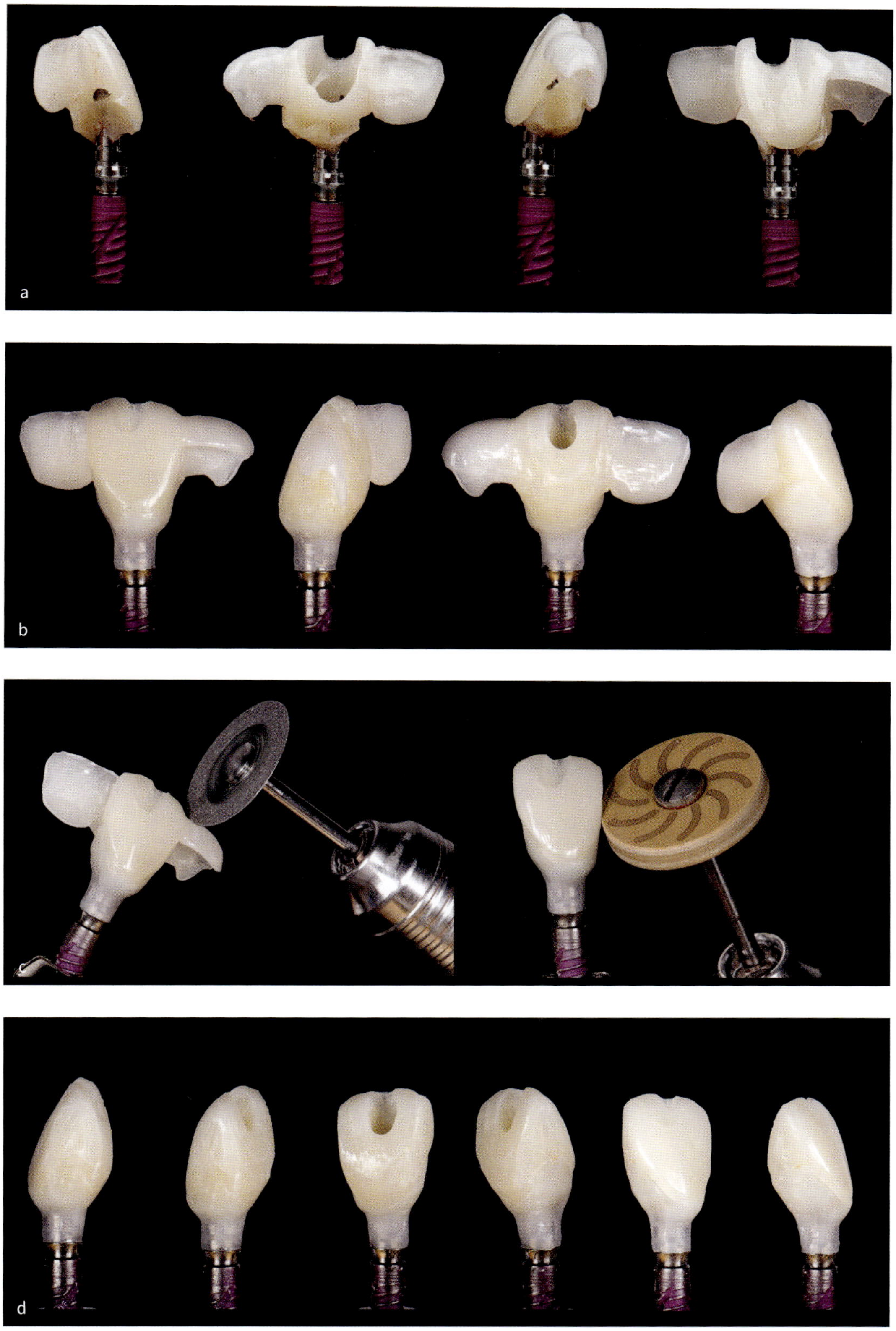

**Abb. 37a–d** Das Sekundärteil und das Schalenprovisorium wurden vom Implantat abgenommen (a) und mit Kunststoff oder fließfähigem Komposit ergänzt, um die Verbindung zwischen Sekundärteil und Provisorium zu vervollständigen und ein adäquates Emergenzprofil zu erhalten. Die Flügel des Provisoriums wurden dann entfernt (c) und das fertige Provisorium mit Hilfe eines Laboranalogs sorgfältig geformt und poliert (c–d).

***Direkte Fertigung: Individuelles submukosales Profil, vollanatomische Krone*** (Abb. 38 bis 41): Der Hauptvorteil dieser Option besteht darin, dass das Risiko einer Ausbreitung des Restaurationsmaterials im Operationsbereich vermieden wird.

Der erste Schritt besteht darin, ein Studienmodell anzufertigen, um die kritischen Konturen des vorhandenen Zahns zu erfassen, insbesondere die bukkolingualen und mesiodistalen Dimensionen der Alveolenöffnung. Außerdem ist es wichtig, den Abstand zwischen dem Gingivarand und der geplanten Position der Implantatplattform mit einem DVT-Scan zu bestimmen. Mit diesen Informationen wird ein provisorisches Sekundärteil extraoral mit fließfähigem Komposit beschichtet, um eine vorläufige, aber genaue Konfiguration des submukosalen Profils zu erhalten. Die subkritische Kontur muss im vestibulären und approximalen Bereich so konkav wie möglich sein. Die Oberfläche des submukosalen Teils der Restauration muss sorgfältig poliert werden.

Nach der Sofortimplantation wird das individuelle provisorische Sekundärteil vorsichtig eingesetzt, um festzustellen, ob für einen korrekten Sitz noch kleinere Anpassungen erforderlich sind. Das Sekundärteil muss sorgfältig modifiziert werden, um eine kritische Kontur zu schaffen, die den vorhandenen vestibulären Gingivarand und die Papillen adäquat unterstützt, und eine subkritische Kontur, die so konkav wie möglich ist, um ausreichend Platz für das Koagulum und das Transplantatmaterial zu schaffen und ein optimales Einheilergebnis zu gewährleisten.

Wenn die submukosale Kontur des Provisoriums den gewünschten Zielen entspricht, wird im nächsten Schritt mit einem zuvor hergestellten Silikonindex der Kronenanteil gefertigt. Alternativ können auch handelsübliche Schalenprovisorien verwendet werden, um die Herstellung des submukosalen Profils zu unterstützen. In der Regel ist jedoch eine Nachbearbeitung der Kontur erforderlich.

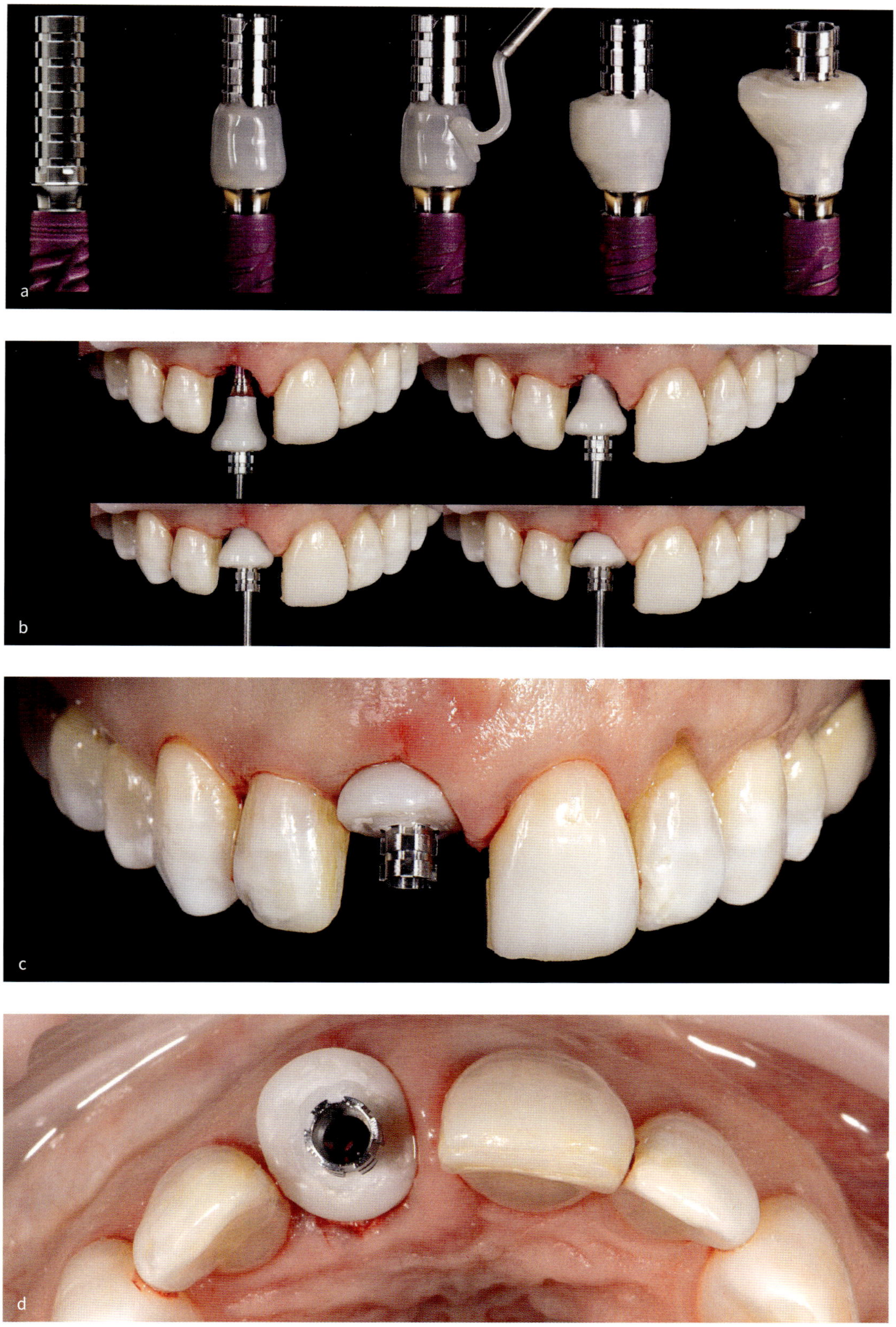

**Abb. 38a–d** Anpassung des Emergenzprofils des Provisoriums an die Gingivakontur des extrahierten Zahns mit fließfähigem Komposit (a–b). Die Alveole wurde entsprechend dem Emergenzprofil des Provisoriums verschlossen, sodass eine Barriere für die direkte Herstellung der Krone entstand (c–d).

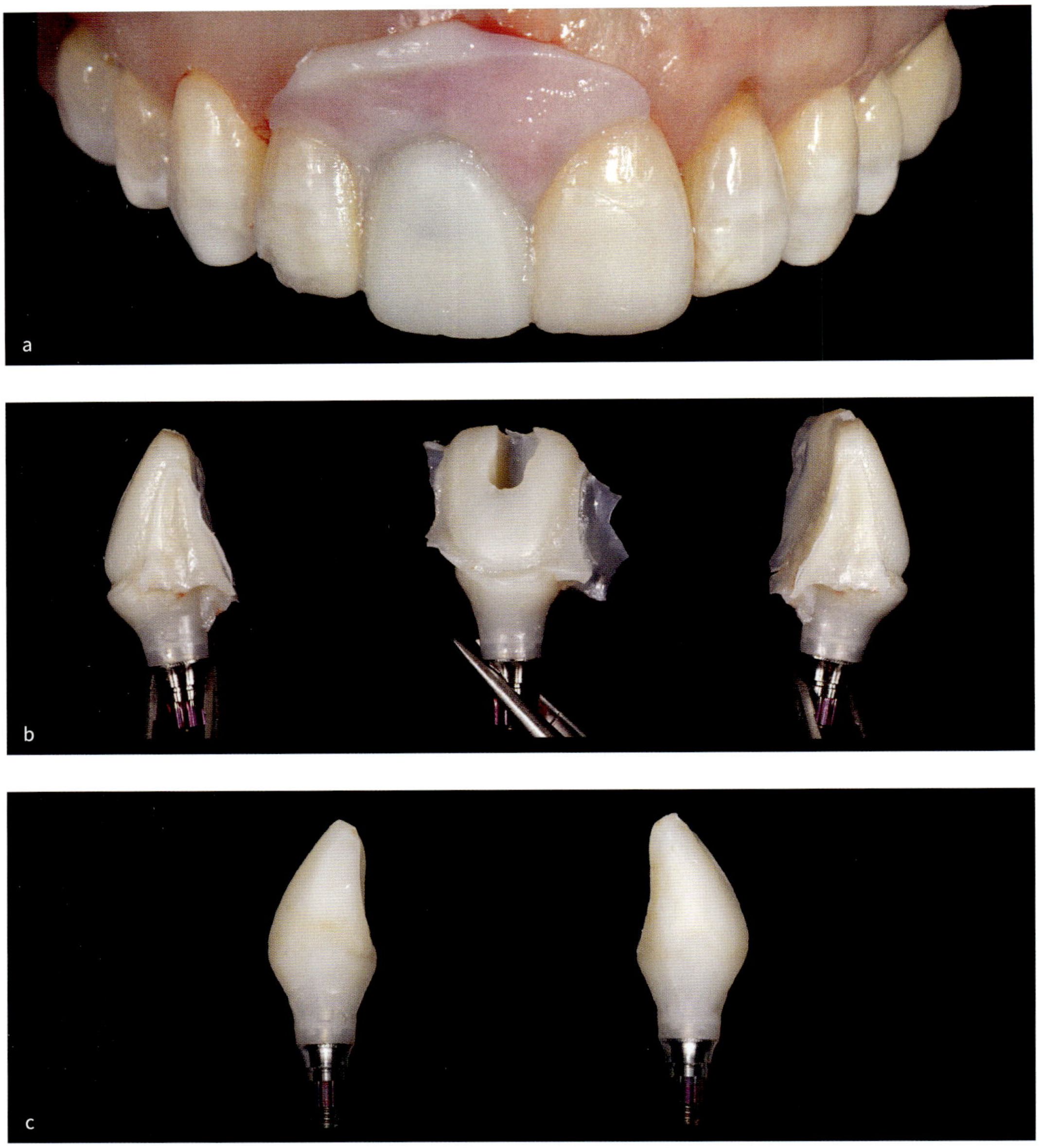

**Abb. 39a–c** Externe Matrix auf einem diagnostischen Wax-up zur Anfertigung eines Sofortprovisoriums aus Bisacrylkomposit oder Kunststoff (a–b). Zuvor musste die Alveole abgedichtet werden; der Schraubenkanal und die Unterschnitte sind auszusparen. Die Restauration wurde extraoral auf die definitiven Konturen getrimmt und poliert (c).

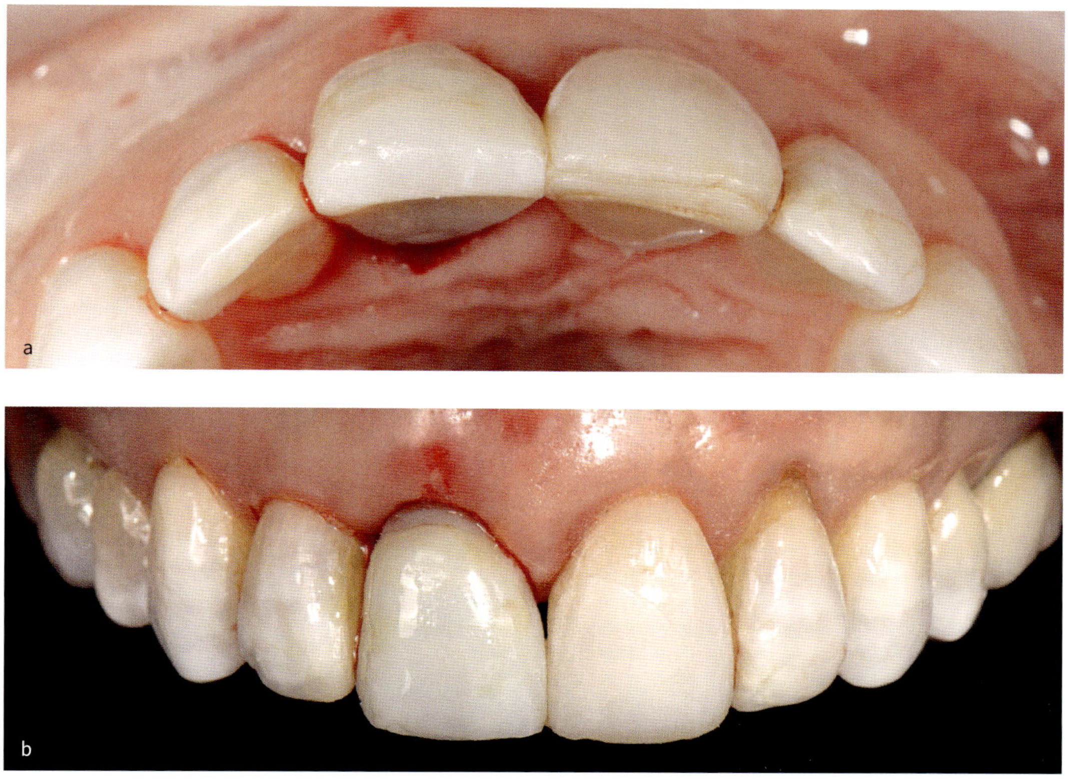

**Abb. 40a–b** Sofortprovisorium am Tag der Extraktion und Implantation mit ausreichender Abstützung der marginalen Mukosa und Abdichtung der Alveole.

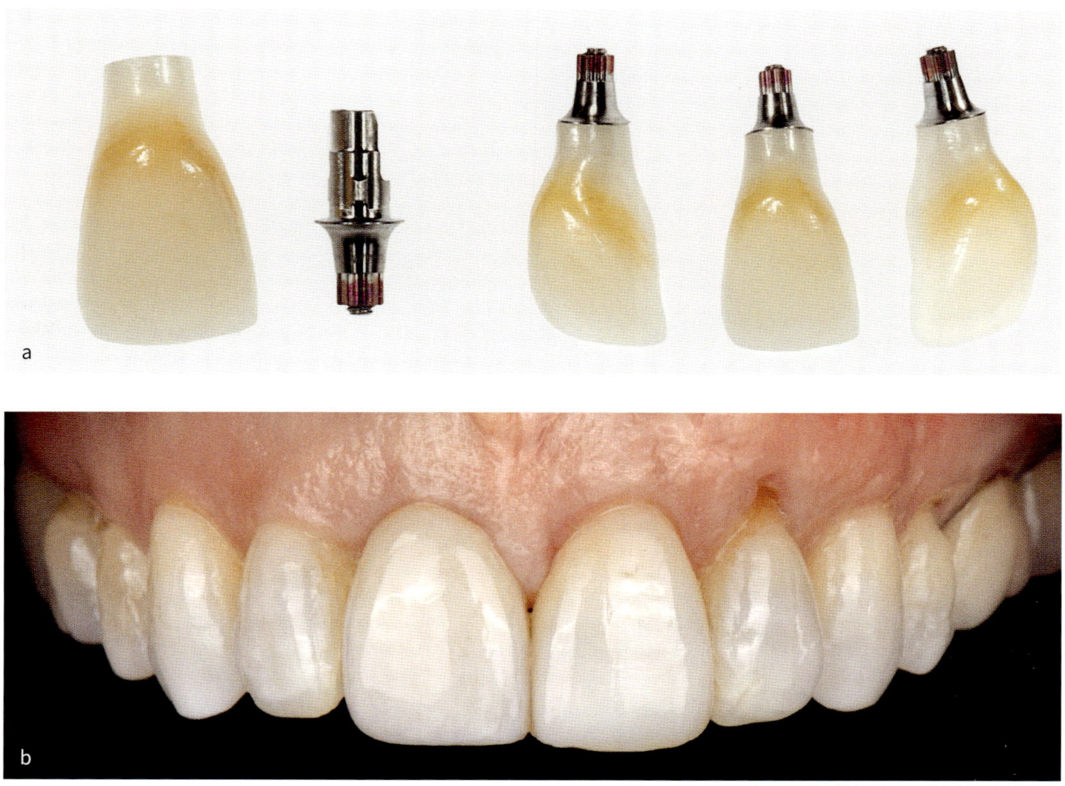

**Abb. 41a–b** Definitive Versorgung aus verblendetem Zirkonoxid auf einem Sekundärteil aus Titan nach 6 Monaten Einheilung (a). Definitive Versorgung. Hervorragendes ästhetisches Ergebnis und guter Zustand des periimplantären Weichgewebes (b).

**DIGITAL VORGEFERTIGTES INDIVIDUELLES PROVISORIUM**

Bei einem vollständig digitalen Ansatz mit virtueller Implantatplanung und schablonengeführter Implantatchirurgie kann eine komplette provisorische Versorgung auf Grundlage der virtuell geplanten Implantatposition hergestellt werden, wie in Abbildung 42 und 43 dargestellt. Dies erfordert einen hochpräzisen Workflow und sollte dann keine Änderung der geplanten Implantatposition intraoperativ mehr notwendig machen. Jede geringfügige Änderung oder Abweichung der tatsächlichen von der geplanten Implantatposition führt dazu, dass die provisorische Versorgung stark modifiziert werden muss oder gar nicht verwendet werden kann (Hamilton et al. 2022). Zu den Vorteilen dieses digitalen Ansatzes gehört eine deutliche Verkürzung der Zeit zwischen Implantation und prothetischer Versorgung. Auch wird das Risiko einer Kontamination des Operationsfelds verringert.

Der Ansatz ermöglicht zudem die Vorfertigung eines digital entworfenen individuellen Gingivaformers bei der Einheilung, der die Form der vorhandenen Zahnwurzel auf Höhe der freien Gingiva kopiert, wenn ein Typ-1C-Protokoll gewählt wird oder die intraoperativen Kriterien für die Sofortbelastung nicht erfüllt sind. Die Kontur der CAD-Implantatversorgung kann auch in Bezug auf die im DVT-Scan sichtbare Knochenanatomie beurteilt werden, um sicherzustellen, dass eine Knochenbeeinträchtigung vermieden wird.

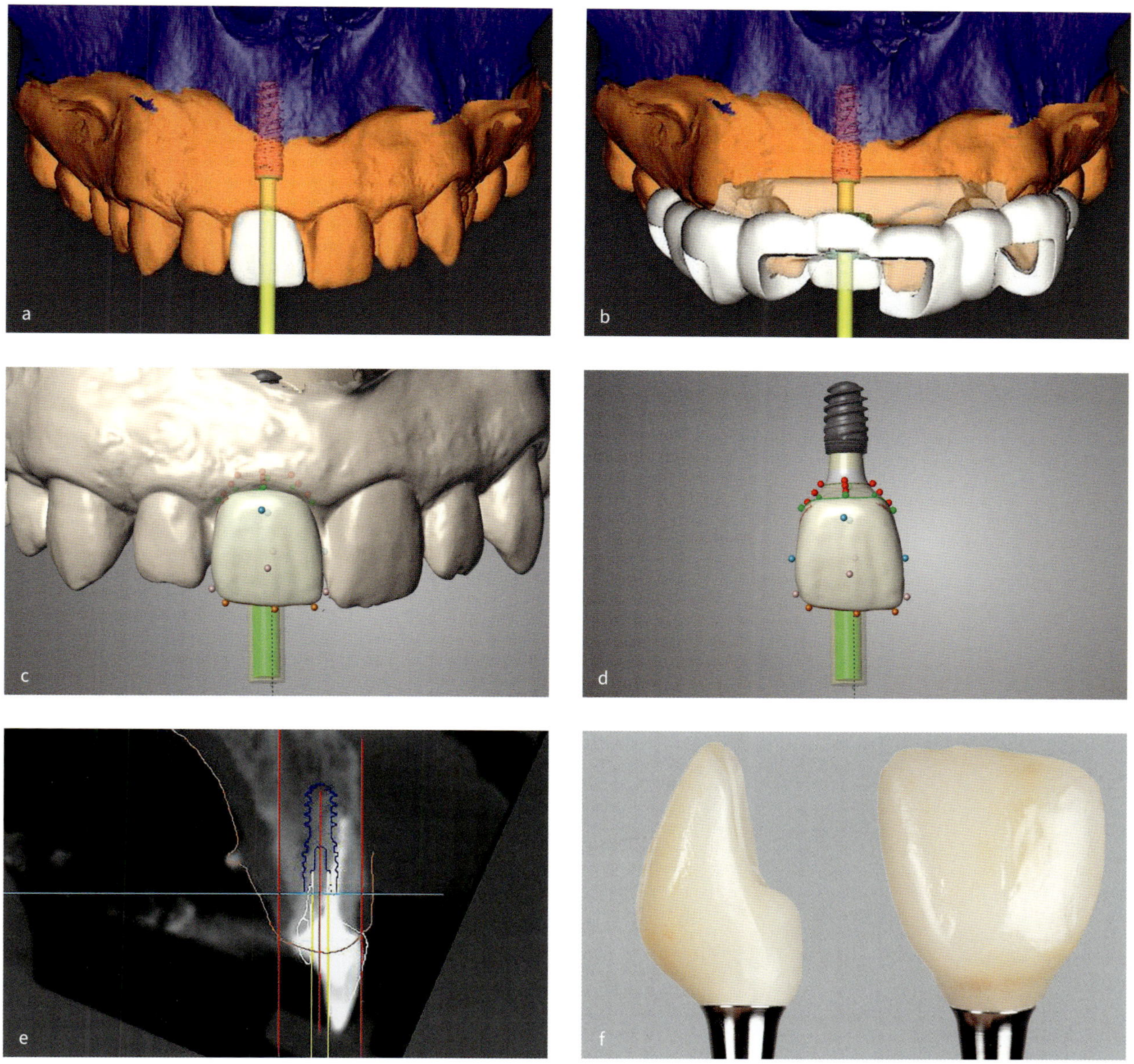

**Abb. 42a–f** Digitale Fertigung einer individuellen implantatgetragenen provisorischen Krone auf Basis der virtuell geplanten Implantatposition (a). Kontur der Restauration, die die restaurativ gesteuerte Implantatposition vorgab (b). In der CAD-Software konstruiertes Emergenzprofil, wobei die kritische Kontur an die Gingivakontur des zu extrahierenden Zahns angepasst wurde (c–d). Das Design der Restauration wurde in die virtuelle Implantatplanungssoftware importiert, um Bereiche mit potenziellem Knochenkontakt zu visualisieren (e). Aus PMMA gefräste und extraoral auf das Sekundärteil mit Titanbasis zementierte Restauration für die chirurgische Sitzung (f).

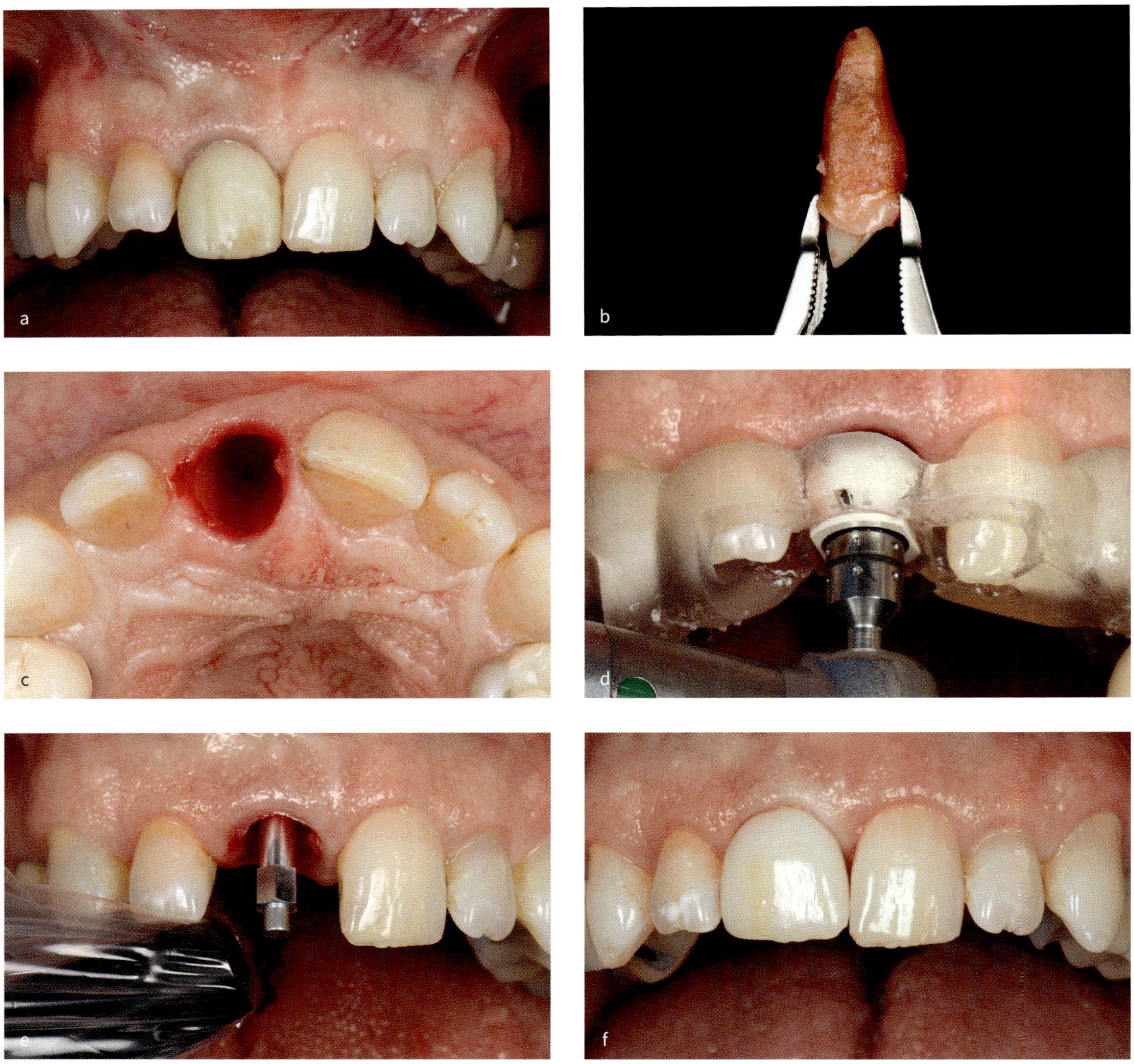

**Abb. 43a–f** Am Tag der Implantation extrahierter Zahn (a–c). Das Implantat wurde nach einem vollständig schablonengeführten chirurgischen Protokoll inseriert (d). Wenn die intraoperativen Kriterien für eine Sofortbelastung erfüllt sind (e), kann das individuelle vorgefertigte Provisorium eingegliedert werden (f). (Fotos mit freundlicher Genehmigung von Dr. Luiz Gonzaga.)

## 4.2.6 Eingliederung der Versorgung

Die Eingliederung der Restauration beginnt mit der vorsichtigen Entfernung des Gingivaformers, der für die Dauer der Herstellung eingesetzt wurde, um zu verhindern, dass Transplantatmaterial zwischen Implantat und Sekundärteil gelangt. Die provisorische Versorgung wird vorsichtig eingesetzt, und zur Überprüfung des korrekten Sitzes wird eine Röntgenaufnahme angefertigt. Die Halteschraube des Provisoriums wird nach Herstellerangaben für das verwendete provisorische Sekundärteil angezogen und der Schraubenkanal mit PTFE-Band und provisorischem Komposit verschlossen (Abb. 44a–b und 45a–c).

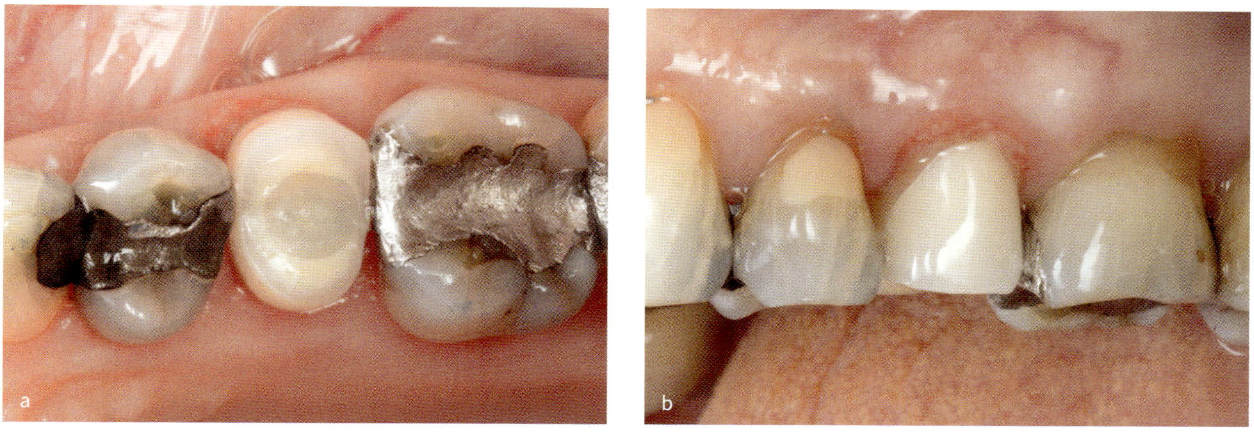

**Abb. 44a–b** Provisorische Sofortversorgung 2 Wochen nach Sofortimplantation und Belastung.

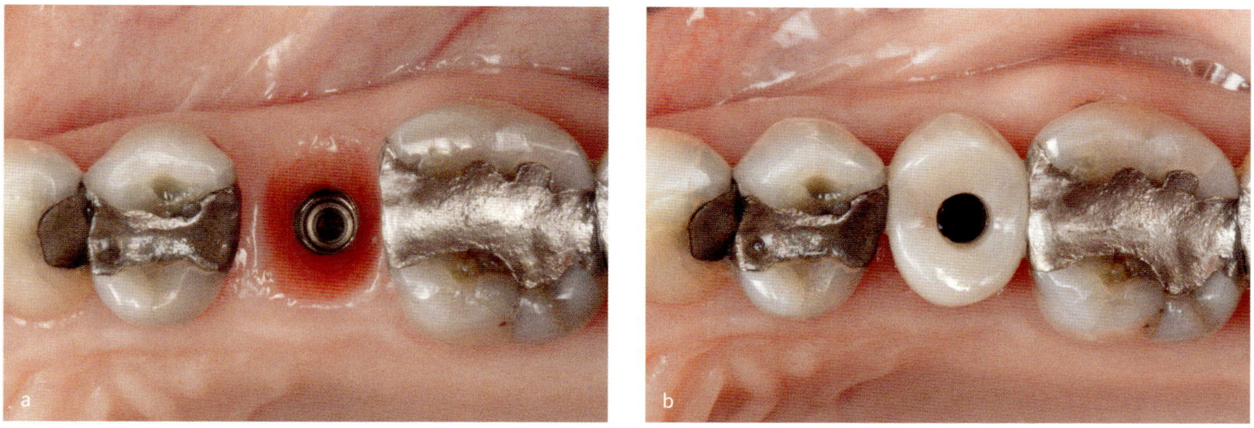

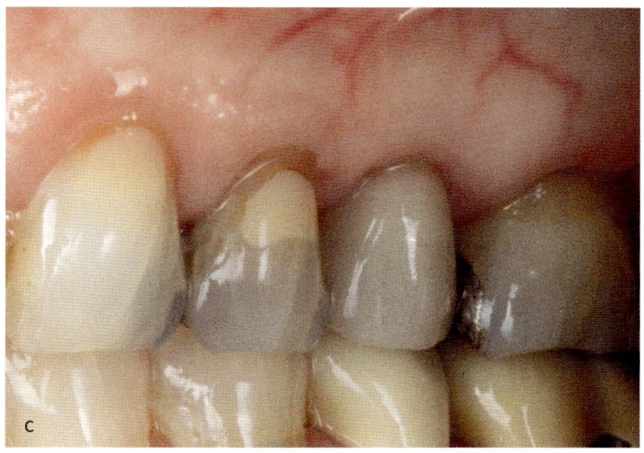

**Abb. 45a–c** Definitive Versorgung und Weichgewebekonturen 9 Monate später.

### 4.2.7 Alternativen zur Sofortbelastung

Wenn keine Indikation für eine Sofortbelastung vorliegt oder die intraoperativen Kriterien für eine Sofortbelastung nach der Sofortimplantation nicht erfüllt sind, ist das Typ-1C-Protokoll indiziert. In dieser Situation kann ein individueller Gingivaformer als Einheilkappe oder ein entsprechend geformtes festsitzendes Brückenzwischenglied verwendet werden, um die gleichen biologischen Ziele wie bei einer sofortigen provisorischen Versorgung zu erreichen (Finelle und Lee 2017, Perez et al. 2019, Alexopoulou et al. 2021, Finelle et al. 2021, Lilet et al. 2022).

Ein Beispiel für dieses Vorgehen ist der Fall eines oberen linken mittleren Schneidezahns (Zahn 21), der extrahiert werden musste und intraoperativ kein ausreichendes Eindrehmoment für die Implantatinsertion erreicht werden konnte (Abb. 46 bis 56). Obwohl das Ziel eine Sofortimplantation ohne Aufklappung und Sofortbelastung (Typ 1A) war, gab es einen erforderlichen Notfallplan für den Fall, dass intraoperativ Komplikationen auftreten, die ein Typ-1A-Protokoll ausschließen würden, z. B. eine Verletzung der vestibulären Knochenwand, die eine Aufklappung erforderlich machen würde, oder eine unzureichende Primärstabilität für eine Sofortbelastung.

Der digitale Workflow ermöglichte in diesem Fall die Vorabkonstruktion eines individuellen Gingivaformers als Einheilklappe, der in Verbindung mit einem herausnehmbaren provisorischen Zahnersatz als Notfallplan verwendet werden konnte. Der individuelle Gingivaformer bot eine ideale Unterstützung für die suprakrestale Gingiva und schützte nach der Sofortimplantation das Knochentransplantat.

Obwohl dieser Ansatz auch im Frontzahnbereich angewendet werden kann, ist die Technik am vorteilhaftesten im Seitenzahnbereich, wo das Risiko höher ist und die Vorteile der Sofortbelastung nicht so bedeutsam sind.

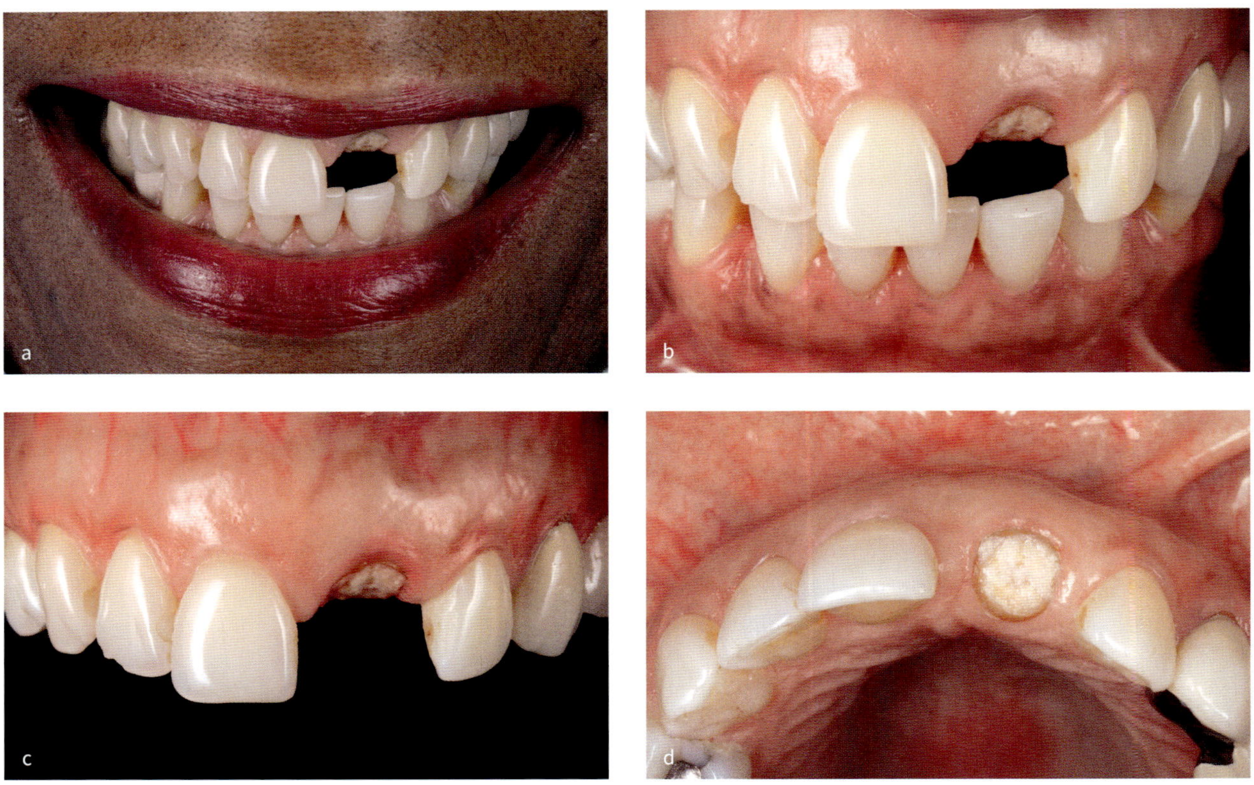


**Abb. 46a–d** Präoperativer klinischer Befund. Zahn 21 eines Patienten mit mittelhoher Lachlinie, dickem gingivalem Phänotyp und zufriedenstellender Architektur der Gingiva.

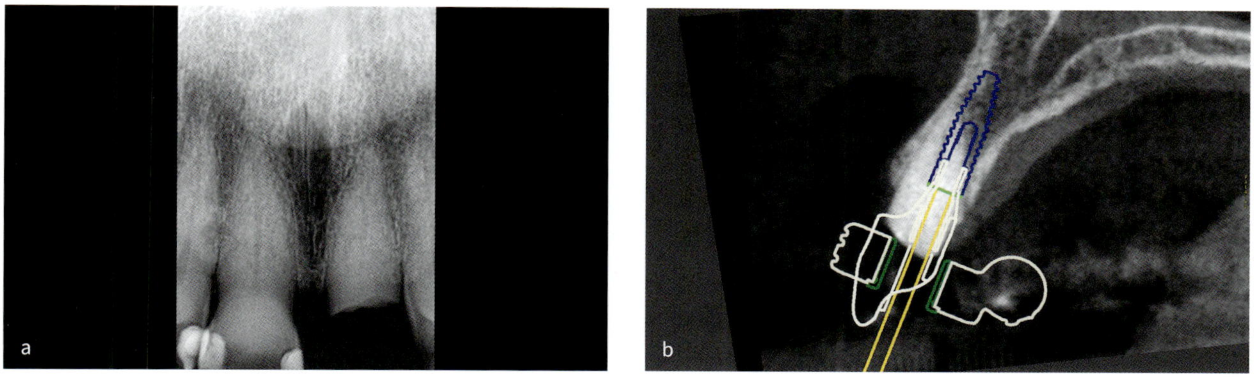

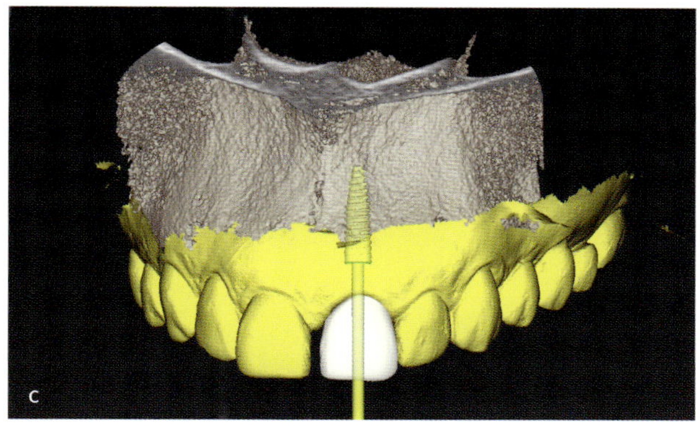

**Abb. 47a–c** Auswertung eines Zahnfilms und eines DVT-Scans. Dicke vestibuläre Knochenwand und ausreichende apikale und palatinale Knochensubstanz für die Primärstabilität.

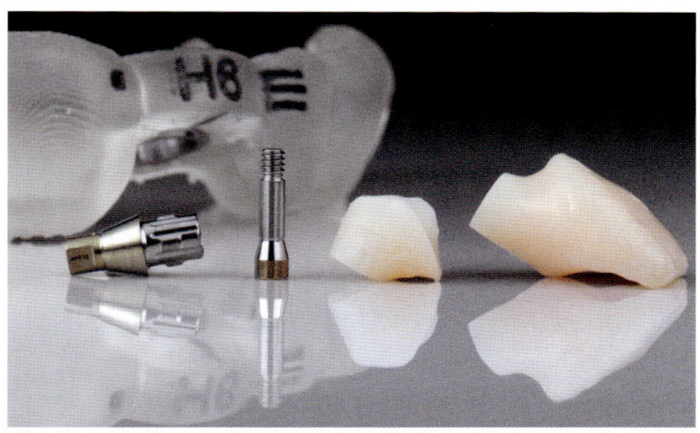

**Abb. 48** 3-D-gedruckte chirurgische Schablone, provisorische Krone und individueller Gingivaformer für die Einheilphase, der auf Basis der virtuell geplanten Implantatposition entworfen und gefertigt wurde.

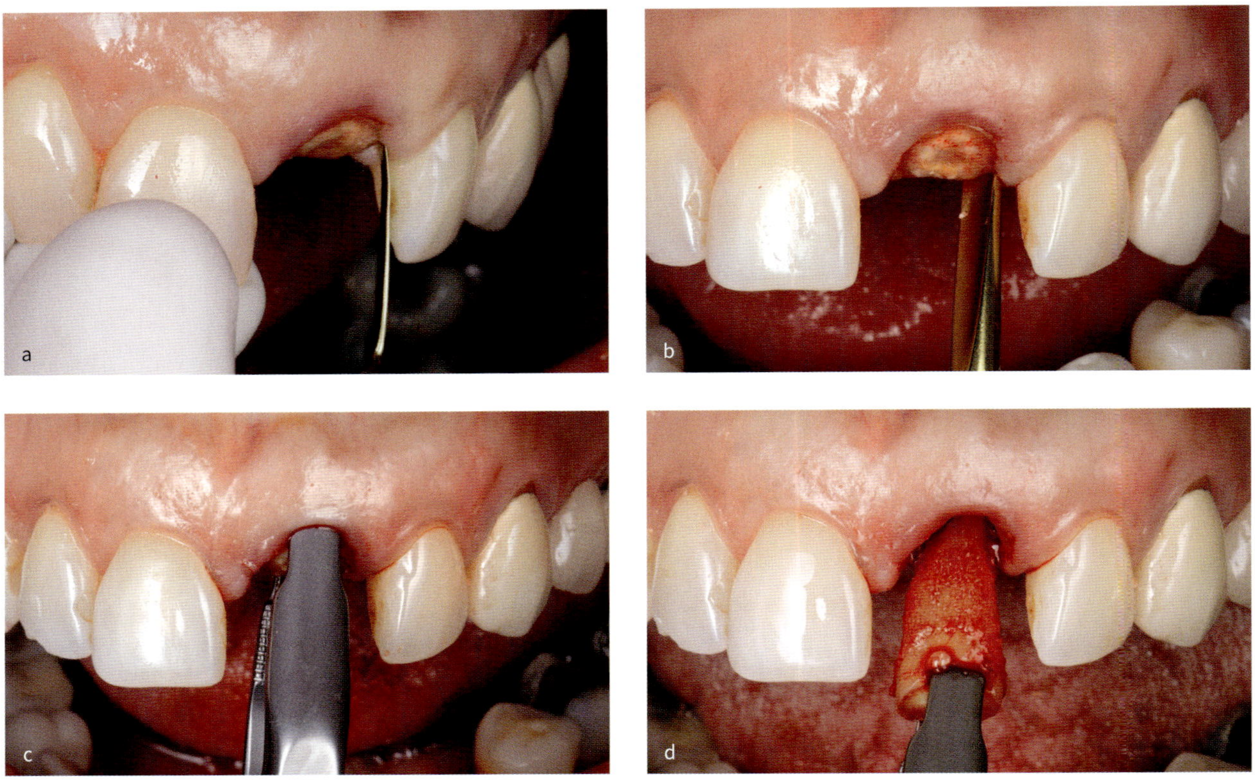

**Abb. 49a–d** Minimal traumatische Extraktion der Wurzel.

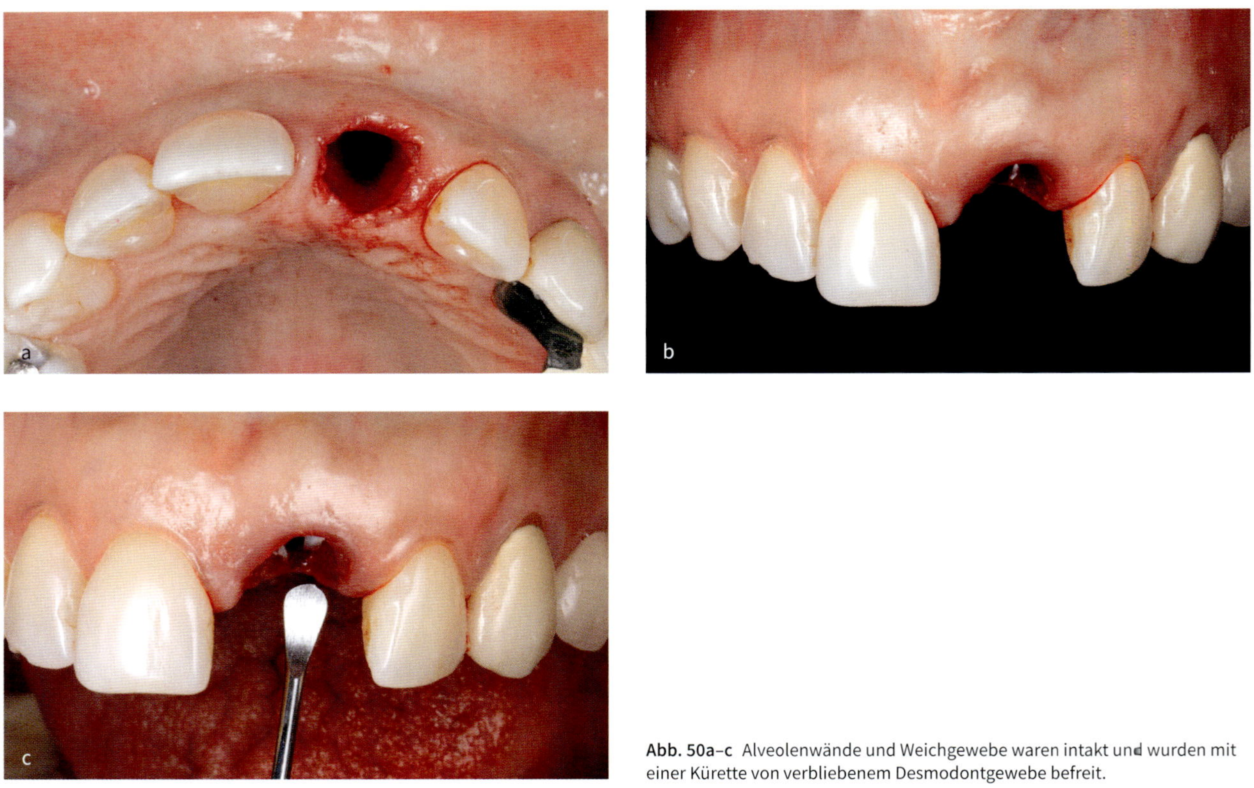

**Abb. 50a–c** Alveolenwände und Weichgewebe waren intakt und wurden mit einer Kürette von verbliebenem Desmodontgewebe befreit.

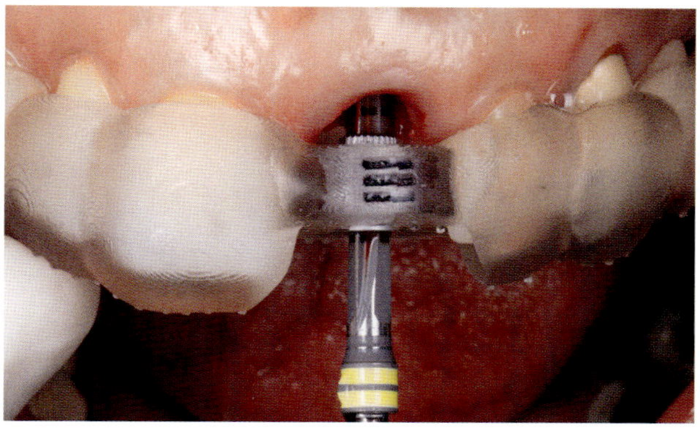

**Abb. 51** Schablonengeführte Präparation der Osteotomie.

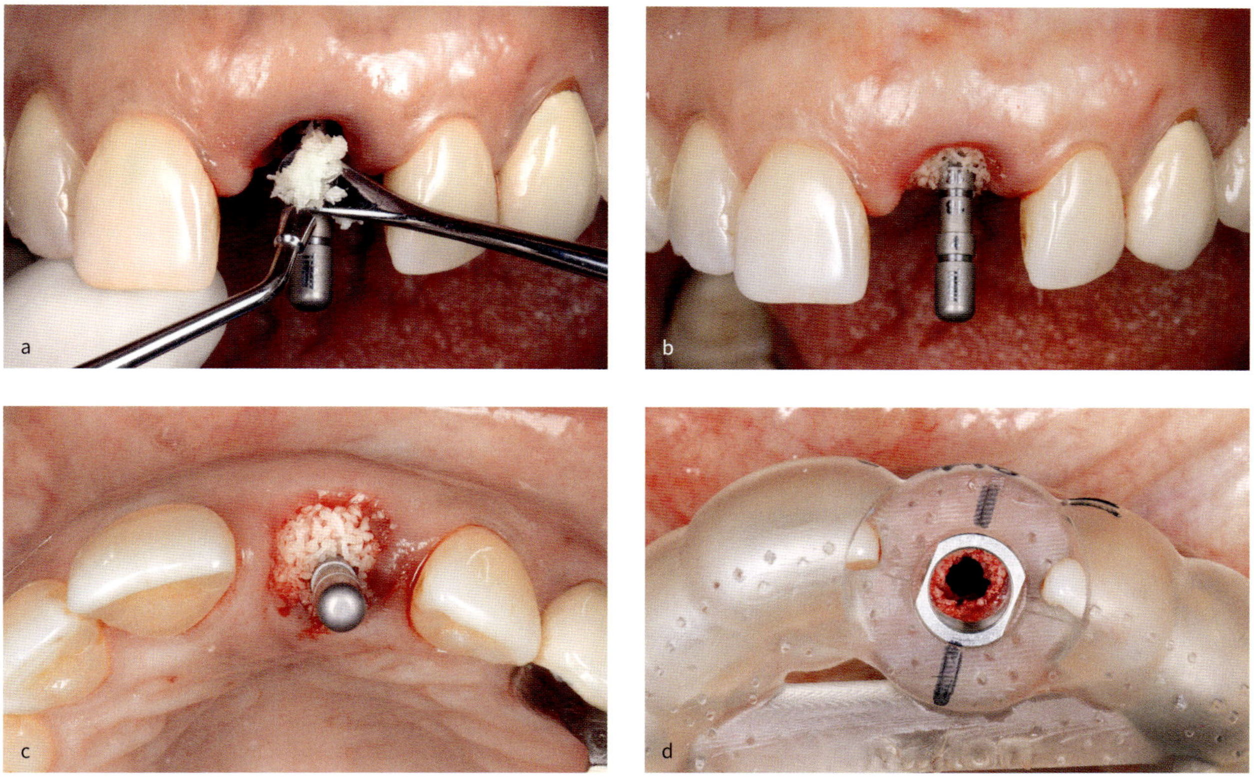

**Abb. 52a–d** Einbringen eines kortikalen gefriergetrockneten Knochenallotransplantats mit einem Positionsindikator.

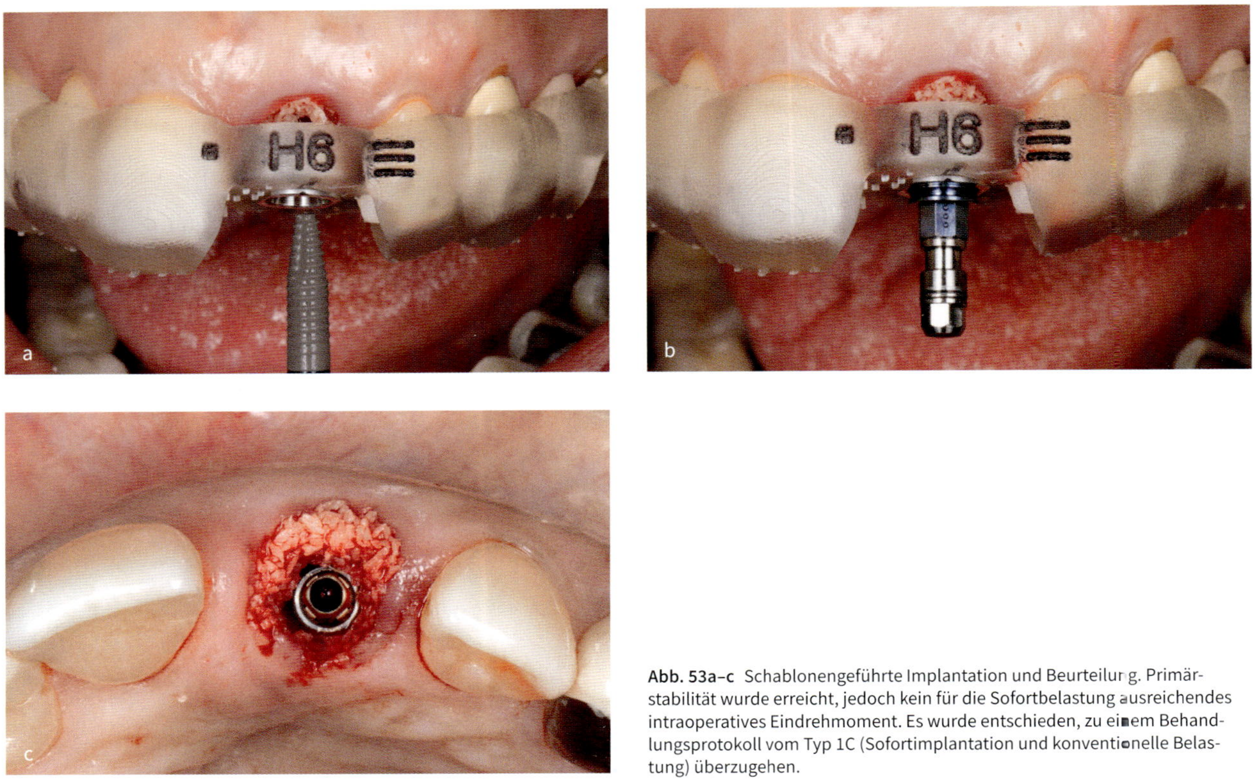

**Abb. 53a–c** Schablonengeführte Implantation und Beurteilung. Primärstabilität wurde erreicht, jedoch kein für die Sofortbelastung ausreichendes intraoperatives Eindrehmoment. Es wurde entschieden, zu einem Behandlungsprotokoll vom Typ 1C (Sofortimplantation und konventionelle Belastung) überzugehen.

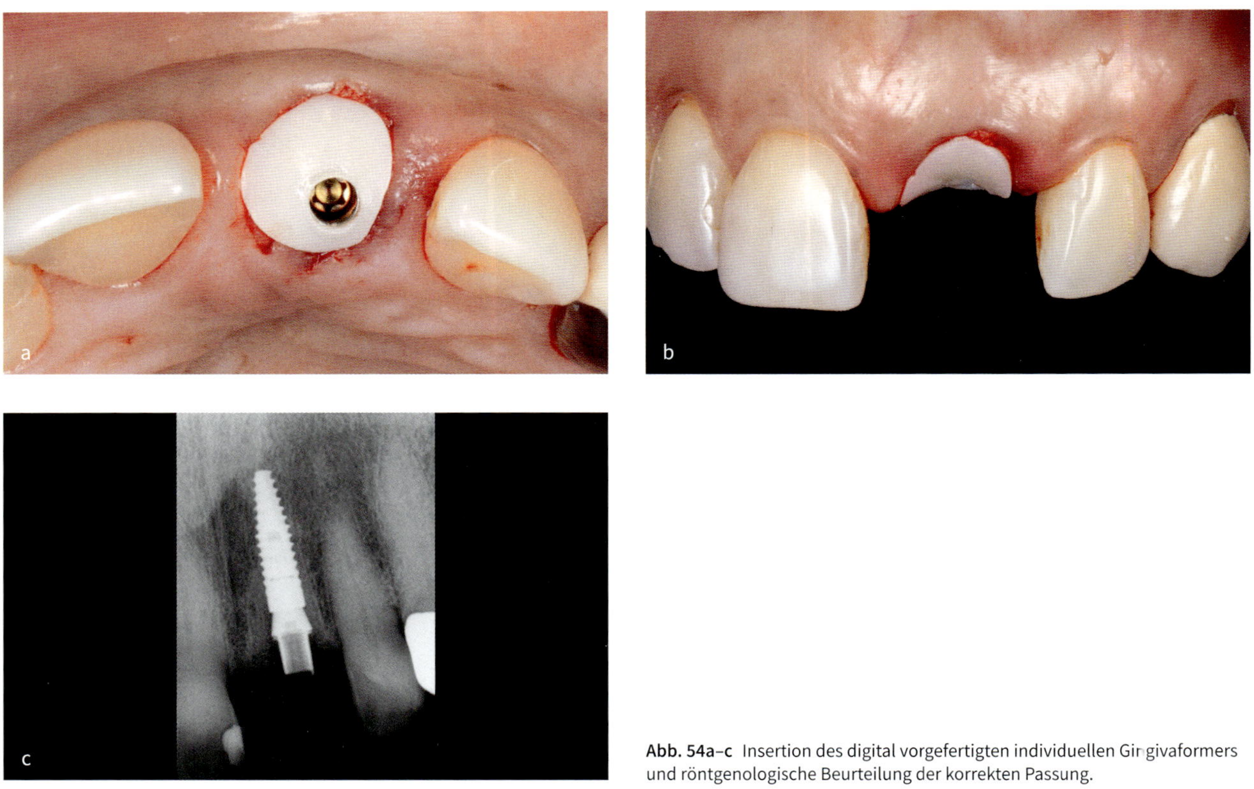

**Abb. 54a–c** Insertion des digital vorgefertigten individuellen Gingivaformers und röntgenologische Beurteilung der korrekten Passung.

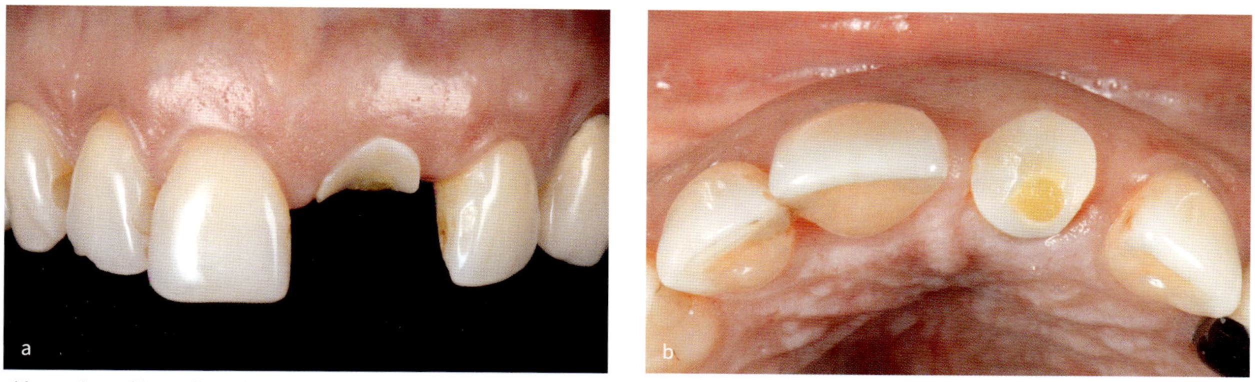

**Abb. 55a–b** Nachkontrolle nach 8 Wochen. Ausgezeichnete Heilung des Weichgewebes rund um den individuellen Gingivaformer als Einheilkappe.

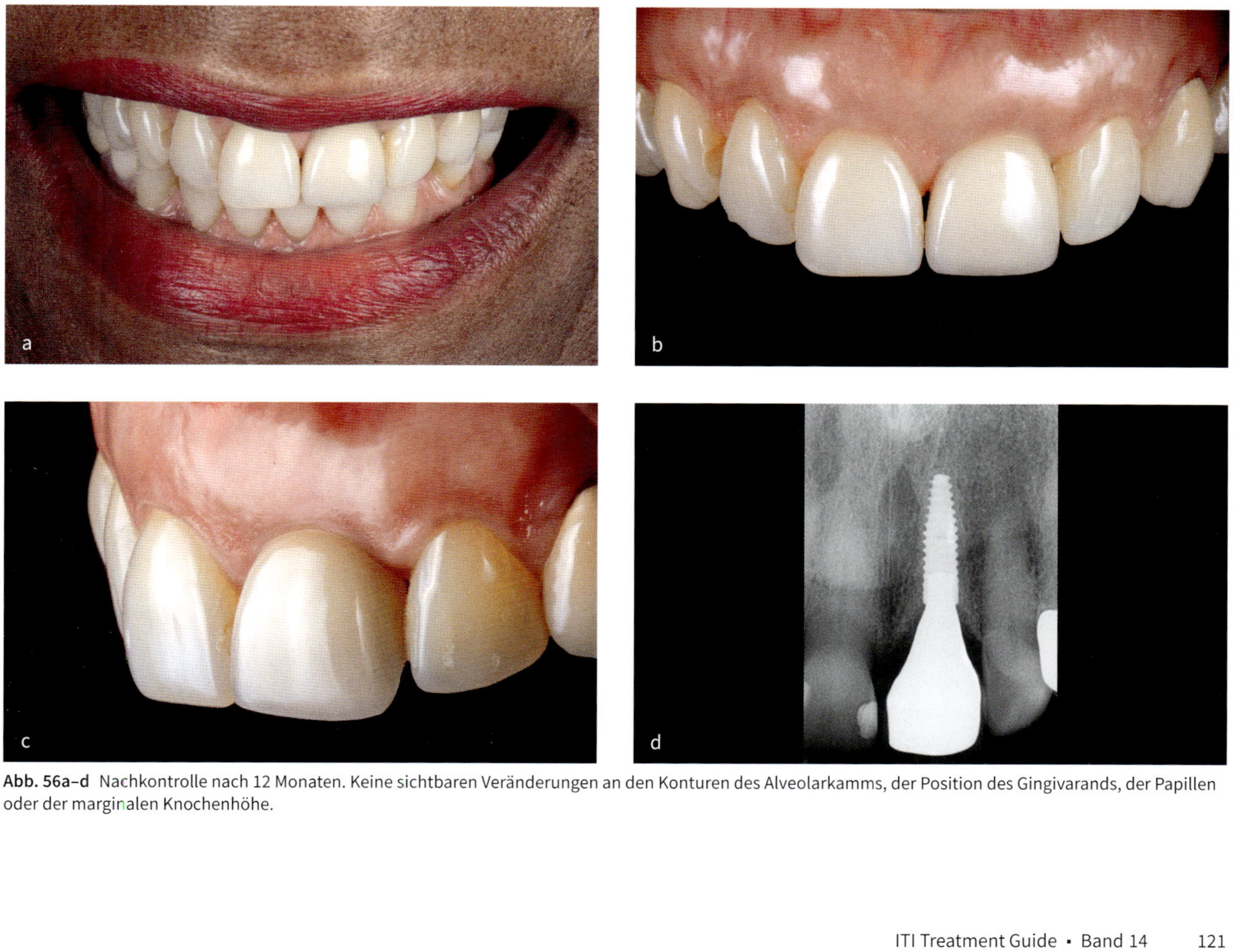

**Abb. 56a–d** Nachkontrolle nach 12 Monaten. Keine sichtbaren Veränderungen an den Konturen des Alveolarkamms, der Position des Gingivarands, der Papillen oder der marginalen Knochenhöhe.

# 5 Klinische Fallbeschreibungen

# 5.1 Sofortimplantation und Sofortversorgung mit einem vorgefertigten Kronenprovisorium

A. Happe

Eine gesunde 31-jährige Patientin stellte sich mit einer defekten Krone auf dem oberen linken seitlichen Schneidezahn (Zahn 22) vor (Abb. 1 bis 3). Die Krone lockerte sich immer wieder, und der Restzahn war weder restaurierbar noch erhaltungswürdig (Abb. 4). Die Patientin zeigte eine hohe Lachlinie, einen mittleren gingivalen Phänotyp mit einer beeinträchtigten mesialen Papille (kürzer als die kontralaterale Papille) und eine horizontale Narbe im vestibulären Weichgewebe als Folge einer früheren Wurzelspitzenresektion. Die Sondierungstiefen am defekten Zahn und der Nachbarzähnen waren normal und lagen im Bereich von 2–3 mm. Die Rate für Sondierungsblutungen lag im gesamten Mund bei 0 % und der Plaqueindex bei unter 30 %. Die Risikobewertung für Sofortimplantation und Sofortbelastung ist in Tabelle 1 dargestellt, wobei mehrere Risikofaktoren konstatiert wurden.

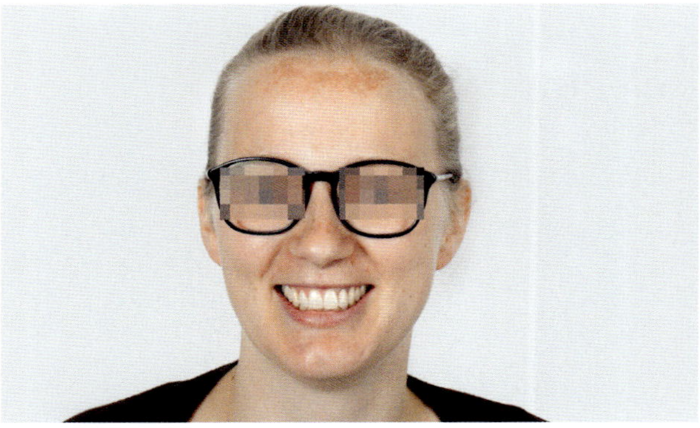

**Abb. 1** Porträtaufnahme der Patientin vor der Behandlung.

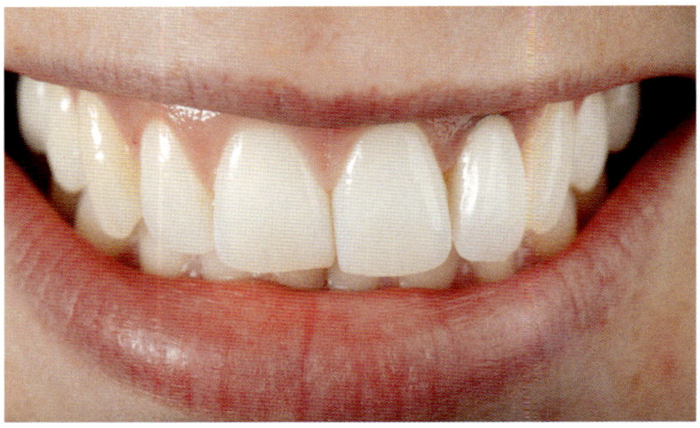

**Abb. 2** Das Lächeln der Patientin in der Ausgangssituation

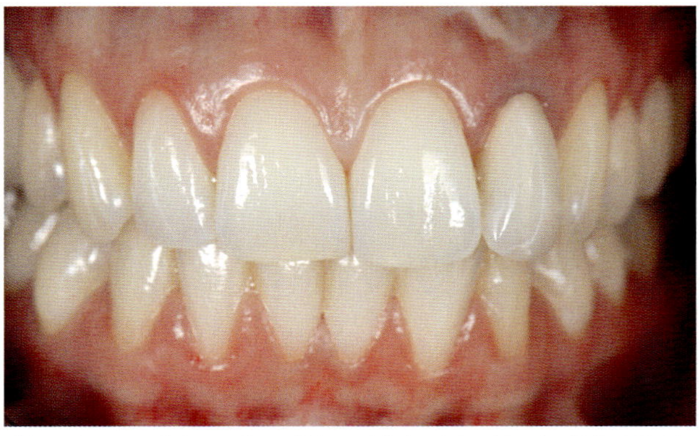

**Abb. 3** Kompromittierter oberer linker seitlicher Schneidezahn (Zahn 22). Die mesiale Papille ist kürzer als die kontralaterale Papille.

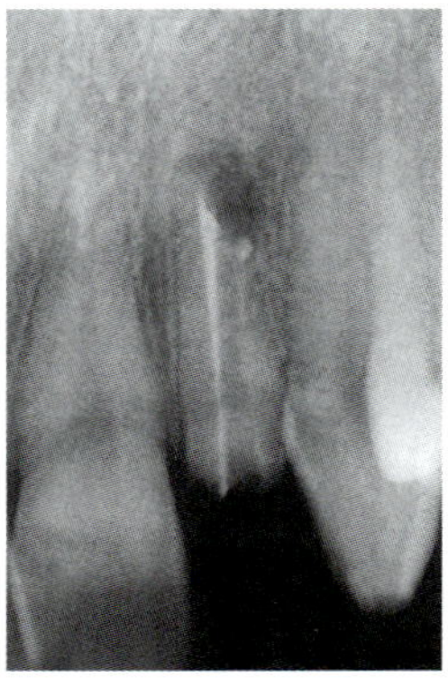

**Abb. 4** Zahnfilme des kompromittierten Zahns.

**Tabelle 1** Risikobewertung für die Sofortimplantation in Einzelzahnsituationen

| | **Geringes Risiko** | **Mittleres Risiko** | **Hohes Risiko** |
|---|---|---|---|
| Präoperative Beurteilung | | | |
| Patientenbezogen | | | |
| Allgemeiner Gesundheitszustand | Gesund, problemlose Einheilung | | Einheilung gestört |
| Ästhetisches Risiko | Niedriges/mittleres ästhetisches Risiko | Hohes ästhetisches Risiko | Erhebliche ästhetische Beeinträchtigung zu erwarten |
| Lokal | | | |
| Position des Gingivarandes | Keine Rezession | Leichte gingivale Rezession | Gingivale Rezession ≥ 2 mm |
| Qualität des Weichgewebes | Dicker gingivaler Phänotyp | Dünner gingivaler Phänotyp oder wenig keratinisierte Gingiva | Keine keratinisierte Gingiva |
| Verankerung im Knochen | Ausreichendes Knochenangebot für die Primärstabilität | | Unzureichendes Knochenangebot für die Primärstabilität |
| Vestibuläre Knochenwand | Dicke der vestibulären Knochenwand ≥ 1 mm | Dicke der vestibulären Knochenwand < 1 mm, geringe Fenestration oder Dehiszenz | Erhebliche Fenestration oder Dehiszenz der vestibulären Knochenwand |
| Notwendigkeit eines Mukoperiostlappens | Ausreichend Alveolarknochen für einen Eingriff ohne Lappenbildung | | Knochenaugmentation mit Lappenbildung notwendig |
| Position der Alveole innerhalb des Knochenmantels | Alveole innerhalb des Knochenmantels | | Alveole und vestibuläre Knochenwand teilweise außerhalb des Knochenmantels |
| Vorliegen einer endodontischen Infektion | Keine Infektion | Chronische periapikale Infektion | Akute Infektion |
| Vorliegen von Parodontopathien | Parodontal gesund | Parodontopathien unter Kontrolle | Aktive Parodontopathie |
| Planung der Implantatposition | Ideale dreidimensionale Position, Achse verläuft durch Cingulum oder Inzisalkante | | Vestibulär positioniertes oder zu stark anguliertes Implantat oder zu große Implantattiefe |
| Spalt zwischen vestibulärer Knochenwand und geplanter Implantatposition | ≥ 2 mm | 1–2 mm | < 1 mm |
| Intraoperative Beurteilung | | | |
| Extraktion | Minimalinvasive Extraktion | Läsion des umgebenden Weichgewebes, einschließlich abgetrennter/abgelöster Papillen | Signifikante Läsion des Weichgewebes und des umgebenden Knochens |
| Primärstabilität | Primärstabilität erreicht | | Fehlende Primärstabilität |
| Definitive Implantatposition | Ideale dreidimensionale Position erreicht | | Vestibulär positioniertes oder zu stark anguliertes Implantat oder zu große Implantattiefe |

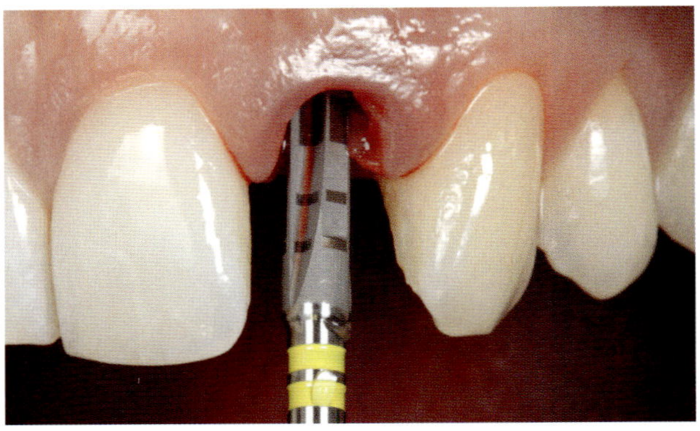

**Abb. 5** Präparation des Implantatbetts mit dem 2,8-mm-Bohrer.

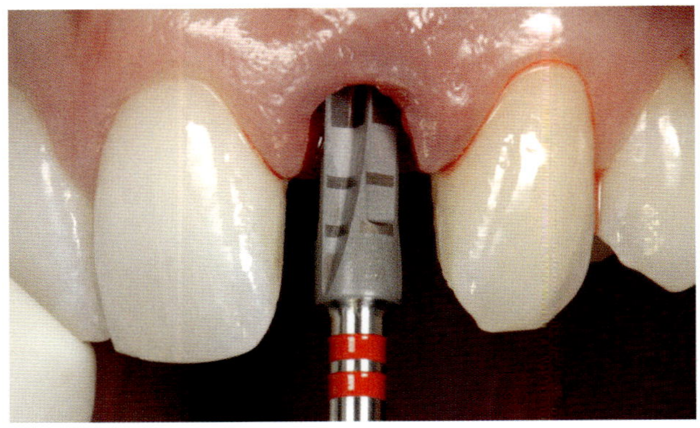

**Abb. 6** Präparation des Implantatbetts mit dem 3,5-mm-Bohrer.

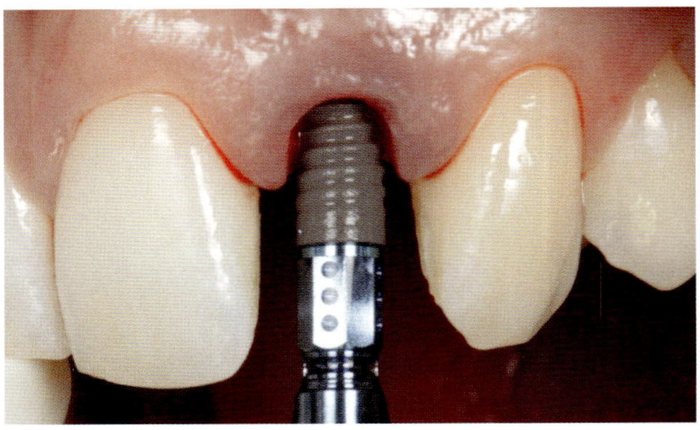

**Abb. 7** Insertion des Implantats in das palatinale Kompartiment der Alveole.

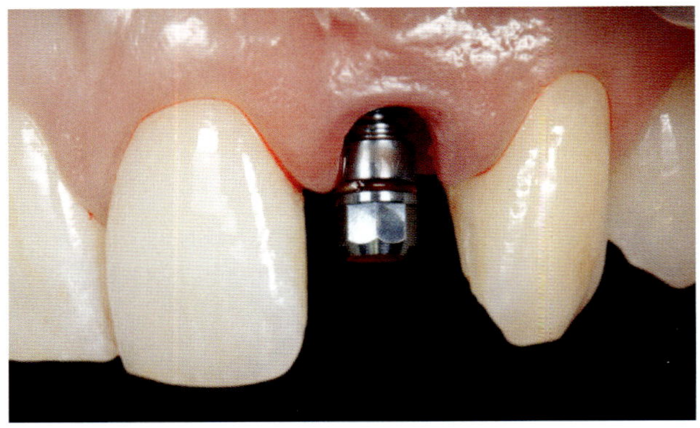

**Abb. 8** Endgültige vertikale Position, 3,5 mm apikal des künftigen Weichgeweberandes.

Der Zahnfilm zeigte, dass zu einem früheren Zeitpunkt eine Wurzelspitzenresektion durchgeführt worden war. Apikal der Restwurzel war eine ausreichende Knochenhöhe vorhanden, um ein Implantat zu verankern – insbesondere ein Implantat mit einem konischen Design, das weniger Knochenbreite benötigt.

Zum Zeitpunkt der Behandlung waren die vorhandenen DVT-Scans aufgrund des röntgenopaken Füllmaterials im Wurzelkanal wenig aussagekräftig, weshalb eine zusätzliche DVT-Aufnahme zur Beurteilung der vestibulären Knochenplatte indiziert war. Heutige DVT-Geräte reduzieren Artefakte mit Hilfe von Filtern, und DVT-Scans in Kombination mit Planungssoftware sind Standard bei der Behandlung mit Sofortimplantationen. Die hohe Lachlinie und der dünne gingivale Phänotyp waren die einzigen kritischen Aspekte, die präoperativ festgestellt wurden.

Basierend auf der klinischen Untersuchung wurde eine Sofortimplantation und eine sofortige provisorische Versorgung nach dem Typ-1A-Protokoll (Gallucci et al. 2018) geplant. Die Sofortversorgung wurde gewählt, um einen Kollaps der Papillen in dieser Weichgewebesituation mit ausgeprägten Girlanden zu vermeiden. Für die diagnostischen Modelle und für die Verblendung der provisorischen Sofortversorgung wurde konventionell abgeformt.

## CHIRURGISCHE BEHANDLUNGSPHASE

Nach lokaler Betäubung wurde die verbliebene Wurzel vorsichtig extrahiert. Die vestibuläre Knochenwand blieb dabei intakt, obwohl sie weniger als 1 mm dick war. Auf der vestibulären Seite von Zahn 22 wurde ein minimalinvasiver Spaltlappen mobilisiert und mit einer 15C-Klinge und einem Tunnelmesser über die Mukogingivalgrenze hinaus verlängert, um eine Tasche für ein Bindegewebetransplantat zu schaffen (Tsuda 2011).

Ein Implantat (Straumann BLT, Durchmesser 4,1 mm, Länge 14 mm; Institut Straumann AG, Basel, Schweiz) wurde in das palatinale Kompartiment der Alveole inseriert, wobei ein Spalt von 2 mm zwischen dem Implantat und der vestibulären Knochenplatte belassen wurde. Der apikale Teil des Implantats wurde im apikalen Drittel der Alveole im palatinalen Knochen verankert. Der Implantatdurchmesser wurde entsprechend der Größe der Alveole und der Notwendigkeit einer ausreichenden Primärstabilität gewählt, wobei ein Mindestabstand von 1,5 mm zu den Nachbarzähnen und 2 mm zur vestibulären Knochenwand eingehalten wurde.

Das Implantat zeigte eine gute Primärstabilität bei einem Eindrehmoment von > 35 Ncm. Der Spalt wurde mit einer Kombination aus demineralisiertem bovinem Knochenmineral (90 %) und Kollagen (10 %) (BioOss Collagen; Geistlich, Wolhusen, Schweiz) aufgefüllt (Abb. 5 bis 8).

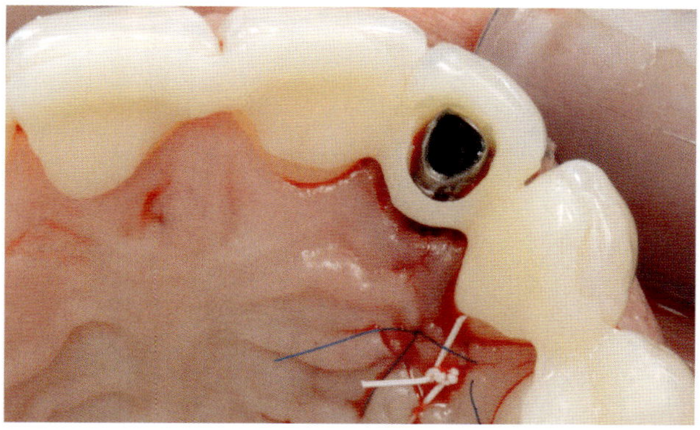

**Abb. 9** Vorgefertigtes Kronenprovisorium mit Flügeln zur dreidimensionalen Orientierung.

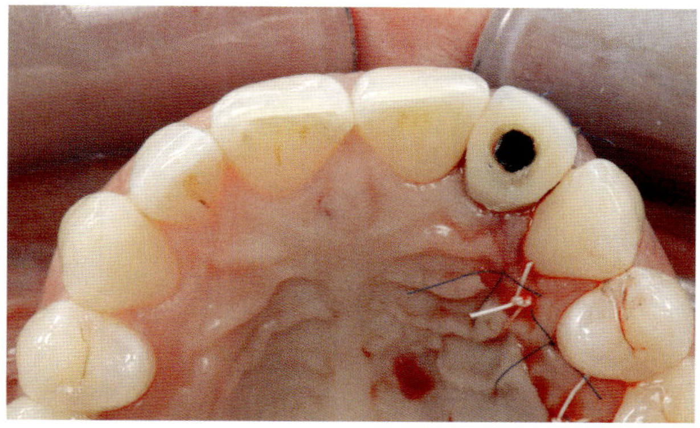

**Abb. 10** Verschraubte provisorische Krone in situ. Inzision zur Entnahme des Bindegewebetransplantats palatinal.

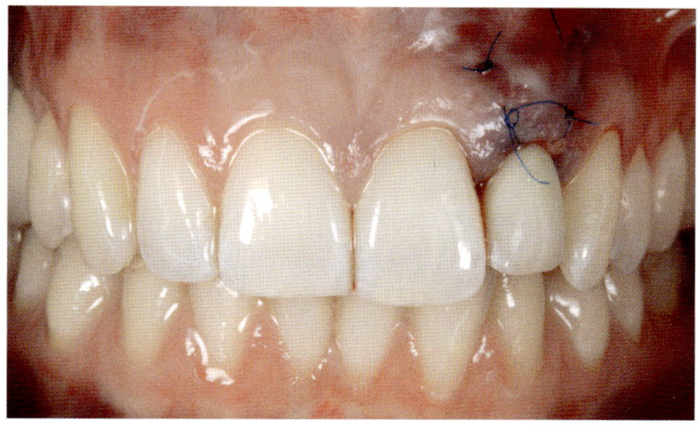

**Abb. 11** Postoperative Situation. Das vestibuläre Gewebe bedeckt das Bindegewebetransplantat und wird mit mikrochirurgischen Nähten fixiert.

Ein subepitheliales Bindegewebetransplantat wurde palatinal im Bereich der Prämolaren auf der gleichen Seite entnommen, in die bukkale Tasche eingebracht und mit monofilen Fäden (6-0) fixiert (Abb. 9 bis 11).

Als Basis für die provisorische Versorgung wurde ein Sekundärteil aus Titan verwendet. Provisorische Kunststoffveneers wurden als Stützflügel auf die Nachbarzähne aufgeklebt, um die richtige dreidimensionale Orientierung und Passgenauigkeit zu gewährleisten (Abb. 9), mit fließfähigem provisorischem Kunststoff zementiert und poliert, sodass eine verschraubte provisorische Krone entstand. Anschließend wurden die zusätzlichen Flügel entfernt und die Restauration poliert und gereinigt (Abb. 10).

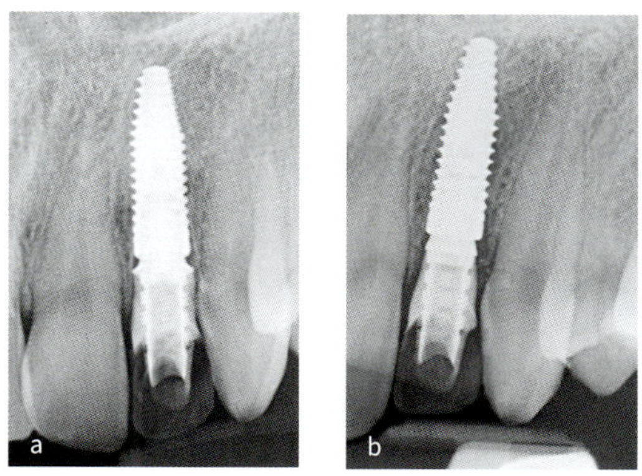



**Abb. 12a–b** Zahnfilme mit eingegliedertem Provisorium. Aufgrund der ausgeprägten Girlandenform hatte das Sekundärteil Kontakt zum angrenzenden Knochen (a). Situation nach apikaler Einengung des transmukosalen Anteils des Provisoriums (b).

Im submukosalen Bereich wurde das Volumen der provisorischen Krone auf den Durchmesser des Implantats reduziert, um Interferenzen mit dem Parodont der Nachbarzähne zu vermeiden. Der koronale Aspekt des transmukosalen Bereichs des Provisoriums wurde allmählich erweitert, um die marginale Mukosa zu stützen (Abb. 12a–b). Neuere Untersuchungen haben gezeigt, dass die Form der transmukosalen Komponente einen direkten Einfluss auf den krestalen Knochenumbau haben kann (Souza et al. 2018, Finelle et al. 2015). Das verschraubte Provisorium wurde eingegliedert und die Okklusion so eingestellt, dass das Okklusionspapier bei maximaler Interkuspidation und bei exkursiven Kontakten nirgendwo fixiert wurde (Abb. 11).

Die anschließende Einheilphase dauerte 12 Wochen (Abb. 13 und 14).

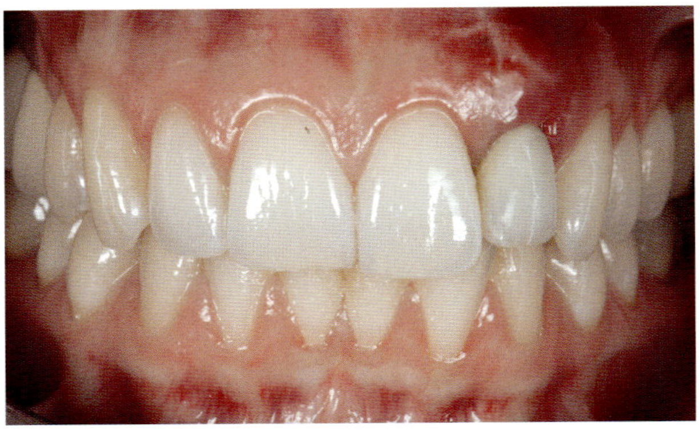

**Abb. 13** Nach 2 Wochen Einheilzeit.

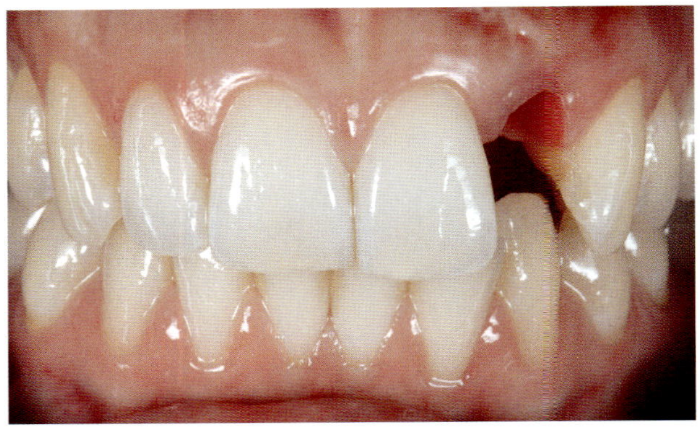

**Abb. 14** Nach 12 Wochen Einheilzeit. Das Emergenzprofil blieb erhalten.

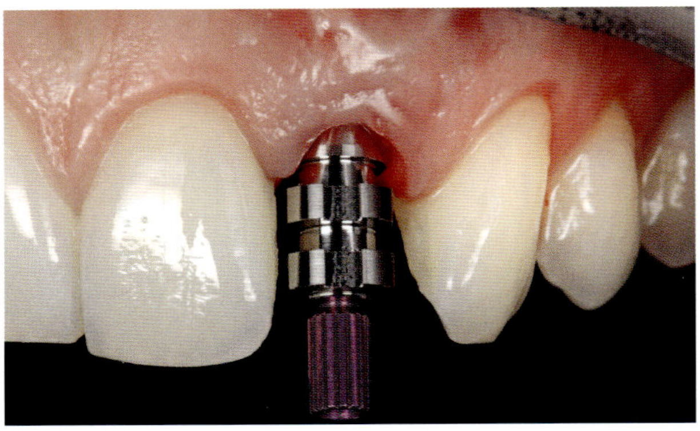

**Abb. 15** Abformkappe in situ.

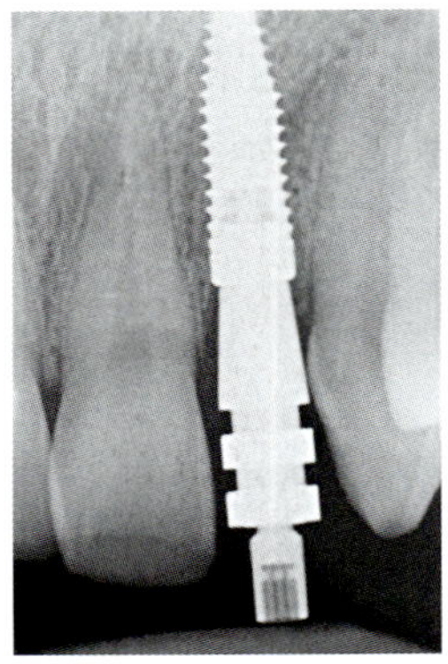

**Abb. 16** Röntgenkontrolle des Sitzes der Abformkappe.

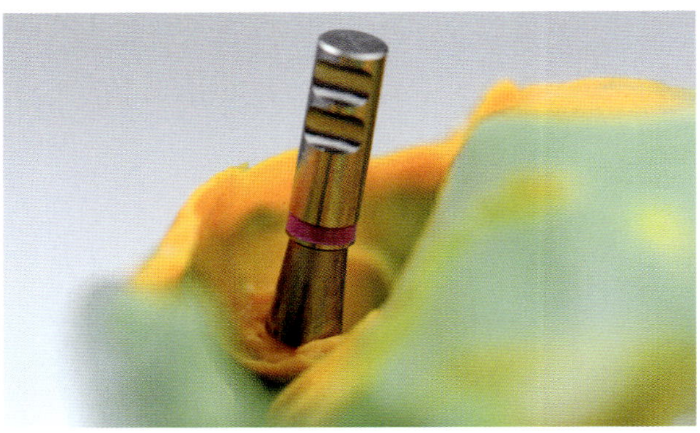

**Abb. 17** Konventionelle Abformung in Silikon. Das Analog für die Modellherstellung ist eingesetzt.

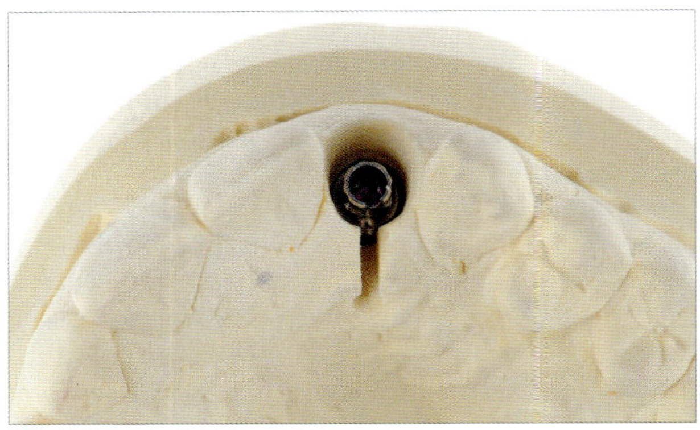

**Abb. 18** Variobase auf dem Meistermodell.

## PROTHETISCHE BEHANDLUNGSPHASE

Nach komplikationsfreier Einheilung wurde das Provisorium entfernt und die Osseointegration klinisch kontrolliert. Für die definitive Versorgung wurde eine konventionelle Abformung durchgeführt (Abb. 15 bis 17). Zur Farbbestimmung und zur Darstellung der Anatomie des kontralateralen Referenzzahns wurde die digitale Zahnfotografie eingesetzt.

Auf einer vorgefertigten Titanbasis (Variobase; Institut Straumann AG) wurde im CAD/CAM-Verfahren ein Zirkonoxidgerüst individualisiert (Abb. 18). Um eine ausreichende Schichtstärke der Keramikverblendung zu gewährleisten, wurde das Zirkonoxidgerüst auf Basis eines Wax-ups mit Hilfe eines Silikonindex konstruiert (Abb. 19 und 20).

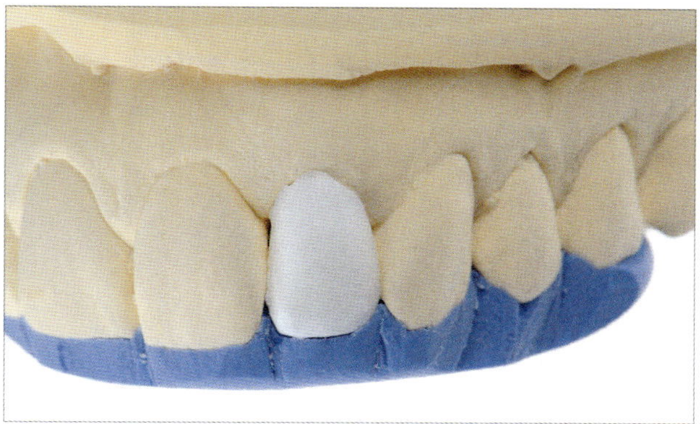

**Abb. 19** Wax-up und Silikonindex.

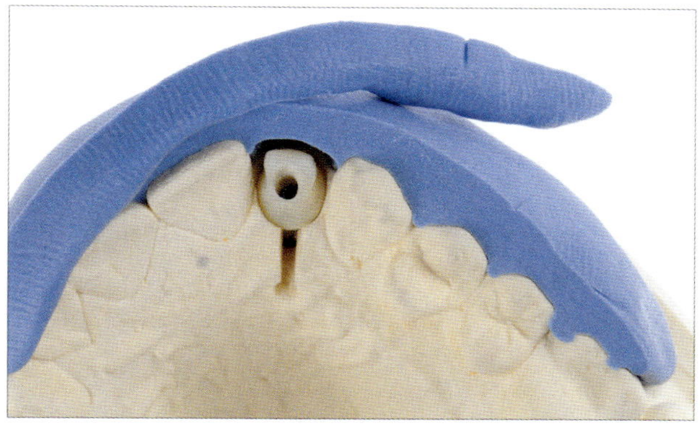

**Abb. 20** Silikonindex und Zirkonoxidgerüst auf dem Modell.

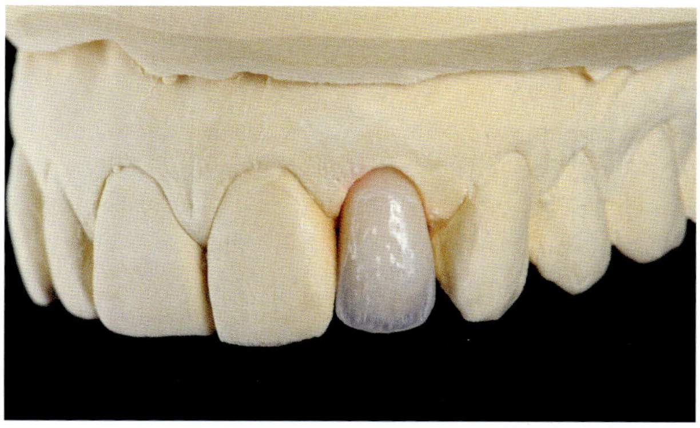

**Abb. 21** Keramikaufbau.

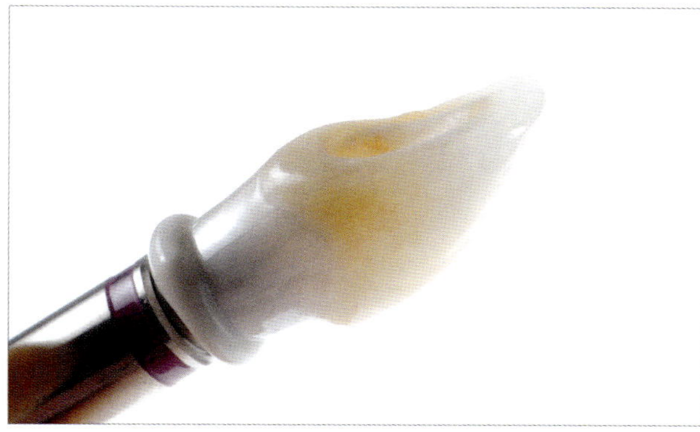

**Abb. 22** Nach der Einprobe wurde die Krone auf der Titanbasis zementiert.

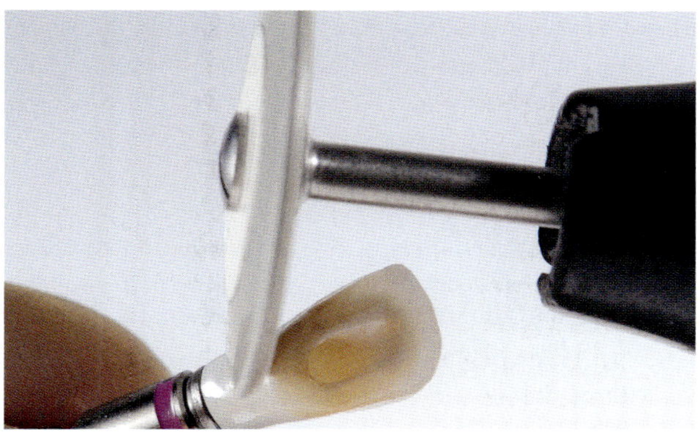

**Abb. 23** Nachbearbeitung des submukosalen Bereichs mit einem Gummipolierer.

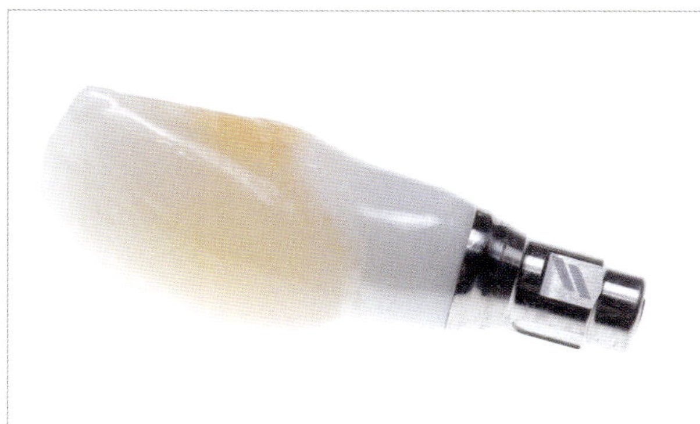

**Abb. 24** Definitive Krone, bereit zur Eingliederung.

Das Gerüst wurde so gestaltet, dass es der keramischen Verblendung genügend Halt bot und eine ausreichende mechanische Festigkeit gewährleistete. Die Krone wurde nach Herstellerangaben auf einer Titanbasis aufgebaut, gebrannt, einprobiert, angepasst und mit Kunststoffzement zementiert (Abb. 21 und 22). Die submukosalen Anteile der Rekonstruktion aus unverblendetem Zirkonoxid wurden nicht auf Hochglanz poliert, sondern mit Gummipolierern geglättet und nach einer von Happe et al. (2015) vorgeschlagenen Methode gereinigt (Abb. 23 bis 25).

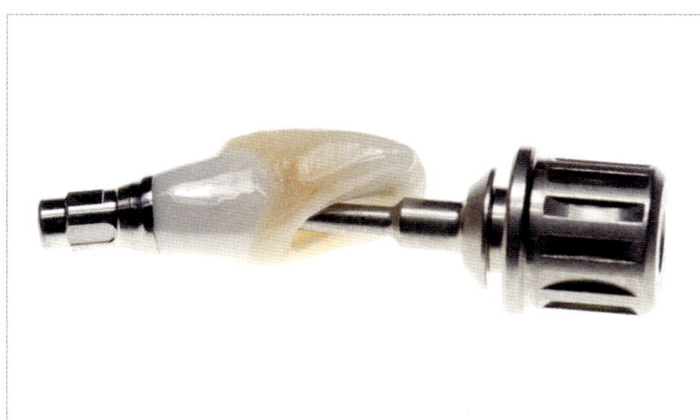

**Abb. 25** Der Schraubenkanal ist auf der palatinalen Seite sichtbar.

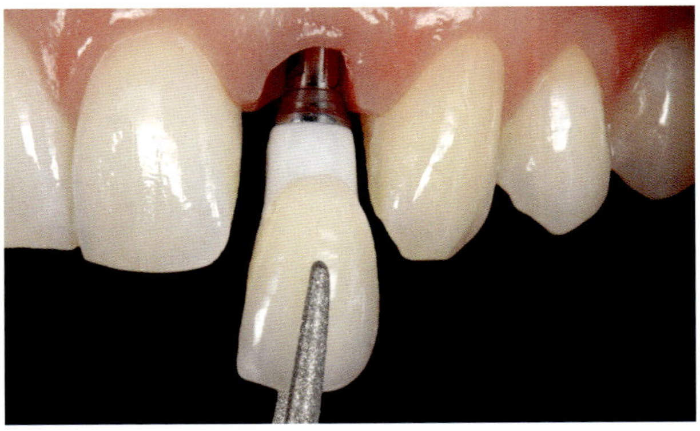

**Abb. 26** Einsetzen der verschraubten Krone.

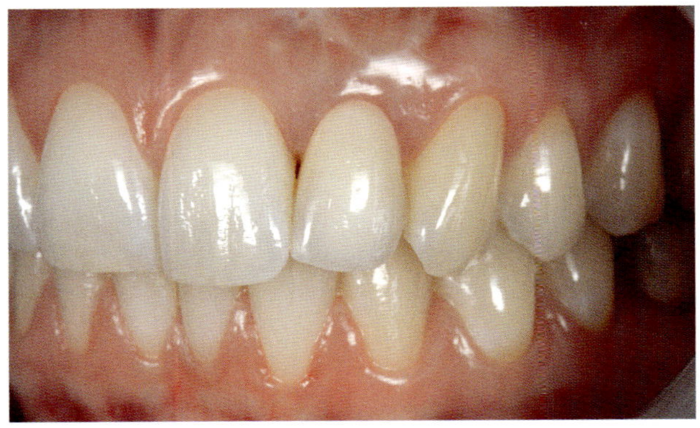

**Abb. 27** Laterale Ansicht einige Wochen nach der Eingliederung.

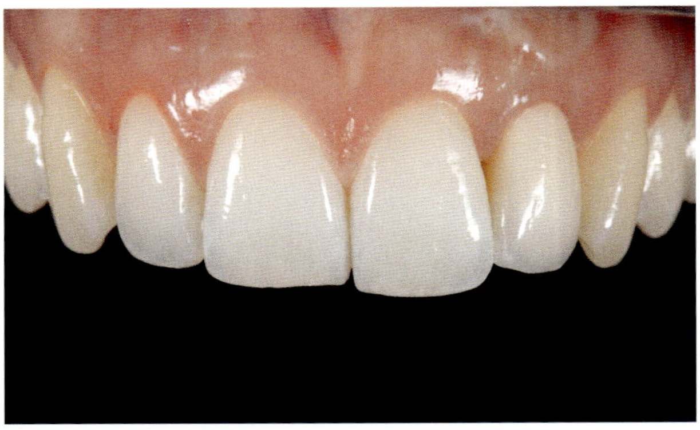

**Abb. 28** Frontale Ansicht des Behandlungsergebnisses.

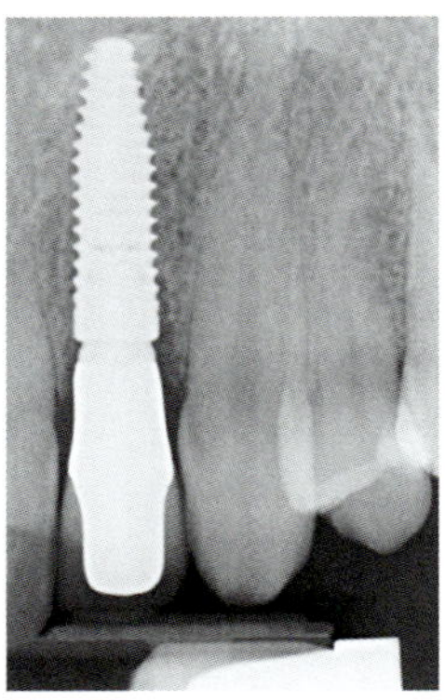

**Abb. 29** Zahnfilm nach der Eingliederung der Restauration.

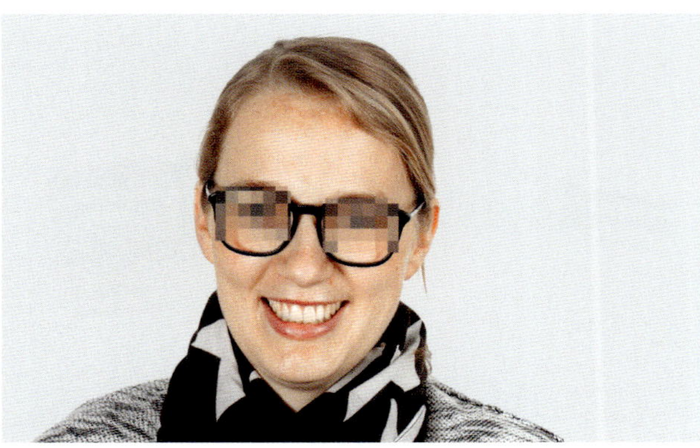

**Abb. 30** Porträtaufnahme der Patientin nach Abschluss der Behandlung.

Die verschraubte Restauration wurde eingesetzt und die Halteschraube nach Herstellerangaben mit 35 Ncm angezogen. Die Schraube wurde mit PTFE abgedeckt und der Schraubenkanal mit Komposit verschlossen. Die Okklusion wurde eingestellt und die palatinale Oberfläche hochglanzpoliert. Eine Zahnfilmaufnahme dokumentierte die Ausgangssituation zum Vergleich für spätere Röntgenkontrollen (Abb. 26 bis 29).

Die Patientin erhielt Instruktionen zur Mundhygiene und wurde alle 12 Monate zur Mundhygiene und Prophylaxe einbestellt. Sie war mit dem Ergebnis und der Ästhetik ihrer implantatgetragenen Versorgung sehr zufrieden (Abb. 30).

Bei der Nachkontrolle nach 5 Jahren bestätigten die Zahnfilmaufnahmen die Stabilität des krestalen Knochens (Abb. 33). Klinisch war die Mukosa gesund, blutungsfrei auf Sondierung und ohne Anzeichen einer Entzündung (Abb. 31 bis 34).

## DISKUSSION

Dieser Fall zeigt die erfolgreiche Anwendung des Konzepts der Sofortimplantation mit sofortiger provisorischer Versorgung. Obwohl der Implantatdurchmesser von 4,1 mm für einen seitlichen Schneidezahn recht groß erscheint, ermöglichte die Anatomie der Alveole eine erfolgreiche Insertion mit hohem Drehmoment unter Einhaltung der Mindestabstände zu den Nachbarzähnen und zur vestibulären Knochenwand.

Darüber hinaus erlaubte die Art der Implantat-Sekundärteil-Verbindung einen horizontalen Versatz (Platform Switching), sodass ein Implantat der gewählten Größe inseriert werden konnte.

Dieses Vorgehen wurde dadurch erleichtert, dass die vestibuläre Knochenwand vorhanden und intakt war. Wäre sie nach der Extraktion nicht erhalten geblieben, dann hätte ein anderer Behandlungsansatz gewählt werden müssen:

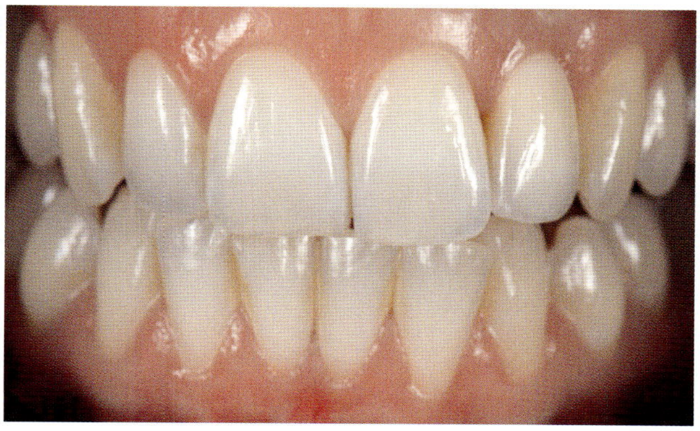

**Abb. 31** Frontale Ansicht in Okklusion bei der Nachkontrolle nach 5 Jahren.

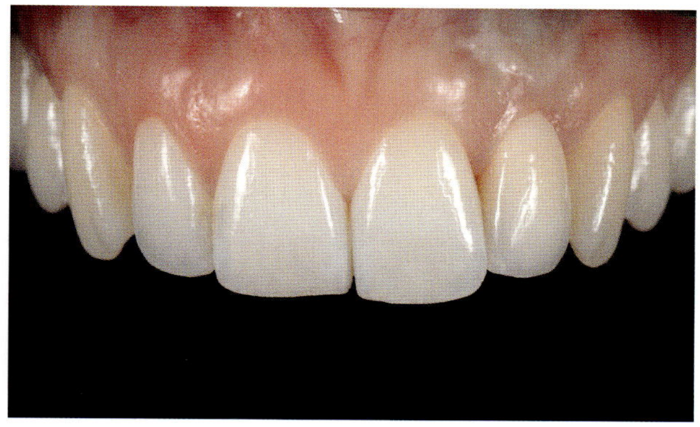

**Abb. 32** Intraorale Ansicht 5 Jahre nach der Behandlung:

- *Option 1* wäre gewesen, den Bereich nach Lappenbildung mit einer GBR-Technik plus Bindegewebetransplantat zu augmentieren und eine provisorische Sofortversorgung durchzuführen, um das umgebende Weichgewebe zu stützen, was chirurgisch sehr anspruchsvoll ist und ein hohes Komplikationsrisiko birgt.
- *Option 2* wäre gewesen, den Bereich zunächst ausheilen zu lassen und ein schrittweises Vorgehen zu wählen, die so genannte „Spätimplantation". In diesem Fall wäre die Rekonstruktion der ausgeprägten Girlandenform der Papillen nicht sehr vorhersehbar gewesen.

Die hohe Lachlinie und der dünne gingivale Phänotyp waren die einzigen kritischen Aspekte, die präoperativ als Risikofaktoren identifiziert wurden. Intraoperativ zeigte sich eine dünne, aber intakte vestibuläre Knochenwand.

Zu den wichtigsten Aspekten dieser erfolgreichen Behandlung gehörten:

- Eine intakte vestibuläre Knochenwand und ein ausreichendes Knochenangebot apikal und palatinal, um ein Implantat mit hoher Primärstabilität zu inserieren.
- Augmentation des Hart- und Weichgewebes und die daraus resultierende ausreichende Gewebeunterstützung – insbesondere für die steilen Weichgewebegirlanden um die provisorische Versorgung.
- Das sorgfältig gestaltete schlanke Emergenzprofil sowohl der provisorischen als auch der definitiven Versorgung apikal im transmukosalen Bereich der Suprakonstruktion.

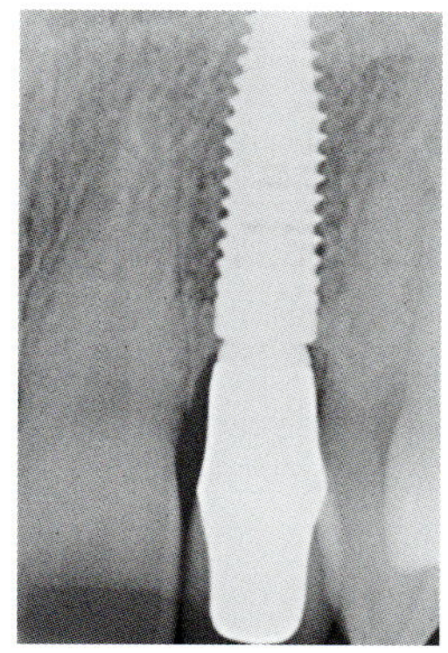

**Abb. 33** Zahnfilm-Röntgenaufnahme 5 Jahre nach der Behandlung. Stabile approximale Knochenverhältnisse.

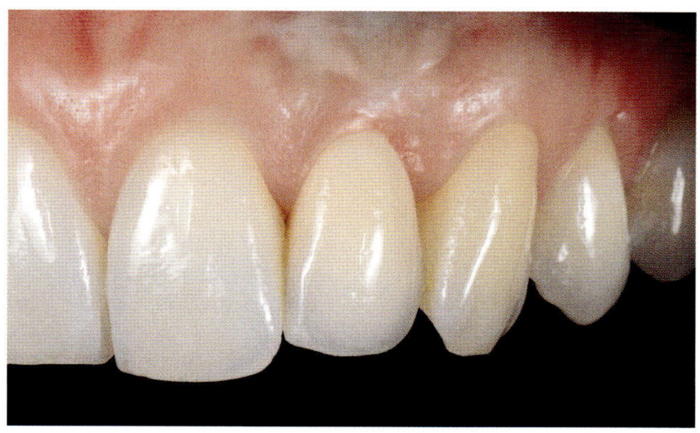

**Abb. 34** Nahaufnahme des periimplantären Weichgewebes.

**DANKSAGUNG**

**Laborarbeiten**

Pascal Holthaus – Münster, Deutschland

# 5.2 Sofortimplantation zum Ersatz eines frakturierten mittleren Schneidezahns einer jungen Patientin und Therapie der wachstumsbedingten Infraposition

A. Mainjot, F. Lambert

Eine gesunde 20-jährige Nichtraucherin stellte sich im Februar 2011 in der Notaufnahme der Universitätsklinik Lüttich (Belgien) mit multiplen vertikalen Frakturen an Zahn 21, inzisalen Frakturen an Zahn 31 und einer Schmelz-Dentinfraktur an Zahn 32 vor (Abb. 1a–d). Luxationen der Zähne wurden nicht beobachtet. Die Röntgenaufnahmen bestätigten mehrere Wurzelfrakturen an Zahn 21, einschließlich einer vertikalen intraalveolären Fraktur, was darauf hindeutete, dass der Zahn nicht restaurierbar war (Abb. 2). An Zahn 21 wurde eine Pulpektomie und an Zahn 32 eine indirekte Pulpaüberkappung mit kunststoffmodifiziertem Glasionomerzement (Vitrebond; 3M, St. Paul, MN, USA) durchgeführt. Die kompromittierten Zähne erhielten provisorische RMGC-Restaurationen (Fuji IILC; GC, Tokio, Japan) (Abb. 3). Am nächsten Tag wurde die Patientin zur 3-D-Bildgebung (Multislice-CT) überwiesen, um die Restaurationsstrategie für Zahn 21 festzulegen. Aufgrund der vertikalen Frakturen war es wichtig, Zahn 21 innerhalb weniger Tage nach dem Trauma zu extrahieren, um das Risiko einer bakteriellen Infektion und eines Gewebeverlustes zu begrenzen.

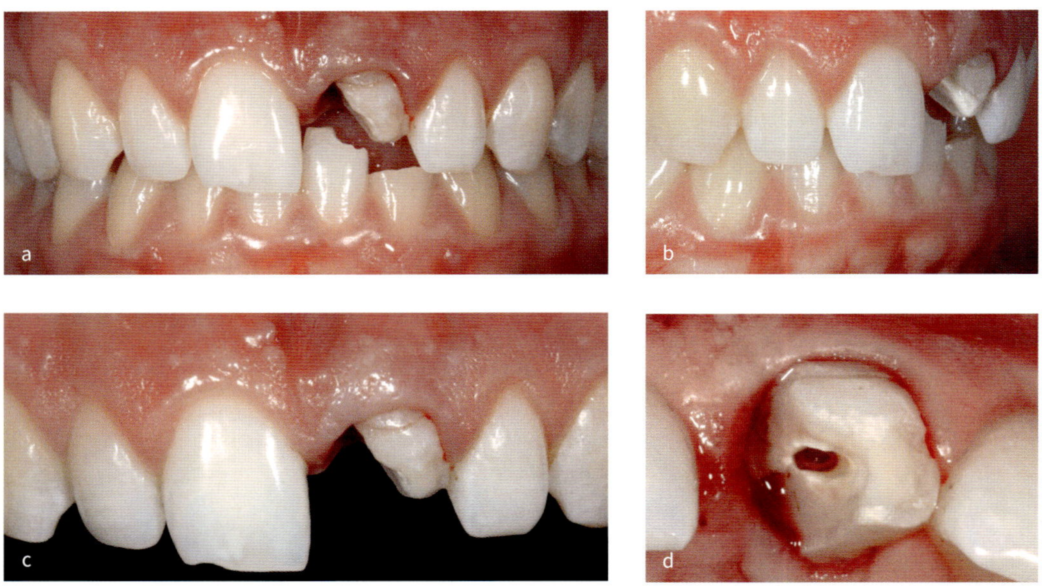


**Abb. 1a–d** Präoperative Situation. Vertikale Frakturen an Zahn 21 und koronale Frakturen an Zahn 31 und 32.

## DIAGNOSTIK UND BEHANDLUNGSPLANUNG

Die Patientin wies eine leichte, lokalisierte Gingivitis auf. Es wurde keine okklusale Pathologie festgestellt, jedoch putzbedingte Traumata mit Stillman-Spalten sowie ein tiefer Biss (4 mm).

Die 3-D-Bildgebung zeigte eine intakte vestibuläre Knochenwand an Zahn 21 und eine Nähe zur Nasenhöhle in 3 mm Entfernung vom Apex auf der vestibulären Seite; auf der palatinalen Seite war eine apikale Knochenverankerung von 6 bis 7 mm zu nutzen. Eine Sofortimplantation schien aufgrund des Knochenangebotes in Kombination mit einem dicken gingivalen Phänotyp und einer idealen Positionierung des Gingivarandes möglich. Nach Abwägung des Risikos einer Sofortimplantation und Sofortbelastung wurde ein Verfahren zur Sofortimplantation gewählt. Aufgrund der eingeschränkten apikalen Knochenverankerung und des tiefen Bisses wurde jedoch ein Verfahren mit verzögerter Belastung bevorzugt (Tabelle 1 und 2).

Der Behandlungsplan umfasste (in chronologischer Reihenfolge):

- Instruktion zur Mundhygiene und professionelle Zahnreinigung
- Minimalinvasive Extraktion von Zahn 21, Sofortimplantation und Versorgung der Alveole mit Knochen- und Weichgewebetransplantaten
- Eingliederung eines herausnehmbaren Kunststoffprovisoriums
- Überprüfung der Zahnputzgewohnheiten
- Leichtes Bleaching der Eckzähne und Prämolaren
- Kompositfüllungen für Zahn 11, 31 und 32
- Konventionelle verzögerte Implantatbelastung mit verschraubter provisorischer Krone
- Versorgung von Implantat 21 mit einer definitiven verblendeten Zirkonoxidkrone (verschraubt)

## CHIRURGISCHE BEHANDLUNGSPHASE

Die Hart- und Weichgewebesituation ließ eine Extraktion und Sofortimplantation zu. Drei Tage nach dem ursprünglichen Trauma wurde eine minimalinvasive Zahnextraktion ohne Lappenbildung durchgeführt, um das Hart- und Weichgewebe zu erhalten. Das Granulationsgewebe wurde mit einer Kürette, und das transgingivale Epithel (Sulkus- und Saumepithel) mit einem Diamantschleifer entfernt, um das darunter

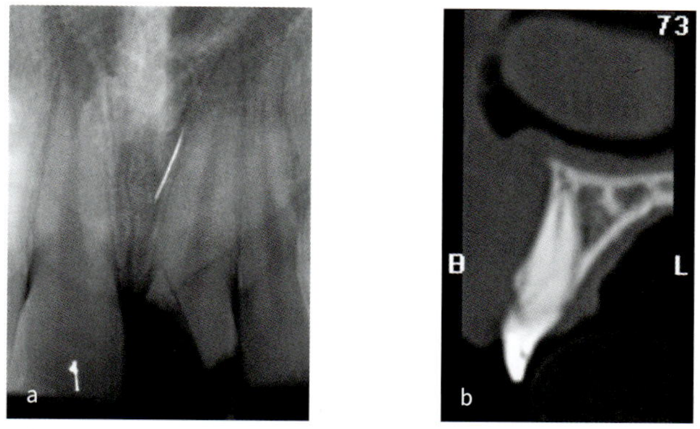


**Abb. 2a–b** Präoperatives Röntgenbild und CT vor der Extraktion

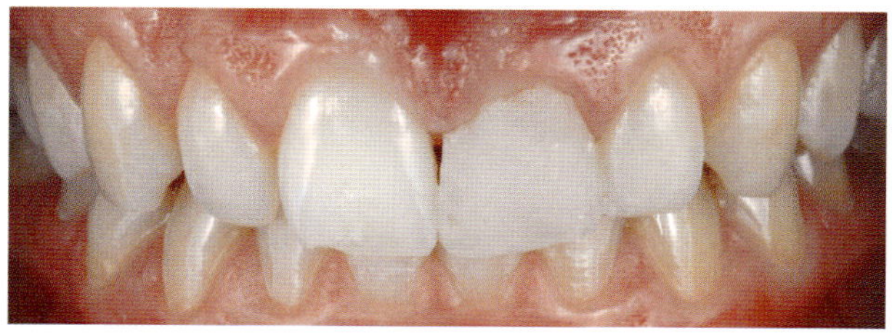

**Abb. 3** Provisorische Versorgung von Zahn 21 aus kunststoffmodifiziertem Glasionomerzement.

liegende Bindegewebe freizulegen. Die Integrität der vestibulären Knochenwand wurde mit einer Sonde überprüft und ein Bone-Level-Implantat (Straumann Bone Level RN SLActive, Durchmesser 4,1 mm, Länge 12 mm; Institut Straumann AG, Basel, Schweiz) inseriert. Das Implantat wurde freihändig in die palatinale Alveolenwand eingesetzt, um eine verschraubte definitive Versorgung zu ermöglichen und einen ausreichenden vestibuläre Abstand für das Alveolenmanagement zu gewährleisten. Das Implantat wurde vertikal 4 mm unterhalb des zukünftigen zervikalen Randes der Restauration platziert. Aufgrund des begrenzten apikalen Knochenangebots war die Primärstabilität auf 20 Ncm begrenzt, sodass eine sofortige provisorische Versorgung des Implantats nicht in Betracht gezogen wurde.

Die Restalveole wurde mit einem langsam resorbierbaren deproteinisierten bovinen Knochenmineral (DBBM) (Bio-Oss; Geistlich, Wolhusen, Schweiz) aufgefüllt, und ein aus dem Gaumen entnommenes Bindegewebetransplantat wurde transgingival zwischen dem vestibulären Weichgewebe und dem Gingivaformer eingebracht und mit Polypropylennähten (6-0; HuFriedy, Chicago, IL, USA) stabilisiert (Abb. 4a–d).

**Tabelle 1** Risikobewertung für die Sofortimplantation in Einzelzahnsituationen

| | Geringes Risiko | Mittleres Risiko | Hohes Risiko |
|---|---|---|---|
| **Präoperative Beurteilung** | | | |
| **Patientenbezogen** | | | |
| Allgemeiner Gesundheitszustand | Gesund, problemlose Einheilung | | Einheilung gestört |
| Ästhetisches Risiko | Niedriges/mittleres ästhetisches Risiko | Hohes ästhetisches Risiko | Erhebliche ästhetische Beeinträchtigung zu erwarten |
| **Lokal** | | | |
| Position des Gingivarandes | Keine Rezession | Leichte gingivale Rezession | Gingivale Rezession ≥ 2 mm |
| Qualität des Weichgewebes | Dicker gingivaler Phänotyp | Dünner gingivaler Phänotyp oder wenig keratinisierte Gingiva | Keine keratinisierte Gingiva |
| Verankerung im Knochen | Ausreichendes Knochenangebot für die Primärstabilität | | Unzureichendes Knochenangebot für die Primärstabilität |
| Vestibuläre Knochenwand | Dicke der vestibulären Knochenwand ≥ 1 mm | Dicke der vestibulären Knochenwand < 1 mm, geringe Fenestration oder Dehiszenz | Erhebliche Fenestration oder Dehiszenz der vestibulären Knochenwand |
| Notwendigkeit eines Mukoperiostlappens | Ausreichend Alveolarknochen für einen Eingriff ohne Lappenbildung | | Knochenaugmentation mit Lappenbildung notwendig |
| Position der Alveole innerhalb des Knochenmantels | Alveole innerhalb des Knochenmantels | | Alveole und vestibuläre Knochenwand teilweise außerhalb des Knochenmantels |
| Vorliegen einer endodontischen Infektion | Keine Infektion | Chronische periapikale Infektion | Akute Infektion |
| Vorliegen von Parodontopathien | Parodontal gesund | Parodontopathien unter Kontrolle | Aktive Parodontopathie |
| Planung der Implantatposition | Ideale dreidimensionale Position, Achse verläuft durch Cingulum oder Inzisalkante | | Vestibulär positioniertes oder zu stark anguliertes Implantat oder zu große Implantattiefe |
| Spalt zwischen vestibulärer Knochenwand und geplanter Implantatposition | ≥ 2 mm | 1–2 mm | < 1 mm |
| **Intraoperative Beurteilung** | | | |
| Extraktion | Minimalinvasive Extraktion | Läsion des umgebenden Weichgewebes, einschließlich abgetrennter/abgelöster Papillen | Signifikante Läsion des Weichgewebes und des umgebenden Knochens |
| Primärstabilität | Primärstabilität erreicht | | Fehlende Primärstabilität |
| Definitive Implantatposition | Ideale dreidimensionale Position erreicht | | Vestibulär positioniertes oder zu stark anguliertes Implantat oder zu große Implantattiefe |

**Tabelle 2** Risikobewertung für die Sofortbelastung eines Sofortimplantats in Einzelzahnsituationen

| | Geringes Risiko | Mittleres Risiko | Hohes Risiko |
|---|---|---|---|
| Präoperative Beurteilung | | | |
| Patientenbezogen | | | |
| Okklusionsschema | Keine direkten okklusalen Kontakte | Minimaler okklusaler Kontakt und/oder Gruppenführung | Hauptsächliche Frontzahnführung |
| Okklusale Parafunktion | Nicht vorhanden | | Vorhanden |
| Lokal | | | |
| Verankerung im Knochen | Ausreichende Knochenverankerung, um Belastung standzuhalten | | Unzureichende Knochenverankerung, um Belastung standzuhalten |
| Zahnposition | Schneidezahn, Prämolar | Eckzahn | Molar |
| Intraoperative Beurteilung | | | |
| Primärstabilität | Eindrehmoment 30–45 Ncm | Eindrehmoment 20–30 Ncm | Eindrehmoment < 20 Ncm |

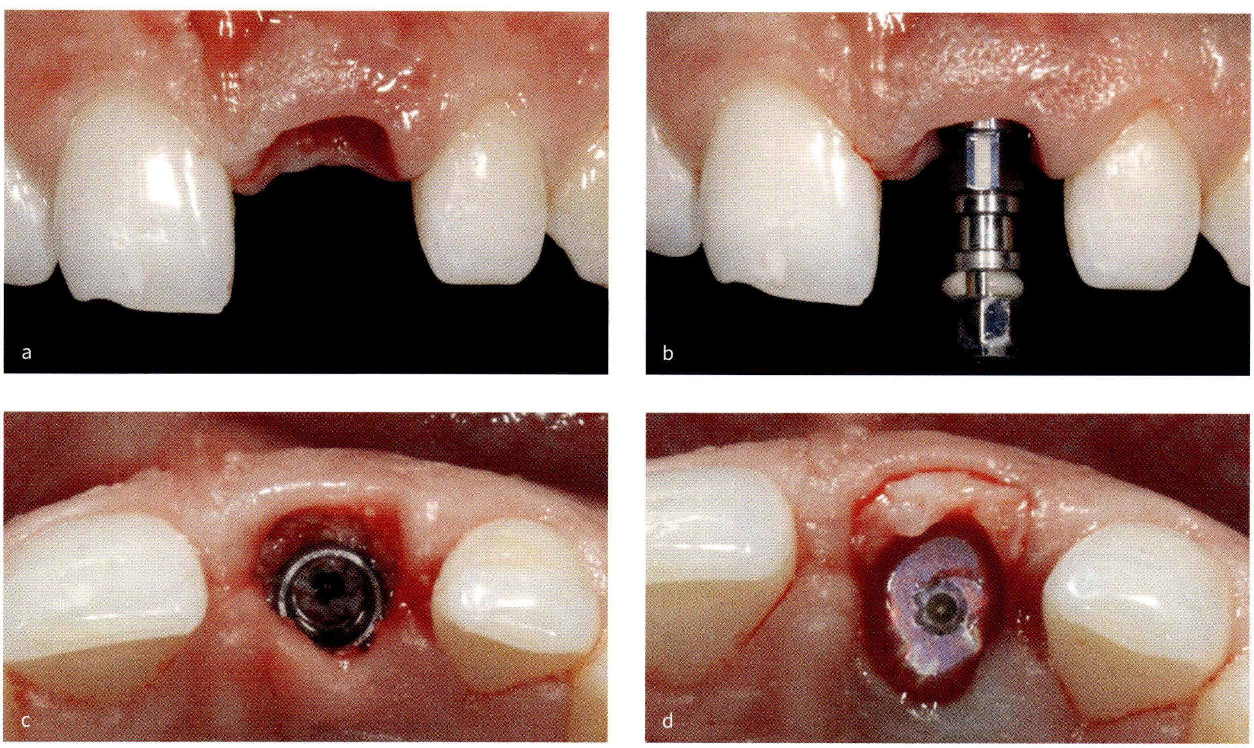

**Abb. 4a–d** Durch die minimalinvasive Extraktion konnte die Hart- und Weichgewebearchitektur erhalten werden. Das Implantat wurde in seiner idealen 3-D-Position platziert, und die verbleibende Alveole wurde mit einem Biomaterial augmentiert, um den Knochenumbau nach der Extraktion zu begrenzen. Um die Weichgewebedicke zu optimieren, wurde ein Bindegewebetransplantat verwendet.

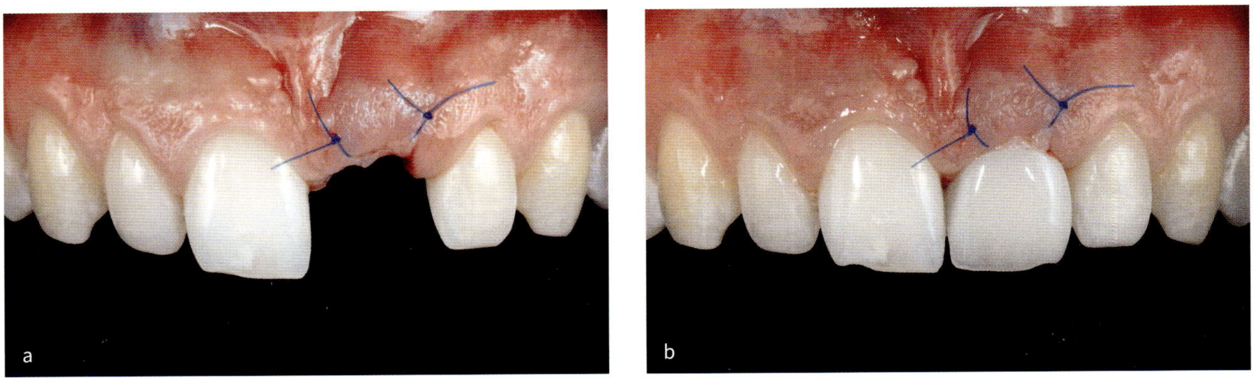

**Abb. 5a und b** Eingliederung eines herausnehmbaren Kunststoffprovisoriums.

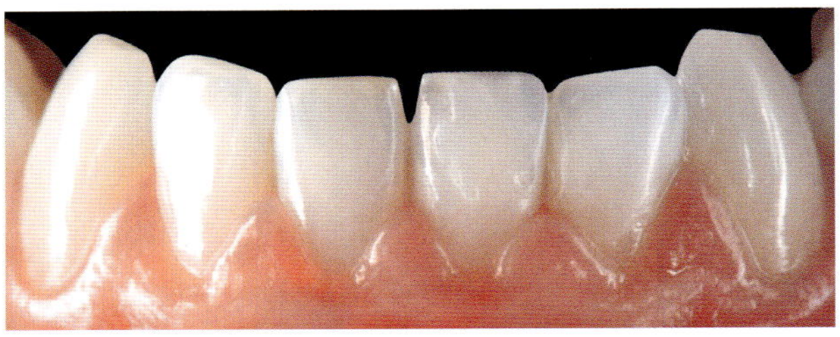

**Abb. 6** Direkter Kompositaufbau an Zahn 31 und 32. Trotz Instruktionen zur Mundhygiene war eine Gingivitis vorhanden.

## PROTHETISCHE BEHANDLUNGSPHASE

Unmittelbar nach der Extraktion von Zahn 21 wurde eine herausnehmbare provisorische Prothese aus Kunststoff eingesetzt (Abb. 5a–b), die so gestaltet war, dass ein Kontakt mit dem Implantat vermieden und die Kompression des Weichgewebes reduziert wurde.

Während der Osseointegrationsphase wurden Zahn 11, 31 und 32 mit Komposit (Optibond FL Adhäsiv; Kerr, Brea, CA, USA; oder Miris 2 Direct Composite; Coltene-Whaledent, Altstätten, Schweiz) aufgebaut (Abb. 6). Für die Eckzähne und die Prämolaren wurde 1 bis 2 Wochen lang ein Home-Bleaching mit 10%igem Carbamidperoxid-Gel in maßgefertigten Nachtschienen durchgeführt.

5 Wochen nach der Implantation erfolgte eine Abformung mit einem Material auf Silikonbasis in Doppelmischtechnik (Aquasil; Dentsply, York, PA, USA). Das Implantat wurde 9 Wochen nach der Implantation mit einer provisorischen, verschraubten Kunststoffkrone in leichter Infraokklusion belastet. Die konkave transmukosale Kontur der provisorischen Versorgung sollte die Stabilität des periimplantären Weichgewebes fördern. Idealerweise sollte ein solches Provisorium aus einem hochgradig biokompatiblen Material, vorzugsweise Titan, hergestellt werden. Im vorliegenden Fall wurde jedoch ein mit Kunststoff überzogener provisorischer Zylinder verwendet (Abb. 7a). Das Emergenzprofil der provisorischen Krone wurde entsprechend dem des kontralateralen natürlichen Zahns gestaltet. Das Weichgewebe wurde zum Zeitpunkt der Insertion komprimiert, was seine sofortige Konditionierung in idealer Position ermöglichte (Abb. 7b).

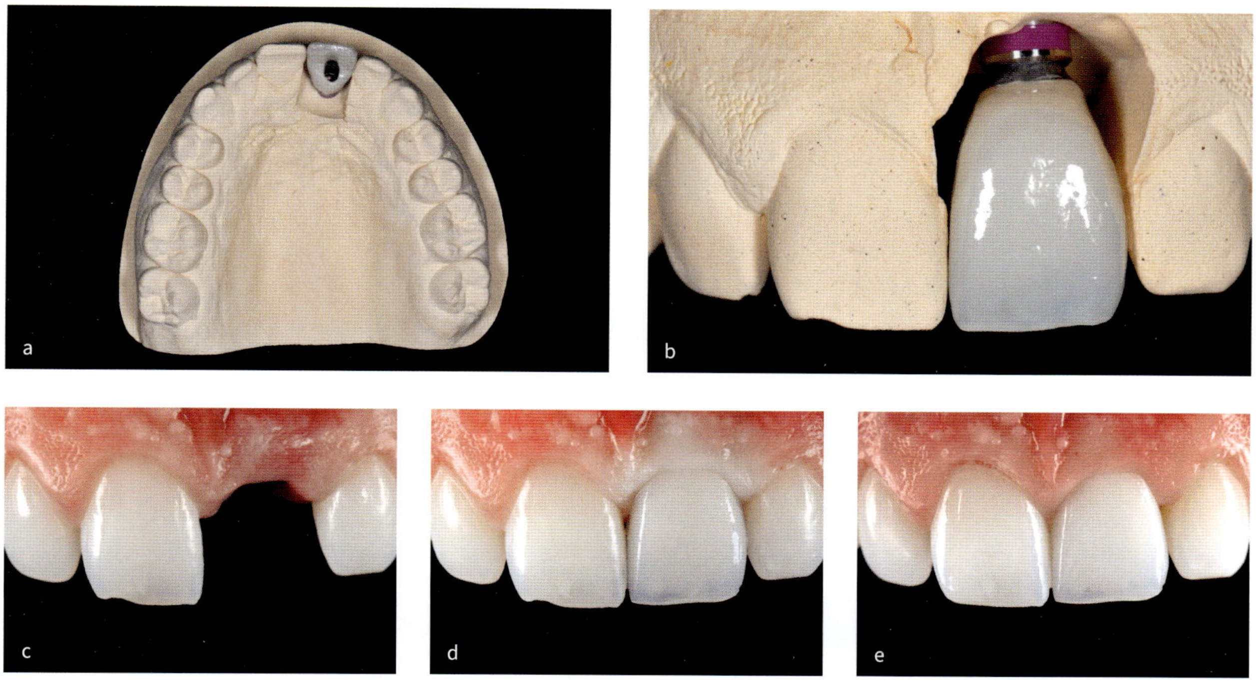

**Abb. 7a–e** Verschraubte provisorische Kunststoffkrone auf Zahn 21 (a–b); Weichgewebeniveau vor dem Einsetzen der provisorischen Krone (c), unmittelbar nach dem Einsetzen (d) und 3 Wochen später (e).

Die endgültige verschraubte Krone wurde 13 Wochen nach der Implantation eingesetzt. Es wurde ein CAD/CAM-Gerüst aus mit 3 Mol-% Yttriumoxid dotiertem tetragonalem polykristallinem Zirkonoxid (3Y-TZP, ein Zirkonoxidmaterial der ersten Generation) hergestellt (CARES; Institut Straumann AG) (Abb. 8a–f). Die Gingivakontur wurde auf dem Modell idealisiert, und der vestibuläre Rand der Keramikverblendung wurde im Vergleich zum kontralateralen Zahn knapp unterhalb des idealen Schleimhautrandes platziert. Das Gerüst wurde so gestaltet, dass es der Form der definitiven Krone entsprach, wobei die Dicke des Verblendmaterials begrenzt wurde, um die mechanische Festigkeit zu erhöhen. Das Gerüst ahmte auch die Dentinanatomie nach und zeigte leichte Einkerbungen (Mamelons), um das endgültige ästhetische Ergebnis vorwegzunehmen (Abb. 8a). Aufgrund des fehlenden palatinalen Freiraums konnte die palatinale Seite des Gerüsts nicht verblendet werden. Sie wurde supramukosal glasiert (Abb. 8b), während die transmukosale Fläche unbehandelt blieb, um die Biokompatibilität des Zirkonoxids zu erhalten und eine gute Integration des periimplantären Weichgewebes zu ermöglichen.

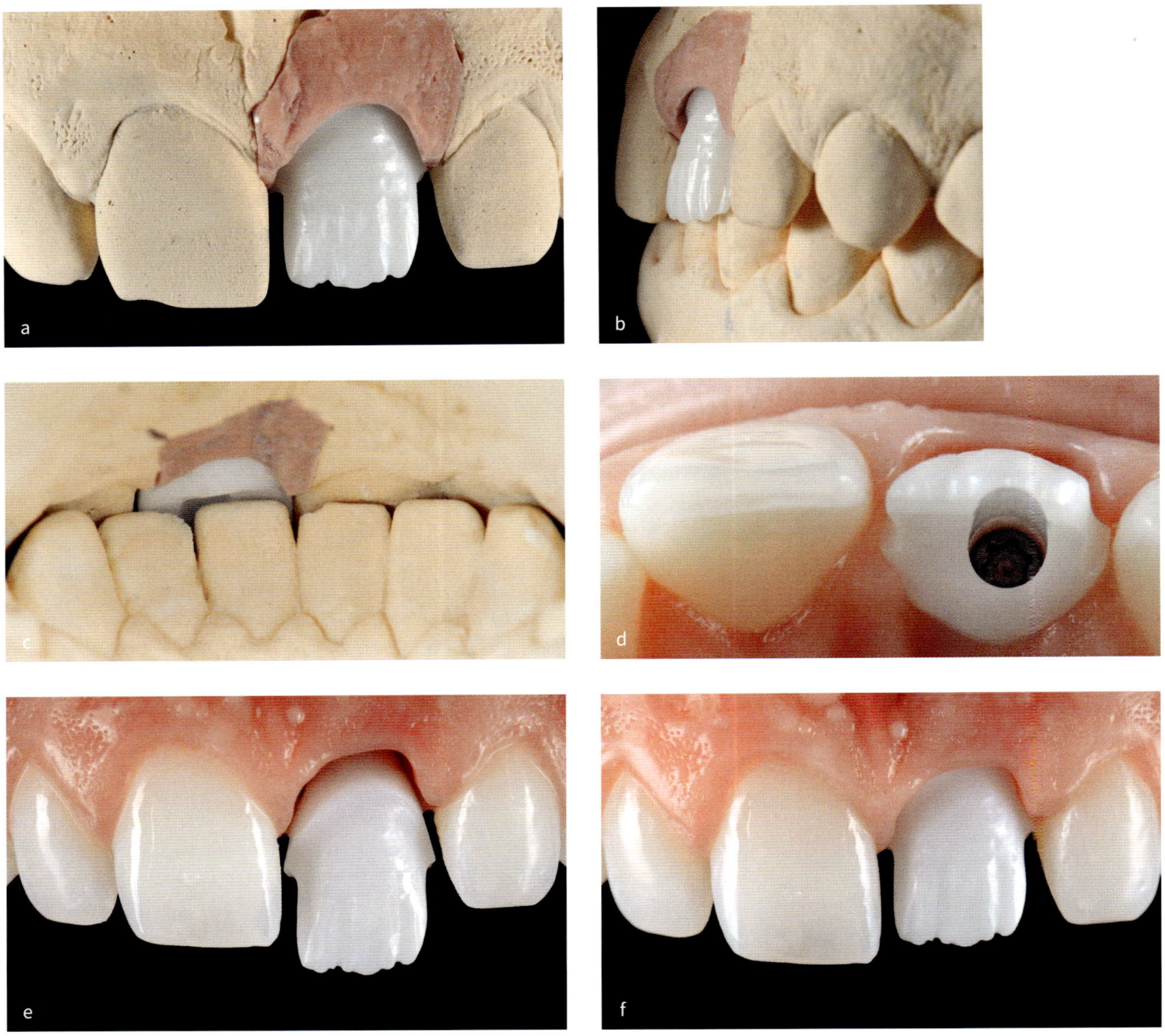

**Abb. 8a–f** 3Y-TZP-Zirkonoxidgerüst für eine verschraubte Krone.

Abbildung 9 zeigt das Zirkonoxidgerüst vor und nach der Verblendung. Zu den Vorteilen dieses monolithischen Zirkonoxidgerüsts zählen seine ansprechenden optischen Eigenschaften und die Biokompatibilität der transmukosalen Seite, die unglasiert bleiben muss, da Verblendkeramiken nicht so biokompatibel sind wie Zirkonoxid. Ein Nachteil einer derartigen Konstruktion ist das Risiko einer Fraktur der internen Verbindung, die normalerweise beim Verschrauben auftritt, insbesondere wenn die Krone nicht in der richtigen Achse eingesetzt wird. Aus diesem Grund haben die Hersteller sekundäre Metallkomponenten für die Verbindung entwickelt. Das transmukosale Profil der Krone ist konkav, um das periimplantäre Weichgewebe zu stärken und die Bildung eines Weichgewebekragens um den transgingivalen Teil der Krone zu ermöglichen, der die vertikale Gewebestabilität gewährleisten soll. Das Emergenzprofil der Krone liegt normalerweise etwa 0,5 bis 1,0 mm unterhalb des idealen Schleimhautniveaus. Abbildung 9c zeigt, wie viel Weichgewebe erforderlich war, um die zervikale Konvexität im Vergleich zur provisorischen Versorgung zu verbessern und die Mukosa zurückzudrängen und das Schleimhautniveau von Zahn 11 zu reproduzieren (Abb. 10).

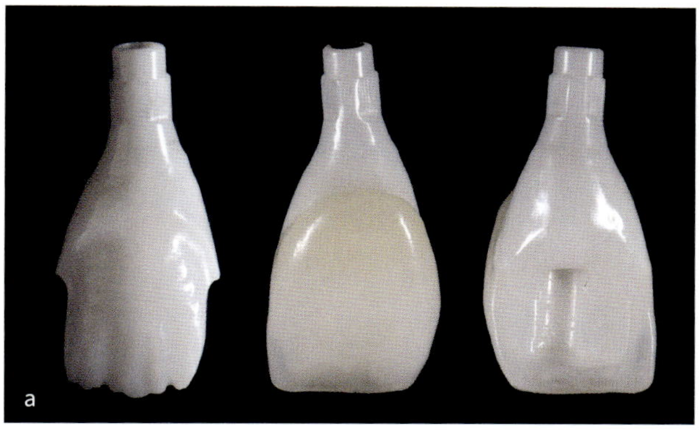

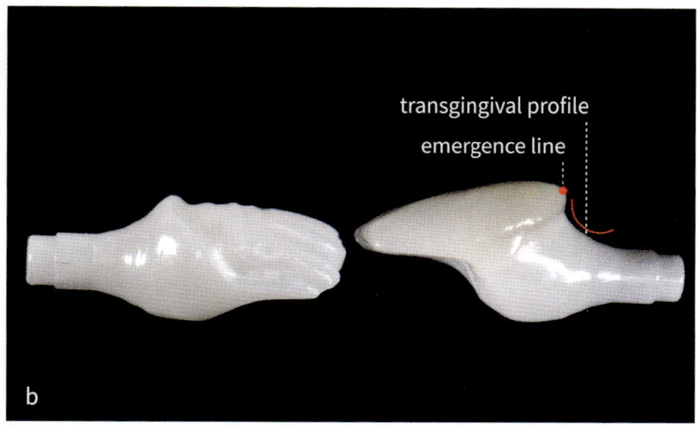


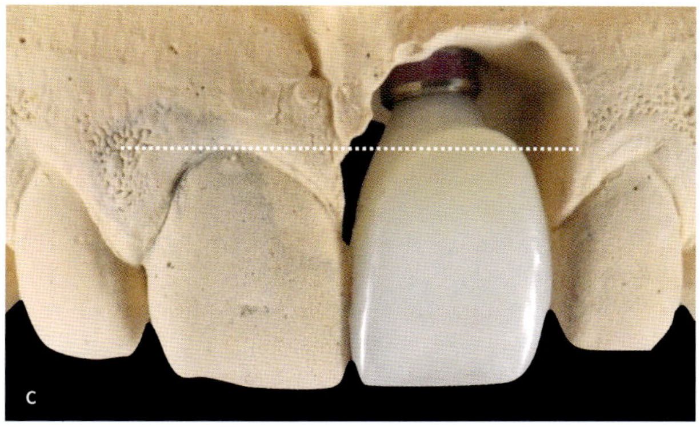

**Abb. 9a–c** Zirkonoxidgerüst vor und nach der Verblendung.

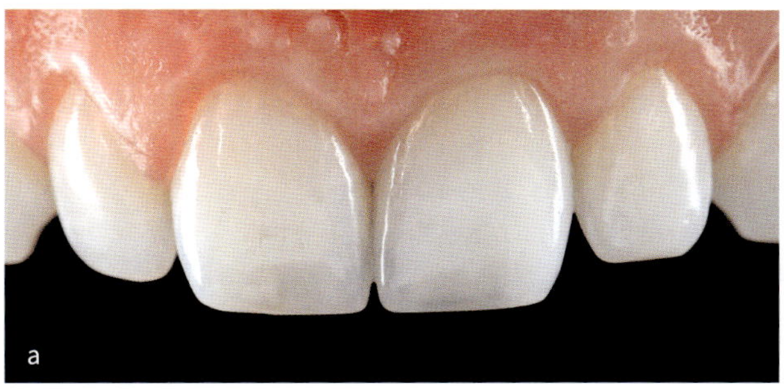

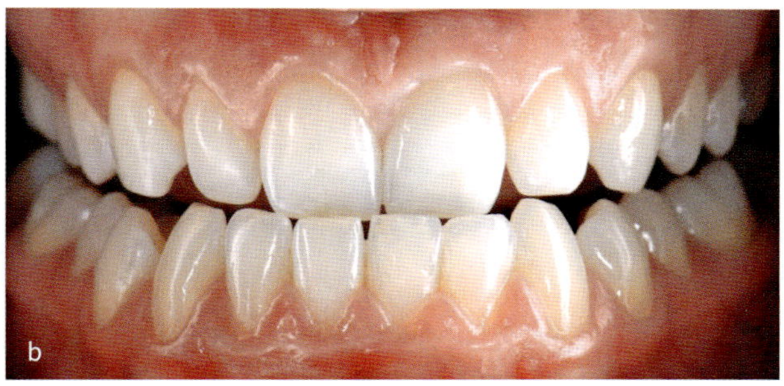

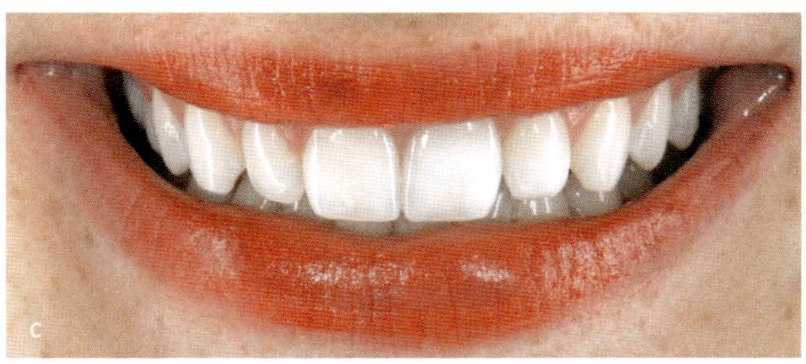

**Abb. 10a–c** Definitive Krone 3 Monate nach der Implantation.

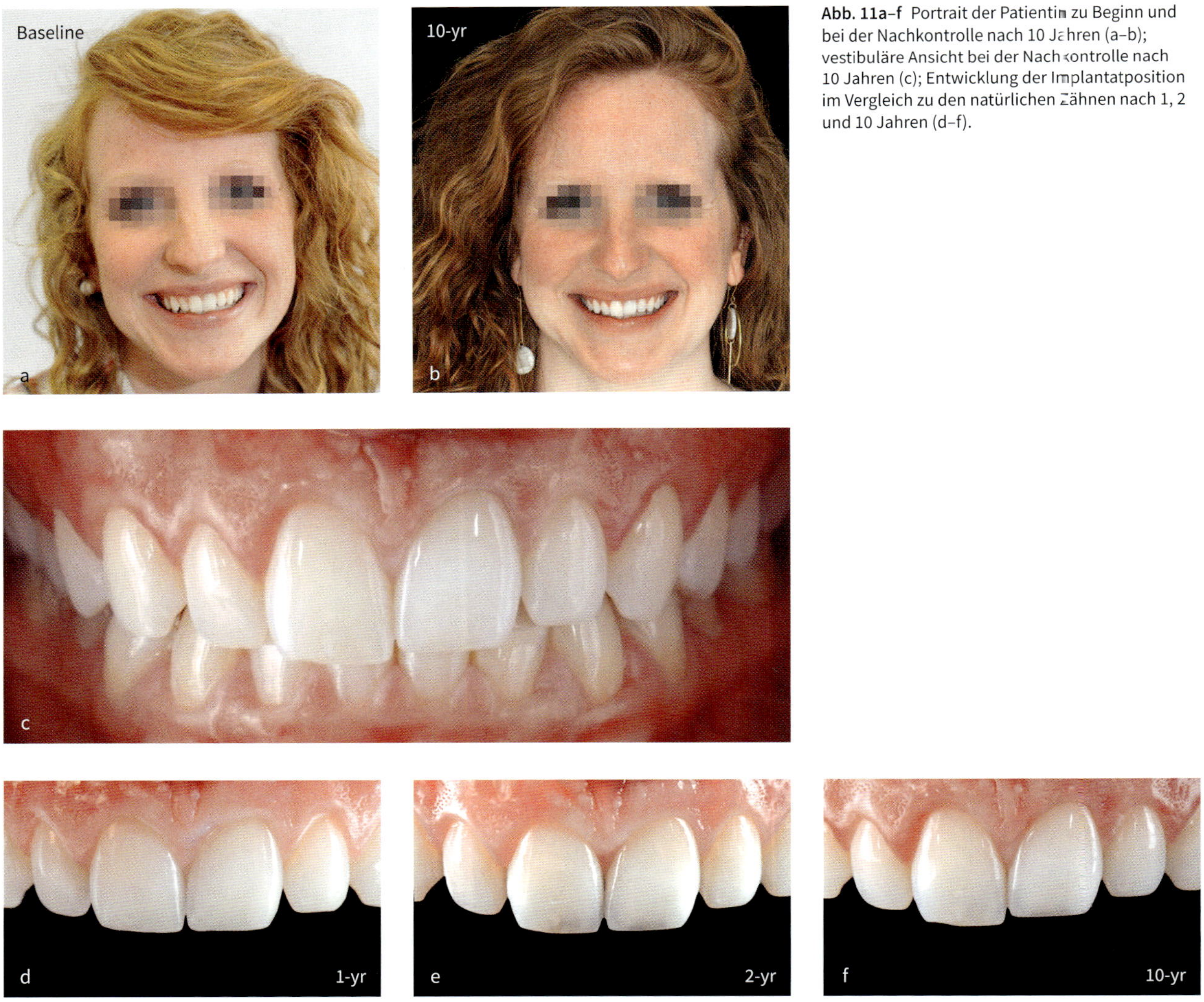


**Abb. 11a–f** Portrait der Patientin zu Beginn und bei der Nachkontrolle nach 10 Jahren (a–b); vestibuläre Ansicht bei der Nachkontrolle nach 10 Jahren (c); Entwicklung der Implantatposition im Vergleich zu den natürlichen Zähnen nach 1, 2 und 10 Jahren (d–f).

Die Patientin wurde 1 und 2 Jahre nach der Behandlung untersucht. Dann erschien sie mehrere Jahre lang nicht mehr, sodass keine Nachuntersuchungen durchgeführt werden konnten. Nach 10 Jahren stellte sie sich dann erneut vor, weil sie über die Diskrepanz zwischen den Inzisalkanten von Zahn 21 und 11 besorgt war. Das Implantat befand sich aufgrund des Gesichtswachstums nunmehr in Infraposition, was ein ästhetisches Problem darstellte (Abb. 11a–e). Das periimplantäre Gewebe war zwar immer noch dick, aber der Gingivarand war nicht mehr symmetrisch zu dem von Zahn 11. Betrachtet man die Details der Aufnahmen bei den Nachkontrollen, so sind die Folgen des Gesichtswachstums bereits leicht nach 2 Jahren erkennbar (Abb. 11e).

## THERAPIE DER INFRAPOSITION

Nach Rücksprache mit der Patientin, die aus finanziellen Gründen keine Neuanfertigung der Krone wünschte, und dem Zahntechniker, der wegen des hohen Risikos einer Beschädigung durch den Brennvorgang von einer weiteren Verblendung der Originalkrone abriet, wurde vorgeschlagen, zur Verlängerung der Krone ein Feldspatkeramikplättchen aufzukleben. Um die Fehlanpassung des Weichgewebes auszugleichen, wurde beschlossen, die Krone zu rekonturieren, insbesondere das transmukosale Profil, um den Weichgeweberand zu verschieben (Abb. 12a–i).

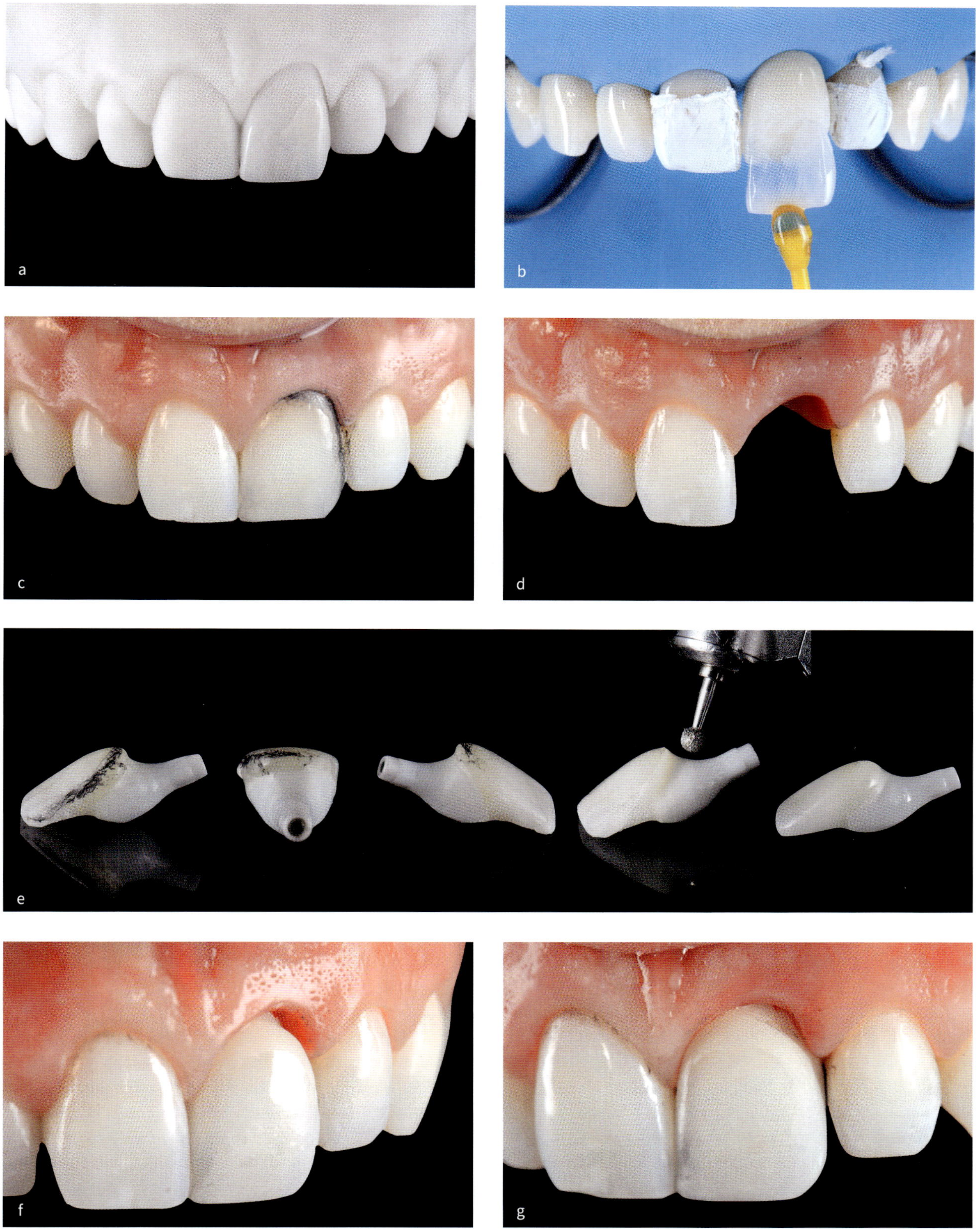

**Abb. 12a–i** Feldspatkeramik-Plättchen vor der adhäsiven Befestigung (a–b); Analyse der zervikalen und distalen Bereiche für die Rekonturierung mit Hervorhebung des unterschiedlichen Gingivaniveaus zwischen Zahn 11 und 21 (c–d); Rekonturierung des transmukosalen Profils (e); Spalt zwischen Weichgewebe und Krone und Diastema zwischen Zahn 21 und 22, das nach der Rekonturierung der Krone entstanden ist (f–g).

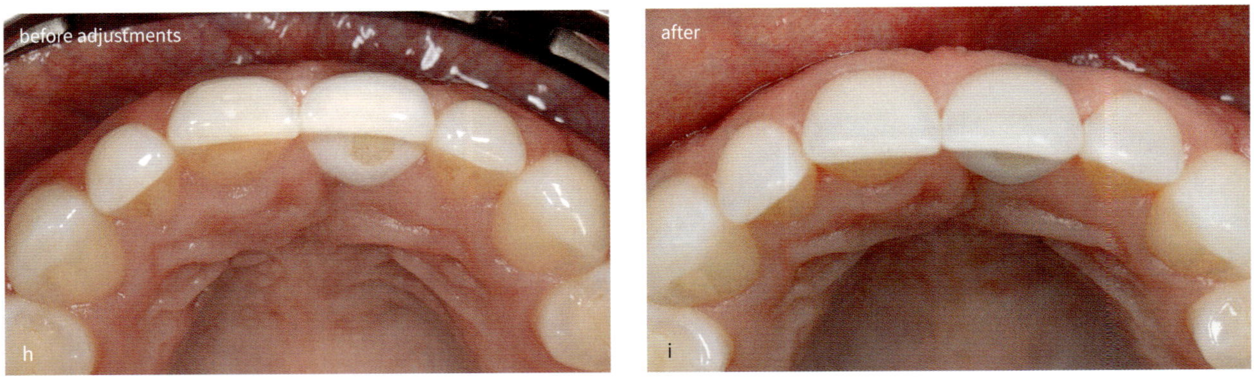


**Abb. 12 a–i** (Fortsetzung)

Es wurde ein intraoraler Scan durchgeführt und ein Plättchen aus Feldspatkeramik (Vita VM9; Vita Zahnfabrik, Bad Säckingen, Deutschland) angefertigt (Abb. 12a–b). Nach Isolierung mit Kofferdam wurden die Gewebefläche des Plättchens und die Oberfläche der Kronenverblendung eine Minute lang mit 10%iger Flusssäure geätzt und eine Silanschicht nach Herstellerangaben aufgetragen (Monobond Plus; Ivoclar Vivadent, Schaan, Liechtenstein). Anschließend wurde das Plättchen mit einem Kompositzement (Variolink Esthetic DC; Ivoclar Vivadent) adhäsiv befestigt.

Nach Entfernung der Schraube und Abnahme der Krone wurden das transgingivale Profil, die Inzisalkante sowie die distalen und vestibulären Flächen mit Diamantschleifern angepasst und dann mit Arkansas-Steinen und Diamantpolierern für Keramik bearbeitet (Optrafine; Ivoclar Vivadent) (Abb. 12c–e). Infolge des Gesichtswachstums waren die vestibulären und distalen Profile von Zahn 11 und 21 nicht mehr symmetrisch (Abb. 12h–i). Das transmukosale Profil der Krone wurde überarbeitet, indem die transmukosale Konkavität und die Emergenzlinie nach unten verschoben wurden, wodurch ein Spalt zwischen der Krone und dem Weichgewebe entstand (Abb. 12f–g). Da die der Emergenzlinie entsprechende Konvexität etwas zu weit reduziert war, wurde nach entsprechender Vorbehandlung der Keramik eine kleine Menge Komposit (Inspiro; Edelweiss, Wolfurt, Österreich) auf die Oberfläche aufgetragen. Durch das Gesichtswachstum und die Neukonturierung der distalen Fläche (um gleiche Breiten für Zahn 11 und 21 zu erreichen) war ein Diastema entstanden (Abb. 12f–g). Dieses Diastema wurde auf der mesialen Fläche von Zahn 22 mit Komposit (Inspiro; Edelweiss, Wolfurt, Österreich) geschlossen.

Die angepasste Krone wurde sukzessive in mehreren Ultraschallbädern (mit Seifenlösung, Wasser und 90%igem Alkohol) gereinigt und desinfiziert. Nach dem Trocknen wurde die Krone mit 35 Ncm verschraubt und der Schraubenkanal mit Komposit verschlossen.

Der gingivale Spalt war bereits nach einer Woche geschlossen (Abb. 13a–g), was die Wirkung des transmukosalen Profils und des Emergenzprofils der Krone auf das Weichgewebe deutlich macht. Abbildung 14 zeigt Röntgenaufnahmen nach der Implantatinsertion, nach dem Einsetzen der Krone und bei der Nachkontrolle nach 1 und 10 Jahren mit hervorragender Langzeitstabilität des periimplantären Knochenniveaus. Abbildung 15 zeigt die Situation 1 Jahr nach der Neukonturierung der Krone.

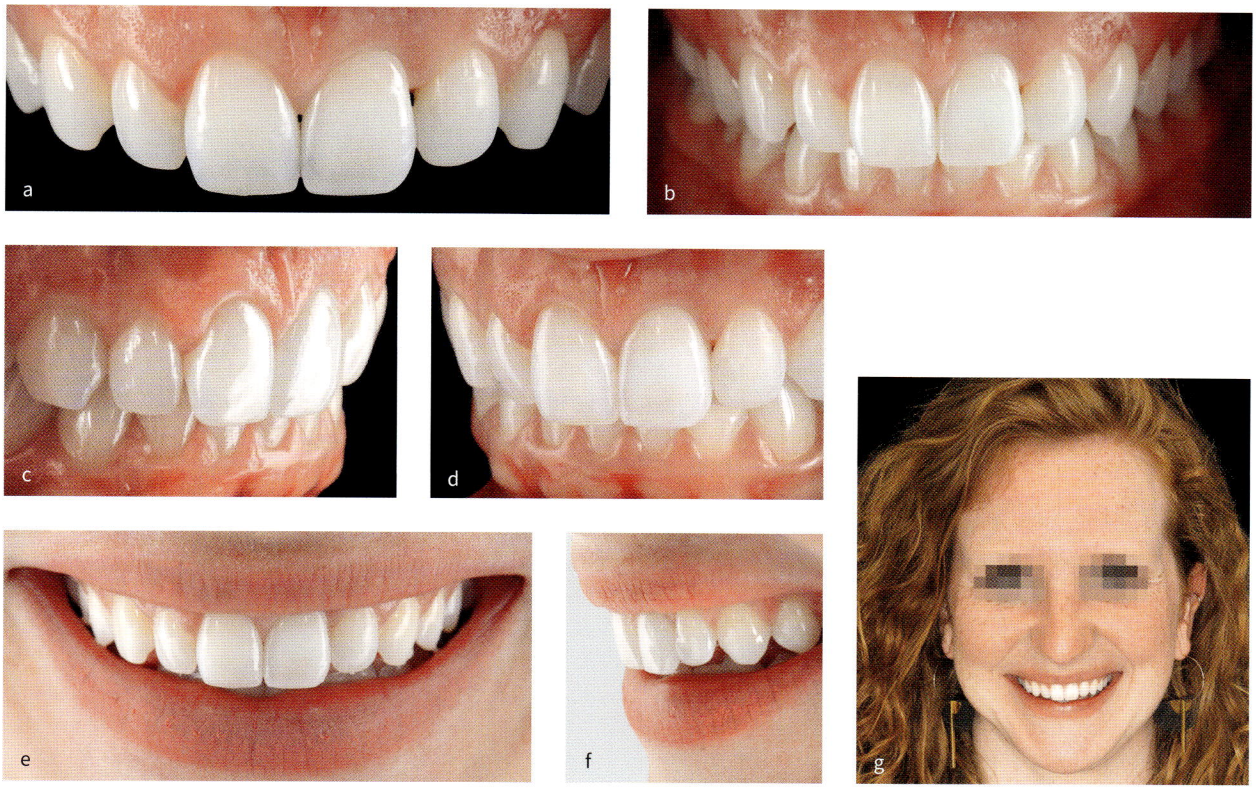


**Abb. 13a–g** Definitive Versorgung eine Woche nach der Rekonturierung (Nachkontrolle nach 11 Jahren).

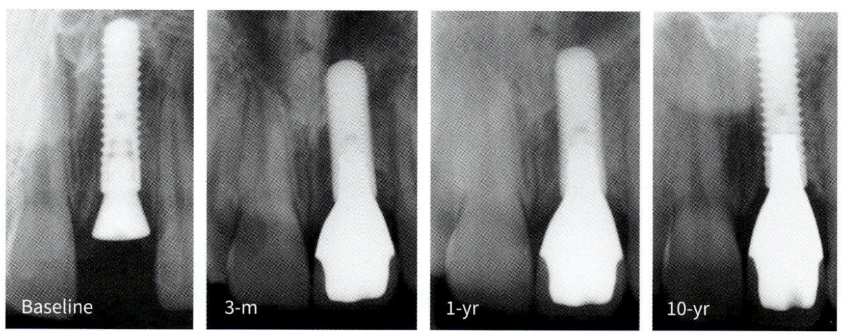


**Abb. 14** Röntgenaufnahmen nach der Implantation, nach dem Einsetzen der Krone und bei der Nachkontrolle nach 1 und 10 Jahren.

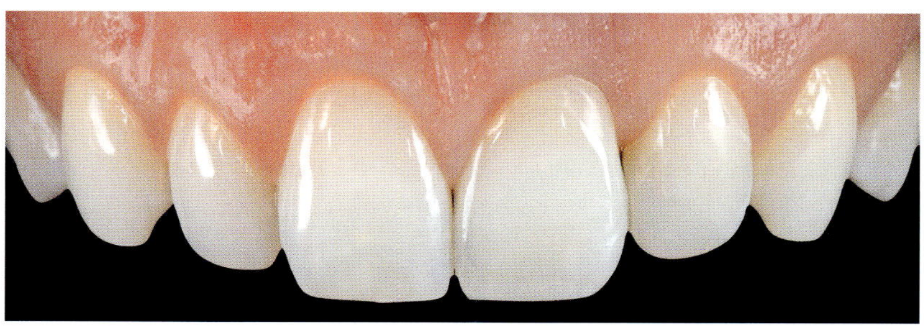

**Abb. 15** Die Krone 1 Jahr nach der Rekonturierung.

## DISKUSSION

Die Behandlung von Traumapatienten ist immer eine Herausforderung, zumal der Behandler mit einer Notfallsituation und psychischem Stress konfrontiert ist. Bereits beim ersten Notfallbesuch sind die Entscheidungsfindung und die Behandlungsstrategie von größter Bedeutung, um den Verlust von Hart- und Weichgewebe zu minimieren, was für den Erfolg der späteren implantatgestützten Rehabilitation entscheidend ist. Hart- und Weichgewebe spielen eine entscheidende Rolle für das ästhetische Endergebnis. Bei multiplen und intraalveolären Frakturen müssen in kurzer Zeit gut durchdachte Entscheidungen getroffen werden, um Sekundärinfektionen zu vermeiden. Darüber hinaus muss jeder chirurgische und prothetische Schritt, von der Extraktion bis zur Wahl des Materials und des prothetischen Designs, als Teil einer umfassenden Behandlungsstrategie betrachtet werden.

***Chirurgische Strategie:*** Trotz der Notfallsituation war die Patientin gesund und wies einen adäquaten Hart- und Weichgewebezustand auf, der eine Extraktion und Sofortimplantation erlaubte. Sie hatte einen eher dicken gingivalen Phänotyp, das zervikale Niveau war gut, und es wurden keine Rezession beobachtet (Tonetti et al. 2019). Auf den 3-D-Röntgenbildern war eine intakte vestibuläre Knochenwand zu sehen, und die sagittale Wurzelposition in Bezug auf den anterioren Oberkieferknochen entsprach der Klasse I nach Kan et al. (2011a), was eine günstige Anatomie für die Sofortimplantation darstellt. Das apikale Knochenangebot war jedoch nicht besonders groß; aufgrund der ungünstigen Okklusion (tiefer Biss) wurde eine konventionelle Implantatbelastung in Erwägung gezogen.

Um den Knochenumbau nach der Extraktion zu begrenzen, wurde der nach der Implantatinsertion verbliebene Alveolendefekt mit einem Knochenersatz-Biomaterial aufgefüllt, wie es in aktuellen Konsensusberichten empfohlen wird (Avila-Ortiz et al. 2014, Tonetti et al. 2019). Obwohl diesbezüglich kein Konsens besteht, wurde ein langsam resorbierbares Biomaterial bevorzugt, um die dreidimensionale Langzeitstabilität zu erhöhen (Botilde et al. 2020). Diese Art des Alveolenmanagements in Kombination mit der Sofortimplantation erfordert jedoch eine korrekte Positionierung des Implantats in vestibulolingualer Richtung, wobei der Abstand zwischen der vestibulären Seite des Implantats und der vestibulären Knochenwand mindestens 2 mm betragen muss (Caneva et al. 2010). Dieser mit dem Biomaterial gefüllte Spalt kann wie ein Schutzschild wirken und nach dem zu erwartenden Umbau der vestibulären Knochenwand ein ausreichendes vestibuläres Knochenangebot gewährleisten (Lambert et al. 2012, Avila-Ortiz et al. 2014).

Eine Weichgewebetransplantation wurde auch in Betracht gezogen, um den zu erwartenden Knochenverlust nach der Extraktion auszugleichen (Vanhoutte et al. 2014), der in ästhetischen Fällen wie diesem besonders bedeutsam ist. Die in diesem Fall angewandte Technik der Bindegewebetransplantation kommt ohne Taschenbildung aus und stützt sich auf das transgingivale Gefäßbett. Sie führt zu einer Verdickung des Weichgewebes im kritischsten Bereich (Avila-Ortiz et al. 2014). Für die Integration des Transplantats sind jedoch eine adäquate Entfernung des Saum- und Sulkusepithels und eine ausreichende Stabilisierung wichtig.

***Prothetische Rehabilitation:*** Das periimplantäre Weichgewebe kann auch durch prothetische Verfahren optimiert werden, was jedoch eine gute Kommunikation zwischen Oralchirurg, Prothetiker und Zahntechniker erfordert. Trotz begrenzter wissenschaftlicher Erkenntnisse über die Auswirkungen von transgingivalen und Emergenzprofilen auf das Verhalten des Weichgewebes zeigt der vorliegende Fall, dass ein konkaves transgingivales Profil und eine konvexe Emergenzlinie knapp unterhalb des idealen Gingivaniveaus in Kombination mit einer chirurgischen Verdickung ein langfristig stabiles Weichgewebe gewährleisten.

In diesem konkreten Fall wäre vielleicht nicht einmal ein Provisorium notwendig gewesen. Mit einem prothetisch geführten Weichgewebemanagement hätte ein vergleichbares Ergebnis erzielt werden können, sodass die definitive Krone nach erfolgter Osseointegration ein ideales Design aufweisen würde.

Die Implantatposition ist entscheidend für die Langzeitprognose verschraubter Versorgungen und für optimierte transmukosale und Emergenzprofile. Die bukkolinguale Implantatposition muss 1,5 bis 2,0 mm palatinal zur Inzisalkante liegen; vertikal muss das Implantat mindestens 4 mm tief sein, um der biologischen Breite zu entsprechen und genügend Höhe für das transmukosale Profil zu bieten (Testori et al. 2018). Eine gute Planung ist daher unerlässlich. Heutzutage ist dies in der Regel ein systematischer digitaler Prozess, um das Endergebnis zu visualisieren und die Kommunikation innerhalb des Teams zu verbessern.

Obwohl es keine wissenschaftlichen Belege für die Überlegenheit verschraubter Restaurationen gegenüber zementierten Restaurationen gibt (Alqutaibi 2017, Lemos et al. 2016), haben erstere mehrere Vorteile, wie zum Beispiel:

- Einfacheres Management des Emergenzprofils
- Vermeidung von überschüssigem submukosalem Zement und den damit verbundenen Komplikationen (Staubli et al. 2017)
- Möglichkeit der Reintervention nach Komplikationen wie Abplatzungen (Chipping) oder Infraposition des Implantats

Darüber hinaus reduzieren verschraubte Versorgungen das Risiko von Abplatzungen aufgrund des günstigen Verhältnisses zwischen den Dimensionen des Kronengerüsts und der Keramikverblendung (Mainjot et al. 2012a, Mainjot et al. 2012b).

Schließlich stellen verschraubte Implantatversorgungen wahrscheinlich die beste Indikation für Zirkonoxid (3Y-TZP) in der Prothetik dar, und zwar aus den folgenden Gründen:

- Zirkonoxid weist eine Biokompatibilität auf, die der von Titan mindestens gleichwertig ist, was die Adhäsion von Fibroblasten und Keratinozyten an den transmukosalen Komponenten und damit die periimplantäre Weichgewebeintegration betrifft (Grenade et al. 2016, Grenade et al. 2017).
- Zirkonoxid hat bessere optische Eigenschaften als Titan, was die farbliche Übereinstimmung zwischen der periimplantären Mukosa und dem natürlichen Zahn verbessert (Cai et al. 2017).
- Die Langzeitüberlebensrate von Sekundärteilen aus Zirkonoxid ist sehr hoch und mit der von Titan vergleichbar (Fabbri et al. 2017; Sailer et al. 2009; Koenig et al. 2018).

***Therapie der Infraposition:*** Laut einer systematischen Übersichtsarbeit liegt die Prävalenz der Infraposition von Implantaten 5 bis 15 Jahre nach der Implantation bei etwa 50 % (Papageorgiou et al. 2018). Die Diskrepanz ist in 20 % der Fälle größer als 1 mm; ein Verlust der approximalen Kontaktpunkte wird in 43 % der Fälle beobachtet. Es besteht eine signifikante Korrelation mit dem Alter, wobei jüngere Patienten stärker gefährdet sind. Eine Infraposition scheint auch häufiger im Oberkiefer, bei weiblichen Patienten und bei Patienten mit länglichem Gesichtstyp aufzutreten. Teilbezahnte Patienten müssen über diese möglichen negativen Langzeitfolgen aufgeklärt werden, und Alternativen wie Maryland-Keramikbrücken sollten bei jungen Patienten in Betracht gezogen werden, insbesondere wenn seitliche Schneidezähne ersetzt werden müssen. Der vorliegende Fall zeigt jedoch, dass es Lösungen gibt, um diese Art von Komplikation einfach und minimalinvasiv zu behandeln und die Lebensdauer der Restauration zu verlängern.

## SCHLUSSFOLGERUNGEN

Der vorliegende klinische Fall dokumentiert den Langzeiterfolg einer Sofortimplantation in der ästhetischen Zone bei einer jungen Patientin. Zu den Schlüsselkonzepten dieser Behandlungsstrategie gehören der Erhalt von Hart- und Weichgewebe, die Positionierung des Implantats, die Wahl des Biomaterials (sowohl für das Alveolenmanagement als auch für die Implantatkrone), transmukosale und Emergenzprofile (zur Formung und Optimierung des Weichgewebes) sowie die Wahl einer verschraubten Versorgung, die eine Anpassung des Profils im Lauf der Zeit ermöglicht, um Komplikationen erfolgreich zu behandeln, wie der vorliegende Fall zeigt. Eine effektive Kommunikation zwischen Oralchirurg, Prothetiker und Zahntechniker ist für den Behandlungserfolg unerlässlich. Digitale Werkzeuge erleichtern die Planung und den Informationsaustausch erheblich.

Auch wenn die Infraposition des Implantats in diesem Fall erfolgreich behandelt wurde, muss bei der Wahl der Behandlungsmethode insbesondere bei jungen Patienten der Altersfaktor berücksichtigt werden, und es müssen die Vorteile einer implantatgetragenen Versorgung in der ästhetischen Zone gegen das nicht unerhebliche Risiko einer Infraposition abgewogen werden – was dem Patienten immer erklärt werden sollte. Im vorliegenden Fall hat die Entscheidung für eine verschraubte Versorgung den Umgang mit dieser Komplikation eindeutig erleichtert.

## DANKSAGUNGEN

### Laborarbeiten

Mirko Picone – Lüttich, Belgien (verschraubte Zirkonoxidkrone)
Luc und Patrick Rutten – Dental Team, Tessenderlo, Belgien (Feldspatkeramik-Plättchen)

# 5.3 Sofortimplantation und Sofortversorgung eines oberen linken mittleren Schneidezahns mit einer provisorischen Krone

L. Pariente, K. Dada

Eine 34-jährige Patientin mit hohen ästhetischen Ansprüchen, Nichtraucherin und ohne relevante Vorerkrankungen (ASA-Klasse 1), wurde in unsere Praxis (62LTM, Paris, Frankreich) überwiesen, um ihren defekten oberen linken mittleren Schneidezahn (Zahn 21) zu ersetzen, der eine vertikale Wurzelfraktur aufwies, wie der überweisende Endodontologe unter dem Mikroskop diagnostiziert hatte (Abb. 1).

Dieser Fall veranschaulicht ein Behandlungsprotokoll vom Typ 1A (Gallucci et al. 2018) mit Diagnose, Behandlungsentscheidungen sowie klinischen und labortechnischen Schritten.

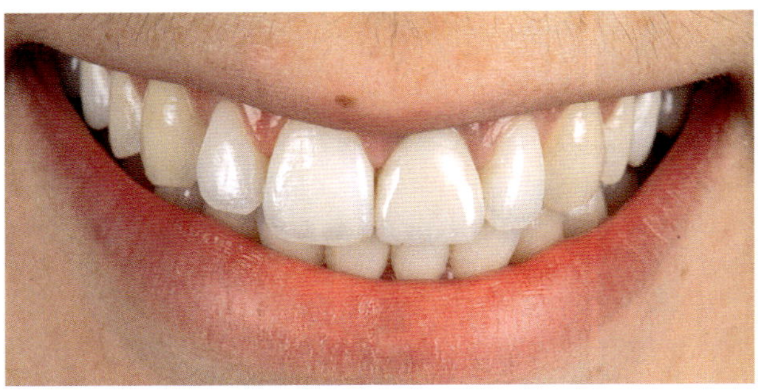

**Abb. 1** Lächeln der Patientin. Der kompromittierte Zahn und seine parodontale Umgebung waren beim Lächeln sichtbar: die mittlere Lippenlinie legte die Papillen frei.

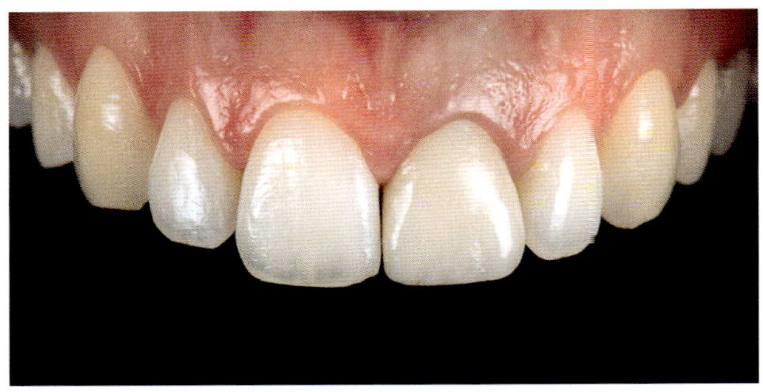

**Abb. 2** Intraorale Ansicht. Mittelstarker gingivaler Phänotyp. Kronenform leicht dreieckig, keine Weichgewebedefekte.

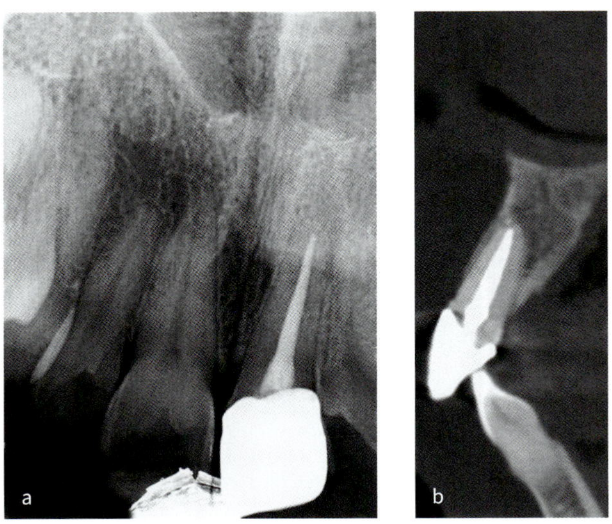

**Abb. 3a–b** Präoperative Zahnfilm-Röntgenaufnahme und DVT

**ERSTUNTERSUCHUNG**

Die klinische Untersuchung ergab einen gesunden Parodontalstatus, gute Mundhygiene und Compliance sowie intakte Gingivakonturen und Papillen (Abb. 2). Der kompromittierte Zahn und das umgebende parodontale Gewebe waren beim Lächeln sichtbar; die mittlere Lippenlinie exponierte die angrenzenden Papillen.

Die erste Röntgenaufnahme (Abb. 3a) zeigte keine Infektion im Bereich der geplanten Implantationsstelle. Die interdentalen Papillen waren ausreichend gestützt, da die Höhe des Knochenkamms bis zum Kontaktpunkt der Nachbarzähne zwischen 5,5 und 6,5 mm lag. Die Nachbarzähne waren nicht restauriert.

Das DVT (Abb. 3b) zeigte keine palatinalen oder vestibulären Knochendefekte (Klasse I, Elian und Cho 2007) und ein ausreichendes Knochenangebot für die Implantatinsertion über die Wurzelspitze des nicht erhaltungswürdigen Zahns hinaus (Klasse I, Kan et al. 2011a).

Der Patientin wurden mehrere Behandlungsoptionen vorgestellt, einschließlich aller relevanten Zeitpunkte für eine Implantatinsertion und aller denkbar möglichen Provisorien.

Die in der Risikobewertungstabelle (Tabelle 1) aufgeführten klinischen und röntgenologischen Parameter sprachen für eine Sofortimplantation und ein Sofortprovisorium.

**Tabelle 1** Risikobewertung für die Sofortimplantation in Einzelzahnsituationen

| | Geringes Risiko | Mittleres Risiko | Hohes Risiko |
|---|---|---|---|
| **Präoperative Beurteilung** | | | |
| **Patientenbezogen** | | | |
| Allgemeiner Gesundheitszustand | Gesund, problemlose Einheilung | | Einheilung gestört |
| Ästhetisches Risiko | Niedriges/mittleres ästhetisches Risiko | Hohes ästhetisches Risiko | Erhebliche ästhetische Beeinträchtigung zu erwarten |
| **Lokal** | | | |
| Position des Gingivarandes | Keine Rezession | Leichte gingivale Rezession | Gingivale Rezession ≥ 2 mm |
| Qualität des Weichgewebes | Dicker gingivaler Phänotyp | Dünner gingivaler Phänotyp oder wenig keratinisierte Gingiva | Keine keratinisierte Gingiva |
| Verankerung im Knochen | Ausreichendes Knochenangebot für die Primärstabilität | | Unzureichendes Knochenangebot für die Primärstabilität |
| Vestibuläre Knochenwand | Dicke der vestibulären Knochenwand ≥ 1 mm | Dicke der vestibulären Knochenwand < 1 mm, geringe Fenestration oder Dehiszenz | Erhebliche Fenestration oder Dehiszenz der vestibulären Knochenwand |
| Notwendigkeit eines Mukoperiostlappens | Ausreichend Alveolarknochen für einen Eingriff ohne Lappenbildung | | Knochenaugmentation mit Lappenbildung notwendig |
| Position der Alveole innerhalb des Knochenmantels | Alveole innerhalb des Knochenmantels | | Alveole und vestibuläre Knochenwand teilweise außerhalb des Knochenmantels |
| Vorliegen einer endodontischen Infektion | Keine Infektion | Chronische periapikale Infektion | Akute Infektion |
| Vorliegen von Parodontopathien | Parodontal gesund | Parodontopathien unter Kontrolle | Aktive Parodontopathie |
| Planung der Implantatposition | Ideale dreidimensionale Position, Achse verläuft durch Cingulum oder Inzisalkante | | Vestibulär positioniertes oder zu stark anguliertes Implantat oder zu große Implantattiefe |
| Spalt zwischen vestibulärer Knochenwand und geplanter Implantatposition | ≥ 2 mm | 1–2 mm | < 1 mm |

## CHIRURGISCHES VORGEHEN

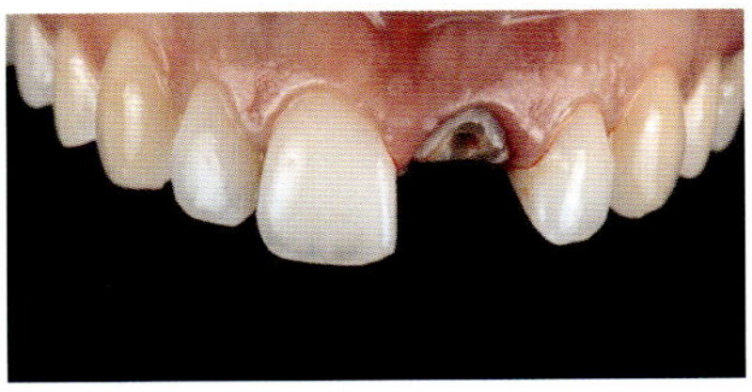

**Abb. 4** Erster chirurgischer Schritt: Entfernung der Krone des defekten Zahns.

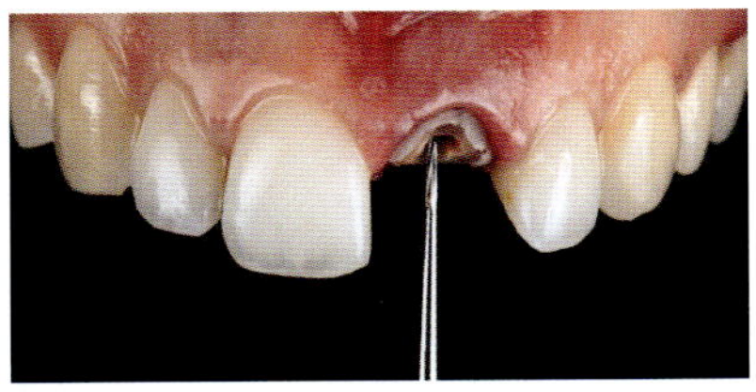

**Abb. 5** Der kompromittierte Zahn wurde horizontal durchtrennt, um den vestibulären Knochen vor Beschädigung durch den chirurgischen Bohrer zu schützen und eine minimalinvasive Extraktion zu ermöglichen.

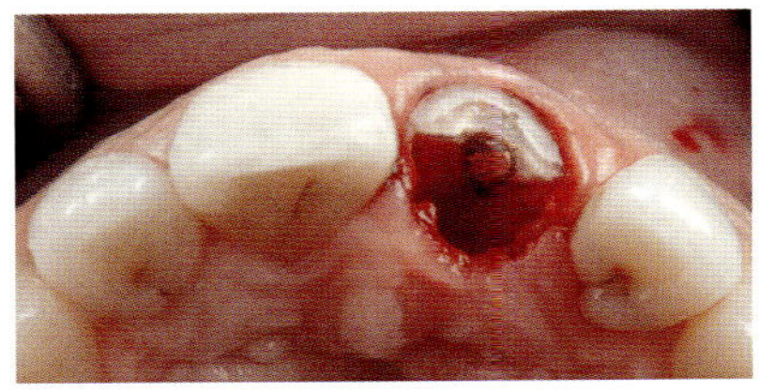

**Abb. 6** Der palatinale Teil der Wurzel wurde entfernt, um die Luxation des verbleibenden Fragments zu erleichtern, ohne Druck auf den vestibulären Knochen auszuüben.

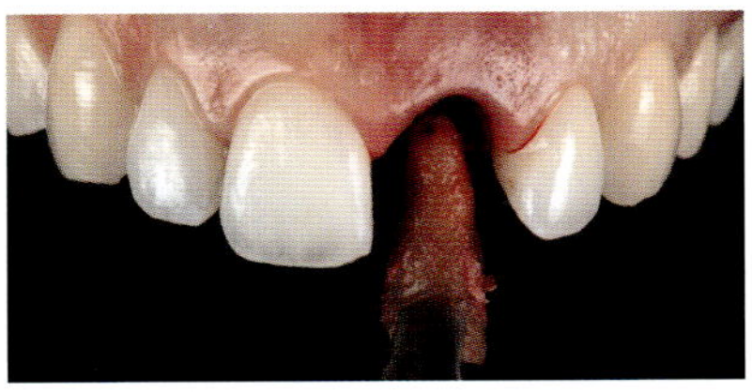

**Abb. 7** Das verbleibende Wurzelfragment wurde vorsichtig und minimal traumatisch extrahiert, ohne das Weichgewebe und den umgebenden Knochen zu beschädigen.

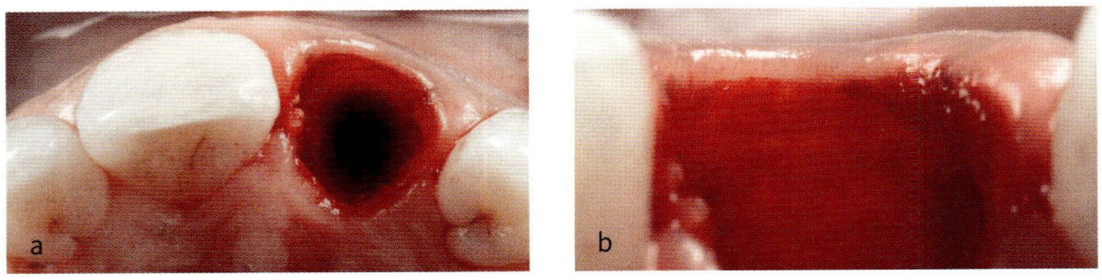


**Abb. 8a–b** Die beurteilte Integrität der vestibulären Knochenwand sprach für eine Sofortimplantation.

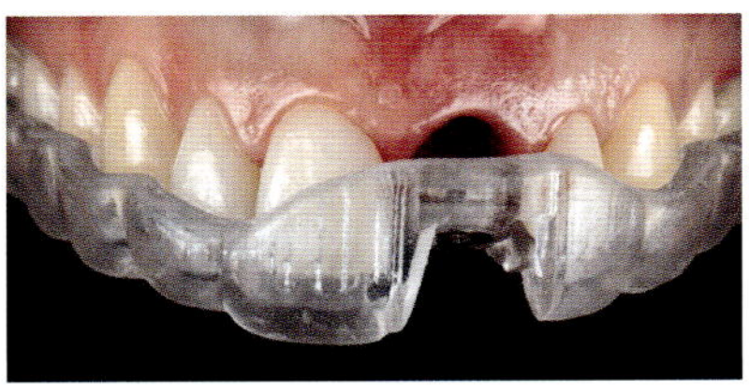

**Abb. 9** Chirurgische Bohrschablone (NobelProcera; Nobel Biocare, Kloten, Schweiz) zur Vorbereitung der Osteotomie.

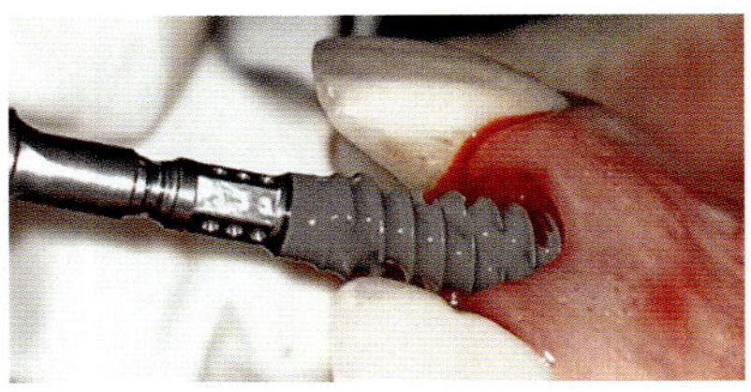

**Abb. 10** In die frische Extraktionsalveole wurde ein Implantat (BLX, Durchmesser 4 mm, Länge 12 mm; Institut Straumann AG, Basel, Schweiz) wurde inseriert. Das Eindrehmoment betrug 45 Ncm.

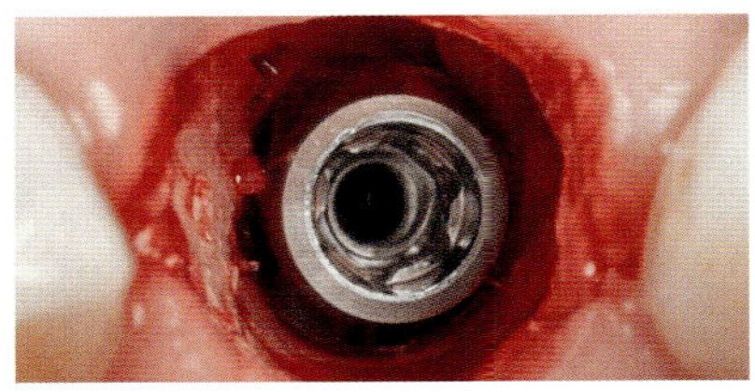

**Abb. 11** Ein ausreichender Spalt zwischen Implantat und vestibulärer Knochenwand bietet Platz für das Knochenregenerationsmaterial.

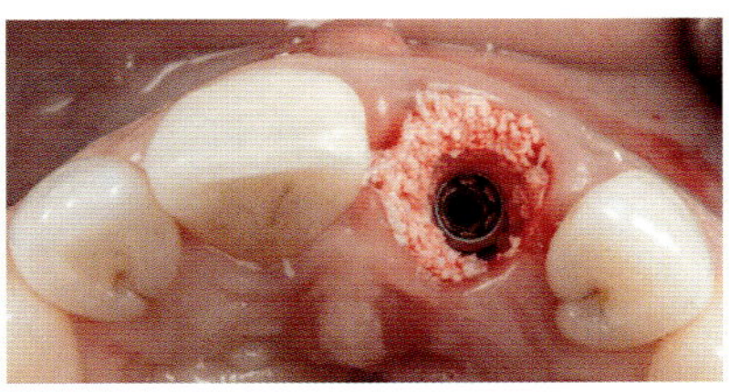

**Abb. 12** Der verbleibende Spalt wurde mit einem partikulären Xenotransplantat (Bio-Oss; Geistlich Pharma, Wolhusen, Schweiz) aufgefüllt.

## PROTHETISCHES VORGEHEN

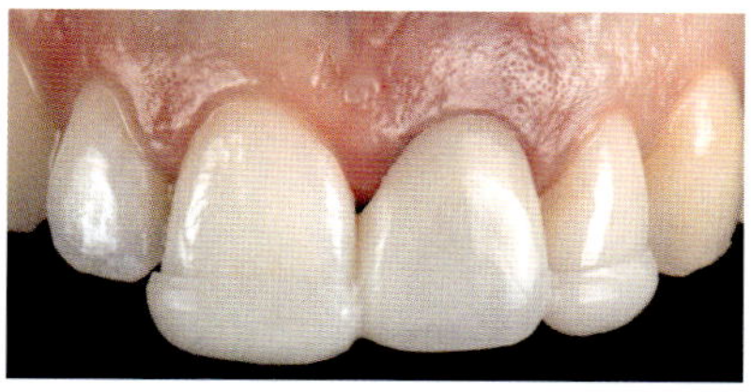

**Abb. 13** Eine provisorische Krone aus einer vorgefertigten Polymethylmethacrylat- (PMMA-) Schale wurde mit Komposit auf einem provisorischen Sekundärteil befestigt.

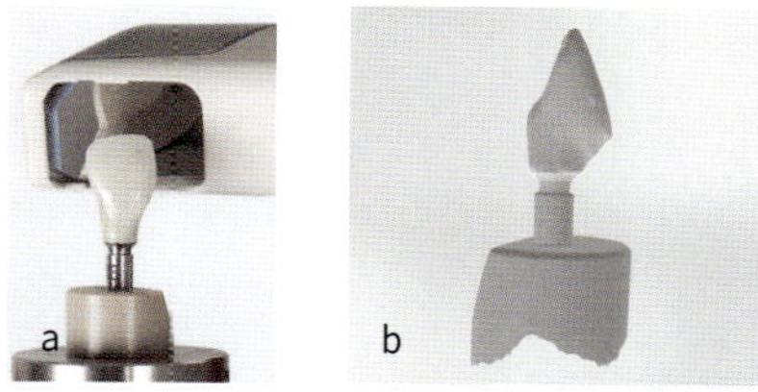

**Abb. 14a–b** Nach dem E-Merge-Protokoll wurden das Provisorium und sein Emergenzprofil mit einem Intraoralscanner gescannt (a), hier auf einem Halter (Prototyp), um eine STL-Datei des indizierten Provisoriums zu erstellen (b).

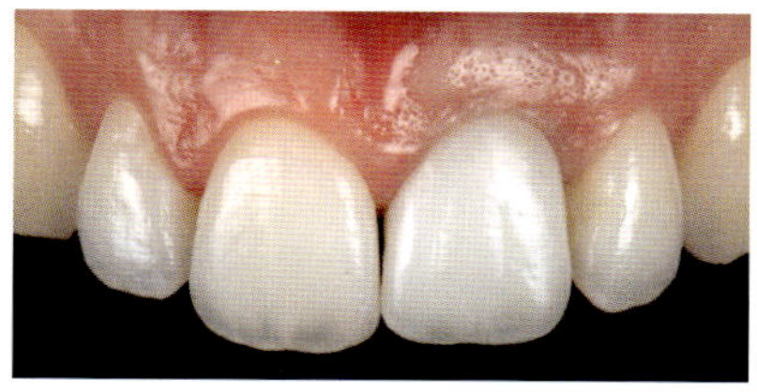

**Abb. 15** Das Provisorium wurde eingesetzt und mit 35 Ncm festgezogen.

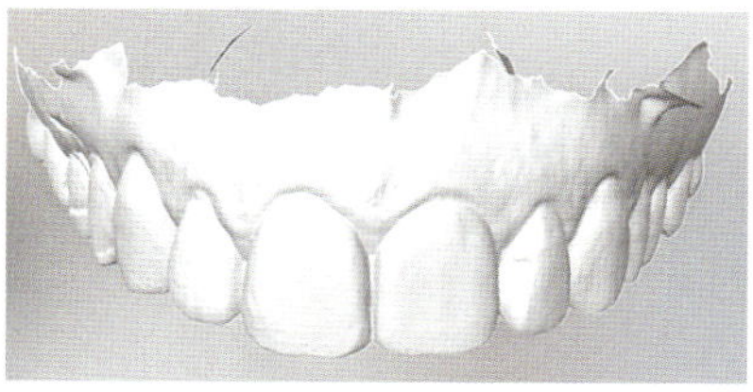

**Abb. 16** Nachkontrolle nach 3 Monaten. Es wurde ein Intraoralscan des gesamten Zahnbogens durchgeführt, ohne das Provisorium zu entfernen.

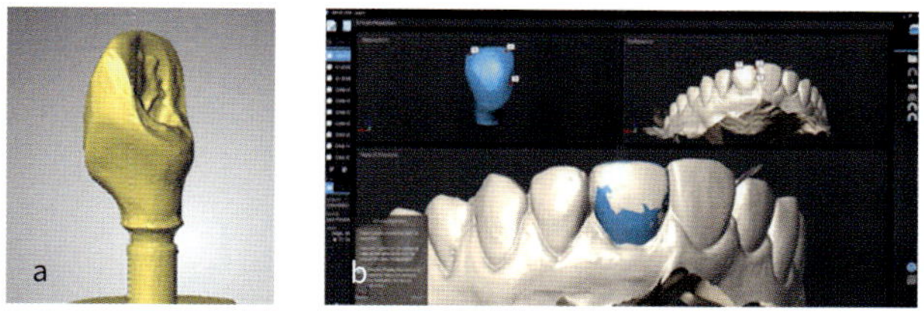

**Abb. 17a–b** Die STL-Dateien des Scans der provisorischen Versorgung (am Tag des Eingriffs) (a) und des Scans des gesamten Zahnbogens (nach 3 Monaten) (b) wurden mit der E-Merge-Funktion der CAD-Software (Dental Wings, Montreal, Kanada) zusammengeführt, um ein virtuelles Modell zu erstellen und die definitive Krone zu konstruieren.

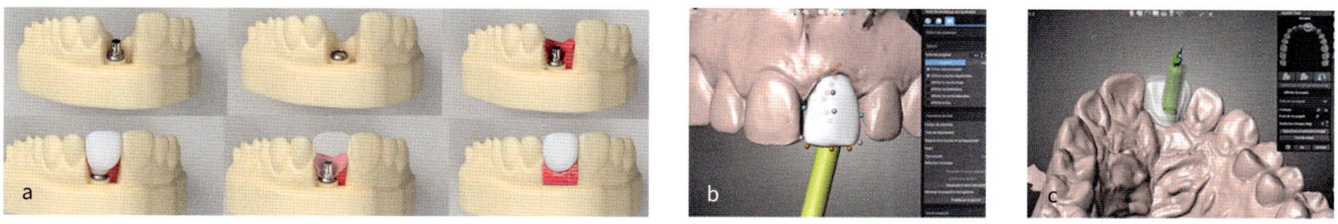

**Abb. 18a–c** Das Gerüst der definitiven Krone wurde entsprechend dem prothetischen Freiraum gestaltet, wobei das zuvor mit der provisorischen Krone erstellte Emergenzprofil beibehalten wurde. Die STL-Datei des Modells wurde dann für den Druck exportiert (b–c) (CARES; Institut Straumann AG).

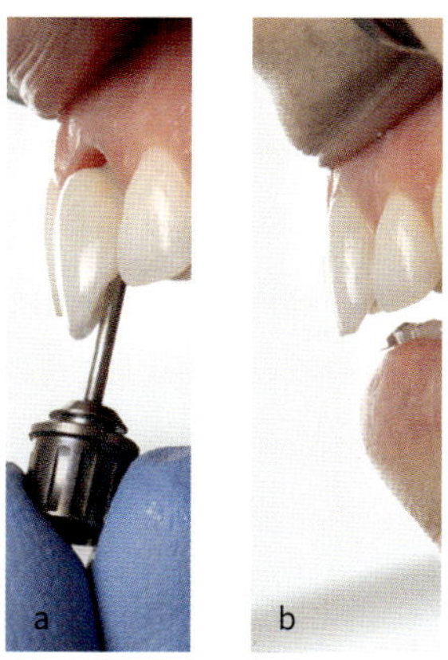

**Abb. 19a–b** Die definitive Restauration wurde einprobiert und zeigte keine Kompression des Weichgewebes.

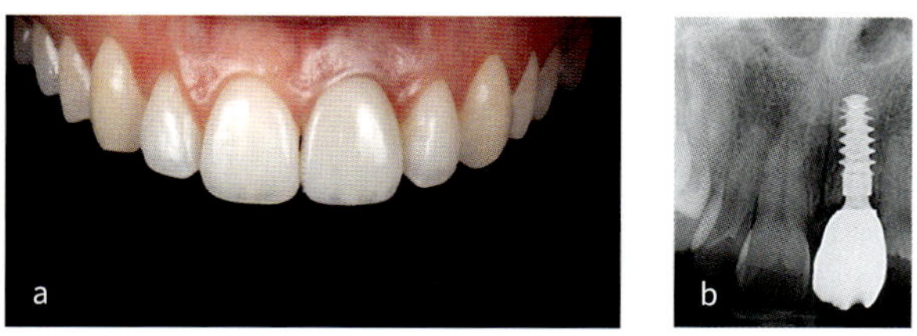

**Abb. 20a–b** Bei der Nachkontrolle nach 1 Jahr zeigen das klinische Bild und das Röntgenbild das integrierte Implantat mit stabilem Knochenniveau.

**DISKUSSION**

Die Implantatinsertion unmittelbar nach der Zahnextraktion bietet viele Vorteile (insbesondere eine kürzere Behandlungsdauer als bei einem verzögerten Vorgehen und weniger chirurgische Manipulationen), könnte aber auch Schwierigkeiten hinsichtlich der Primärstabilität oder der Anfertigung der provisorischen Versorgung mit sich bringen. Die Sofortbelastung verkürzt die Gesamtbehandlungszeit und macht eine provisorische herausnehmbare Versorgung oder eine adhäsiv befestigte Brücke während des Heilungsprozesses überflüssig, was den Patientenkomfort erhöht. Darüber hinaus konnte gezeigt werden, dass die Option einer implantatgetragenen provisorischen Versorgung zum Erhalt der Gingivakontur und der Papillen beiträgt, wenn zugleich der Spalt zwischen Implantat und vestibulärer Knochenwand mit einem Xenotransplantat aufgefüllt wird (Tarnow et al. 2014).

Ein optimales ästhetisches Ergebnis der Sofortimplantation erfordert eine sorgfältige Patientenauswahl und eine präzise Positionierung der Implantate. Die in diesem Band des ITI Treatment Guide vorgestellten Instrumente zur Risikobewertung bieten ein sicheres Vorgehen zur Bestimmung der am besten geeigneten Behandlungsoption.

In Bezug auf die optimale bukkolinguale Position empfahlen Buser et al. (2004), die Implantatschulter 1 bis 2 mm lingual der Emergenz der Nachbarzähne zu platzieren, um eine ausreichende Breite des bukkalen Knochens und eine stabile Mukosa über der vestibulären Implantatoberfläche zu gewährleisten. Diese Empfehlung wird durch die Ergebnisse einer anderen Studie gestützt, in der die bukkolinguale Position der Implantatschulter als hochsignifikanter Faktor bei der Bestimmung der vestibulären marginalen Geweberezession identifiziert wurde (Bittner et al. 2019). Idealerweise sollte die Abformung das Emergenzprofil des Provisoriums reproduzieren und gleichzeitig die Anzahl der Behandlungsschritte und Abnahmen der provisorischen Versorgung auf ein Minimum reduzieren, um die Weichgewebearchitektur nicht zu stören.

Es hat sich gezeigt, dass das Ein- und Ausschrauben von Sekundärteilen das periimplantäre marginale Knochenniveau erheblich beeinträchtigt. Der resultierende Knochenverlust scheint hauptsächlich auf die Reduktion des Bindegewebigen Aspekts der periimplantären Mukosa infolge von Sekundärteilmanipulationen zurückzuführen zu sein (Koutouzis et al. 2017, Bressan et al. 2017).

Diese Ergebnisse ebnen den Weg für eine Überarbeitung der aktuellen Restaurationsprotokolle, um einen beginnenden marginalen Knochenverlust zu verhindern. Auch wenn die klinische Bedeutung dieser Studien noch umstritten ist (de Carvalho Barbara et al. 2019), bleibt die Minimierung der Sekundärteilmanipulationen nach wie vor ein Diskussionsthema unter Zahnärzten.

Das digitale Protokoll zur Erfassung des Emergenzprofils erfüllt alle Erwartungen in diesen heiklen Situationen:

- Es ist einfach anzuwenden.
- Es erfordert keine besonderen CAD-Kenntnisse.
- Es reduziert die Anzahl der Manipulationen auf ein absolutes Minimum, was die Unannehmlichkeiten für den Patienten minimiert und die Behandlungszeit verkürzt.

Wenn Änderungen an der provisorischen Versorgung erforderlich werden oder ein ästhetisches Ergebnis zusätzliche Anproben erfordert, benötigt das E-Merge-Protokoll immer ein Aus- und Einschrauben weniger als alle anderen heute verwendeten Methoden und kann häufig das vor der provisorischen Versorgung erzeugte Emergenzprofil reproduzieren.

Darüber hinaus ermöglicht das E-Merge-Protokoll im Falle einer Fraktur des Provisoriums während der Einheilphase die sofortige Herstellung eines neuen identischen Provisoriums ohne zusätzliche klinische Schritte.

## SCHLUSSFOLGERUNGEN

Die vorliegende Fallbeschreibung zeigt, dass die Sofortimplantation und die Versorgung mit einer provisorischen Krone eine geeignete Methode zum Ersatz eines kompromittierten Einzelzahns im Frontzahnbereich darstellt. Sie trägt dazu bei, die Hart- und Weichgewebearchitektur mit einem festsitzenden Provisorium zu erhalten und bietet eine ästhetische und komfortable Sofortlösung. Die Kombination von Sofortimplantation und Emergenzprofilmanagement – mit STL-Überlagerung digitaler Abformungen des eingesetzten Provisoriums vor und nach der Einheilung – scheint eine praktische Möglichkeit zu sein, das Emergenzprofil zu erstellen und zu übertragen – ein Schlüsselfaktor für ein ansprechendes ästhetisches Ergebnis.

# 5.4 Statisch computergestützte Sofortimplantation in der ästhetischen Zone und Sofortbelastung mit vorgefertigten CAD/CAM-Provisorien

A. Lanis, L. Gonzaga, A. Hamilton

Das Typ-1A-Protokoll für die Sofortimplantation und Sofortbelastung ist definiert als ein chirurgisches und prothetisches Verfahren, bei dem Implantate am Tag der Zahnextraktion in die Extraktionsalveole gesetzt und sofort versorgt werden (Morton et al. 2018, Gallucci et al. 2018). In der ästhetischen Zone hängt der Erfolg dieses Vorgehens von mehreren Faktoren ab, wie z. B. einer korrekten Diagnose, einer geeigneten Patientenauswahl, einer günstigen Alveolenanatomie, geeigneten Bedingungen und Eigenschaften des Operationsgebiets sowie einer entsprechenden Ausbildung und ausreichenden Erfahrung des Behandlers (Levine et al. 2017, Chappuis et al. 2013, Belser et al. 2009, Chen und Buser 2014). Obwohl die langfristige Vorhersagbarkeit der Behandlung in diesen Fällen eng mit den beschriebenen Variablen zusammenhängt und nur eine begrenzte Patientenkohorte alle Kriterien für diese Therapieform erfüllt, hat das „Sofort-Konzept“ bei Zahnärzten und Patienten weltweit an Popularität gewonnen (Sans-Sánchez et al. 2015, Buser et al. 2017a).

Für die Sofortimplantation in der ästhetischen Zone sind verschiedene Vorgehensweise beschrieben worden (Gallucci et al. 2018). Die meisten Techniken sehen ergänzende Maßnahmen zur Implantatinsertion vor, wie die Verwendung von Knochenersatzmaterialien und das Weichgewebemanagement, um das Operationsgebiet zu stabilisieren und dem Knochenabbau nach der Extraktion entgegenzuwirken (Evans und Chen 2008, Fürhauser et al. 2015, Araújo et al. 2005, Chappuis et al. 2017, Li et al. 2018, Kuchler et al. 2016, van Nimwegen et al. 2018, Frizzera et al. 2019, Noelken et al. 2018).

Aus chirurgischer Sicht gilt die Primärstabilität als entscheidender Parameter für die Sofortbelastung (Papaspyridakos et al. 2014). Die Primärstabilität des Implantats wird von vielen Faktoren beeinflusst, darunter die lokale Knochenqualität und -quantität, das Makrodesign des Implantats und die chirurgische Technik (Javed et al. 2013). Herstellerseitig wurden verschiedene Implantatdesigns entwickelt, um eine höhere Primärstabilität zu erreichen.

Kürzlich wurde ein neues Implantatkonzept vorgestellt. Form und Gewinde des Implantats wurden so gestaltet, dass sich sowohl weiche Knochen komprimieren lassen als auch in harten Knochen geschnitten werden kann (Arcuri et al. 2019). Dieses vollständig konische Implantat wurde mit dem Ziel entwickelt, hohe Eindrehmomente in verschiedenen anatomischen Situationen zu erzielen und insbesondere das „Sofort-Konzept“ zu propagieren

Aus restaurativer Sicht ist bei Einzelzahnversorgungen die korrekte dreidimensionale Implantatposition ein entscheidender Faktor. Dies ist hinreichend dokumentiert und spielt eine wichtige Rolle bei der Erzielung ästhetischer Ergebnisse (Buser et al. 2000, Tarnow et al. 2000). So vereint die virtuelle Implantatplanung röntgenologische, prothetische, chirurgische und labortechnische Aspekte in einem gemeinsamen virtuellen Szenario und ermöglicht eine detaillierte chirurgische Simulation auf Basis eines prothetischen Vorschlags (Lanis et al. 2015). Die CAD/CAM-Bohrschablone, wie sie in der statisch computergestützten Implantatchirurgie (sCAIS) verwendet wird, verbindet die virtuelle Behandlungsplanung mit der tatsächlichen Operation, indem die resultierende Simulation exakt auf das Operationsgebiet übertragen wird (Matta et al. 2017). Bei Indikationen, die eine Sofortimplantation erfordern, kann sCAIS daher als Goldstandard für eine präzise und adäquate dreidimensionale Implantatpositionierung angesehen werden (Lanis et al. 2017).

Die integrierte Design- und Planungsumgebung DWOS Synergy (Dental Wings, Montreal, Kanada) wurde entwickelt, um gleichzeitig mit zwei verschiedenen Softwareumgebungen und in Echtzeit arbeiten zu können. Die eine Umgebung dient der chirurgischen Planung für sCAIS, die andere dem Design und der Herstellung der Restauration. Durch die Integration in ein Gesamtsystem ist es möglich, CAD/CAM-Restaurationen vor der Implantatinsertion zu entwerfen und herzustellen, wobei die geplante Implantatposition und das Sekundärteil berücksichtigt werden – so, als wären sie bereits intraoral

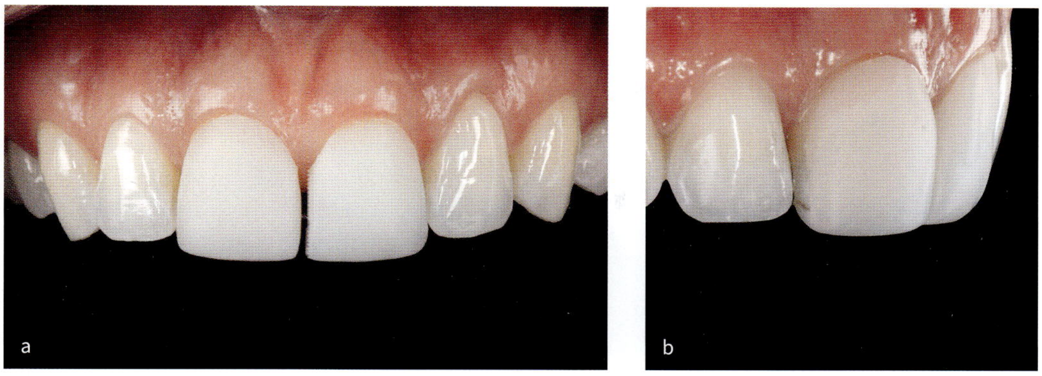

**Abb. 1a–b** Ausgangssituation. Intraorale frontale Ansicht und seitliche Nahaufnahme.

vorhanden. Implantatplanung und prothetischer Workflow gehen dadurch Hand in Hand: Änderungen in einer der Planungen wirken sich direkt auf die andere aus.

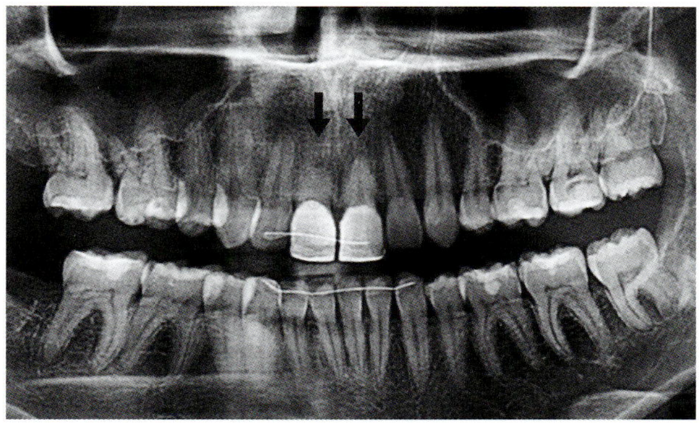

**Abb. 2** Panoramaröntgenaufnahme der Ausgangssituation. Externe Wurzelresorption an Zahn 11 und 21.

Dieses Gesamtkonzept ermöglicht eine präzise Verfeinerung der dreidimensionalen Implantatposition durch Echtzeitkommunikation zwischen den chirurgischen, restaurativen und zahntechnischen Teams während der Implantatplanung. Wenn sich bei der Planung der Restauration herausstellt, dass die resultierenden Konturen nicht korrekt gestaltet sind, kann die Implantatposition virtuell modifiziert werden, um ein ideales Gleichgewicht zwischen biologischem, mechanischem und ästhetischem Erfolg zu erzielen. Dies ermöglicht auch die Visualisierung des prospektiven Emergenzprofils in Bezug auf den Knochenkamm in Situationen, in denen das Implantat subkrestal gesetzt wird, und kann dabei helfen, biologisch günstigere Emergenzprofile zu gestalten.

Dieser Fallbericht beschreibt die Planungsphase und den Behandlungsablauf einer ästhetischen Rekonstruktion, die auf dieser innovativen Technologie basiert. Dabei geht es um den Ersatz zweier mittlerer Schneidezähne durch Sofortimplantate und Sofortversorgung mit Unterstützung von sCAIS und des Synergy-Konzept. Die Herstellung der definitiven CAD/CAM-Versorgungen für die Implantate wird ebenfalls beschrieben.

## KLINISCHER FALL

Eine 32-jährige Patientin wurde zur Untersuchung der Zähne 11 und 21 an die Prime Clinic in Santiago de Chile überwiesen. Ihre Hauptsorge galt der ästhetischen Diskrepanz zwischen ihren beiden oberen mittleren Schneidezähnen und den Beschwerden, verursacht durch die moderate Beweglichkeit dieser beiden Zähne. Die Patientin hatte 2016 ein dentoalveoläres Trauma erlitten, das zu nicht komplexen Kronenfrakturen von Zahn 11 und 21 geführt hatte. Damals waren zwei direkte Kompositveneers eingesetzt worden. Diese wiesen einen schlechten Randschluss auf und waren überkonturiert und opak, was zu einer ästhetisch unbefriedigenden Beziehung zu den anderen oberen Frontzähnen führte. Beide Zähne wiesen eine Mobilität von Grad 1 bis 2 auf. Die Patientin berichtete über ständige Beschwerden im Frontzahnbereich. Es war ein palatinaler Retainer vorhanden, der beide Schneidezähne miteinander verblockte (Abb. 1a–b).

Die Patientin praktizierte eine gute Mundhygiene und suchte ihren Zahnarzt regelmäßig zur Kontrolle und unterstützenden Parodontalbehandlung auf. Es wurden keine für das vorliegende Problem relevanten systemischen oder zahnärztlichen Befunde erhoben. Die klinische und röntgenologische Untersuchung ergab, dass Zahn 11 und 21 von einer fortgeschrittenen Wurzelresorption betroffen waren (Abb. 2).

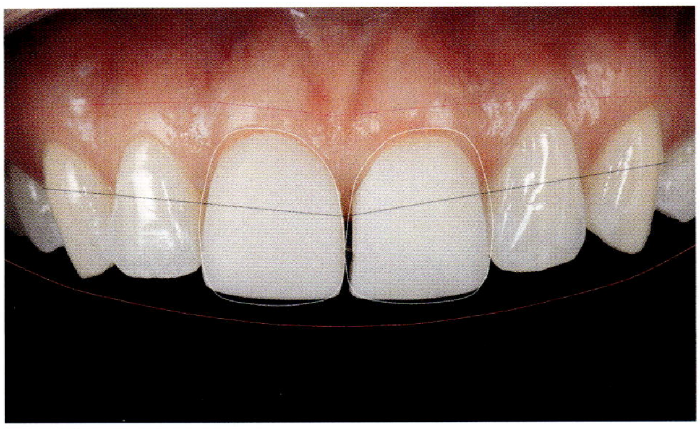

**Abb. 3** DSD-Analyse.

## BEHANDLUNGSPLANUNG

Eine vollständige Foto- und Digital Smile Design- (DSD-) Analyse wurde durchgeführt, um sowohl der Patientin als auch dem Zahntechniker diagnostische und planerische Informationen zur Verfügung zu stellen (Coachman et al. 2016). Die Form der beiden mittleren Schneidezähne wurde digital verändert, um eine femininere und harmonischere Beziehung zwischen den sechs oberen Frontzähnen zu erreichen (Magne et al. 1995) (Abb. 3).

DICOM-Dateien (Digital Imaging and Communication in Medicine) aus dem DVT und eine STL-Datei (Standard Tessellation Language) aus einer digitalen Abformung des Oberkiefers wurden in die virtuelle Planungssoftware (coDiagnostiX 9; Dental Wings) importiert. Zur detaillierten Analyse der Integrität und Dicke der vestibulären Knochenwand im Verhältnis zu den mittleren Schneidezähnen wurde der DVT-Scan mit retrahierten Lippen aufgenommen (Januário et al. 2008). Die klinische Situation und die vorgeschlagene Therapie wurden mit Hilfe des Instrument zur Analyse des ästhetischen Risikos (Esthetic Risk Assessment, ERA) (Dawson et al. 2021) als „hohes Risiko" eingestuft, hauptsächlich aufgrund der Region der zu extrahierenden Zähne, der Exposition des Gewebes, der Extraktion mehrerer benachbarter Zähne und des gewählten klinischen Protokolls. Zudem wurde eine umfangreiche Diagnostik und eine eingehende Analyse des Behandlungsrisikos durchgeführt (Dawson et al. 2021) (Tabelle 1 und 2).

Anschließend erfolgte eine umfassende prothetisch gesteuerte digitale Simulation der Implantation. An beiden Stellen wurden BLX-Implantate (Durchmesser 3,75 mm, Länge 12 mm; Institut Straumann AG, Basel, Schweiz) für den Eingriff ausgewählt (Abb. 4a–c).

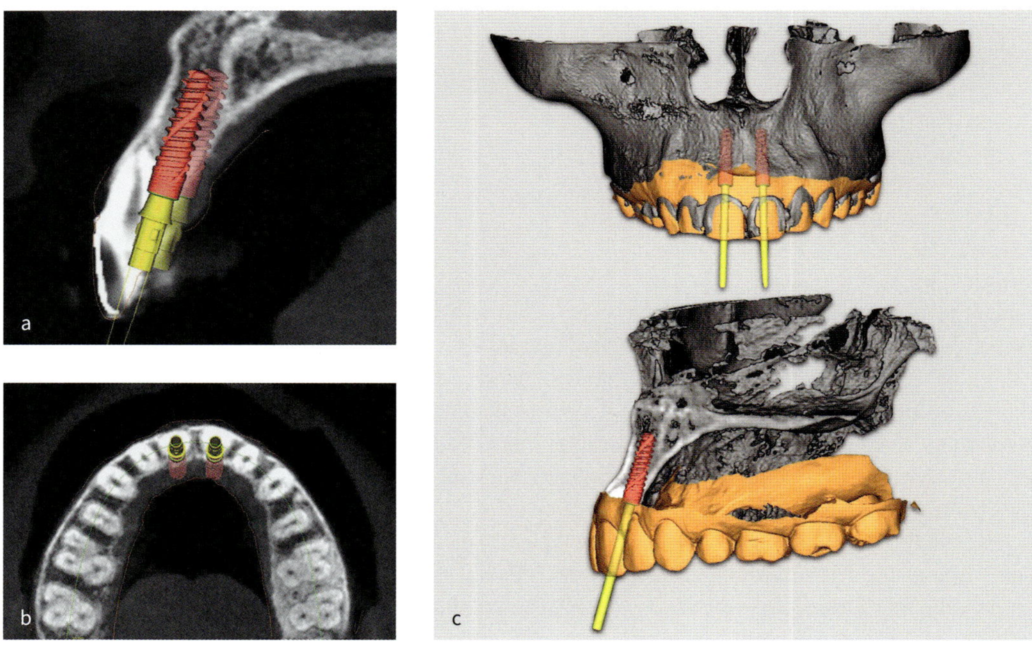

**Abb. 4a–c** Digitale chirurgische Simulation. Sagittale (a) und axiale (b) Röntgenansichten. Frontale und laterale 3-D-Ansicht (c).

**Tabelle 1** Risikobewertung für die Sofortimplantation in Einzelzahnsituationen

| | Geringes Risiko | Mittleres Risiko | Hohes Risiko |
|---|---|---|---|
| Präoperative Beurteilung | | | |
| Patientenbezogen | | | |
| Allgemeiner Gesundheitszustand | Gesund, problemlose Einheilung | | Einheilung gestört |
| Ästhetisches Risiko | Niedriges/mittleres ästhetisches Risiko | Hohes ästhetisches Risiko | Erhebliche ästhetische Beeinträchtigung zu erwarten |
| Lokal | | | |
| Position des Gingivarandes | Keine Rezession | Leichte gingivale Rezession | Gingivale Rezession ≥ 2 mm |
| Qualität des Weichgewebes | Dicker gingivaler Phänotyp | Dünner gingivaler Phänotyp oder wenig keratinisierte Gingiva | Keine keratinisierte Gingiva |
| Verankerung im Knochen | Ausreichendes Knochenangebot für die Primärstabilität | | Unzureichendes Knochenangebot für die Primärstabilität |
| Vestibuläre Knochenwand | Dicke der vestibulären Knochenwand ≥ 1 mm | Dicke der vestibulären Knochenwand < 1 mm, geringe Fenestration oder Dehiszenz | Erhebliche Fenestration oder Dehiszenz der vestibulären Knochenwand |
| Notwendigkeit eines Mukoperiostlappens | Ausreichend Alveolarknochen für einen Eingriff ohne Lappenbildung | | Knochenaugmentation mit Lappenbildung notwendig |
| Position der Alveole innerhalb des Knochenmantels | Alveole innerhalb des Knochenmantels | | Alveole und vestibuläre Knochenwand teilweise außerhalb des Knochenmantels |
| Vorliegen einer endodontischen Infektion | Keine Infektion | Chronische periapikale Infektion | Akute Infektion |
| Vorliegen von Parodontopathien | Parodontal gesund | Parodontopathien unter Kontrolle | Aktive Parodontopathie |
| Planung der Implantatposition | Ideale dreidimensionale Position, Achse verläuft durch Cingulum oder Inzisalkante | | Vestibulär positioniertes oder zu stark anguliertes Implantat oder zu große Implantattiefe |
| Spalt zwischen vestibulärer Knochenwand und geplanter Implantatposition | ≥ 2 mm | 1–2 mm | < 1 mm |
| Intraoperative Beurteilung | | | |
| Extraktion | Minimalinvasive Extraktion | Läsion des umgebenden Weichgewebes, einschließlich abgetrennter/abgelöster Papillen | Signifikante Läsion des Weichgewebes und des umgebenden Knochens |
| Primärstabilität | Primärstabilität erreicht | | Fehlende Primärstabilität |
| Definitive Implantatposition | Ideale dreidimensionale Position erreicht | | Vestibulär positioniertes oder zu stark anguliertes Implantat oder zu große Implantattiefe |

**Tabelle 2** Risikobewertung für die Sofortbelastung eines Sofortimplantats in Einzelzahnsituationen

| | **Geringes Risiko** | **Mittleres Risiko** | **Hohes Risiko** |
|---|---|---|---|
| Präoperative Beurteilung | | | |
| Patientenbezogen | | | |
| Okklusionsschema | Keine direkten okklusalen Kontakte | Minimaler okklusaler Kontakt und/oder Gruppenführung | Hauptsächliche Frontzahnführung |
| Okklusale Parafunktion | Nicht vorhanden | | Vorhanden |
| Lokal | | | |
| Verankerung im Knochen | Ausreichende Knochenverankerung, um Belastung standzuhalten | | Unzureichende Knochenverankerung, um Belastung standzuhalten |
| Zahnposition | Schneidezahn, Prämolar | Eckzahn | Molar |
| Intraoperative Beurteilung | | | |
| Primärstabilität | Eindrehmoment 30–45 Ncm | Eindrehmoment 20–30 Ncm | Eindrehmoment < 20 Ncm |

Die virtuelle Implantatplanungssoftware wurde dann mit einer CAD/CAM-Software mit Synergy-Schnittstelle (Straumann CARES, Institut Straumann AG) verbunden. Die gewählten Sekundärteile aus Titan (Variobase; Institut Straumann AG) waren 2,5 mm hoch. Zwei provisorische Versorgungen wurden zur Verbesserung der Anatomie der Schneidezähne digital konstruiert und einzeln mit den Sekundärteilen verbunden. Geringfügige Änderungen der Implantatpositionen wurden vorgenommen, um die restaurativen Konturen und die biologische Position der Implantate im Alveolarfortsatz zu verbessern (Abb. 5a–d).

Nachdem die Implantatpositionen und das restaurative Design festgelegt waren, wurde das Design der provisorischen Implantatversorgungen exportiert und in Polymethylmethacrylat (PMMA) gefräst (Straumann PMMA/CARES M; Institut Straumann AG). Die beiden provisorischen Kronen wurden auf den Sekundärteilen festzementiert (Multilink; Ivoclar Vivadent, Schaan, Liechtenstein). Eine chirurgische Bohrschablone wurde in der virtuellen Implantatplanungssoftware entworfen, exportiert und 3-D-gedruckt (P30; Institut Straumann AG) (Abb. 6).

Die in der Bohrschablone vorhandenen Markierungen (als Referenz für die korrekte Rotationsposition der Implantatverbindung während der Implantation) wurden mit einem schwarzen Stift besser sichtbar gemacht (Abb. 7).

## BEHANDLUNGSABLAUF

Ein Lokalanästhetikum (Scandicaine 2 %; Septodont, Lancaster, PA, USA) wurde auf der vestibulären und palatinalen Seite des oberen Frontzahnbereichs verabreicht. Mit Periotomen (PT5–PT6; Hu-Friedy, Chicago, IL, USA) und Frontzahnzangen (Hu-Friedy) wurden die Zähne 11 und 21 vorsichtig und mit minimalem Trauma extrahiert (Abb. 8a–b).

Die Alveolen wurden kürettiert und mit physiologischer Kochsalzlösung gespült. Die Passung der 3-D-gedruckten chirurgischen Bohrschablone wurde durch Visualisierung in den Inspektionsfenstern überprüft, und es wurden schablonengeführte Osteotomien durchgeführt.

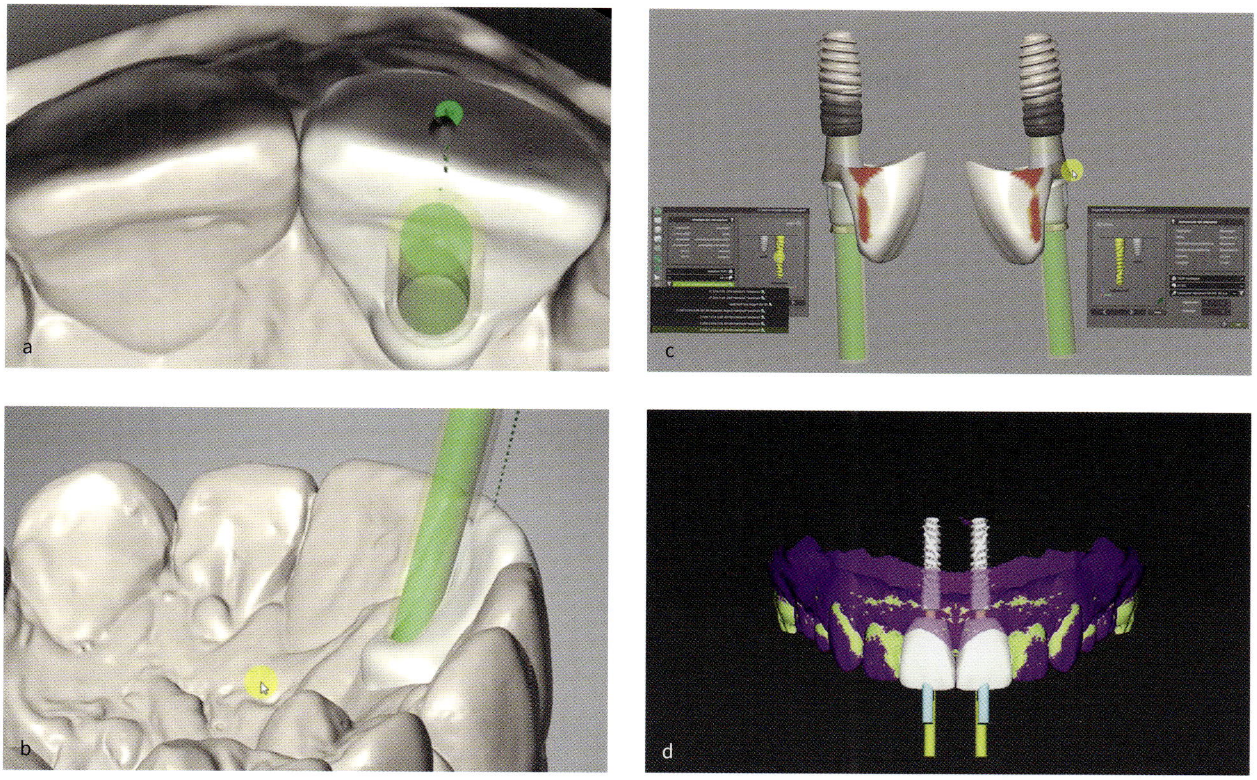


**Abb. 5a–d** Digitale restaurative Simulation. Okklusale (a) und laterale (b) 3-D-Ansicht in der Software Straumann CARES. Konstruktion der provisorischen Versorgung, Ansicht in der Software Straumann CARES (c). Restaurationen und Implantate in 3-D, Frontalansicht in der Software coDiagnostiX (d).

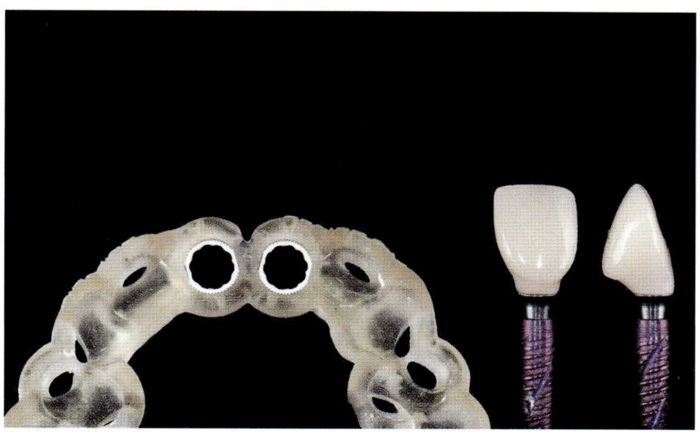

**Abb. 6** 3-D-gedruckte chirurgische Bohrschablone mit eingesetzten Hülsen. Gewebeseite. Die Provisorien wurden gefräst und poliert. Beide Kronen wurden adhäsiv auf den Variobase-Sekundärteilen befestigt.

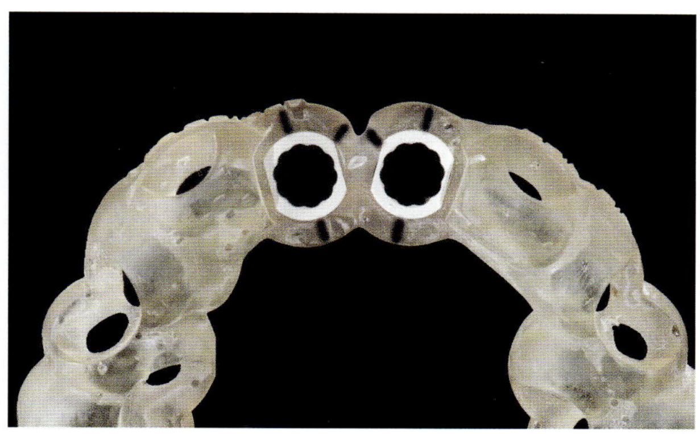

**Abb. 7** Außenfläche der 3-D-gedruckten Bohrschablone. Die Hülsen sind bereits eingesetzt. Schwarze Markierungen auf den 3-D-gedruckten Referenzkanälen.

Mit diesem QR-Code kommen Sie zu einem Video, das zeigt, wie eine schablonengeführte Osteotomie nach dem sCAIS-Protokoll mit einem Bohrer von 2,8 mm Durchmesser und 20 mm Länge in regio 21 durchgeführt wird.

Mit diesem QR-Code kommen Sie zu einem Video, das zeigt, wie eine schablonengeführte Osteotomie nach dem sCAIS-Protokoll mit einem Bohrer von 2,8 mm Durchmesser und 20 mm Länge in regio 11 durchgeführt wird.

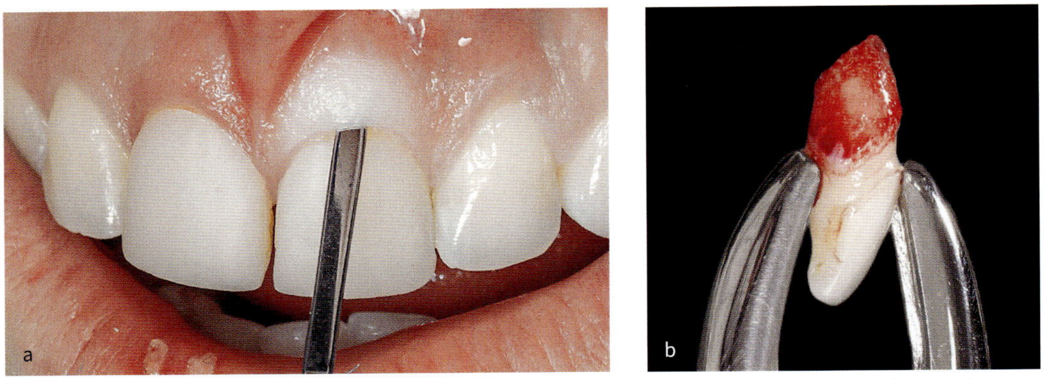

**Abb. 8a–b** Die mittleren Schneidezähne wurden mit Periotomen luxiert und vorsichtig mit einer Zange unter Rotation extrahiert.

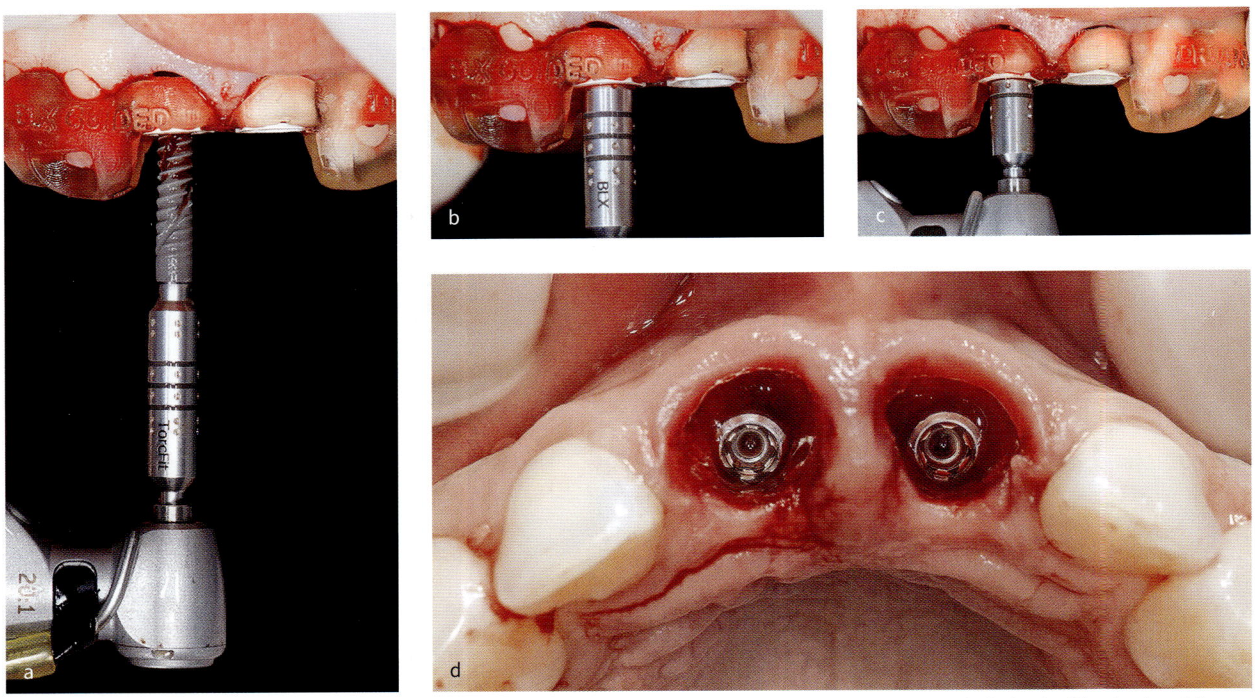


**Abb. 9a–d** Schablonengeführte Osteotomien wurden auf der Grundlage des von der Software erstellten chirurgischen Protokolls durchgeführt (a–c), und die Implantate nach einem vollständig geführten Protokoll gesetzt (d).

Die Implantate (STML BLX RB SLActive, Durchmesser 3,75 mm, Länge 12 mm; Institut Straumann AG) wurden nach einem vollständig schablonengeführten Protokoll inseriert. An beiden Stellen wurde ein Eindrehmoment von 60 Ncm erreicht (Abb. 9a–d).

Auf die Implantate wurden Einheilkappen (RB; Institut Straumann AG) aufgesetzt. Um den Spalt zwischen den Implantaten und den vestibulären Knochenwänden zu füllen, wurde ein deproteinisiertes bovines Knochenersatzmaterial (DBBM) vorsichtig eingebracht und kondensiert (Cerabone; Botiss, Zossen, Deutschland) (Abb. 10 und 11).

Die Einheilkappen wurden entfernt, um die vorgefertigten CAD/CAM-Provisorien einsetzen zu können, und die Halteschrauben mit 15 Ncm angezogen.

Mit diesem QR-Code kommen Sie zu einem Video, das die Entfernung des Gingivaformers für das Einsetzen des CAD/CAM-gefertigten Provisoriums zeigt.

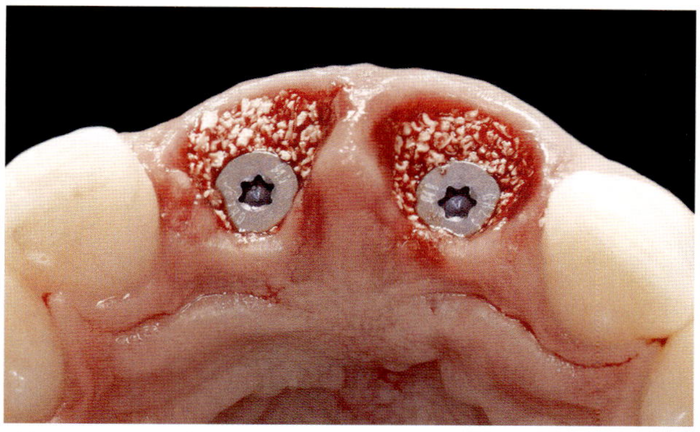

**Abb. 10** DBBM-Knochenersatzmaterial zum Auffüllen des Spalts zwischen den Implantaten und dem umgebenden Knochen.

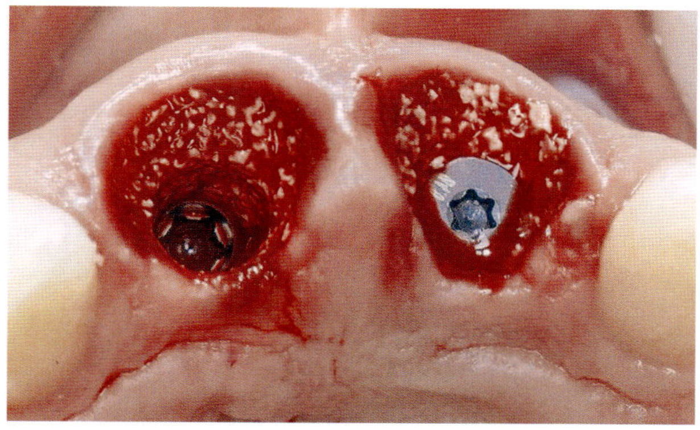

**Abb. 11** Gleiche Situation wie in Abb. 10, aber die Einheilkappen wurden entfernt, um die provisorischen Versorgungen einzusetzen.

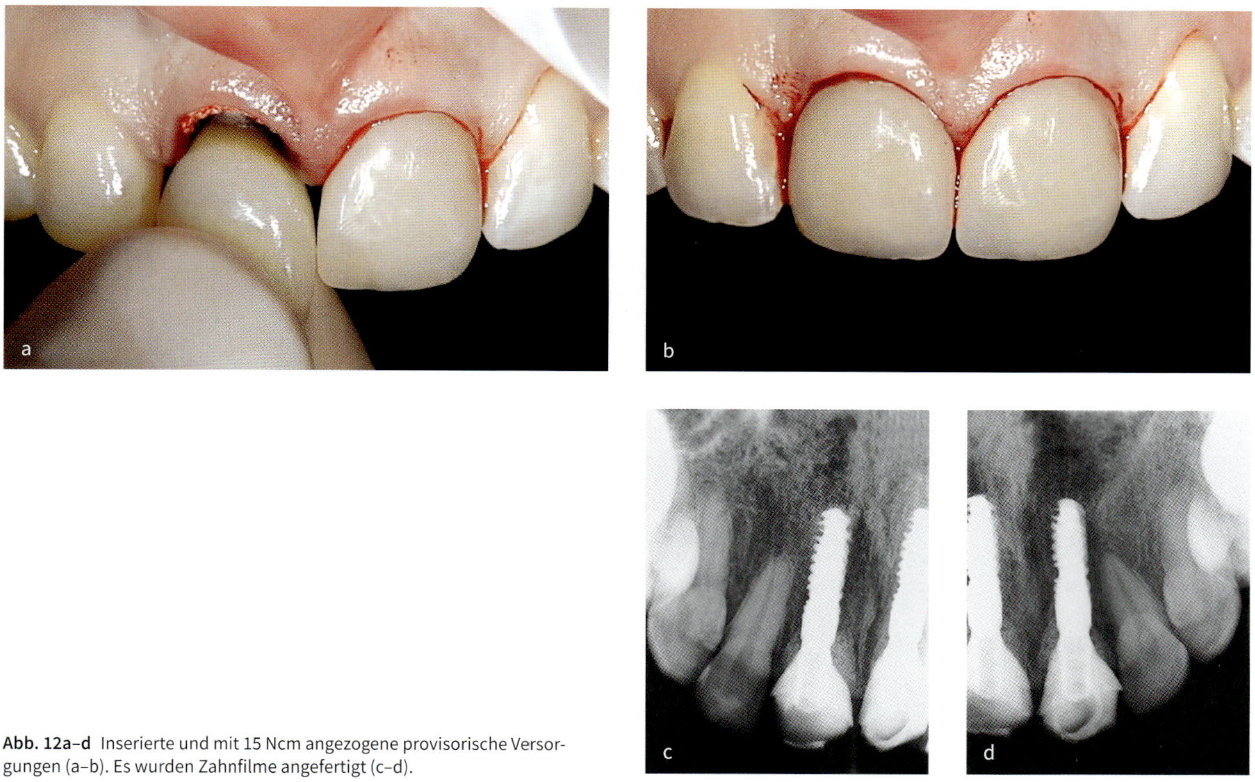

**Abb. 12a–d** Inserierte und mit 15 Ncm angezogene provisorische Versorgungen (a–b). Es wurden Zahnfilme angefertigt (c–d).

Die Schraubenkanäle wurden mit PTFE-Band und Komposit (Tetric N-Ceram Flow; Ivoclar Vivadent) verschlossen. Die Okklusion wurde überprüft, um sicherzustellen, dass die provisorischen Versorgungen auch in maximaler Interkuspidation und bei exzentrischen Bewegungen keinen Kontakt hatten. Eine dünne Schicht Komposit wurde vestibulär auf beide Kronen aufgetragen, um die Farbübereinstimmung zu verbessern und die gräuliche Farbe der metallischen Sekundärteile zu verdecken (Tetric N-Ceram; Ivoclar Vivadent). Nach dem Eingriff wurde der korrekte Sitz der Restaurationen mit Zahnfilmen kontrolliert (Abb. 12a–d). Ketoprofen (Profenid, 2 × 100 mg; Sanofi-Aventis, Bridgewater, NJ, USA) wurde für drei Tage und Amoxicillin (Optamox 2 × 875 mg; Pharma Investi de Chile, Santiago de Chile) für sieben Tage verordnet. Die Patientin wurde entlassen und nach 3, 15, 21 und 30 Tagen sowie nach 4 Monaten nachuntersucht. Es wurden keine Komplikationen berichtet.

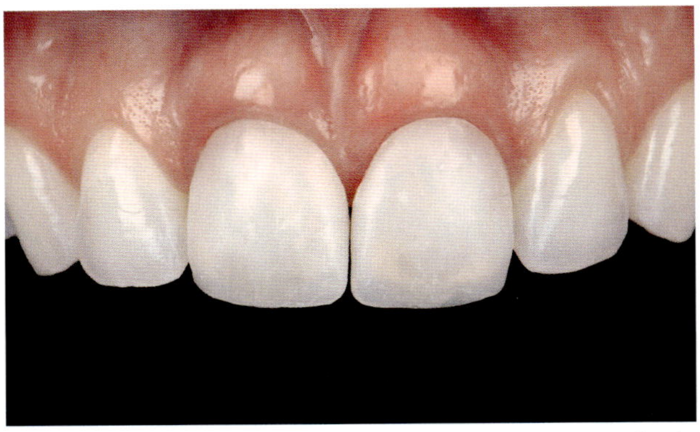

Abb. 13 Die provisorischen Kronen wurden 4 Monate getragen. Das gewünschte Emergenzprofil wurde durch die Gestaltung der Provisorien erreicht.

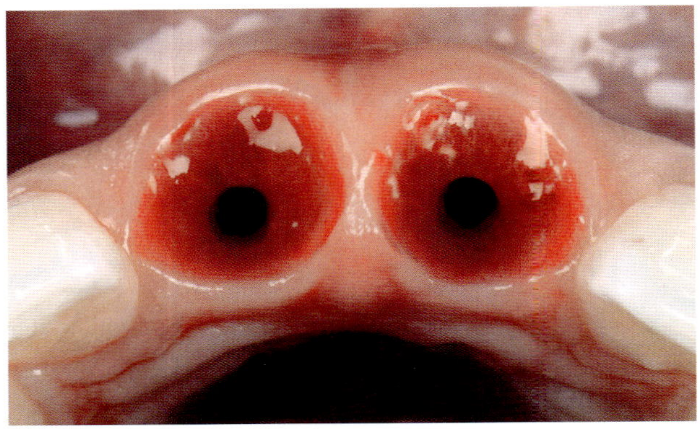

Abb. 14 Die provisorischen Kronen wurden 4 Monate nach der Implantation entfernt.

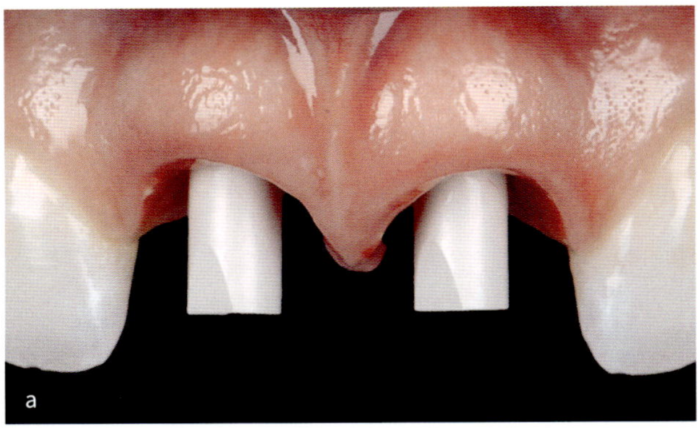

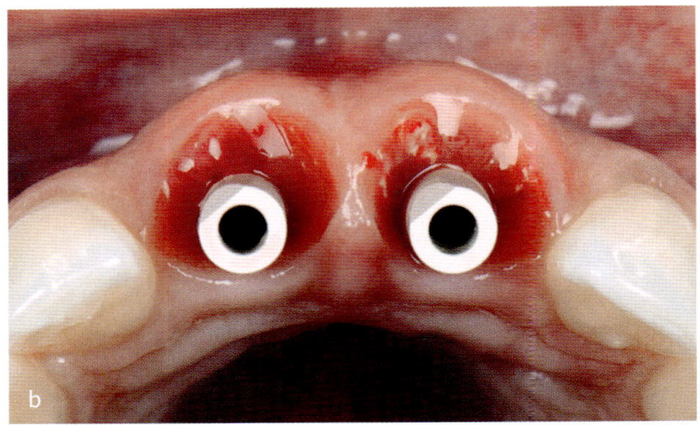

Abb. 15a–b Scankörper in Position für die digitale Abformung.

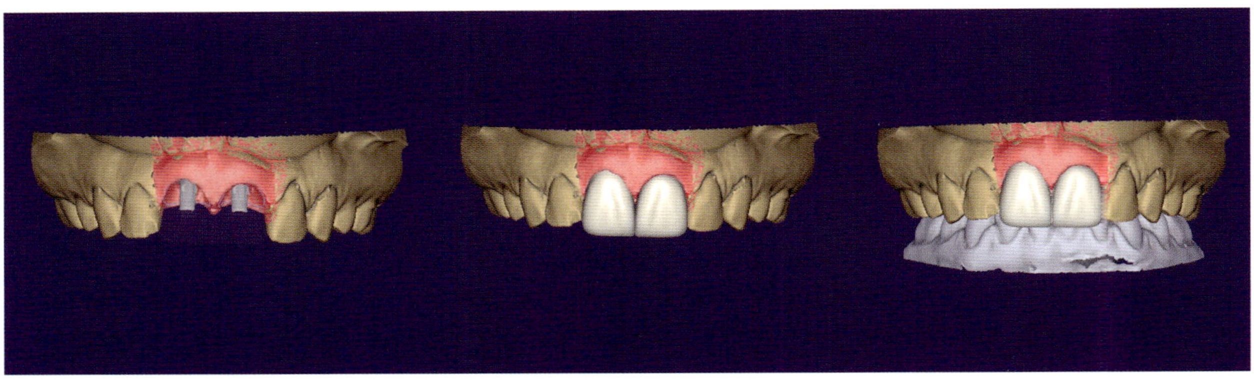

Abb. 16 Digitale Konstruktion der Keramikrestaurationen in der ExoCad-Software.

Nach 4 Monaten war das gewünschte Emergenzprofil der beiden mittleren Schneidezähne erreicht. Die provisorischen Kronen wurden entfernt (Abb. 13 und 14) und die Implantate digital abgeformt (Trios 2; 3Shape, Kopenhagen, Dänemark, und RB Scan Body; Institut Straumann AG) (Abb. 15a–b).

Die Daten wurden in ein CAD-Programm (ExoCad; Align Technology, Darmstadt, Deutschland) importiert. Zwei Keramikkronen wurden so konstruiert, dass sie auf Sekundärteile aus Titan mit einem palatinalen Schraubenkanal zementiert werden konnten (Abb. 16).

Die Dateien wurden exportiert und die Restaurationen gefräst (Emax CAD MO; Ivoclar Vivadent). Zusätzlich wurde ein 3-D-Druck-Modell angefertigt, das für eine geringe ästhetische Korrektur der keramischen Kronen und für die letzten Anpassungen verwendet wurde (Emax Ceram; Ivoclar Vivadent) (Abb. 17a–c).

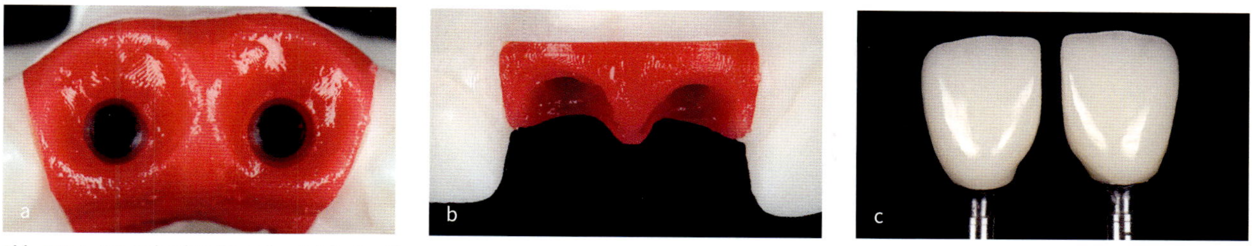

**Abb. 17a–c** 3-D-gedrucktes Modell und definitive Kronen.

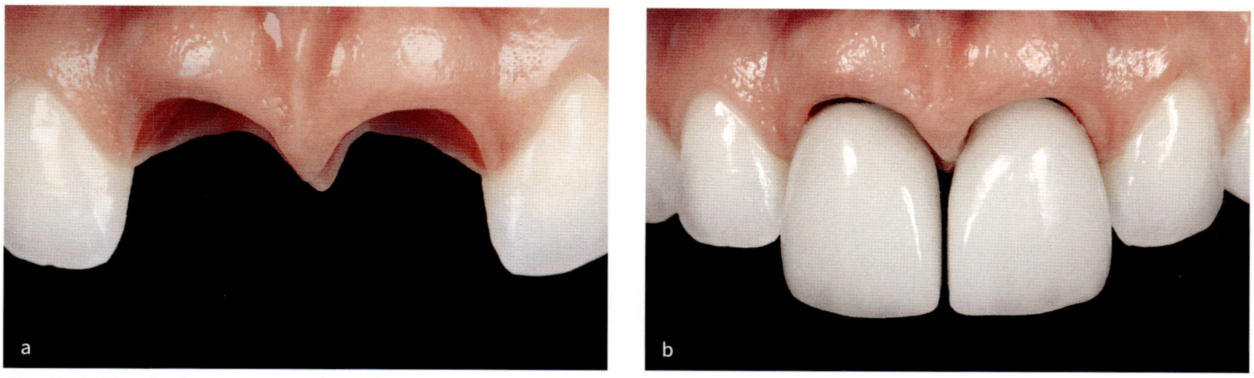

**Abb. 18a–b** Einprobe der Kronen zur Endkontrolle. Es waren nur geringfügige Korrekturen notwendig.

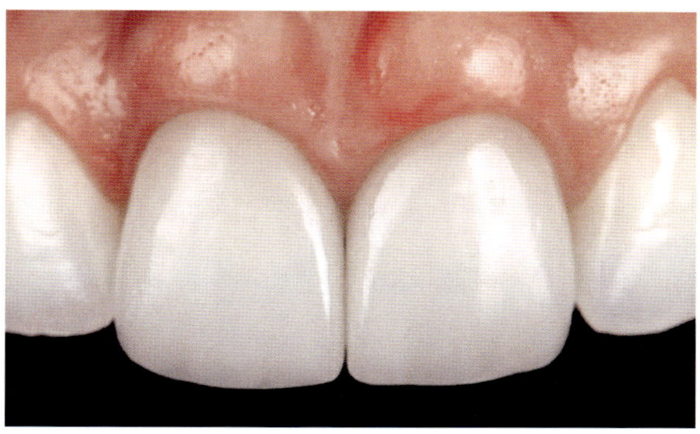

**Abb. 19** Einsetzen der definitiven Kronen und Festziehen der Halteschrauben.

Die Keramikkronen wurden zur Anprobe auf die Implantate aufgesetzt (Abb. 18a–b). Es waren nur geringfügige Änderungen durch das Labor nötig.

Beim nächsten Termin wurden die definitiven Restaurationen anprobiert. Nach der Freigabe wurden die Keramikkronen auf die definitiven Sekundärteile (Variobase RB; Institut Straumann AG, und Multilink Hybrid; Ivoclar Vivadent) zementiert. Die Hybrid-Implantatkronen wurden eingesetzt und die Halteschrauben mit 35 Ncm angezogen. Die Schraubenkanäle wurden mit PTFE und Komposit verschlossen (Abb. 19 und Abb. 20a–b).

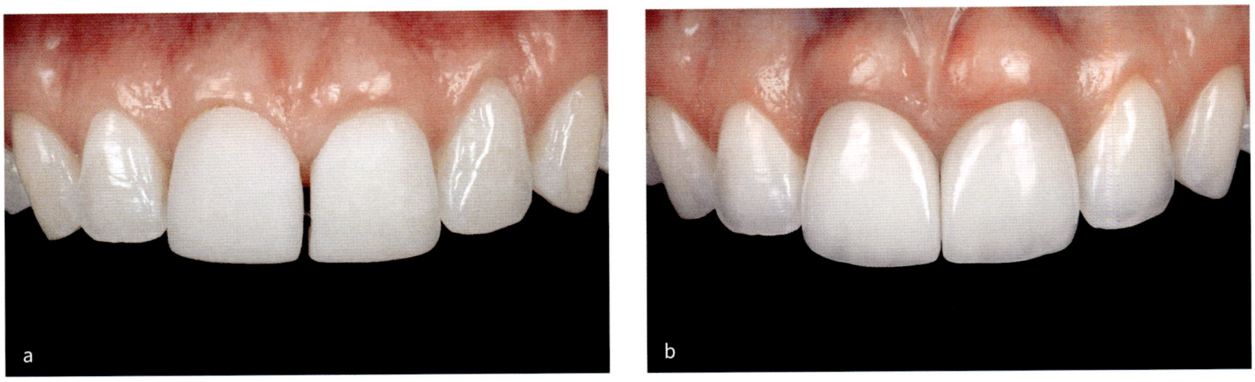

**Abb. 20a–b** Vergleich von Ausgangssituation und Behandlungsergebnis.

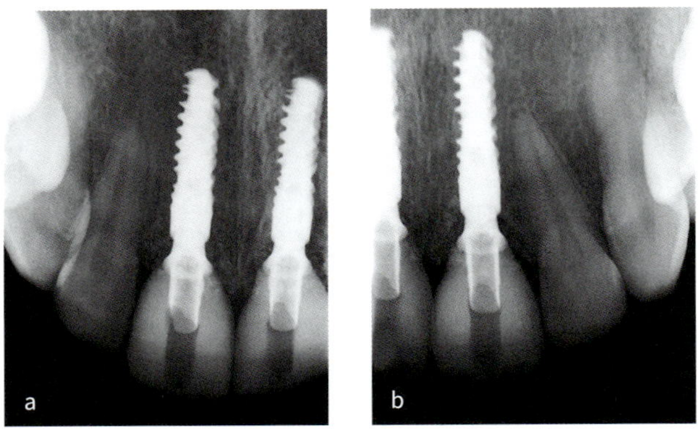

**Abb. 21a–b** Zahnfilm-Röntgenaufnahmen nach der Eingliederung.

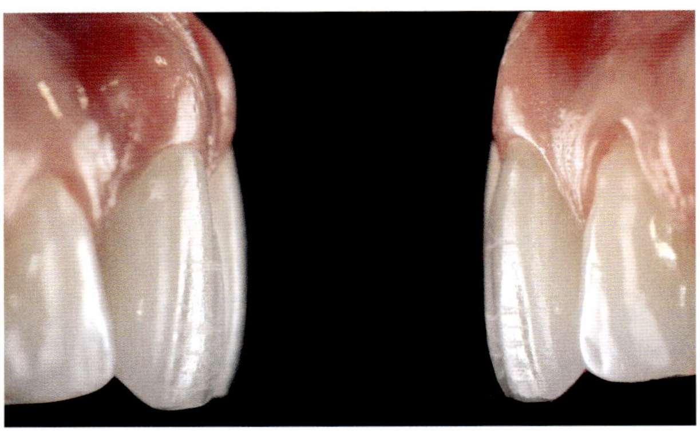

**Abb. 22** Nachkontrolle nach 6 Monaten. Laterale Nahaufnahme der definitiven Kronen.

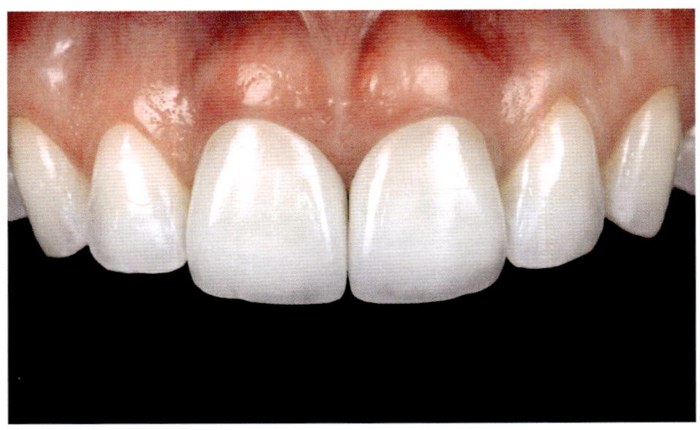

**Abb. 23** Klinische Nachkontrolle nach 2 Jahren. Intraorale Frontalansicht.

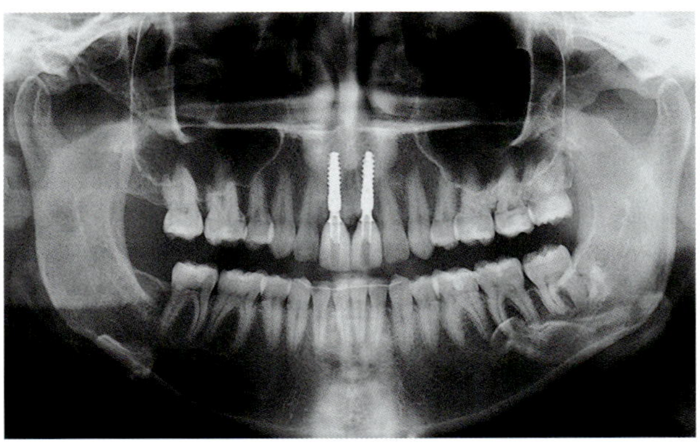

**Abb. 24** Röntgenologische Nachkontrolle nach 2 Jahren. Panoramaröntgenbild.

Anschließend wurden Zahnfilme angefertigt (Abb. 21a–b). Die Patientin wurde über einen Zeitraum von 2 Jahren regelmäßig nachuntersucht; es traten keine Komplikationen auf (Abb. 22 bis 24).

## DISKUSSION

Es ist gut dokumentiert, dass der Langzeiterfolg von Sofortimplantaten in der ästhetischen Zone von mehreren Faktoren abhängt (Morton et al. 2018, Gallucci et al. 2018, Levine et al. 2017). Die richtige Patientenauswahl und eine fachgerechte Behandlung sind entscheidend, um mit implantatgetragenen Versorgungen ideale ästhetische Ergebnisse zu erzielen. Die anatomischen Verhältnisse im Operationsgebiet gelten als Schlüsselfaktor für die Vorhersagbarkeit der Behandlung (Chappuis et al. 2013, Belser et al. 2009). In der beschriebenen klinischen Situation wiesen die beiden oberen mittleren Schneidezähne aufgrund einer fortgeschrittenen externen Wurzelresorption eine Mobilität Grad 1 bis 2 auf, und die Patientin war mit der Situation sehr unzufrieden. In regio 11 und 21 wies die Patientin eine intakte vestibuläre Knochenwand, einen dicken gingivalen Phänotyp, keine Anzeichen einer akuten Infektion und ein ausreichendes Knochenangebot für ein Sofortimplantat auf. Daher wurde entschieden, ein Typ-1A-Protokoll anzuwenden, wie es in den Ergebnissen der 6. ITI-Konsensuskonferenz vorgestellt wurde (Gallucci et al. 2018).

Die Verwendung eines speziellen durchmesserreduzierten Implantats trug dazu bei, die Implantatschulter weit genug von der vestibulären Knochenwand entfernt zu halten, mehr Platz für das Alveolenmanagement zu schaffen und den vestibulären Knochenabbau zu verringern (Evans und Chen 2008, Fürhauser et al. 2005, Araújo et al. 2005, Chappuis et al. 2017, Li et al. 2018).

Ebenso wurde die Verwendung eines Knochenersatzmaterials mit geringer Resorptionsrate zum Auffüllen des Spalts erwogen, um einer möglichen Gewebeschrumpfung nach der Extraktion entgegenzuwirken (Kuchler et al. 2016, van Nimwegen et al. 2018, Frizzera et al. 2019, Noelken et al. 2018). In diesem speziellen Fall war ein Bindegewebetransplantat aufgrund des dicken gingivalen Phänotyps im Extraktionsbereich nicht indiziert.

Das innovative Design der Implantate ermöglichte ein Eindrehmoment von über 60 Ncm und damit eine mehr als ausreichende Primärstabilität für die Sofortbelastung (Papaspyridakos et al. 2014, Javed et al. 2013).

Ein Hindernis für die präzise Platzierung eines Implantats in einer Extraktionsalveole ist die Tatsache, dass Bohrer dazu neigen, den Weg des geringsten Widerstands zu gehen, wodurch Implantate aufgrund der dichten Kortikalis der palatinalen Alveole weiter vestibulär als gewünscht platziert werden (Arcuri et al. 2019, Buser et al. 2000, Tarnow et al. 2000). Die Verwendung einer starren chirurgischen Bohrschablone kann dazu beitragen, Positionierungsfehler zu vermeiden, die aufgrund des höheren Widerstands des dichteren palatinalen Knochens gegenüber dem Implantat bei der Osteotomie und auch der Implantatinsertion selbst auftreten können (Lanis et al. 2017, Matta et al. 2017).

Das Synergy-Konzept wurde entwickelt, um die prothetische und chirurgische Welt in einem einzigen virtuellen Szenario zu vereinen und Implantatversorgungen im Voraus zu entwerfen und herzustellen. Dies bietet Vorteile wie eine detaillierte prothetisch gesteuerte Implantatplanung, kürzere chirurgische Eingriffe und eine geringere Morbidität der Patienten (Lanis et al. 2017).

Häufig werden die negativen Auswirkungen einer fehlerhaften Implantatposition auf das ästhetische Ergebnis erst nach Herstellung der definitiven Versorgung erkannt. Das beschriebene Vorgehen ermöglicht eine detaillierte Visualisierung des zu erwartenden implantatprothetischen Ergebnisses bereits im Vorfeld der Behandlung und kann dazu beitragen, ästhetische Komplikationen zu minimieren.

Die Anfertigung von Restaurationen bereits vor der Implantatinsertion ist aus technischen Gründen in hohem Maße von exakten Implantatpositionierungen auf Basis einer digitalen Planung abhängig. In der beschriebenen klinischen Situation wurden die Implantate nach einem vollständig geführten Bohrprotokoll zur präzisen realen Replikation der virtuellen Implantatplanung gesetzt. Damit diese Technik erfolgreich ist, müssen die mesiodistale und bukkolinguale Position, die Angulation, die Rotation und die Insertionstiefe des Implantats sehr sorgfältig kontrolliert werden, da die Position der prothetischen Verbindung die Kronenposition bestimmt. Um diese Herausforderung zu meistern, wird eine schablonengeführte Implantation mit einem speziellen Halter und in die Bohrschablone integrierten Rotationsmarkierungen empfohlen. Dadurch wird sichergestellt, dass beim Einsetzen des Implantats die Markierungen auf dem Implantathalter und der Bohrschablone übereinstimmen. Darüber hinaus muss der chirurgische Eingriff mit äußerster Vorsicht und unter Berücksichtigung des von der Planungssoftware erstellten geführten Protokolls durchgeführt werden.

## SCHLUSSFOLGERUNGEN

Eine umfassende virtuelle Implantatplanung in Kombination mit sCAIS und dem Synergy-Konzept kann dabei helfen, eine ideale Implantatpositionierung zu erreichen, und kann daher ein wertvolles Instrument bei der Sofortimplantation sein. Dieser Fallbericht zeigt, dass man eine Restauration auf Basis einer virtuell geplanten Implantatposition anfertigten und eingliedern kann.

## DANKSAGUNGEN

**Intraoperative Fotografie**

Dr. Orlando Álvarez – Santiago de Chile

# 5.5 Ersatz eines oberen linken Eckzahns durch eine zementierte Krone auf einem konischen Bone-Level-Sofortimplantat nach dem Prinzip „one abutment – one time“

K. Chmielewski, B. Roland

Eine 42-jährige Patientin kam regelmäßig zur Nachsorge und Prophylaxe in unsere Praxis. Bei einem dieser Termine wurden an der vestibulären Wurzeloberfläche von Zahn 23 Anzeichen einer externen Resorption festgestellt (Abb. 1 und 2).

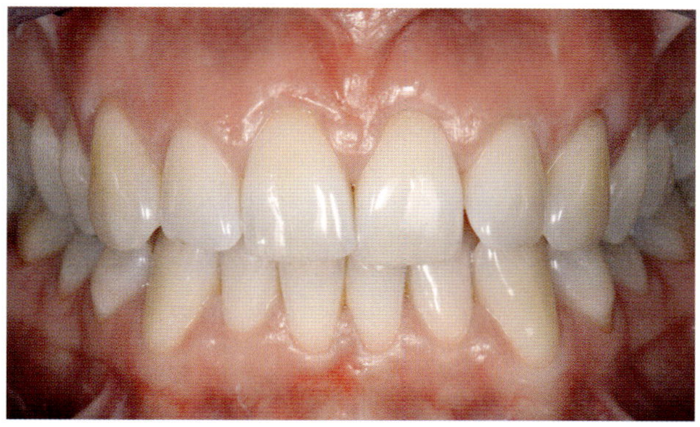

**Abb. 1** Ausgangssituation.

Es wurde eine ausführliche Untersuchung einschließlich DVT-Scan und ästhetischer Risikobewertung (ERA) durchgeführt. Die Patientin war Nichtraucherin und in gutem Allgemeinzustand.

Die intraorale Untersuchung zeigte eine leichte Rezession des Weichgewebes an Zahn 23. Eine Resorptionskammer in der Wurzel von Zahn 23 unterhalb des Gingivarandes war mit Granulationsgewebe gefüllt, wobei aber keine Dentinbarriere sichtbar war. Nach der klinischen Klassifikation von hyperplastischen invasiven Zahnresorptionen von Heithersay (2007) wurde der Fall aufgrund der fehlenden sichtbaren Dentinbarriere in die Anfangsphase einer invasiven zervikalen Resorption der Klasse 3 eingeordnet.

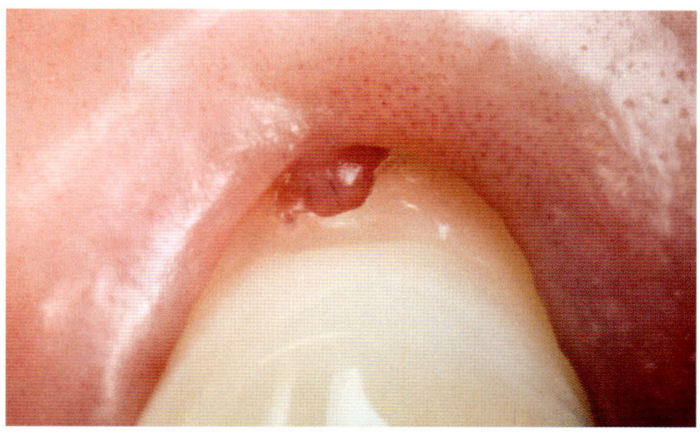

**Abb. 2** Nahaufnahme des zervikalen Anteils von Zahn 23. Externe Wurzelresorption sichtbar.

Die Therapieempfehlung für Situationen der Heithersay-Klasse 3 umfasst die topische Applikation von 90%iger Trichloressigsäure auf das betroffene Gewebe, eine Kürettage, eine elektive Pulpektomie und eine Wurzelkanalaufbereitung, die intrakanaläre Applikation von Ledermix-Paste (Esteve; Torre Esteve, Barcelona, Spanien), gefolgt von einer Wurzelkanalfüllung und einer Abdeckung mit Glasionomerzement. In einigen dieser Fälle muss ein Parodontallappen gebildet werden, um den Zugang zu erleichtern (Heithersay 2007).

Nach einem Gespräch mit der Patientin über die zu erwartenden Ergebnisse dieser Behandlung, einschließlich des möglichen Wiederauftretens der Resorption und ästhetischer Komplikationen, wurde entschieden, den Zahn zu extrahieren und durch ein Implantat zu ersetzen.

Die vestibuläre externe Wurzelresorption war im DVT-Querschnitt deutlich sichtbar (Abb. 3).

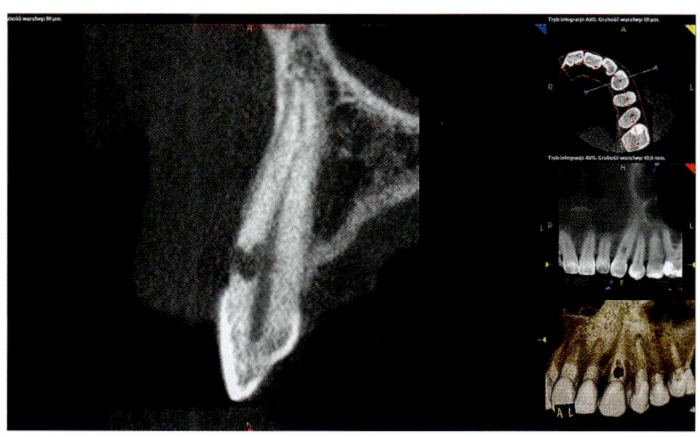

**Abb. 3** Längsschnittansicht von Zahn 23 mit externer Wurzelresorption.

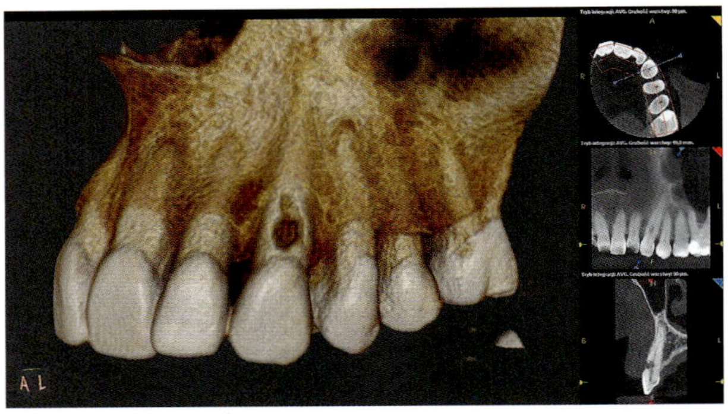

**Abb. 4** 3-D-Rekonstruktion aus dem DVT. Externe Wurzelresorption an Zahn 23.

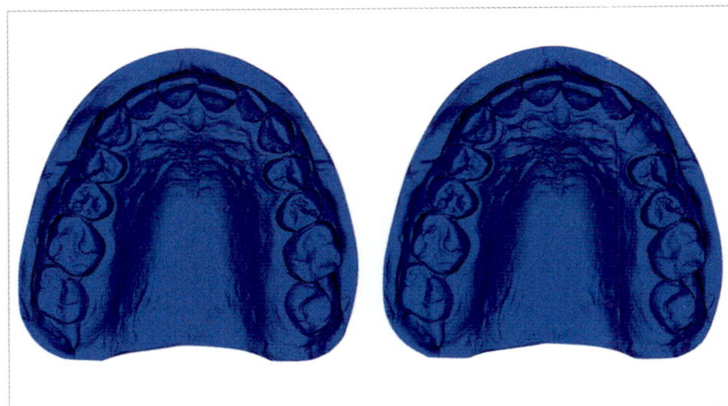

**Abb. 5** STL-Dateien (rechts: ohne Zahn 23).

Eine zusätzliche 3-D-Rekonstruktion zeigte das Ausmaß des Defekts (Abb. 4).

Der Zahn lag in der ästhetischen Zone, und die Patientin hatte eine hohe Lachlinie. Daher wurde der Fall nach der ästhetischen Risikoanalyse (Esthetic Risk Assessment, ERA) als „hohes Risiko" eingestuft (Martin et al. 2017).

In Tabelle 1 und 2 sind die mit dem Fall verbundenen Risikofaktoren aufgeführt.

Unter der Annahme, dass die optimale 3-D-Implantatposition erreicht werden kann und die Primärstabilität des Implantats eine Sofortbelastung erlaubt, kann der Fall als „mittleres Risiko" eingestuft werden. Die wichtigsten Risikofaktoren sind ästhetischer und anatomischer Natur (Gewebephänotyp). Dazu gehört auch die Position des Zahns im Zahnbogen.

## BEHANDLUNGSPLANUNG

Die Situation und mögliche Behandlungsszenarien wurden mit der Patientin besprochen. Der folgende Behandlungsplan wurde vereinbart:

- Planung der Implantatposition
- Anfertigung einer Bohrschablone
- Planung und Anfertigung des definitiven Sekundärteils und der provisorischen Krone
- Extraktion von Zahn 23
- Sofortimplantation mit schablonengeführter Chirurgie
- Augmentation der Alveole mit einem Xenotransplantat
- Nicht funktionelle Sofortbelastung des Implantats mit dem definitiven Hybridsekundärteil und einer zementierten provisorischen Krone
- Nach 4 bis 5 Monaten: Beurteilung der Osseointegration und der Weichgewebekontur
- Eingliederung der definitiven zementierten Keramikkrone nach weiteren 5 Monaten

Das chirurgische Protokoll sah eine Sofortimplantation (Typ 1A; Gallucci et al. 2018) und eine Sofortbelastung vor.

Es wurde jedoch auch ein alternativer Behandlungsplan für den Fall einer unzureichenden Primärstabilität erstellt (Typ 1C; Gallucci et al. 2018):

- Sofortimplantation, Auffüllen der Restalveole mit einem Biomaterial mit geringer Substitutionsrate
- Provisorische adhäsiv befestigte Brücke
- Provisorische Versorgung und stufenweise Belastung des Implantats nach 4 Monaten und Vervollständigung der Weichgewebeformation
- Definitive Versorgung nach 6 Monaten

Alginatabformungen beider Kiefer wurden zur Modellherstellung mit Dentalgips ausgegossen. Beide Modelle wurden mit dem laboreigenen Desktop-Scanner gescannt und digitalisiert, um STL-Dateien (Standard Tesselation Language) zu erzeugen. Für die Planung und Anfertigung der Bohrschablone musste Zahn 23 aus dem Oberkiefermodell entfernt werden. Ein zweiter Scan ergab eine digitale STL-Datei (Abb. 5).

**Tabelle 1** Risikobewertung für die Sofortimplantation in Einzelzahnsituationen

| | Geringes Risiko | Mittleres Risiko | Hohes Risiko |
|---|---|---|---|
| **Präoperative Beurteilung** | | | |
| **Patientenbezogen** | | | |
| Allgemeiner Gesundheitszustand | Gesund, problemlose Einheilung | | Einheilung gestört |
| Ästhetisches Risiko | Niedriges/mittleres ästhetisches Risiko | Hohes ästhetisches Risiko | Erhebliche ästhetische Beeinträchtigung zu erwarten |
| **Lokal** | | | |
| Position des Gingivarandes | Keine Rezession | Leichte gingivale Rezession | Gingivale Rezession ≥ 2 mm |
| Qualität des Weichgewebes | Dicker gingivaler Phänotyp | Dünner gingivaler Phänotyp oder wenig keratinisierte Gingiva | Keine keratinisierte Gingiva |
| Verankerung im Knochen | Ausreichendes Knochenangebot für die Primärstabilität | | Unzureichendes Knochenangebot für die Primärstabilität |
| Vestibuläre Knochenwand | Dicke der vestibulären Knochenwand ≥ 1 mm | Dicke der vestibulären Knochenwand < 1 mm, geringe Fenestration oder Dehiszenz | Erhebliche Fenestration oder Dehiszenz der vestibulären Knochenwand |
| Notwendigkeit eines Mukoperiostlappens | Ausreichend Alveolarknochen für einen Eingriff ohne Lappenbildung | | Knochenaugmentation mit Lappenbildung notwendig |
| Position der Alveole innerhalb des Knochenmantels | Alveole innerhalb des Knochenmantels | | Alveole und vestibuläre Knochenwand teilweise außerhalb des Knochenmantels |
| Vorliegen einer endodontischen Infektion | Keine Infektion | Chronische periapikale Infektion | Akute Infektion |
| Vorliegen von Parodontopathien | Parodontal gesund | Parodontopathien unter Kontrolle | Aktive Parodontopathie |
| Planung der Implantatposition | Ideale dreidimensionale Position, Achse verläuft durch Cingulum oder Inzisalkante | | Vestibulär positioniertes oder zu stark anguliertes Implantat oder zu große Implantattiefe |
| Spalt zwischen vestibulärer Knochenwand und geplanter Implantatposition | ≥ 2 mm | 1–2 mm | < 1 mm |
| **Intraoperative Beurteilung** | | | |
| Extraktion | Minimalinvasive Extraktion | Läsion des umgebenden Weichgewebes, einschließlich abgetrennter/abgelöster Papillen | Signifikante Läsion des Weichgewebes und des umgebenden Knochens |
| Primärstabilität | Primärstabilität erreicht | | Fehlende Primärstabilität |
| Definitive Implantatposition | Ideale dreidimensionale Position erreicht | | Vestibulär positioniertes oder zu stark anguliertes Implantat oder zu große Implantattiefe |

**Tabelle 2** Risikobewertung für die Sofortbelastung eines Sofortimplantats in Einzelzahnsituationen

| | Geringes Risiko | Mittleres Risiko | Hohes Risiko |
|---|---|---|---|
| Präoperative Beurteilung | | | |
| Patientenbezogen | | | |
| Okklusionsschema | Keine direkten okklusalen Kontakte | Minimaler okklusaler Kontakt und/oder Gruppenführung | Hauptsächliche Frontzahnführung |
| Okklusale Parafunktion | Nicht vorhanden | | Vorhanden |
| Lokal | | | |
| Verankerung im Knochen | Ausreichende Knochenverankerung, um Belastung standzuhalten | | Unzureichende Knochenverankerung, um Belastung standzuhalten |
| Zahnposition | Schneidezahn, Prämolar | Eckzahn | Molar |
| Intraoperative Beurteilung | | | |
| Primärstabilität | Eindrehmoment 30–45 Ncm | Eindrehmoment 20–30 Ncm | Eindrehmoment < 20 Ncm |

## PLANUNG DER IMPLANTATPOSITION UND KONSTRUKTION DER BOHRSCHABLONE

Die Planung der Implantatposition und die Konstruktion der Bohrschablone erfolgten mit einer Software zur virtuellen Implantatplanung (coDiagnostiX; Dental Wings, Montreal, Kanada). Nach dem Import der unkomprimierten DICOM-Dateien (Digital Imaging and Communications in Medicine) aus dem DVT wurde der Ablauf unter Berücksichtigung der folgenden Schritte geplant:

**Schritt 1:** Datensegmentierung zur Erstellung des digitalen 3-D-Oberkiefermodells mit Knochen und Zähnen (Abb. 16). Zur besseren Unterscheidung der Schichten wurde die Farbe Grün gewählt (Abb. 6).

**Schritt 2:** Überlagerung des STL-Modells des Oberkiefers mit den Zähnen (blau) über das segmentierte DICOM-Modell (grün) (Abb. 7).

**Schritt 3:** Überlagerung der Zähne des zweiten Oberkiefer-STL-Modells (ohne den entfernten Zahn 23): Kombinationsmodell (Abb. 8).

**Schritt 4:** Planung der optimalen 3-D-Position für Implantat 23 (Abb. 9), um die bestmögliche Achse für die prothetische Versorgung zu erhalten und eine zusätzliche Knochenverankerung zu schaffen. Die STL-Modelle stellen auch das Weichgewebe dar, sodass die Position der implantatprothetischen Plattform an das Weichgewebeniveau angepasst werden kann. Das gewählte Implantat war ein BLT SLA Roxolid RC (Durchmesser 4,1 mm, Länge 14 mm; Institut Straumann AG, Basel, Schweiz).

**Schritt 5:** Planung einer Bohrhülse mit einem Durchmesser von 5 mm bis zum Tiefenanschlag H4, um die korrekte Position zu gewährleisten und Kollisionen mit dem Weichgewebe zu vermeiden. „H4" bedeutet einen Abstand der Bohrhülse von 4 mm von der Implantatplattform und ist der maximale Abstand für ein 14-mm-Implantat unter Berücksichtigung der Länge der verfügbaren Bohrer (Abb. 9).

**Schritt 6:** Konstruktion der Schablone auf der Grundlage der STL-Datei des Oberkiefers. Nach den Anweisungen auf dem Bildschirm wird die Schablone mit zusätzlichen Informationen zur Implantatindexposition entworfen, um eine korrekte Ausrichtung zu erhalten (Abb. 10). Um die endgültige Anpassung der Schablone während des oralchirurgischen Eingriffs zu erleichtern, wurden vor dem Druck noch Öffnungen in der Schablone vorgesehen (Abb. 11).

**Schritt 7:** Mit der Software zur virtuellen Implantatplanung (coDiagnostiX; Dental Wings) wurde die Planung an das zahntechnische Labor geschickt.

Der Zahntechniker (Björn Röland) erhielt zusätzlich die STL-Dateien der Modelle über einen Filetransferdienst (WeTransfer, Amsterdam, Niederlande).

Je nach Einstellung kann die Bohrschablone gedruckt oder gefräst werden. In diesem Fall wurde sie auf einem SLA-Drucker (Form 2; Formlabs, MA, USA) aus transparentem medizinischem Kunststoff gedruckt. Die Bohrschablone wurde in Isopropanol gespült und vollständig nachgehärtet, um die mechanischen Eigenschaften zu optimieren.

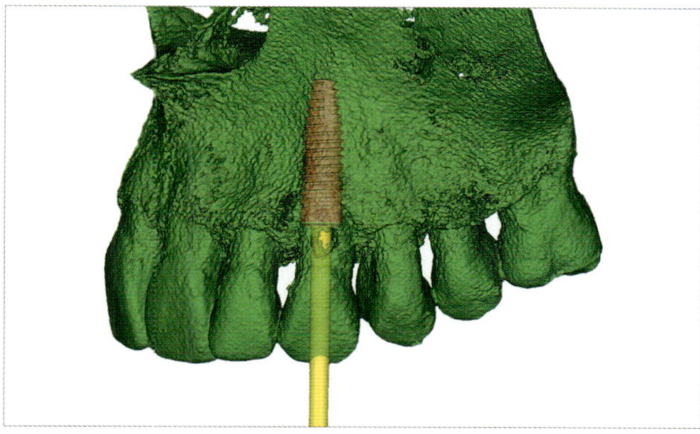

**Abb. 6** 3-D-Segmentierung des Hartgewebes und der Implantatposition.

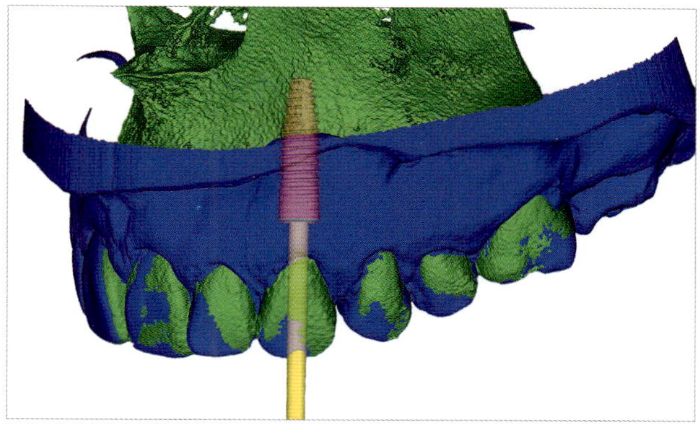

**Abb. 7** Überlagerte DICOM- und STL-Dateien zeigen die Implantatposition.

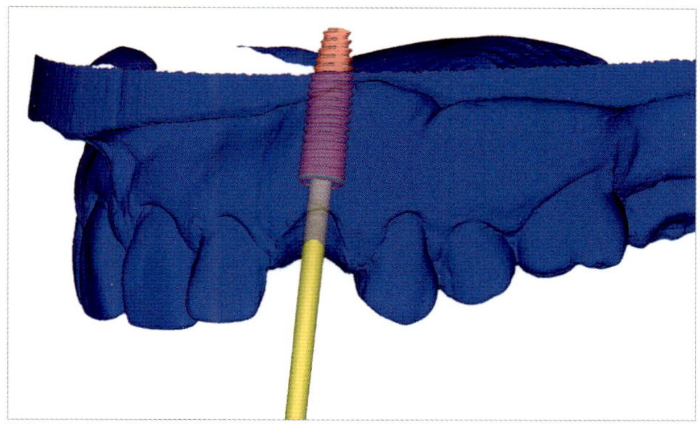

**Abb. 8** Digitales 3-D-Modell des Oberkiefers ohne Zahn 23.

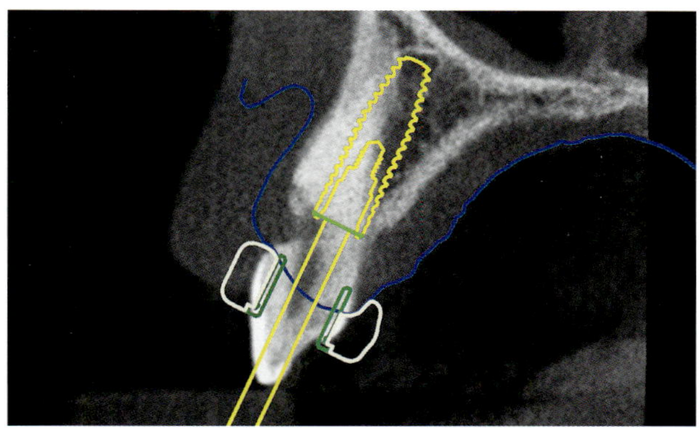

**Abb. 9** Längsschnitt mit Implantat 23. Die grüne Kontur visualisiert die Bohrhülse im Verhältnis zum Weichgewebe (blau). Die Implantatplattform wurde 3,5 mm unterhalb des Weichgewebezenits geplant.

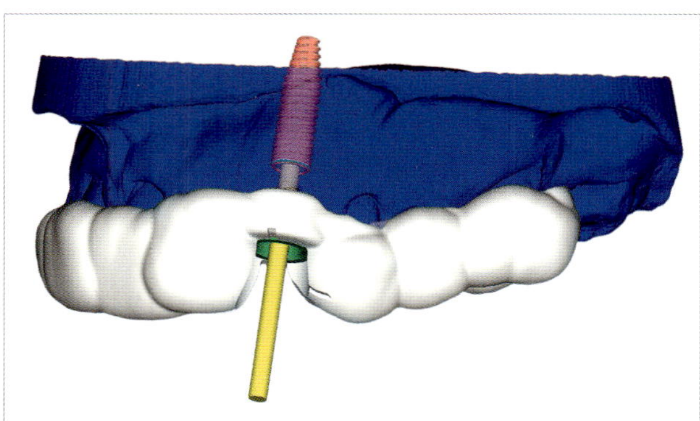

**Abb. 10** Konstruktion der Bohrschablone (laterale Ansicht).

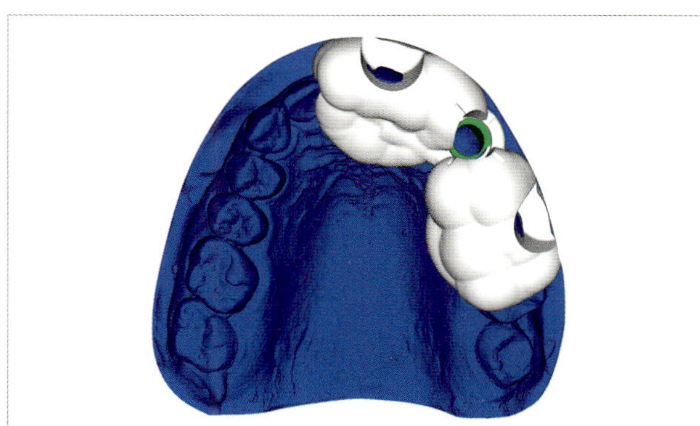

**Abb. 11** Bohrschablone mit Sichtfenstern.

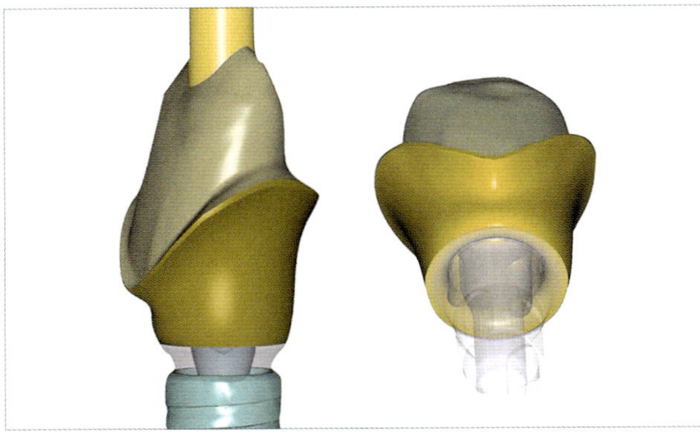

**Abb. 12** Design des Hybridsekundärteils auf Basis der RC Variobase.

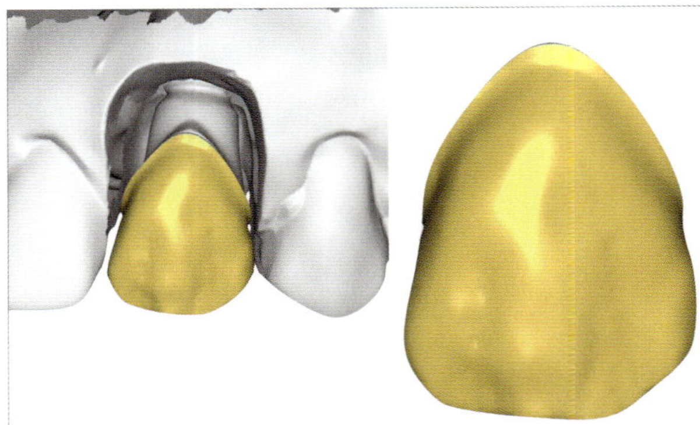

**Abb. 13** Gerüstgestaltung für die definitive Krone.

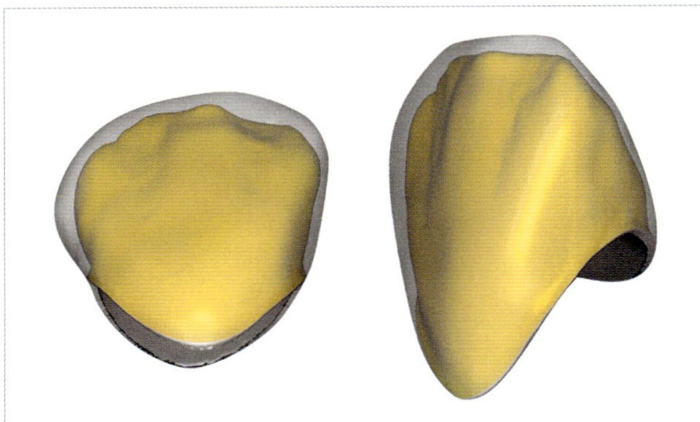

**Abb. 14** Gerüstgestaltung für die definitive Krone mit Rückschnitt für die Keramikverblendung.

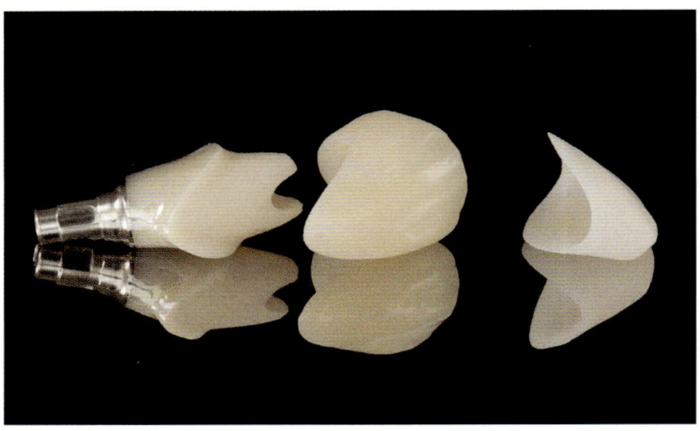

**Abb. 15** Individuelles Hybridsekundärteil, provisorische Krone und Zirkonoxidmantel für die definitive Krone.

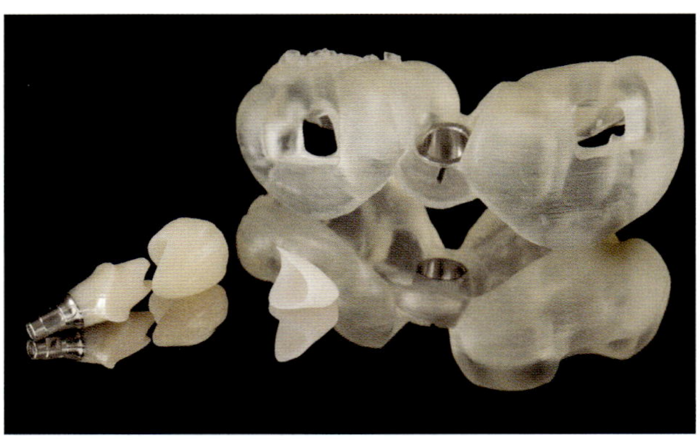

**Abb. 16** Bohrschablone, individuelles Hybridsekundärteil, provisorische Krone und Zirkonoxidmantel für die definitive Krone.

## VORBEREITUNG DES SEKUNDÄRTEILS, DER PROVISORISCHEN KRONE UND DES GERÜSTS FÜR DIE DEFINITIVE KRONE

Das individuelle Sekundärteil mit optimiertem Emergenzprofil wurde mittels CAD-Software (ExoCad, Align Technology, Darmstadt, Deutschland) entworfen (Abb. 12).

Anschließend wurden das Provisorium und die definitive Krone unter Berücksichtigung des ästhetischen Endergebnisses gestaltet (Abb. 13 und 14).

Das individuelle Sekundärteil wurde aus einem Zirkonoxidmaterial (Katana HT 12; Kuraray Noritake, Hattersheim, Deutschland) hergestellt und mit einem opaken Befestigungskomposit (Panavia V5; Kuraray Noritake) auf einem Sekundärteil aus Titan (RC Variobase; Institut Straumann AG) befestigt.

Die provisorische Krone wurde aus einem Kompositblock (HIPC A2; Bredent, Poznań, Polen) gefräst.

Das Labor lieferte die Bohrschablone, das individuelle Hybridsekundärteil, die provisorische Krone und das Gerüst für die definitive Krone (Abb. 15).

Die mit einer Metallführung versehene Hülse wurde vor der intraoperativen Anwendung desinfiziert. Zur besseren Übersicht wurden auf der ausgedruckten Bohrschablone mit einem schwarzen Marker Indexmarkierungen angebracht (Abb. 16).

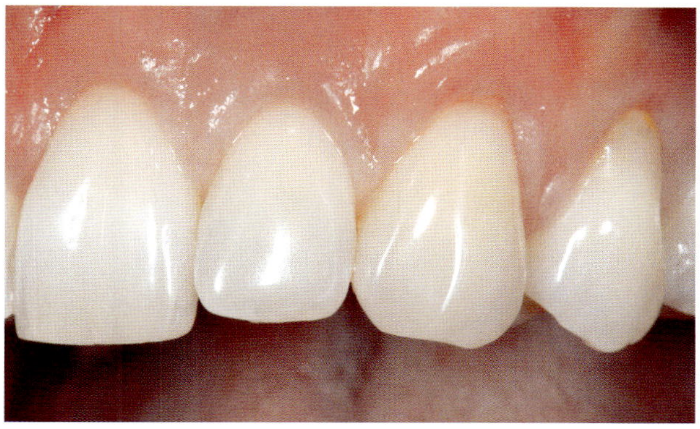

**Abb. 17** Ausgangsbefund am Tag des oralchirurgischen Eingriffs.

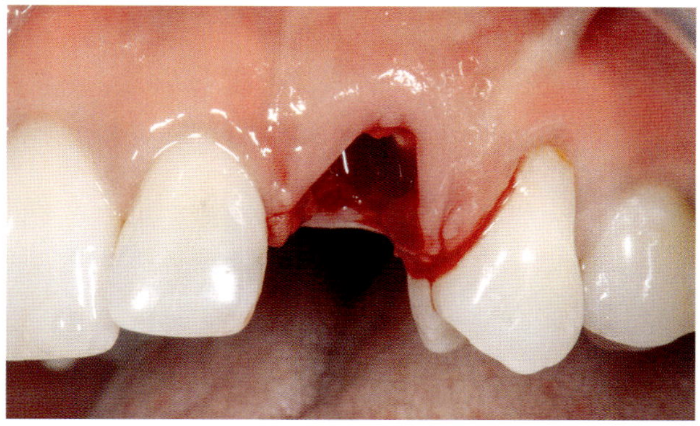

**Abb. 18** Die Krone von Zahn 23 wurde abgetrennt.

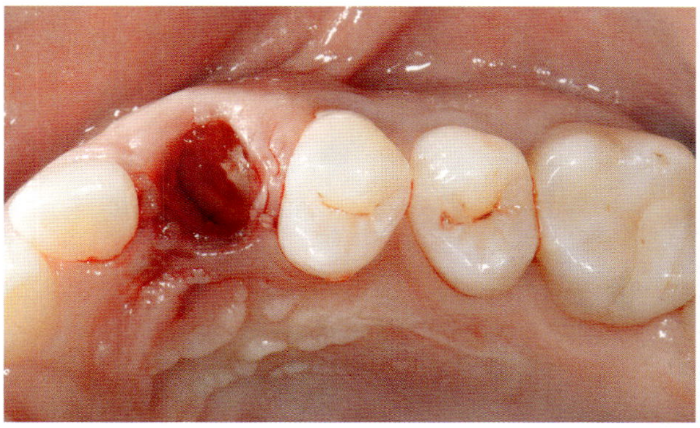

**Abb. 19** Restwurzel von Zahn 23.

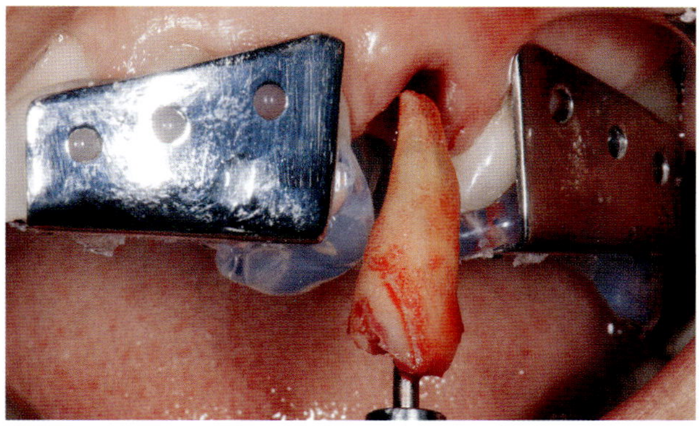

**Abb. 20** Entfernung der Wurzel von Zahn 23 mit einem minimalinvasiven Extraktionssystem.

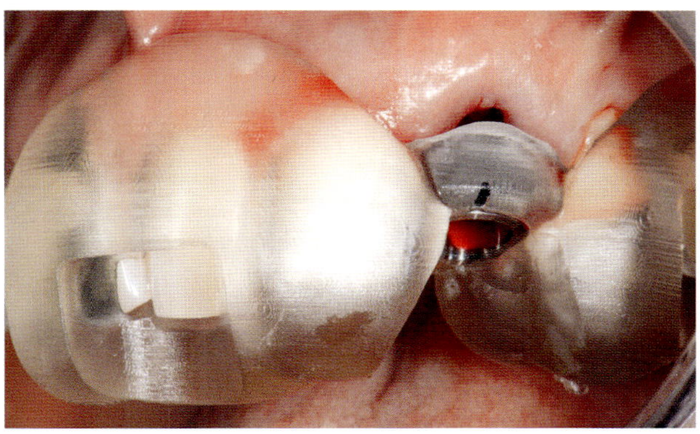

**Abb. 21** Kontrolle der Passung der Bohrschablone.

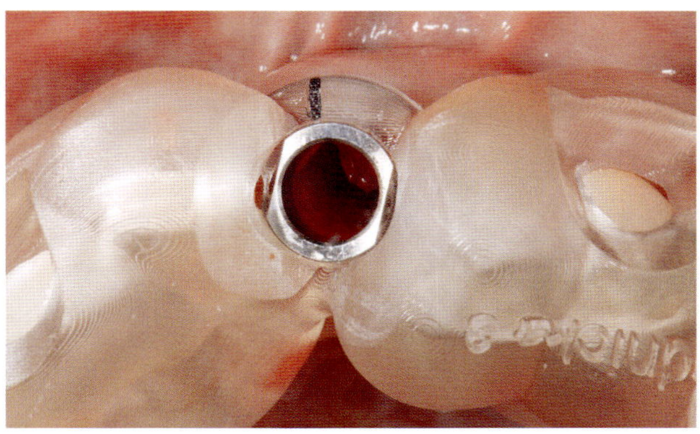

**Abb. 22** Kontrolle der Passung der Bohrhülse.

## CHIRURGISCHE BEHANDLUNGSPHASE

Am Tag des oralchirurgischen Eingriffs wurden keine Kontraindikationen festgestellt. Das Weichgewebe war gesund und stabil (Abb. 17).

Nach Verabreichung der Lokalanästhesie (Ubistesin Forte, 4 % Articain mit Adrenalin 1 : 100 000; 3M Espe, Seefeld, Deutschland) wurde die Zahnkrone abgetrennt (Abb. 18).

Sie ließ sich aufgrund der externen Wurzelresorption im zervikalen Bereich leicht von der Wurzelstruktur trennen (Abb. 19).

Die Wurzel 23 wurde mit einem minimalinvasiven Extraktionssystem (Benex, Luzern, Schweiz) entfernt (Abb. 20).

Unmittelbar nach der Extraktion konnte die Passung der gedruckten Bohrschablone kontrolliert werden (Abb. 21 und 22).

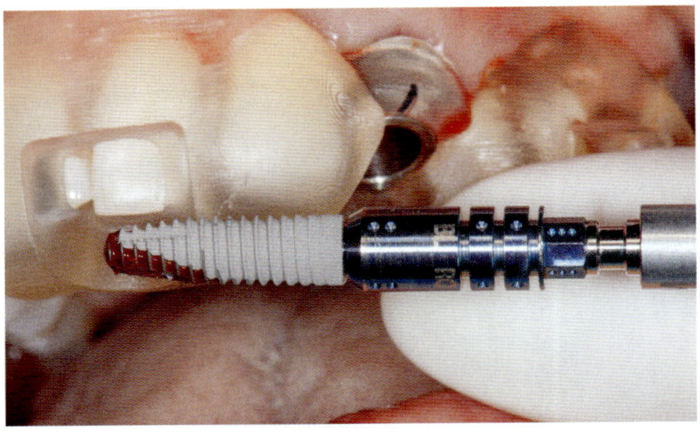

**Abb. 23** Implantat mit angeschlossenem Halter vor der Insertion.

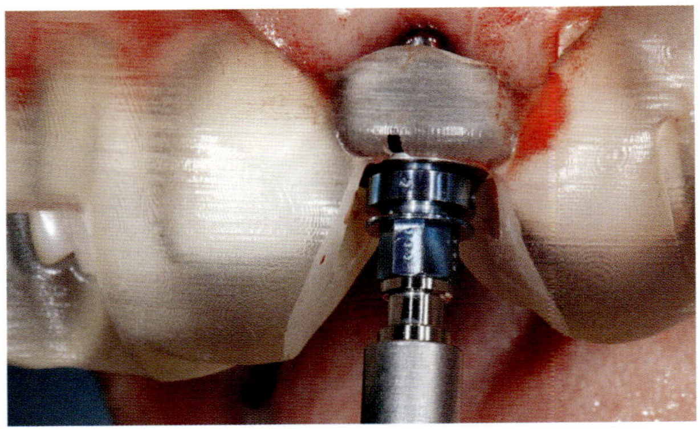

**Abb. 24** Tiefenanschlag H4 als Referenz für die Insertionstiefe des Implantats.

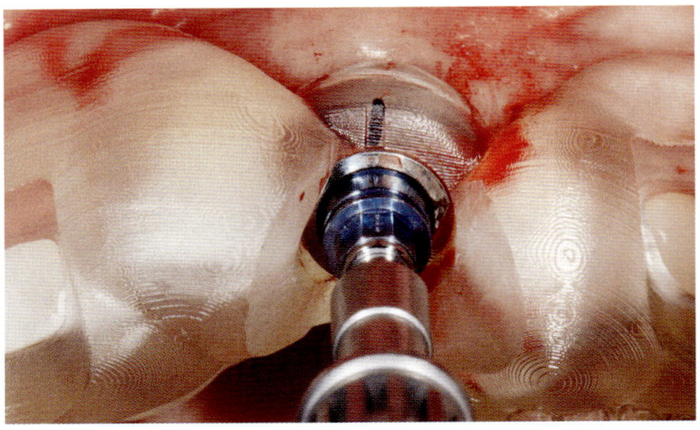

**Abb. 25** Die Indexposition wurde durch Ausrichten der Punkte des Implantathalters an den schwarzen Indexmarkierungen auf der Bohrschablone erreicht.

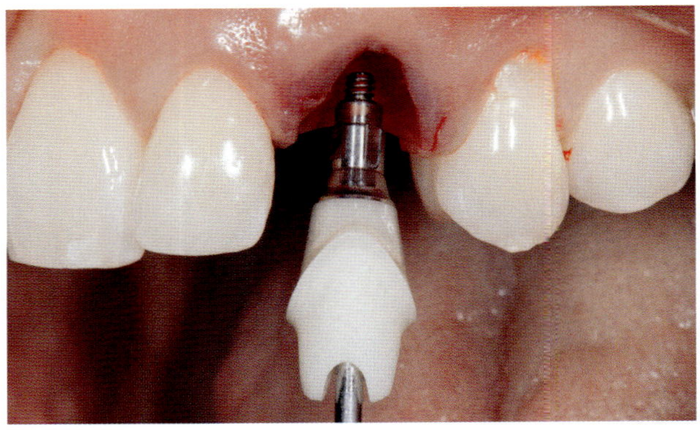

**Abb. 26** Insertion des Hybridsekundärteils.

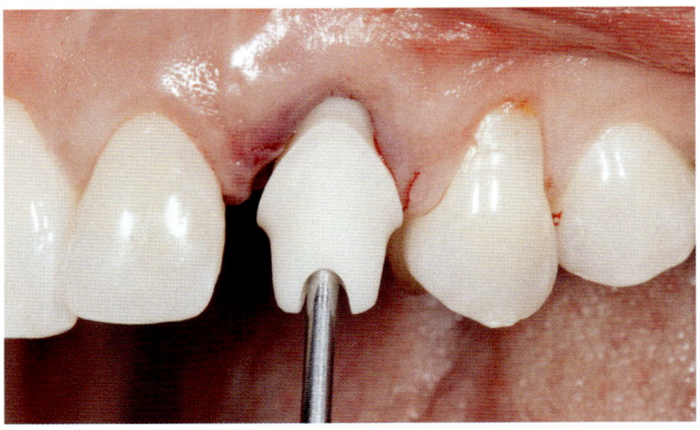

**Abb. 27** Girlandenförmiges Design des Sekundärteils, das der Weichgewebekontur folgt.

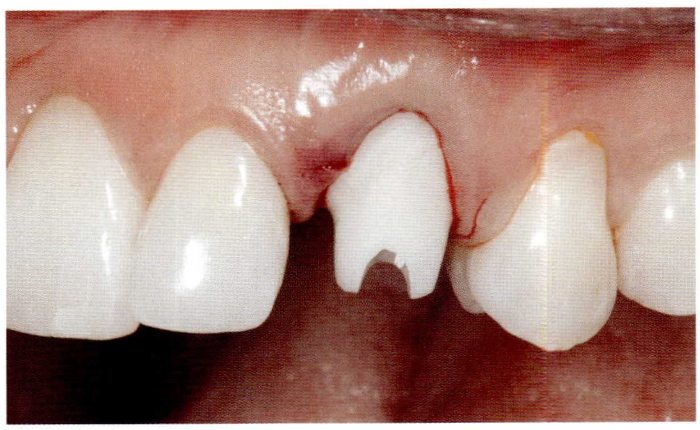

**Abb. 28** Sekundärteilrand 0,5 bis 1,0 mm unter dem Weichgewebeand.

Die Osteotomie erfolgte ohne Lappenbildung mit schablonengeführten chirurgischen Instrumenten nach dem mit der coDiagnostiX-Software erstellten chirurgischen Protokoll.

Anschließend wurde das Implantat (BLT SLA Roxolid RC, Durchmesser 4,1 mm, Länge 14 mm; Institut Straumann AG) für die Insertion vorbereitet (Abb. 23).

Die Insertion des Implantats erfolgte durch die Bohrschablone, um Abweichungen auf ein Mindestmaß zu reduzieren. Der H4-Tiefenanschlag zeigte die Insertionstiefe an (Abb. 24). Die Indexposition des Implantats war erreicht, wenn die Punkte auf dem Implantathalter mit den schwarzen Markierungen auf der Bohrschablone übereinstimmten (Abb. 25). Ein Eindrehmoment von 38 Ncm (gemessen mit der chirurgischen Einheit) wurde erreicht.

Nach Entfernung der Bohrschablone und des Implantathalters wurde die optimale Position der Implantatplattform überprüft. Der Spalt zwischen Implantat und vestibulärer Knochenwand wurde mit Xenotransplantatmaterial (Cerabone; Botiss Biomaterials, Zossen, Deutschland) aufgefüllt, um die Weich- und Hartgewebearchitektur zu erhalten.

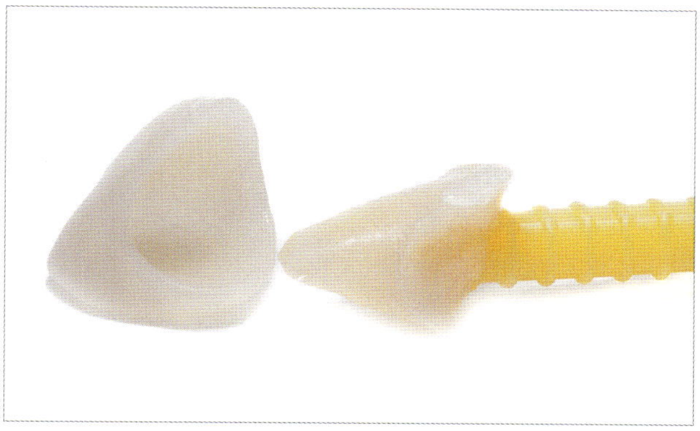

**Abb. 29** Provisorische Krone und individuelles Sekundärteilanalog aus Kunststoff.

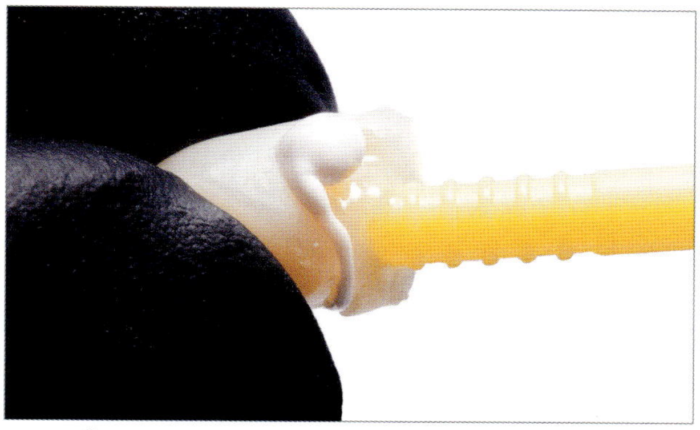

**Abb. 30** Überschüssiger provisorischer Zement tritt am individuellen Sekundärteilanalog aus.

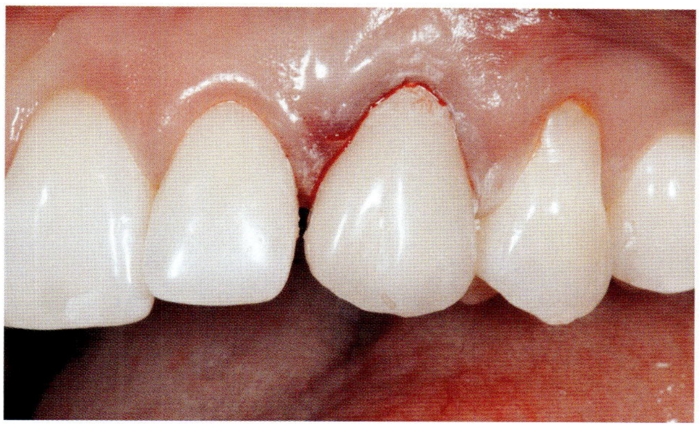

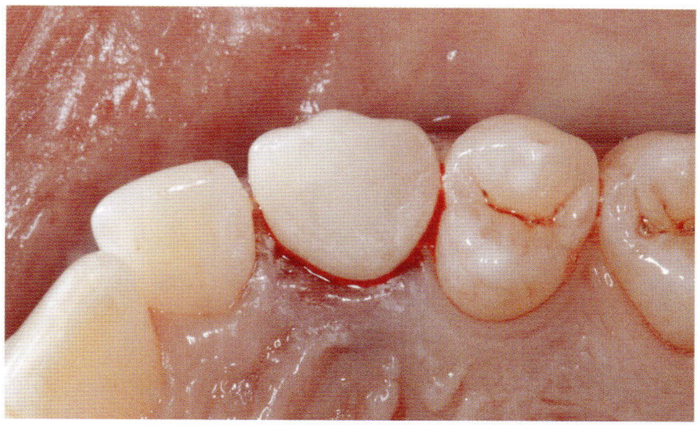

**Abb. 31 und 32** Sorgfältige Entfernung der Zementreste.

Nach der Augmentation wurde das Hybridsekundärteil eingesetzt (Abb. 26 und 27).

Das Sekundärteil wurde mit einem Eindrehmoment von 30 Ncm angezogen. Die Schulter wurde 0,5 bis 1,0 mm unterhalb des Weichgeweberandes platziert (Abb. 28). Der Schraubenkanal des Sekundärteils wurde mit PTFE-Band (USA Dental Tape; Milledgeville, GA, USA) verschlossen.

## PROVISORISCHE VERSORGUNG

Nach dem chirurgischen Eingriff wurde die provisorische Krone mit einem provisorischen Zement (Temp-Bond; Kerr Dental, Rastatt, Deutschland) eingesetzt. Um die Wunde vor überschüssigem Zement zu schützen, wurde ein individuelles Sekundärteilanalog (Abb. 29) aus Kunststoff (Luxatemp; DMG, Hamburg, Deutschland) angefertigt.

Nach dem Auftragen des provisorischen Zements wurde das Analog in die provisorische Krone eingedrückt, um überschüssigen Zement vor der intraoralen Zementierung zu entfernen.

Nach der Zementierung wurde die Alveole gründlich von Zementresten gereinigt (Abb. 31 und 32).

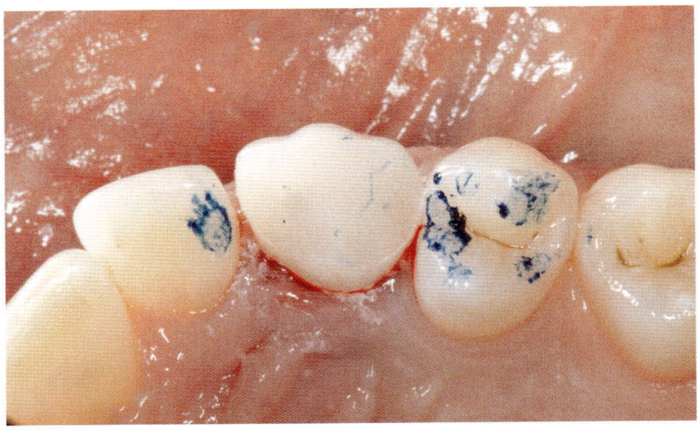

**Abb. 33** Provisorische Krone in Infraokklusion.

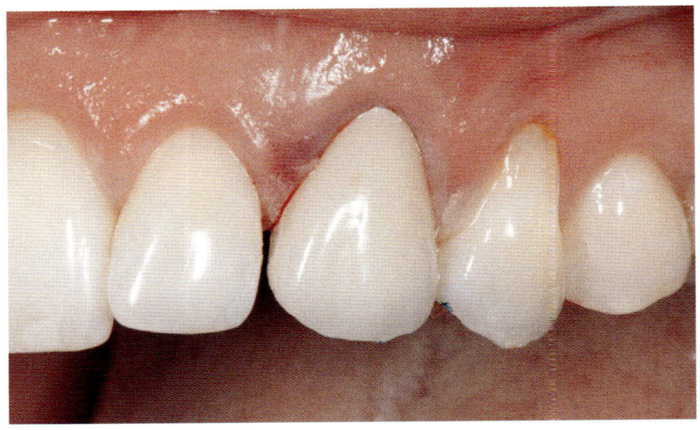

**Abb. 34** Weichgewebeadaptation nach der Operation.

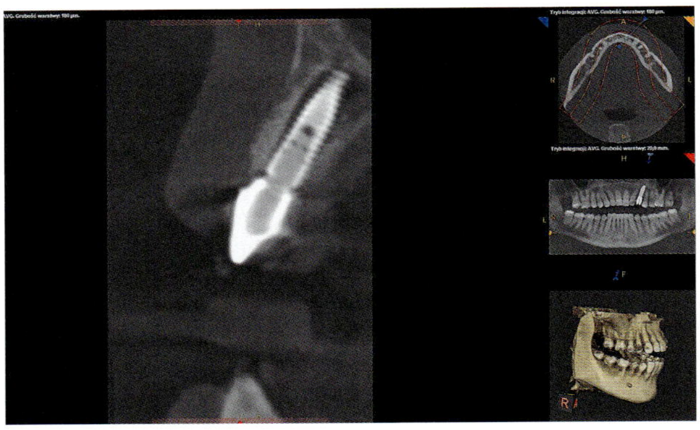

**Abb. 35** Postoperative DVT-Kontrolle.

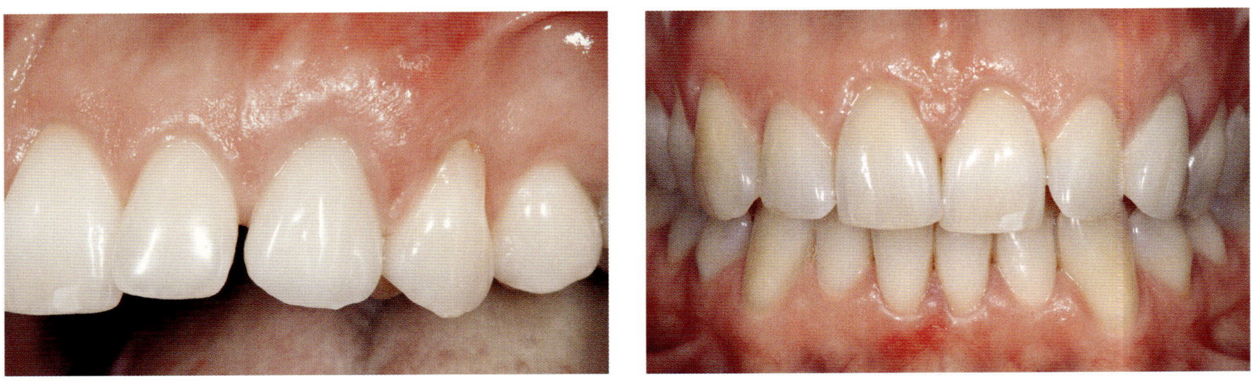

**Abb. 36 und 37** Weichgewebeheilung nach 2 Wochen.

Die okklusalen Kontaktpunkte wurden mit 200-µm-Artikulationspapier (Bausch) markiert und so eingestellt, dass eine funktionelle Belastung der Krone vermieden wurde (Abb. 33). Die Krone war ebenfalls frei von approximalen Kontaktpunkten.

Unmittelbar nach der Eingliederung waren die Gingivaränder gut adaptiert (Abb. 34).

Nach dem Eingriff wurde die erreichte 3-D-Implantatposition mit einem zusätzlichen DVT-Scan überprüft (Abb. 35). Das Schichtbild zeigte eine korrekte Implantatposition und das definitive Hybridsekundärteil mit dem zusätzlichen Augmentationsmaterial in der Alveole.

Die Einheilung wurde nach 2 Wochen (Abb. 36 und 37), 2 Monaten (Abb. 38 und 39) und 4 Monaten (Abb. 40 und 41) kontrolliert.

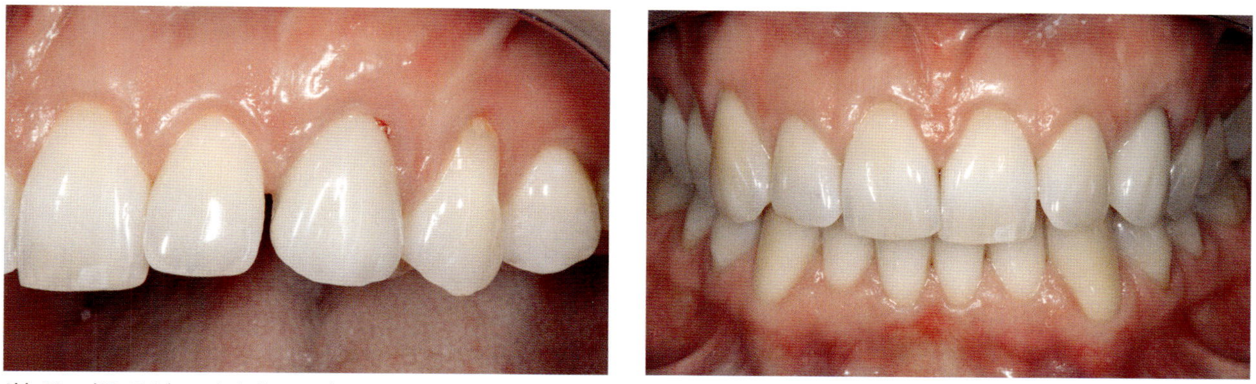

**Abb. 38 und 39** Weichgewebeheilung nach 2 Monaten.

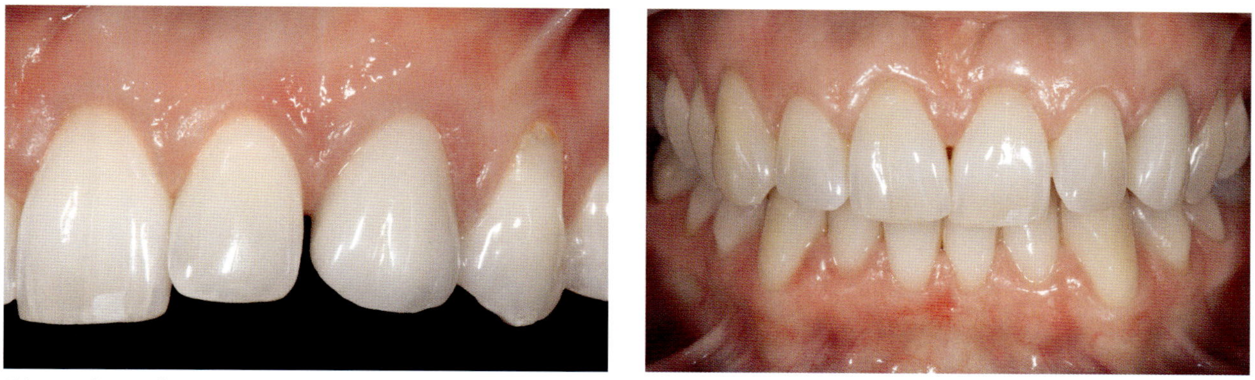

**Abb. 40 und 41** Nach 4 Monaten Einheilung erschien das Weichgewebe sehr stabil.

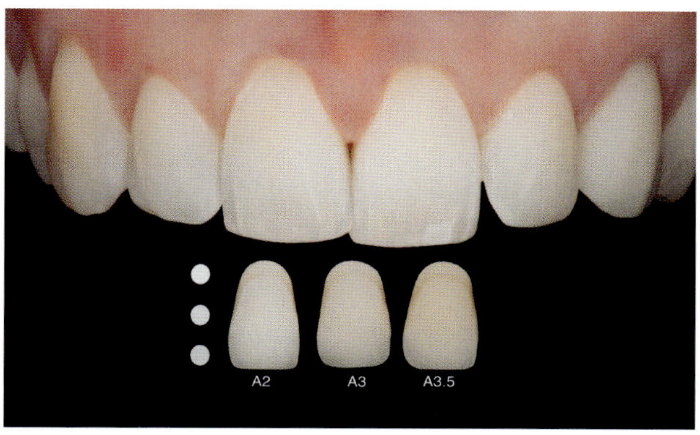


**Abb. 42** Farbübertragung mit reflektierter kreuzpolarisierter Fototechnik.

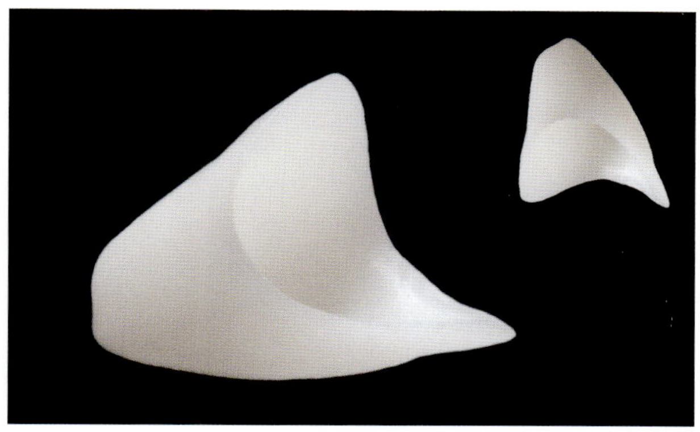

**Abb. 43** Zirkonoxidgerüst für die definitive Krone.

## DEFINITIVE VERSORGUNG

Um ein optimales ästhetisches Ergebnis zu erzielen, wurde eine Referenzaufnahme (Abb. 42) mit Vita-Classical-Farbschlüsseln (Vita Zahnfabrik, Bad Säckingen, Deutschland) unter reflektiertem kreuzpolarisiertem Licht mit speziellen Polarisationsfiltern (Polar Eyes; Emulation Lab, Freiburg im Breisgau, Deutschland) angefertigt.

Das Prinzip „one abutment – one time“ bedeutet, dass das Sekundärteil nur einmal während der Behandlung eingesetzt und danach nicht wieder entfernt wird. Allerdings muss die Position des Sekundärteils für die Herstellung der definitiven Krone übertragen werden.

Im vorliegenden Fall wurde vor dem Eingriff ein perfekt passendes Zirkonoxidgerüst für das Sekundärteil entworfen, hergestellt und geliefert (Abb. 43).

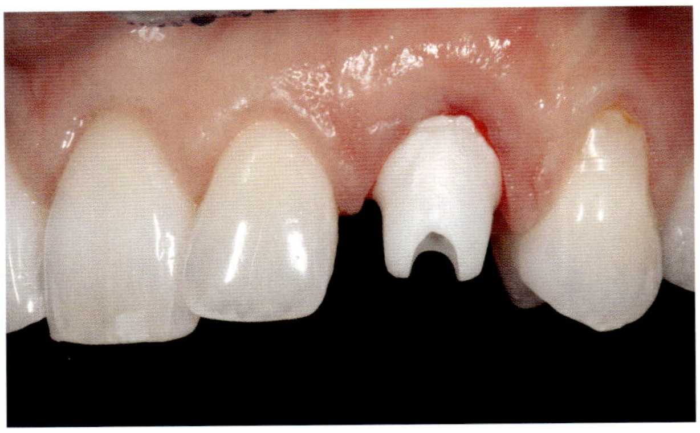

**Abb. 44** Gingivarand um das Sekundärteil vor der Abformung.

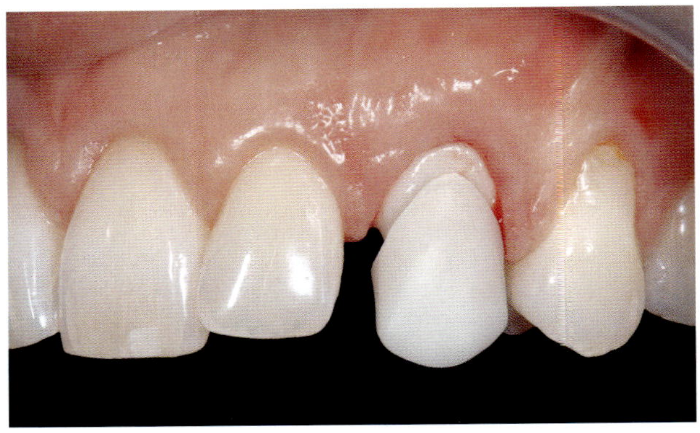

**Abb. 45** Die Kronengerüstränder folgen der Form des Sekundärteils.

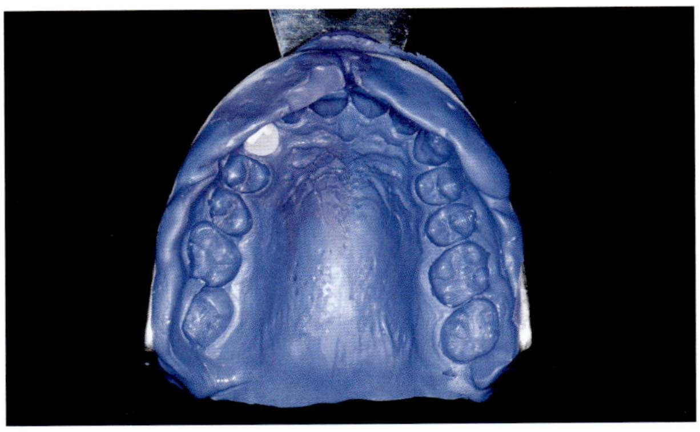

**Abb. 46** Silikonabformung mit aufgesetztem Gerüst.

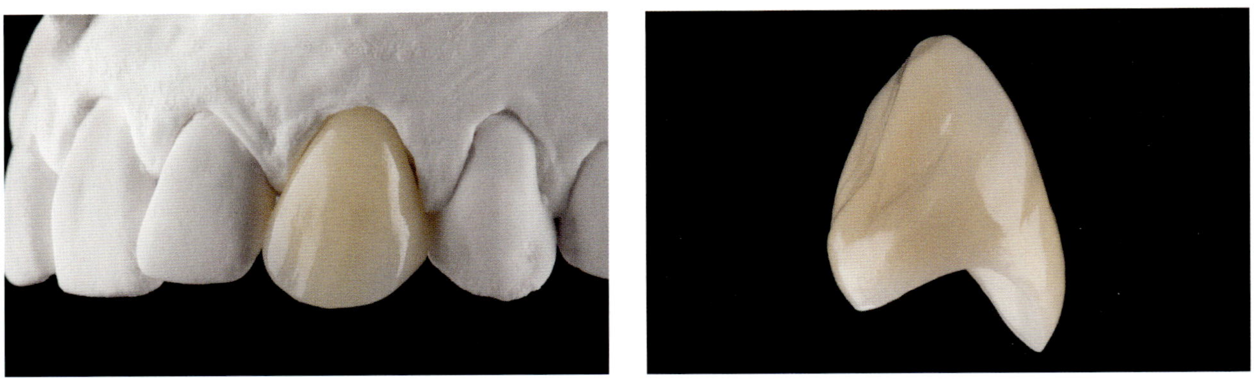

**Abb. 47 und 48** Definitive Krone.

Nach Entfernung der provisorischen Krone und des restlichen provisorischen Zements (Abb. 44) wurde die Passung des Gerüsts überprüft (Abb. 45).

Die Form des Gerüsts gewährleistete eine optimale Übertragung der Randpositionen. Vor der Abformung war es wichtig, jegliche Reizung des Weichgewebes zu vermeiden. Es wurden keine Retraktionsfäden oder andere technische Hilfsmittel verwendet, um die Weichgeweberänder um das Hybridsekundärteil herum zu isolieren oder zurückzudrängen. Um eine Verschiebung des Gerüsts während der Abformung zu vermeiden, wurde es mit etwas temporärem Zement fixiert. Es wurde eine Abformung in Silikon mit einem Metalllöffel vorgenommen (Abb. 46) und ins Labor geschickt.

Für die Verblendung der Krone wurde CZR-Keramik in der Farbe A2/A3 (Kuraray Noritake) verwendet und nach Herstellerangaben in einem Dekema Austrat 624 (Kulzer, Hanau, Deutschland) gebrannt (Abb. 47 und 48).

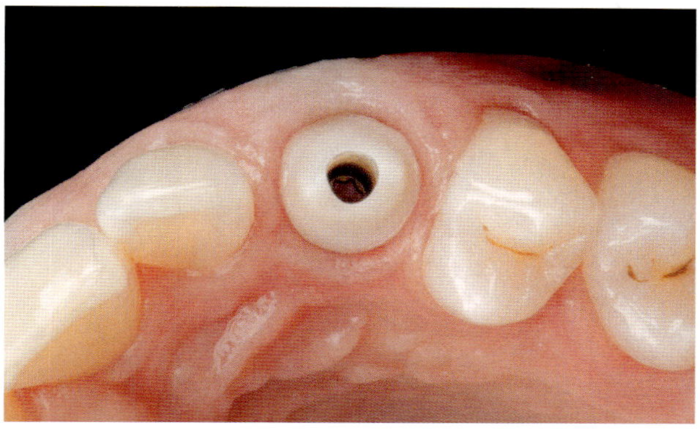

**Abb. 49** Beziehung zwischen Sekundärteil und Weichgewebe.

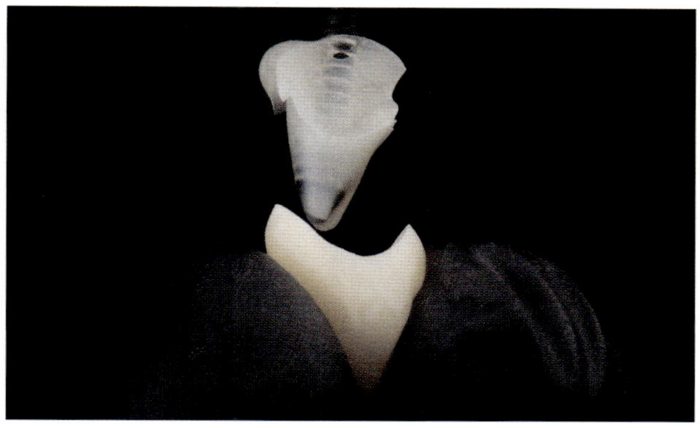

**Abb. 50** Herstellung des individuellen Sekundärteilanalogs.

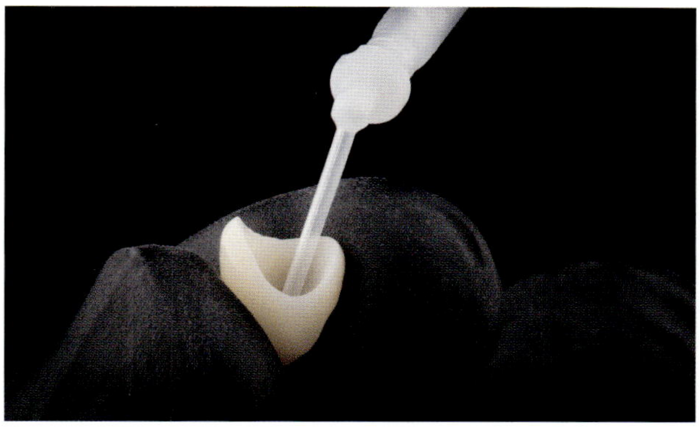

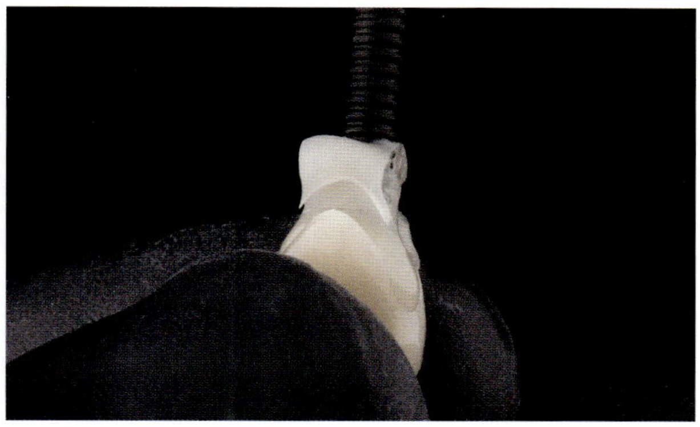

**Abb. 51 und 52** Auftragen von Kunststoffzement und Ausdrücken der Überschüsse mit dem individuellen Sekundärteilanalog.

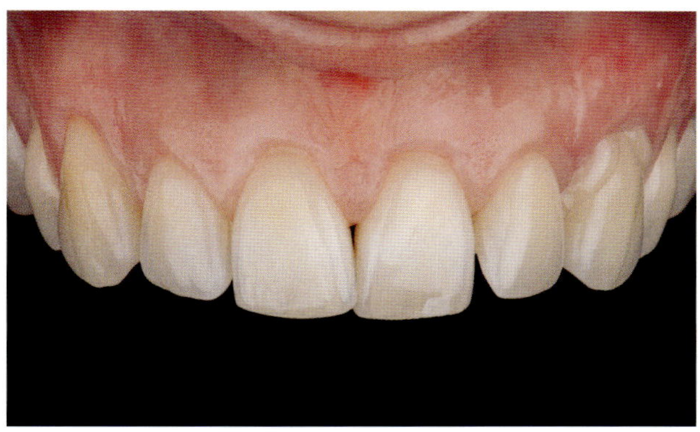

**Abb. 53** Kunststoffzement über dem Sulkus.

Vor dem Zementieren der definitiven Krone wurde das Sekundärteil in situ gereinigt (Abb. 49). Das umgebende Weichgewebe war gesund und stabil, ohne Anzeichen einer Entzündung. Zur Abdichtung des Schraubenkanals wurde ein neues Stück PTFE-Band (USA Dental Tape) verwendet.

Um den Zement beim Einsetzen der Krone unter Kontrolle zu halten, wurde ein neues individuelles Sekundärteilanalog angefertigt (Abb. 50).

Die Krone wurde mit dem dualhärtenden selbstadhäsiven Kunststoffzement RelyX U200 Automix (3M Espe, Seefeld, Deutschland) definitiv befestigt. Dieser wurde mit einer feinen Kanüle appliziert, um Luftblasen zu vermeiden (Abb. 51). Überschüssiger Zement wurde mit dem präparierten individuellen Sekundärteilanalog ausgepresst (Abb. 52).

Beim vorsichtigen Einsetzen der Krone quoll überschüssiger Zement aus (Abb. 53), der aber nach kurzer Bestrahlung mit der Polymerisationslampe entfernt werden konnte (Abb. 54).

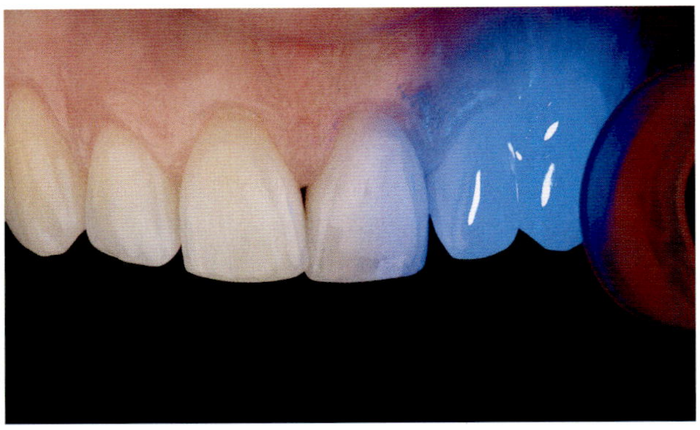

**Abb. 54** Lichthärtung des Zements.

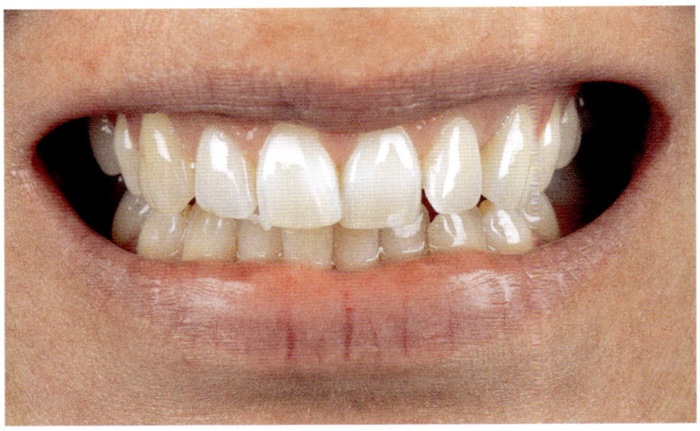

**Abb. 55** Intraorale Situation nach Eingliederung der definitiven Krone.

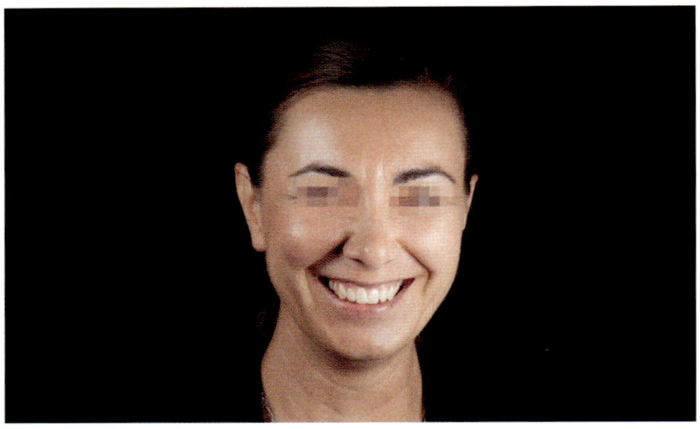

**Abb. 56** Endgültiges Behandlungsergebnis (Portraitaufnahme).

Die Nahaufnahme zeigt, dass sich die implantatgetragene Krone perfekt einfügt (Abb. 55).

Die Ästhetik der Versorgung und die günstige Weichgewebesituation stellen ein gutes Ergebnis dar (Abb. 56).

Das DVT zeigt ein stabiles Knochenniveau 4 und 5 Jahre nach Implantatbelastung (Abb. 57 und 58).

Die intraoralen klinischen Aufnahmen dokumentieren ein stabiles Weichgewebe und eine akzeptable Ästhetik der definitiven Versorgung 3 und 5 Jahre nach der Eingliederung der Krone (Abb. 59 und 60).

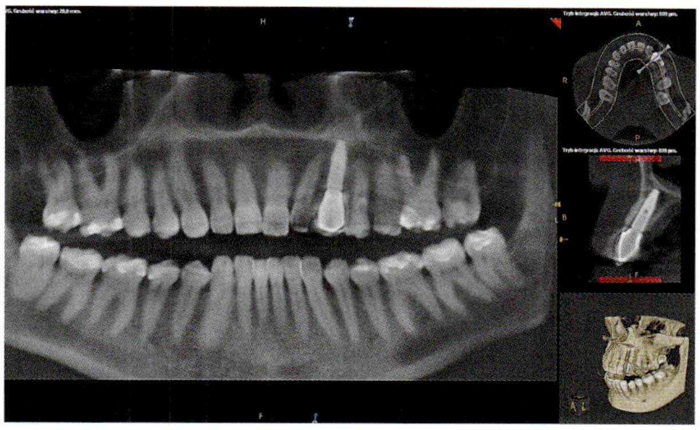
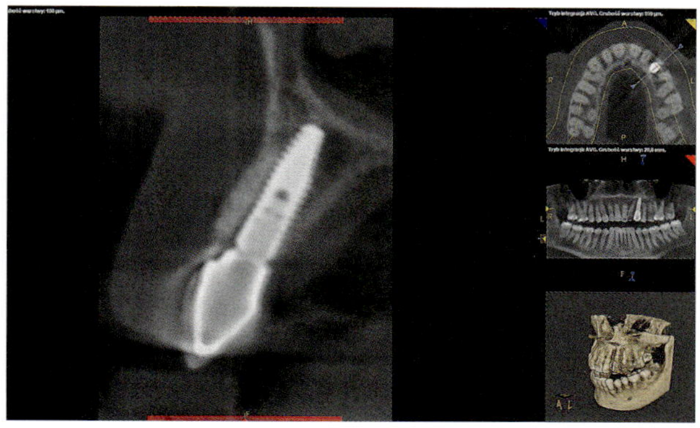

**Abb. 57 und 58** Stabile Knochensituation 4 bzw. 5 Jahre nach Implantatbelastung.

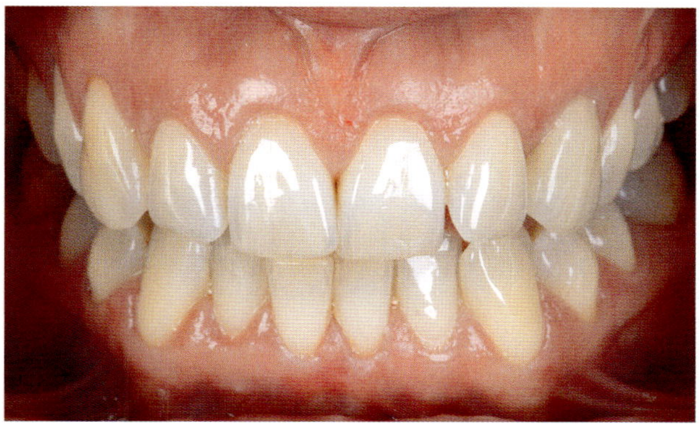
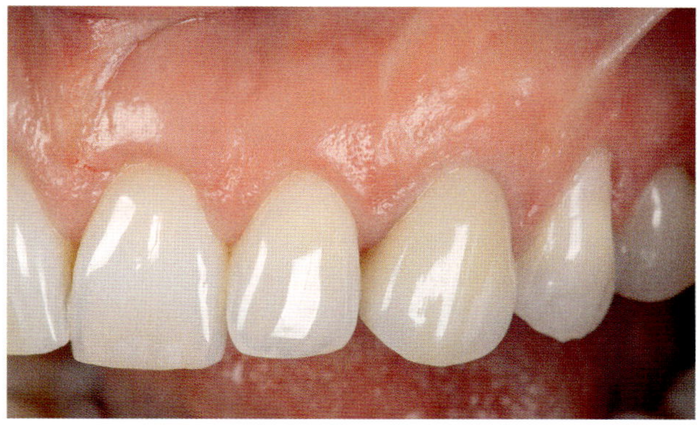

**Abb. 59 und 60** Stabile Ästhetik nach 3 bzw. 5 Jahren.

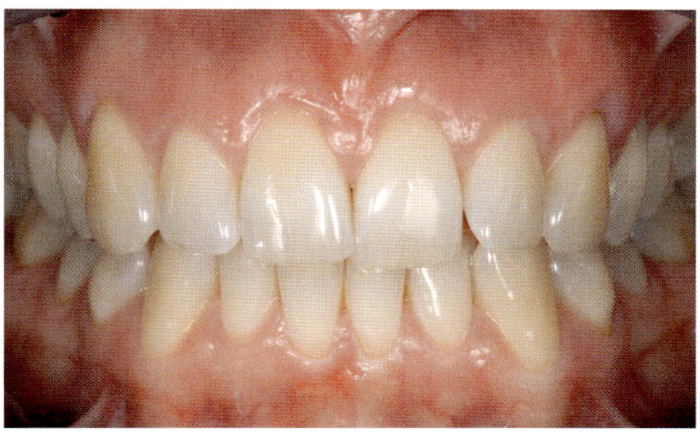
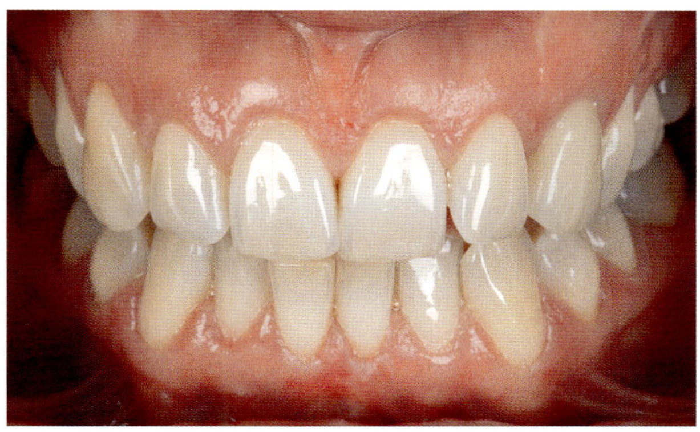

**Abb. 61 und 62** Vergleich der Ausgangssituation mit dem Behandlungsergebnis nach 5 Jahren.

Der Zenit und die Architektur des Weichgewebes und der Interdentalpapille waren weiterhin stabil, wenn man die Ausgangsaufnahme (Abb. 61) mit der Aufnahme fast 5 Jahre später – mit der definitiven Krone 23 in situ – vergleicht (Abb. 62).

Bei der Nachkontrolle im Mai 2021 wurde eine zusätzliche Röntgenaufnahme angefertigt, um das Knochenniveau an den Kontaktpunkten nochmals zu überprüfen (Abb. 63). Das sehr stabile Ergebnis erlaubt eine optimistische Langzeitprognose.

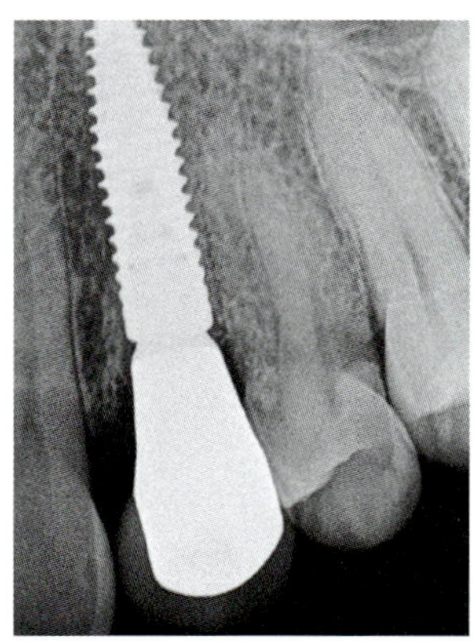

**Abb. 63** Stabiles Knochenniveau 5 Jahre nach Implantation und definitiver Versorgung.

**DISKUSSION**

Die Sofortimplantation (Chen und Buser 2009, Chen et al. 2004, Hämmerle et al. 2004) ist ein gut dokumentiertes Verfahren. Im vorliegenden Fall handelte es sich um eine Sofortimplantation und Sofortversorgung/Sofortbelastung, die die Kriterien des Typ-1A-Protokolls erfüllt (Gallucci et al. 2018).

Zur Verbesserung der periimplantären Schleimhautintegration wurde das Prinzip „one abutment – one time" angewendet, dessen Ziel es ist, die periimplantäre Schleimhautbarriere im Verbindungsbereich zwischen Implantat und Sekundärteil zu schützen und Beeinträchtigungen zu vermeiden. Bei der klassischen implantologischen Rehabilitation werden die prothetischen Elemente mehrfach vom Implantat gelöst, bevor die definitive Krone eingegliedert werden kann. Wenn unmittelbar nach der Implantatinsertion ein definitives Sekundärteil eingesetzt wird, scheint sich das positiv auf die Reaktion des Weichgewebes auszuwirken (Canullo et al. 2018).

Digitale Planung und CAD/CAM bieten heute die Möglichkeit, die optimale Implantatposition zu planen und das Sekundärteil entsprechend der individuellen klinischen Situation zu gestalten. Entscheidend für den Erfolg von „one abutment – one time" ist die Reproduzierbarkeit der exakt geplanten 3-D-Position des Implantats – insbesondere bei einem individuellen Sekundärteil.

Die vorliegende Behandlung führte trotz der sehr anspruchsvollen klinischen Ausgangssituation zu einem erfreulichen ästhetischen Ergebnis. Eine hohe Lachlinie mit exponiertem Weichgewebe oberhalb des Kronenzenits stellt in einer solchen Situation einen wichtigen Risikofaktor dar.

Der Behandlungsplan für diese Patientin umfasste eine Extraktion und Sofortimplantation mit schablonengeführter Chirurgie und die Umsetzung des Prinzips „one abutment – one time". Ein einziger Eingriff mit Sofortimplantation und Sofortaugmentation verkürzte die Behandlungszeit erheblich und begrenzte das Trauma für die Patientin.

Die Nachkontrolle nach 5 Jahren dokumentierte die dreidimensionale Stabilität des Weich- und Hartgewebevolumens um den Kontaktbereich zwischen prothetischer Versorgung und Implantat.

# 5.6 Schablonengeführte Sofortimplantation eines Keramikimplantats als Ersatz für einen oberen rechten zweiten Prämolaren und Sofortversorgung mit einer CAD/CAM-gefertigten provisorischen Krone

A. Chen

Jede Zahnextraktion löst eine Reihe von Ereignissen aus, die zu volumetrischen und linearen Veränderungen des Hart- und Weichgewebes führen (Araújo et al. 2019, Grunder 2011).

In den letzten Jahren hat man in der oralen Implantologie darauf hingearbeitet, die Biologie des Alveolen- und Knochenumbaus besser zu verstehen, um die Auswirkungen auf die linearen und volumetrischen Parameter zu minimieren und damit die Morbidität und ästhetische Probleme zu verringern (Atieh et al. 2015).

Die Sofortimplantation ist eine Behandlungsmethode, die bei entsprechender klinischer Indikation die meisten alveolären Veränderungen nach der Extraktion abmildern kann (Tarnow et al. 2014).

Eines der ersten Metalloxide, das im Zusammenhang mit der Osseointegration verwendet und untersucht wurde, war Titandioxid (Brånemark et al. 1969). Die zunehmende Nachfrage der Patienten nach anderen Implantatmaterialien hat Kliniker und Wissenschaftler veranlasst, nach alternativen Biomaterialien zu suchen, die osseointegriert werden, darunter auch Keramik (Miani et al. 1993, Akagawa et al. 1993).

Im Allgemeinen reichen die Berichte über die Gesamtüberlebensraten für handelsübliche Keramikimplantate in randomisierten klinischen Studien (Balmer et al. 2020, Grassi et al. 2015) nicht über 5 Jahre Beobachtungszeit hinaus. Systematische Übersichtsarbeiten und Metaanalysen haben Implantatüberlebensraten von 98,3 % und 97,2 % nach einem bzw. zwei Jahren ergeben (Röhling et al. 2018a).

Die dynamische Entwicklung auf dem Gebiet der keramischen Implantattechnologie wurde durch neuartige Oberflächenbehandlungen und die Entwicklung mikrogeometrischer Topografien vorangetrieben, die zu verbesserten biologischen und biomechanischen Eigenschaften führen.

Wie bei Titanoxid erleichtert die Passivierungsschicht keramischer Materialien die Osseointegration und bietet einen Knochen-Implantat-Kontakt und andere histomorphometrische Vorteile, die mit denen von Titanimplantaten vergleichbar sind, wie in präklinischen (Röhling et al. 2019) und klinischen (Röhling et al. 2018b) Studien gezeigt wurde.

Aufgrund seiner verbesserten biomechanischen Eigenschaften dominiert yttriumstabilisiertes Zirkonoxid (Y-TZP) das Angebot an keramischen Implantatmaterialien. Andere Materialien wie Ceroxid ($Ce_3O_4$) werden relativ schnell eingeführt in der Hoffnung, vielversprechendere mechanische Ergebnisse zu liefern (Miyazaki et al. 2013, Lopez-Píriz et al. 2017).

Eine Reihe von klinischen Merkmalen spricht für die Verwendung von Keramikimplantaten, wie z. B. ein geringes Entzündungspotenzial (Cionca et al. 2016) und die Fähigkeit, die Plaqueakkumulation zu reduzieren (Röhling et al. 2017), was zusammen mit verbesserten spektrophotometrischen Merkmalen der definitiven Versorgung (Thoma et al. 2016) und des Gingivaformers (Pitta et al. 2020) Keramikmaterialien zu einer ernstzunehmenden Alternative für implantatgetragene Rehabilitationen gemacht hat.

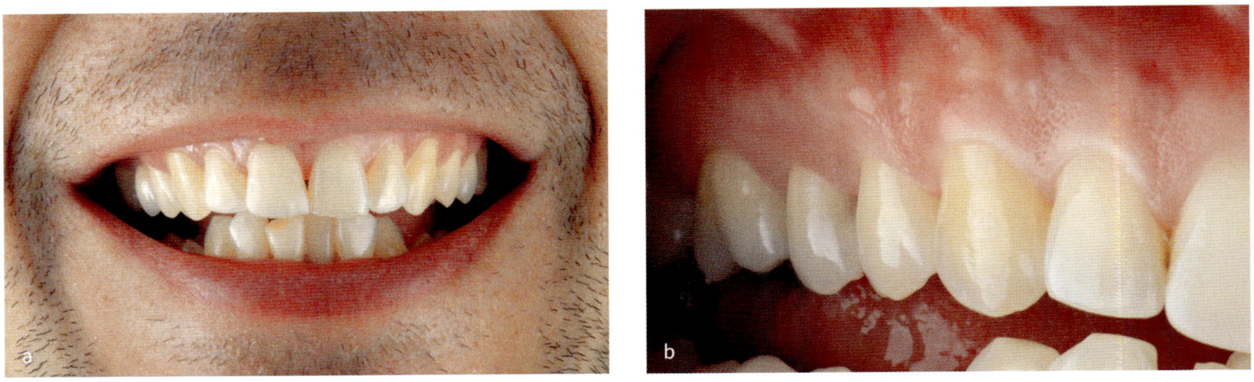

**Abb. 1a–b** Extra- und intraorale Ausgangssituation.

Die Reaktion des Weichgewebes gilt seit jeher als einer der wichtigsten Vorteile von Keramikimplantaten. Die Evidenz für überlegene Ergebnisse ist zwar noch nicht überzeugend, aber einige lineare Weichgewebeparameter wie die Papillenhöhe sind zumindest weitgehend gleichwertig mit Titan (Kniha et al. 2016). Klinischen Studien zufolge verhalten sich Keramiken möglicherweise günstiger, mit einer schnelleren Reifung des periimplantären Epithel- und Bindegewebes (Liñares et al. 2015), einem signifikant verbesserten Jemt-Index-Score bei der periimplantären Papillenbildung (Spies et al. 2015) und einem verbesserten Attachment an das Zahnfleischgewebe (Shahramian et al. 2020). Einige Autoren berichten über einen positiven Einfluss auf den Pink Esthetic Score (Fürhauser-Klassifikation), der sich auch nach zwei Jahren noch weiter verbesserte (Payer et al. 2013, Payer et al. 2015).

Bei Patienten mit Überempfindlichkeit gegenüber Titan oder anderen Metallen gelten Keramikimplantate als vorhersagbare und praktische Alternative. Die Nachfrage nach metallfreiem Zahnersatz hat dieses Material zu einer beliebten Implantatoption gemacht.

## FALLBESCHREIBUNG

Ein 37-jähriger Patient stellte sich mit Schmerzen am oberen rechten zweiten Prämolaren (Zahn 15) in Verbindung mit einer großen kariösen Läsion vor. Nach endodontischer Untersuchung wurde eine vertikale Fraktur des Zahns diagnostiziert und der Zahn als nicht erhaltungswürdig eingestuft. Die Anamnese war unauffällig: keine Grunderkrankungen, keine auffälligenVeränderungen oder andere signifikanten Befunde, keine dauerhafte oder akute Medikamenteneinnahme und keine bekannten Allergien. Der Patient war Nichtraucher, trank nicht übermäßig und nahm keine Drogen. Sowohl sein Blutdruck mit 125/60 mmHg als auch sein Ruhepuls mit 58 lagen im Normbereich. Seine Erwartungshaltung war stark ausgeprägt. Die extraorale Analyse zeigte eine hohe Lachlinie mit freiliegenden Papillen und zervikalen Zahnkonturen (Abb. 1a–b).

Der Parodontalstatus wies auf ein gesundes Gebiss hin. Die parodontale Sondierung von Zahn 16, 15 und 14 ergab Sondierungstiefen von nicht mehr als 4 mm, und das krestale Knochenniveau war günstig, was für eine gute Abstützung des Weichgewebes sorgte (Abb. 2a–c).

Der Sondierungsblutungsindex lag unter 25 % (Ainamo und Bay 1975). Der gingivale Phänotyp war mitteldick mit mittlerer girlandenförmiger Ausprägung und Zähnen vom dreieckigen Formtyp.

Die parodontalen anatomischen Konturen waren klinisch gut erhalten. Die Nachbarzähne wiesen eine okklusale Amalgamfüllung der Klasse I (Zahn 16) und eine distale Kompositfüllung (Zahn 14) auf (Abb. 2a–c).

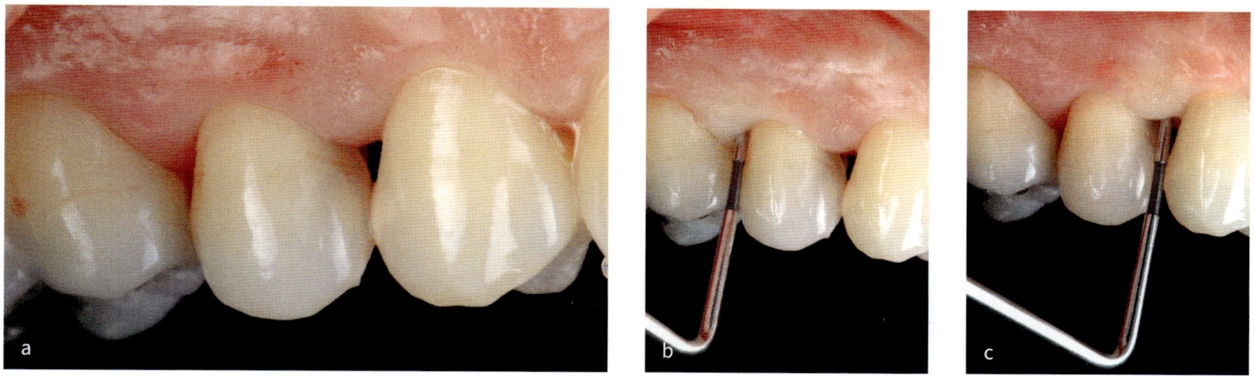

**Abb. 2a–c** Intraorale und parodontale Untersuchung.

**BILDGEBENDE UND ANDERE DIAGNOSTISCHE HILFSMITTEL**

Mit einem Intraoralscanner (Formlabs 2; Formlabs, Somerville, MA, USA) wurde eine STL-Datei (Standard Tessellation Language) für den 3-D-Druck erstellt, auf deren Basis die ersten Studienmodelle entstanden.

Die DVT-Röntgenuntersuchung (Romexis; Planmeca, Helsinki, Finnland) zeigte, dass alle kortikalen Wände (vestibulär, palatinal und approximal) vorhanden und intakt waren, ohne Anzeichen einer akuten oder chronischen periapikalen Erkrankung (Abb. 3a–e).

Zur anatomischen Beurteilung und Planung der implantatgetragenen Rehabilitation wurden die DICOM-Dateien aus dem DVT mit den STL-Dateien aus dem Intraoralscanner zusammengeführt (Implant Studio; 3Shape, Kopenhagen, Dänemark) (Abb. 4a–d).

Unter Berücksichtigung aller anatomischen und klinischen Parameter wurde eine Sofortimplantation mit Sofortbelastung geplant. Die provisorische Versorgung wurde ohne okklusale Kontakte in zentrischer oder exzentrischer Position geplant und setzte voraus, dass eine Primärstabilität des Implantats mit einem Eindrehmoment von 30 Ncm erreicht und die Restauration vorab angefertigt werden konnte.

Das vorgeschlagene Behandlungskonzept wurde mit dem Patienten besprochen. Er wünschte weder ein Titan- noch ein anderes Metallimplantat. Daher wurde ihm ein Keramikimplantat vorgeschlagen. Der Patient war damit einverstanden und unterzeichnete die Einwilligungserklärung und die Formulare für die Implantation.

Der Behandlungsplan sah eine zementierte Versorgung auf einem einteiligen (Monotype-) Zirkonoxidimplantat mit einer Sekundärteilhöhe von 4 mm vor (Pure Ceramic Monotype ZLA, Durchmesser 3,3 mm, Länge 12 mm; Institut Straumann AG, Basel, Schweiz).

Die Wahl fiel auf das Monotype-Implantat, weil es als einteiliges Implantat keine metallische Grenzfläche einer Zweiteiligkeit aufweist und auch kein Metall enthält.

Ein einteiliges Implantat erschwert das Erreichen der perfekten prothetischen Position und kann mittel- und langfristig zu Problemen führen. Hinsichtlich der Biomechanik bietet ein solches Implantat nicht die Möglichkeit, eine Achsfehlstellung durch ein zementiertes Zwischen- oder Winkelsekundärteil auszugleichen. Dies würde eine palatinal oder vestibulär massivere Krone oder ein reduziertes Sekundärteil erfordern, was alles andere als ideal ist.

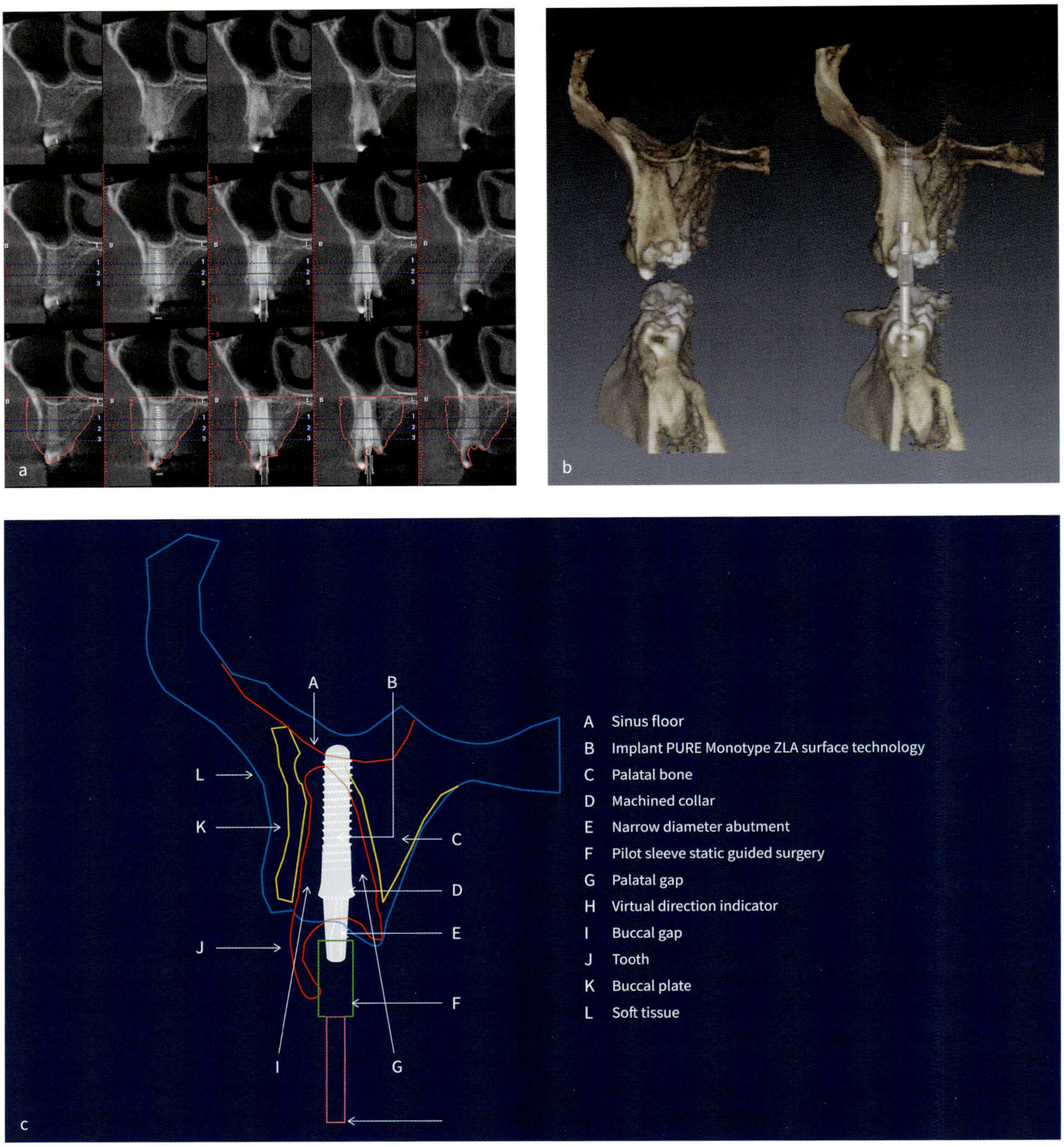


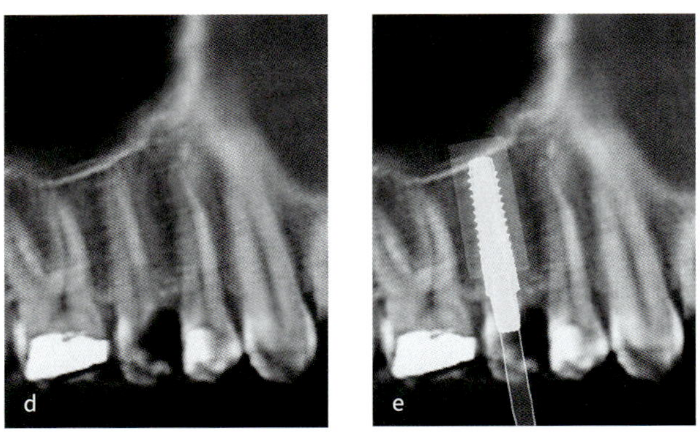


**Abb. 3a–e** DVT kombiniert mit STL-Auswertung (a). 3-D-Bilddiagnosetool für die Implantatplanung (b). Schematische Darstellung der 3-D-Planung für das Keramik-Sofortimplantat (c). Approximaler Knochen und Implantatposition in lateraler Ansicht (d–e).

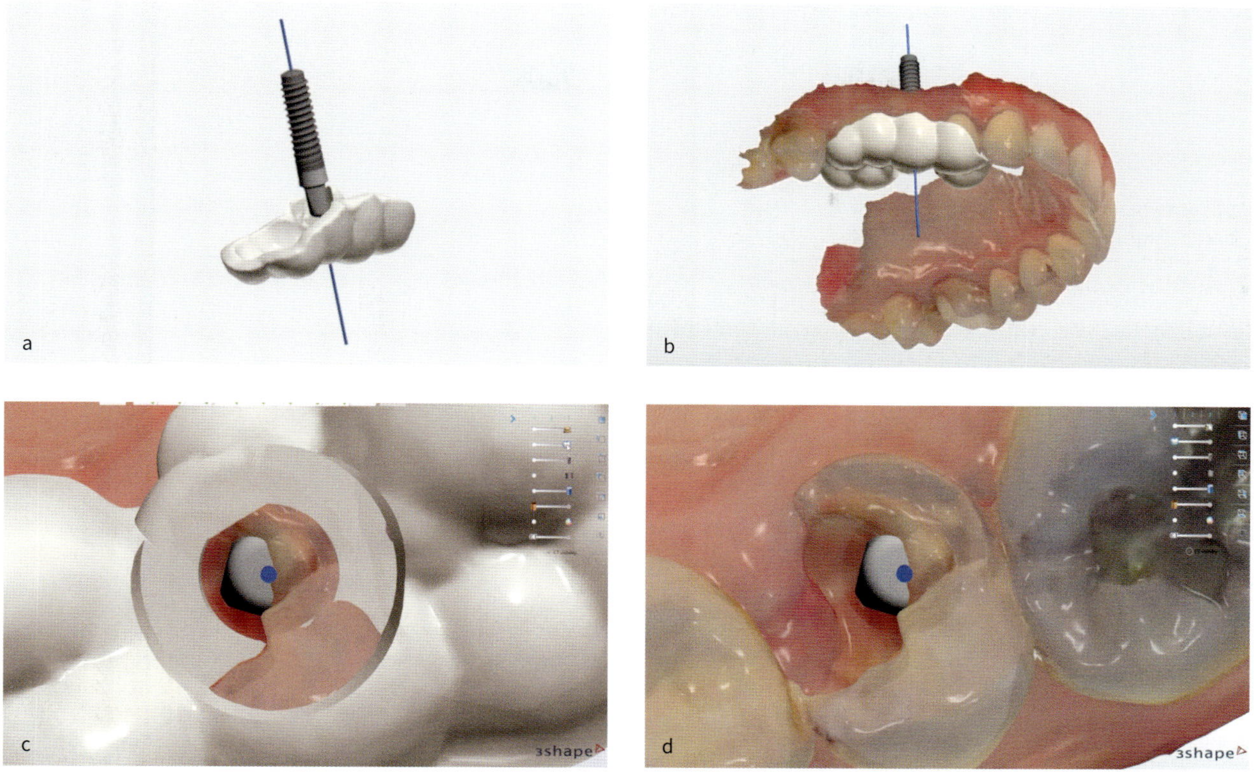


**Abb. 4a–d** Kombination von STL- und DICOM-Daten zur virtuellen Beurteilung für den Patienten und zur Planung der implantatgetragenen Rehabilitation.

Auf biologischer Ebene können Implantate mit einer falschen dreidimensionalen Position die Remodellierung von Hart- und Weichgewebe während der Einheilung beeinträchtigen; eine zu weit vestibulär gelegene Position kann zu einer apikalen Migration der befestigten Gingiva mit einem unästhetischen Ergebnis führen.

Der Implantattyp wurde ausgewählt, seine optimale Position bestimmt und eine Bohrschablone in der Softwareumgebung erstellt (Abb. 5).

Nach einer klaren Anamnese und Beurteilung des Falles wurden die Tabellen zur Risikobewertung für die Sofortimplantation und Sofortbelastung von Einzelzahnsituationen verwendet, um die Komplexität der Behandlung zu bestimmen (Tabelle 1 und 2).

Der Fall wurde als „geringes Risiko“ eingestuft. Die STL-Datei mit dem Entwurf der Bohrschablone wurde an einen 3-D-Drucker (Formlabs 2; Formlabs) übertragen, um die Bohrschablone herzustellen.

Die chirurgische Planung umfasste eine pilotbohrergeführte/teilweise schablonengeführte statische Operation. Die provisorische Versorgung wurde mittels CAD/CAM (Coritec, Imes-Icore, Eiterfeld, Deutschland) auf einem PEEK-Fertigteil hergestellt und im vestibulären Bereich reduziert belassen, um sie aus ästhetischen Gründen mit dem vestibulären Rest des extrahierten Zahns des Patienten adhäsiv zu verbinden (Abb. 6).

**Tabelle 1** Risikobewertung für die Sofortimplantation in Einzelzahnsituationen

| | **Geringes Risiko** | **Mittleres Risiko** | **Hohes Risiko** |
|---|---|---|---|
| Präoperative Beurteilung | | | |
| Patientenbezogen | | | |
| Allgemeiner Gesundheitszustand | Gesund, problemlose Einheilung | | Einheilung gestört |
| Ästhetisches Risiko | Niedriges/mittleres ästhetisches Risiko | Hohes ästhetisches Risiko | Erhebliche ästhetische Beeinträchtigung zu erwarten |
| Lokal | | | |
| Position des Gingivarandes | Keine Rezession | Leichte gingivale Rezession | Gingivale Rezession ≥ 2 mm |
| Qualität des Weichgewebes | Dicker gingivaler Phänotyp | Dünner gingivaler Phänotyp oder wenig keratinisierte Gingiva | Keine keratinisierte Gingiva |
| Verankerung im Knochen | Ausreichendes Knochenangebot für die Primärstabilität | | Unzureichendes Knochenangebot für die Primärstabilität |
| Vestibuläre Knochenwand | Dicke der vestibulären Knochenwand ≥ 1 mm | Dicke der vestibulären Knochenwand < 1 mm, geringe Fenestration oder Dehiszenz | Erhebliche Fenestration oder Dehiszenz der vestibulären Knochenwand |
| Notwendigkeit eines Mukoperiostlappens | Ausreichend Alveolarknochen für einen Eingriff ohne Lappenbildung | | Knochenaugmentation mit Lappenbildung notwendig |
| Position der Alveole innerhalb des Knochenmantels | Alveole innerhalb des Knochenmantels | | Alveole und vestibuläre Knochenwand teilweise außerhalb des Knochenmantels |
| Vorliegen einer endodontischen Infektion | Keine Infektion | Chronische periapikale Infektion | Akute Infektion |
| Vorliegen von Parodontopathien | Parodontal gesund | Parodontopathien unter Kontrolle | Aktive Parodontopathie |
| Planung der Implantatposition | Ideale dreidimensionale Position, Achse verläuft durch Cingulum oder Inzisalkante | | Vestibulär positioniertes oder zu stark anguliertes Implantat oder zu große Implantattiefe |
| Spalt zwischen vestibulärer Knochenwand und geplanter Implantatposition | ≥ 2 mm | 1–2 mm | < 1 mm |
| Intraoperative Beurteilung | | | |
| Extraktion | Minimalinvasive Extraktion | Läsion des umgebenden Weichgewebes, einschließlich abgetrennter/abgelöster Papillen | Signifikante Läsion des Weichgewebes und des umgebenden Knochens |
| Primärstabilität | Primärstabilität erreicht | | Fehlende Primärstabilität |
| Definitive Implantatposition | Ideale dreidimensionale Position erreicht | | Vestibulär positioniertes oder zu stark anguliertes Implantat oder zu große Implantattiefe |

**Tabelle 2** Risikobewertung für die Sofortbelastung eines Sofortimplantats in Einzelzahnsituationen

| | Geringes Risiko | Mittleres Risiko | Hohes Risiko |
|---|---|---|---|
| Präoperative Beurteilung | | | |
| Patientenbezogen | | | |
| Okklusionsschema | Keine direkten okklusalen Kontakte | Minimaler okklusaler Kontakt und/oder Gruppenführung | Hauptsächliche Frontzahnführung |
| Okklusale Parafunktion | Nicht vorhanden | | Vorhanden |
| Lokal | | | |
| Verankerung im Knochen | Ausreichende Knochenverankerung, um Belastung standzuhalten | | Unzureichende Knochenverankerung, um Belastung standzuhalten |
| Zahnposition | Schneidezahn, Prämolar | Eckzahn | Molar |
| Intraoperative Beurteilung | | | |
| Primärstabilität | Eindrehmoment 30–45 Ncm | Eindrehmoment 20–30 Ncm | Eindrehmoment < 20 Ncm |

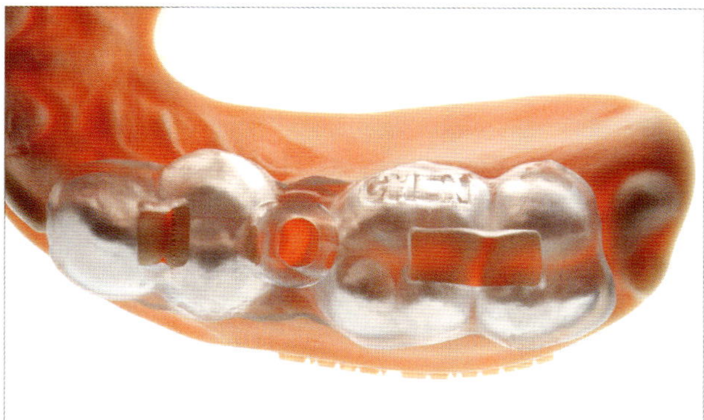

**Abb. 5** Virtuelle Planung unter Berücksichtigung der Implantat- und Zahnpositionen.

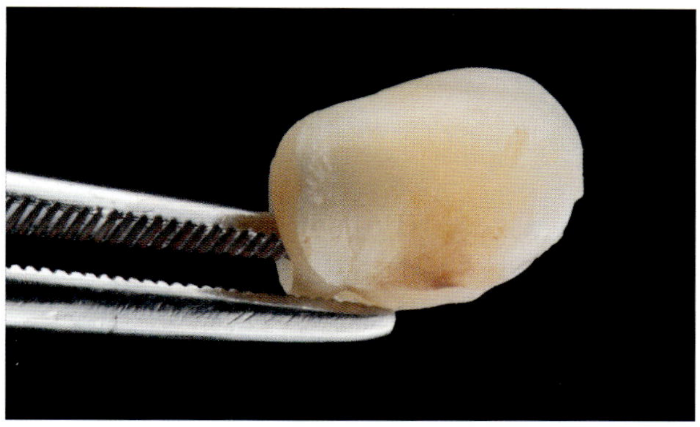

**Abb. 6** Anfertigung des Kronenprovisoriums.

## CHIRURGISCHES VORGEHEN

Mit diesem QR-Code können Sie sich ein Video zum Thema chirurgisches Vorgehen ansehen.

Am Tag der Operation wurde unter sterilen Bedingungen eine minimalinvasive Extraktion durchgeführt (Abb. 7a–b), um den vestibulären Knochen und die Weichgewebekonturen zu erhalten. Es wurde eine Bohrschablone eingesetzt und das Implantatbett nach Herstellerangaben und nach dem Protokoll für statisch geführte Pilotbohrungen (Straumann Pure Ceramic Drilling Protocol) aufbereitet (Abb. 8a–d).

Die Primärstabilität hängt im Wesentlichen von drei Faktoren ab: Qualität und Quantität des Knochens, Bohrprotokoll und Mikrogeometrie des Implantats.

Sofortimplantationen sind auf das vorhandene Knochenangebot beschränkt, das begrenzt sein kann. Um Primärstabilität zu erreichen, werden verschiedene Strategien angewandt. Im vorliegenden Fall wurde die Verankerung in den apikalen/palatinalen 0,75 mm des Restknochens unter Einbeziehung des kortikalen Knochens der Kieferhöhle und der mesialen und distalen Wände erreicht. Aufgrund der konischen Form der Prämolarenwurzel konnte das parallelwandige 3,3-mm-Implantat gut greifen und Primärstabilität erreicht werden.

Das Implantatbett wurde mit einem 2,8-mm-Bohrer aufbereitet, was für ein Keramikimplantat von 3,3 mm Durchmesser etwas zu wenig ist. Es wurde ein Eindrehmoment von 35 Ncm erzielt.

Ein Zirkonoxidimplantat mit einem Durchmesser von 3,3 mm bietet im Allgemeinen eine gute Primärstabilität, wenn alle genannten Faktoren sorgfältig berücksichtigt werden. Bei Restknochen vom Typ IV reicht dies jedoch möglicherweise nicht aus, um ein entsprechendes Eindrehmoment zu erzielen. Ein größerer Implantatdurchmesser kann die bevorzugte Wahl für eine bessere apikale Verankerung sein.

In bestimmten Situationen ist unter Umständen nicht genügend Restknochen zum Erreichen der Primärstabilität vorhanden, sodass eine Änderung des Behandlungskonzepts hin zu einer Spätimplantation vorteilhafter sein kann.

Das Implantat wurde mit einem Eindrehmoment von 35 Ncm festgezogen und die bukkopalatinale Position mit der Bohrschablone überprüft (Abb. 9).

Der vestibuläre Spalt wurde mit deproteinisiertem bovinem Knochenersatzmineral (DBBM, Bio-Oss; Geistlich, Wolhusen, Schweiz) aufgefüllt (Abb. 10), und die provisorische Versorgung wurde vorbereitet, indem der vestibuläre Kronenteil des extrahierten Zahns entfernt und mit dem CAD/CAM-Kunststoffprovisorium verbunden wurde (Abb. 11a–b).

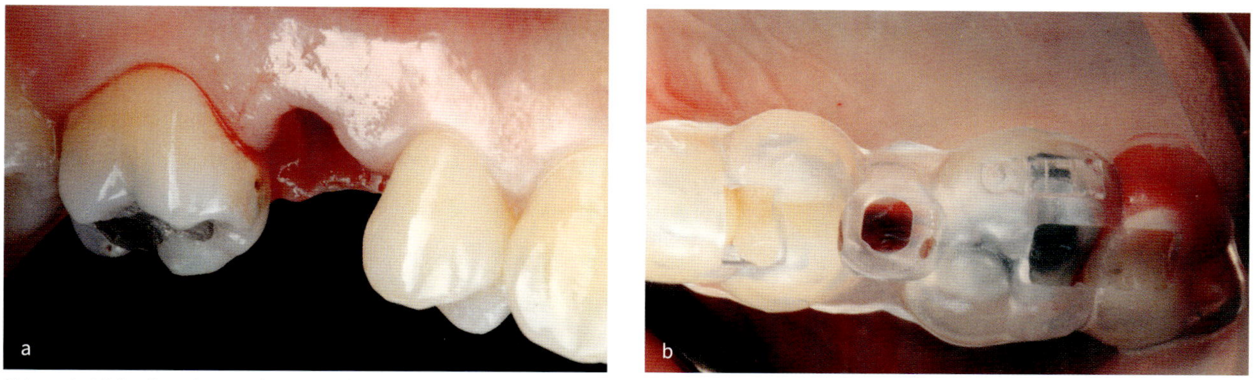

**Abb. 7a–b** Minimalinvasive Extraktion zur Erhaltung der parodontalen Konturen und Einprobe der Bohrschablone.

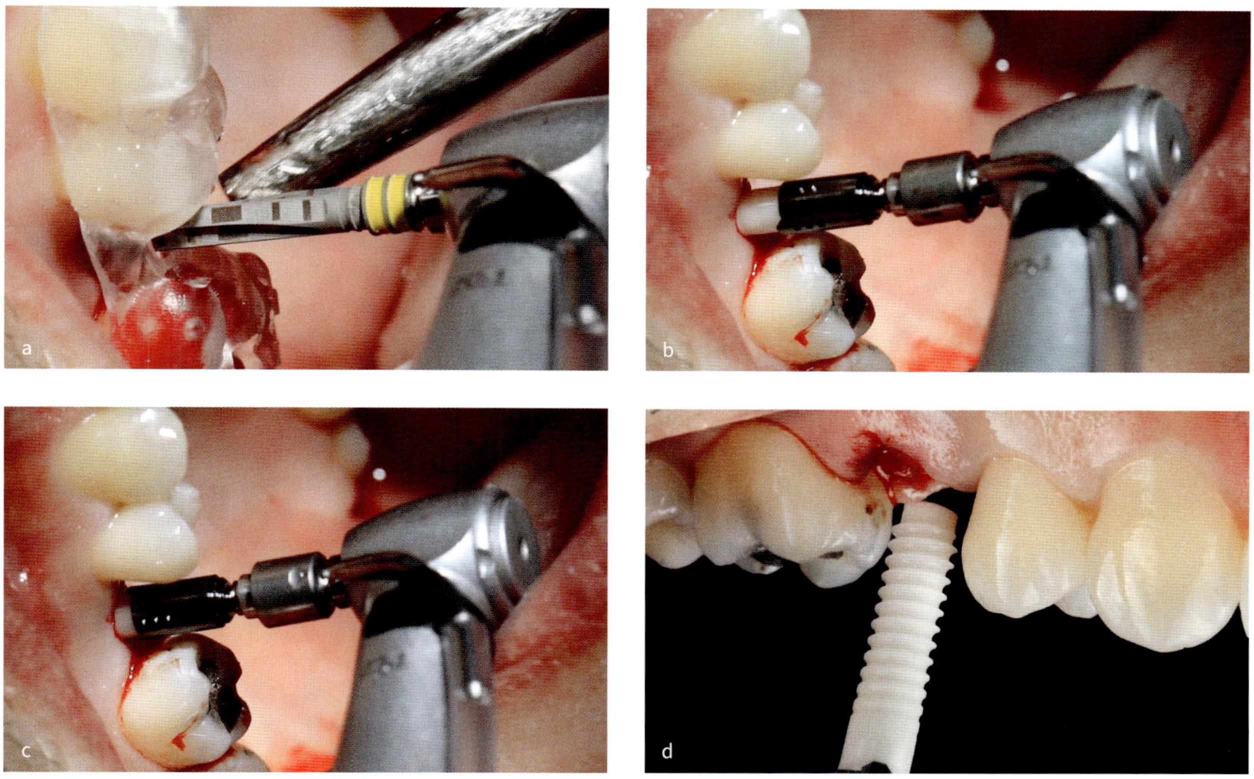

**Abb. 8a–d** Vorbereitung des Implantatbetts für die pilotbohrergeführte Chirurgie und die Implantation.

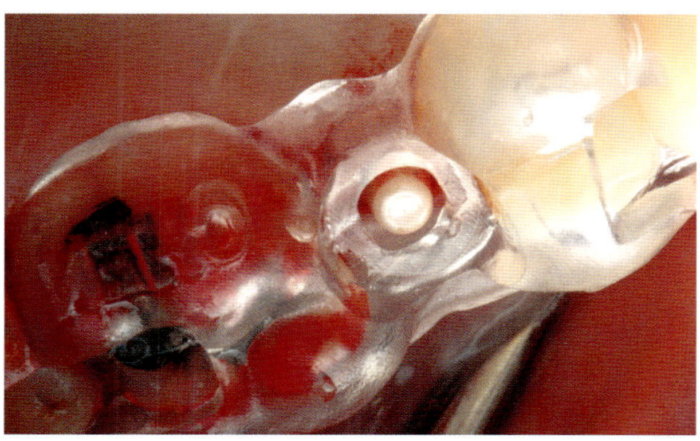

**Abb. 9** Bestätigung der Implantatposition mit der Bohrschablone.

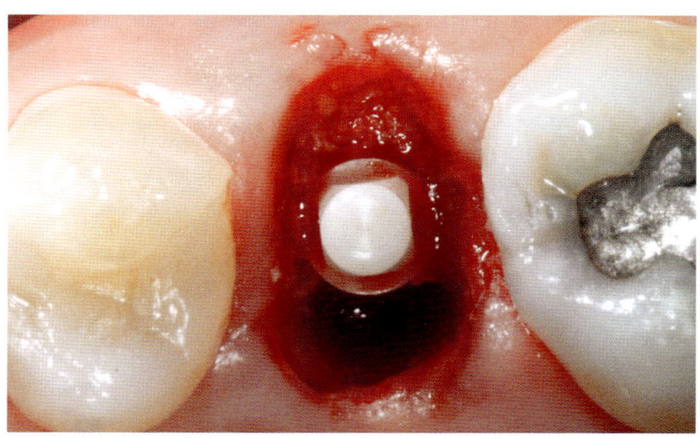

**Abb. 10** Implantatposition und mit anorganischem Hydroxylapatit gefüllter Spalt.

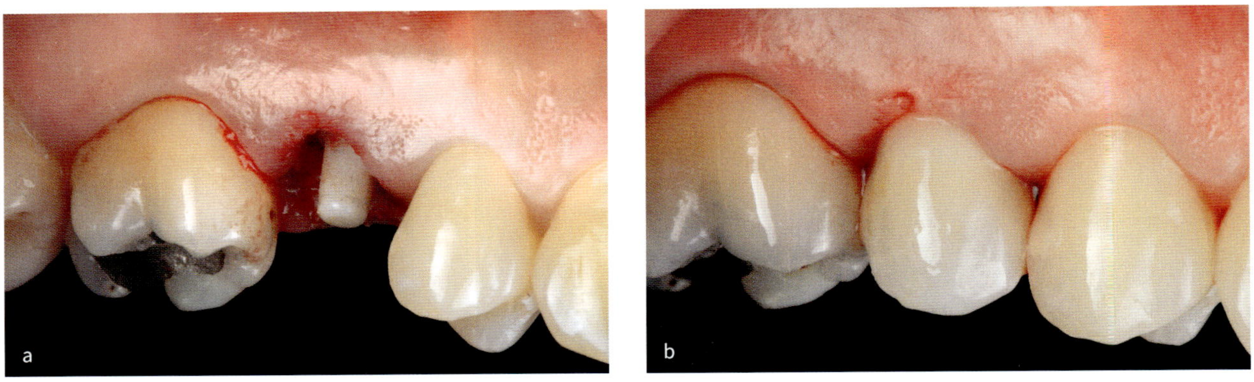

Abb. 11a–b Implantatposition und zementierte provisorische Versorgung.

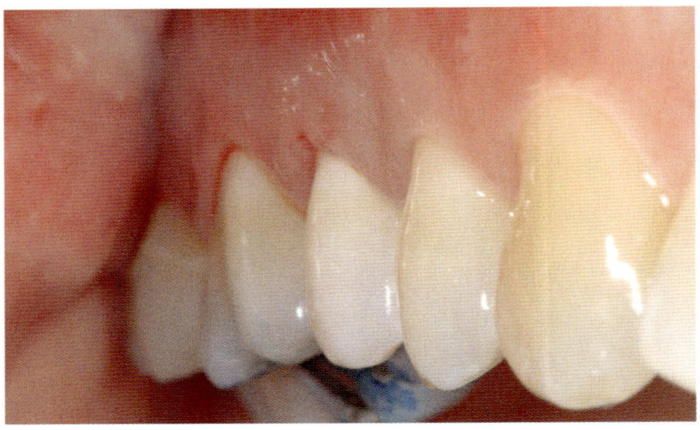

Abb. 12 Ergebnis nach abgeschlossener Operation und Einschleifen der Okklusion.

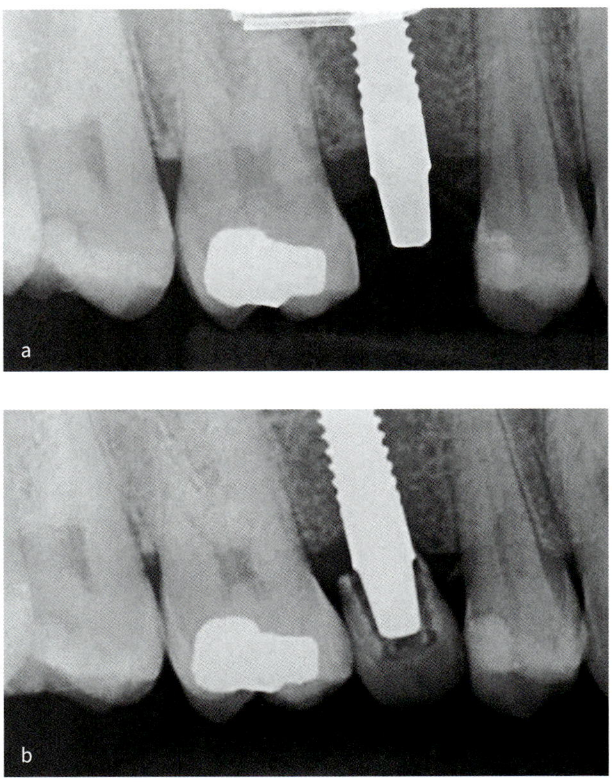

Abb. 13a–b Röntgenbilder nach der Implantation. PEEK-Abutment mit CAD/CAM-Provisorium.

Das Provisorium wurde mit Zinkoxid-Eugenol-Zement (Temp Bond; Kerr, Orange, CA USA) eingesetzt, wobei darauf geachtet wurde, alle Zementreste zu entfernen (Abb. 12). Die Okklusion wurde überprüft, um sicherzustellen, dass keine okklusalen oder exzentrischen Kontakte während der Kieferbewegungen auftraten.

Der Patient erhielt 1 Stunde vor der Operation 2 g Amoxicillin, und wurde angewiesen, nach der Operation alle 8 Stunden 1 g Paracetamol einzunehmen. Postoperativ wurde eine intraorale Zahnfilm-Röntgenaufnahme angefertigt (Abb 13a–b).

## PROTHETISCHES VORGEHEN

Mit diesem QR-Code können Sie sich ein Video zum Thema prothetisches Vorgehen ansehen.

3 Monate nach der Implantation (am Ende der Osseointegrationsphase) waren die Weichgewebe- und Knochenkonturen problemlos verheilt (Abb. 14a–c).

Die Situation wurde intraoral gescannt (Trios; 3Shape), und die Scan-Datei zur Modellherstellung und zur Präparation des Sekundärteils zum 3-D-Drucker übertragen. Das Implantat wurde digital gescannt, und der Rand des Sekundärteils wurde in der Laborsoftware (Dental Design; 3Shape) definiert und angepasst (Abb. 15a–d).

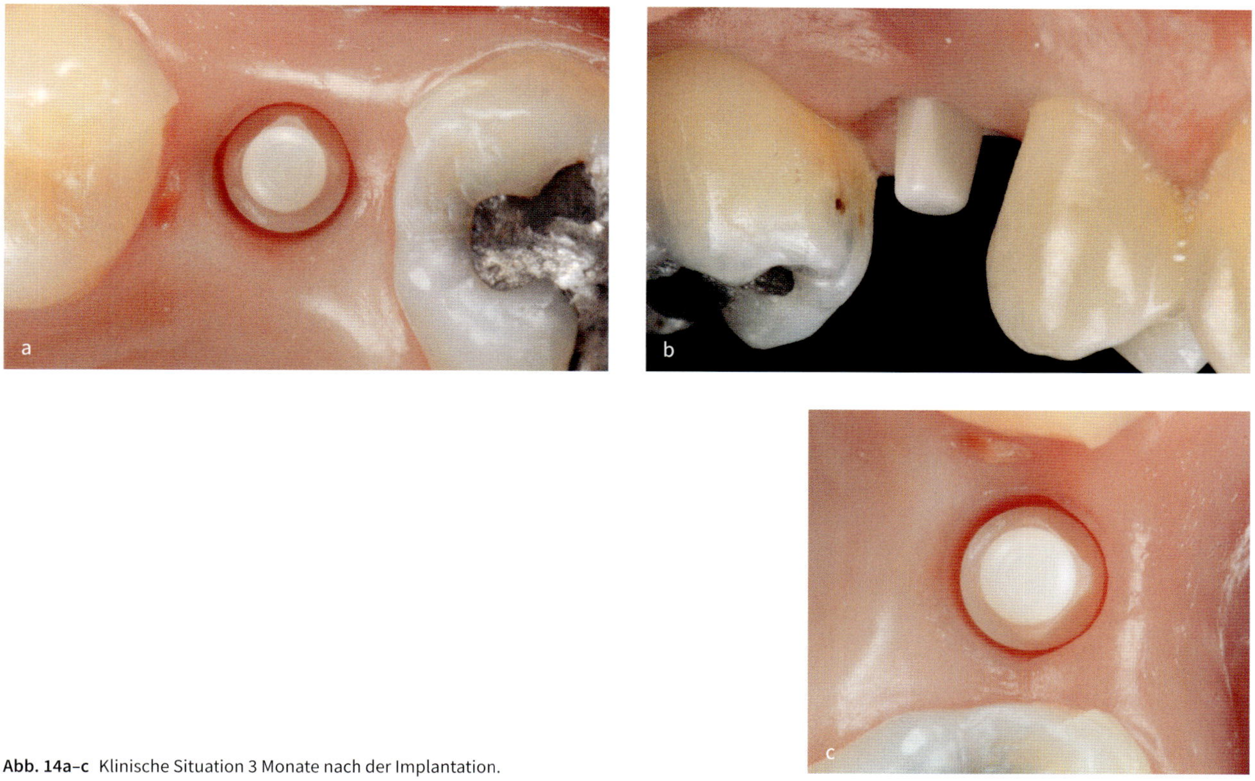

**Abb. 14a–c** Klinische Situation 3 Monate nach der Implantation.

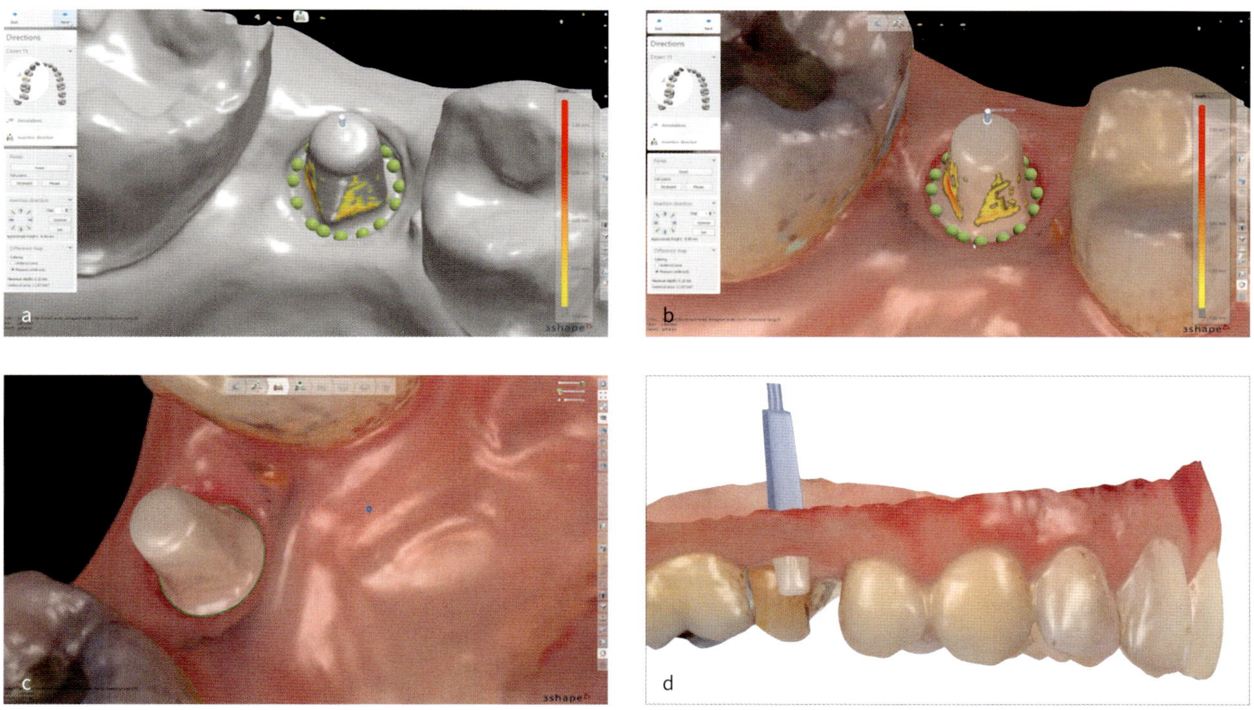

**Abb. 15a–d** Planung der definitiven Versorgung in 3-D.

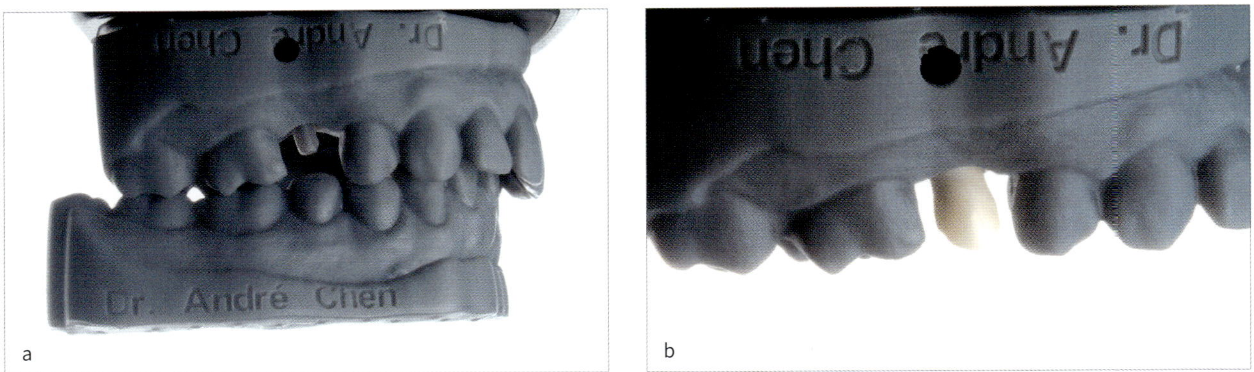


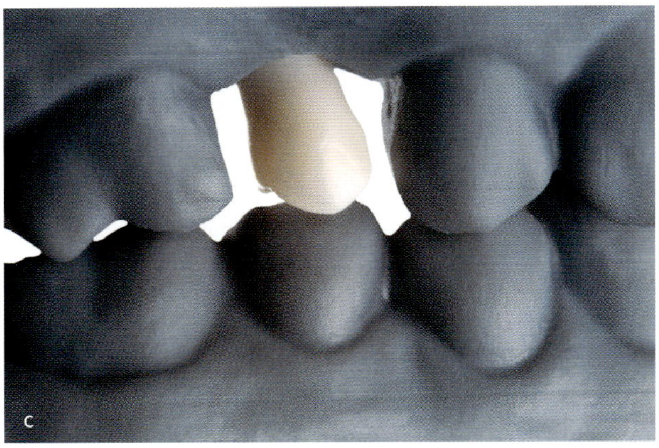


**Abb. 16a–c** Konstruiertes und CAD/CAM-gefrästes Keramikgerüst.

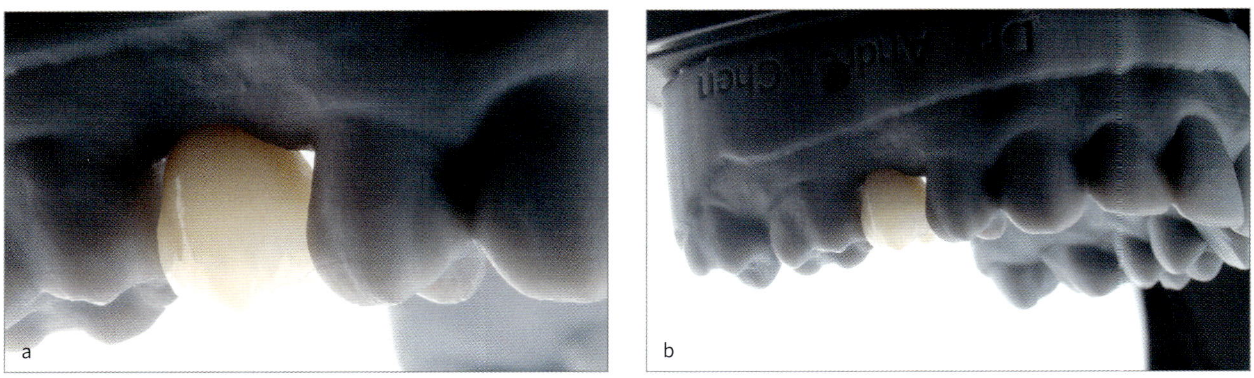


**Abb. 17a–b** Gerüstherstellung und abschließende Verblendung.

Da zu diesem Zeitpunkt keine digitale Bibliothek für das Pure Ceramic Monotype zur Verfügung stand, wurde mit einem externen STL-Postprocessing-Programm das Implantatanalog an das Modell angepasst. Die beiden resultierenden STL-Dateien (für das Modell und für das Implantatanalog) wurden zur Herstellung von 3-D-Abformungen zum Labor übertragen (Formlabs 2; Formlabs) (Abb. 16a–c).

Ein CAD/CAM-Gerüst (Coritec; Imes-Icore) wurde durch Kopieren des kontralateralen Prämolaren am Rechner entworfen und auf dem Modell adjustiert. Anschließend baute ein Zahntechniker die Keramikverblendung auf (Abb. 17a–b).

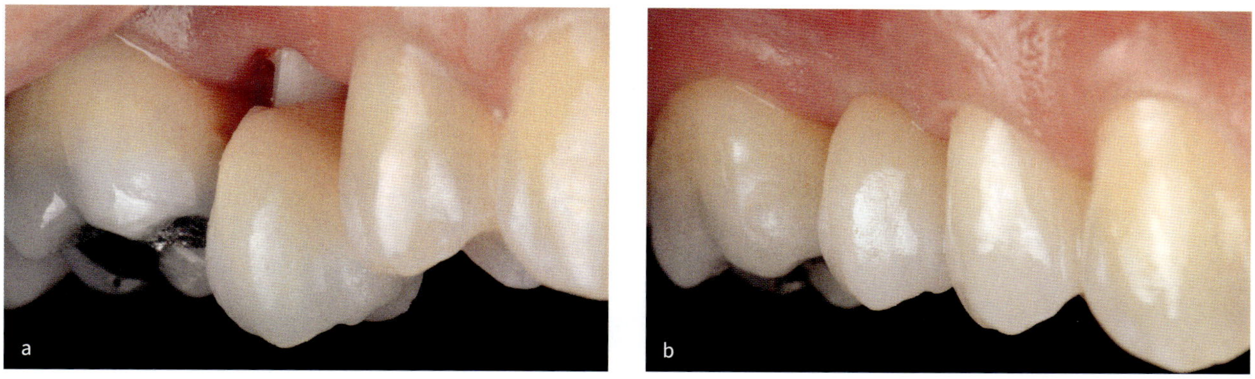


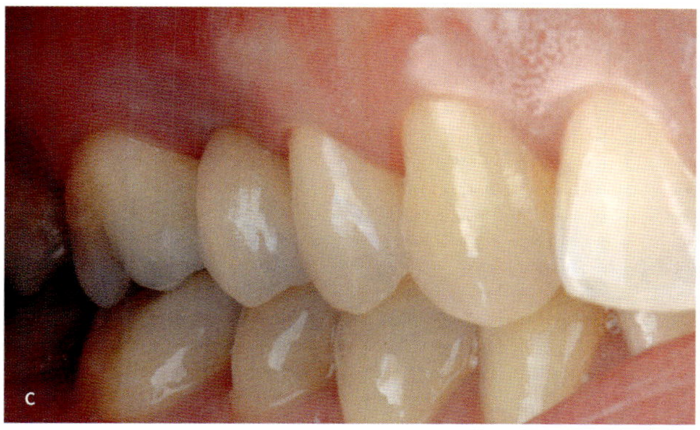


**Abb. 18a–c** Zementierung der Zirkonoxidkrone (a) und definitive Zirkonoxidkrone in situ (b–c).

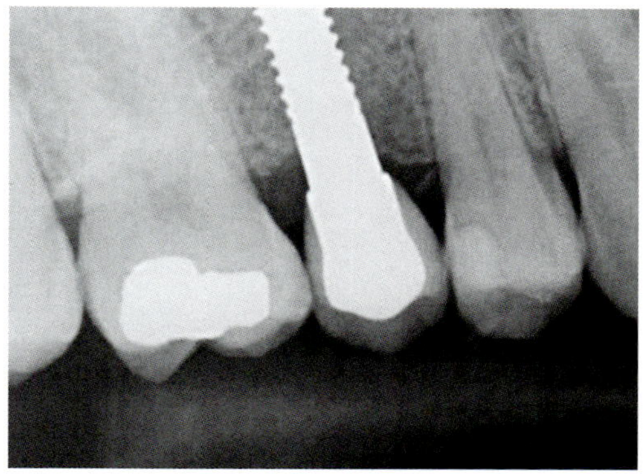

**Abb. 19** Abschließende röntgenologische Überprüfung der Zirkonoxidkrone.

Die Restauration wurde eingesetzt und mit einem definitiven Glasionomerzement (Ketac Cem; 3M, St. Paul, MN, USA) zementiert (Abb. 18a–c).

Zur Kontrolle wurde abschließend ein Zahnfilm angefertigt (Abb. 19).

## NACHSORGE

Der Patient wurde in ein individuelles Programm zur regelmäßigen Nachsorge aufgenommen und jährlich wieder einbestellt. Bei der Nachkontrolle nach 4 Jahren wurden ein Intraoralscan und ein lokaler DVT-Scan angefertigt. Die DVT-Bilder zeigten eine sehr stabile Knochenreaktion auf das Keramikimplantat (Abb. 20a–d).

Die klinische Untersuchung bestätigte die Stabilität der implantatgetragenen Rehabilitation (Abb. 21a–b).

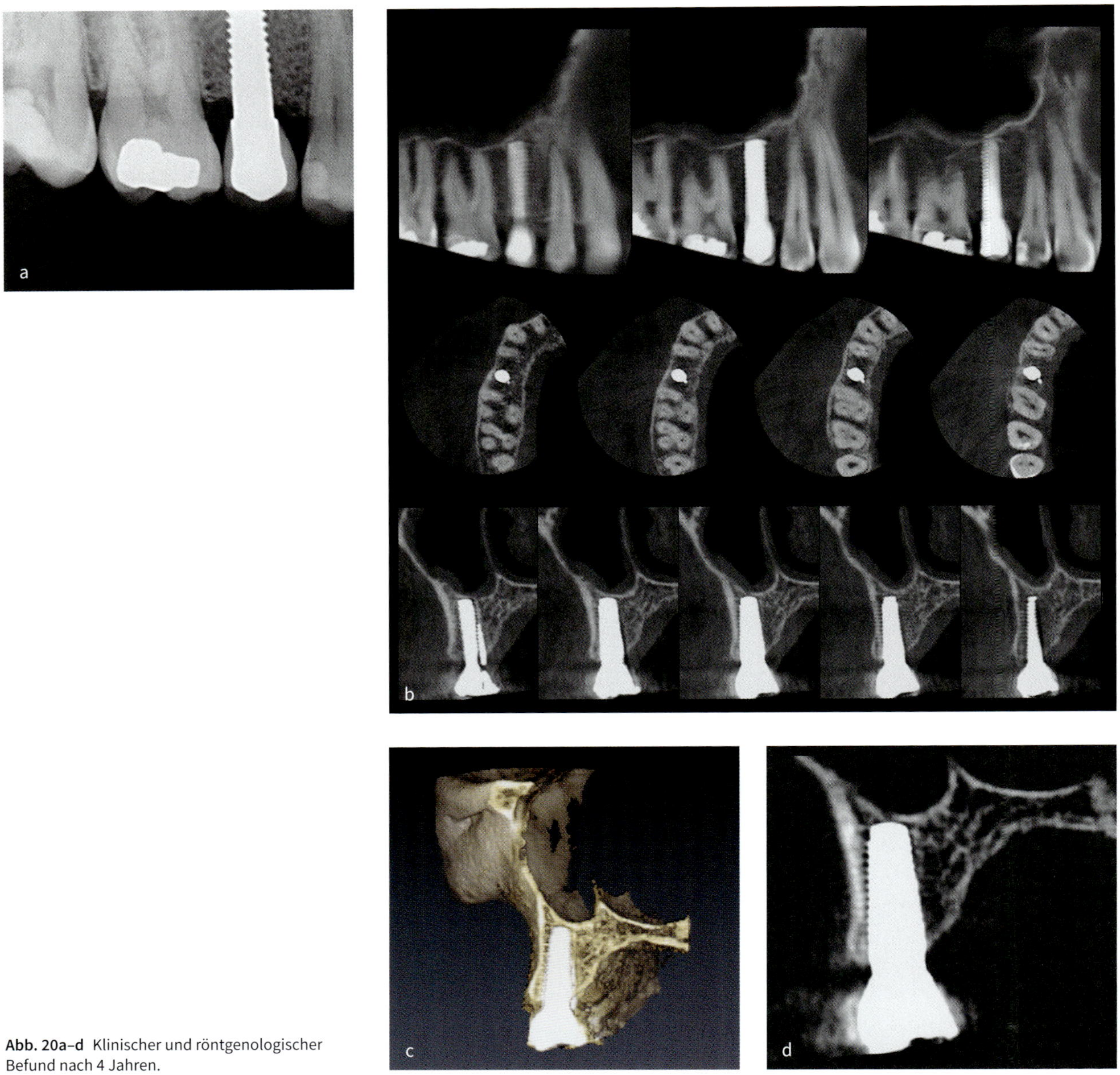

**Abb. 20a–d** Klinischer und röntgenologischer Befund nach 4 Jahren.

## DISKUSSION

Dieser Fall und die Daten aus 4 Jahren Nachbeobachtung demonstrieren die Leistungsfähigkeit eines sofortinserierten Monotype-Keramikimplantats in einer Einzelzahnsituation.

Neuere Studien haben gezeigt, dass Faktoren wie das Implantatdesign, das Belastungsprotokoll, die gleichzeitige Knochenaugmentation und die Art der prothetischen Versorgung keinen signifikanten Einfluss auf die Überlebensrate von Keramikimplantaten haben (Röhling et al. 2018a). Die klinische Entscheidung war in diesem Fall die richtige, auch wenn es eine Reihe von Variablen gab, die den Erfolg in Frage stellten. Die Sofortimplantation ist bislang eine bewährte Technik mit hohen Überlebensraten und guter Vorhersagbarkeit, wenn ein Titanimplantat verwendet wird.

Dieser Fall wurde als Typ 1A (Sofortimplantation und Sofortversorgung/Sofortbelastung) eingestuft (Gallucci et al. 2018).

Die Entscheidung für das Keramikimplantat basierte auf einer Patientenpräferenz, die vom Zahnarzt verifiziert und durch evidenzbasierte Daten gestützt wurde. Keramikimplantate in ausgeheilten Kieferkämmen zeigen eine nachgewiesene Biokompatibilität und bekannte Osseointegrationsmuster in Bezug auf den Knochen-Implantat-Kontakt (Pieralli et al. 2017, Röhling et al. 2019), jedoch rangieren keramische Sofortim-

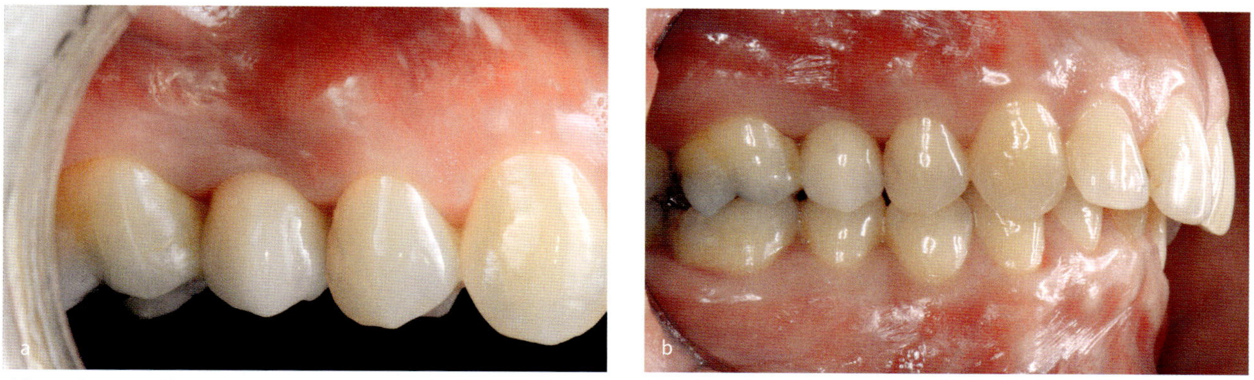

**Abb. 21a–b** Die Nachkontrolle nach 4 Jahren zeigte ein stabiles Hart- und Weichgewebe.

plantate in der evidenzbasierten Forschung hinter Titan; für einige klinische Parameter liegen noch keine mittel- oder langfristigen Nachuntersuchungen vor.

Die Osseointegration von keramischen Sofortimplantaten ist in Bezug auf histologische Parameter positiv. In präklinischen Studien zeigten sie mindestens ebenso gute Ergebnisse wie Titanimplantate (Calvo-Guirado et al. 2014); es gelten jedoch die gleichen Einschränkungen und Komplikationen.

Die marginale Knochenremodellierung um Monotype-Keramikimplantate im ausgeheilten Kieferkamm wurde in einer systematischen Übersichtsarbeit mit 11 Publikationen mit Beobachtungszeiträumen von bis zu 7 Jahren untersucht und ergab einen mittleren Knochenverlust von 0,98 mm (Haro Adánez et al. 2018). Dieser Wert wurde in einer zweiten Übersichtsarbeit mit 19 Publikationen bestätigt (Borges et al. 2020).

Erfolgreiche Sofortimplantationen erfordern mehrere klinische Schritte: eine minimalinvasive Extraktion (bei der die Alveole sowie die vestibuläre Wand und das Weichgewebe intakt bleiben müssen) in einem Eingriff ohne Lappenbildung (Fickl et al. 2008), eine korrekte dreidimensionale apikokoronale und bukkolinguale Position, Primärstabilität und von Anfang an ein korrektes Emergenzprofil (Gallucci et al. 2018).

Der Erfolg und die Vorhersagbarkeit implantatgetragener Rehabilitationen hängen von der korrekten dreidimensionalen Positionierung des Implantats ab. Einteilige Implantate haben biologische Vorteile – kein Mikrospalt, keine Grenzfläche zwischen Implantat und Abutment –, aber ihre Platzierung in der richtigen Position bleibt aus prothetischer Sicht eine Herausforderung.

Aus diesem Grunde wurde eine Bohrschablone verwendet, und so konnte die von der Software ermittelte beste virtuelle Implantatposition präzise auf die klinische Situation übertragen werden.

Ein weiterer, materialunabhängiger Faktor ist die Primärstabilität. Diese kann bei einteiligen Sofortimplantaten problematisch sein und birgt ein Risiko, weil ja das Implantat nicht gedeckt einheilen kann.

Die apikale oder laterale Knochenverankerung ist entscheidend für die Primärstabilität eines Sofortimplantats. Der Behandler muss nicht nur das Implantat in den Knochen einbringen und sicherstellen, dass die richtige prothetische Position erreicht wird, sondern auch ein ausreichendes Eindrehmoment erzielen, um eine Sofortbelastung zu ermöglichen. Hierfür ist das Bohrprotokoll von entscheidender Bedeutung. In diesem Fall ermöglicht ein Eindrehmoment von 35 Ncm das Einsetzen einer provisorischen Versorgung.

Die sofortige provisorische Versorgung von Sofortimplantaten wird als einer der wichtigsten klinischen Schritte angesehen, der Volumenänderungen des Weichgewebes abschwächen (aber nicht verhindern) kann. Obwohl die ästhetischen Vorteile von Sofortprovisorien in der Literatur umstritten sind, werden sie bei der Verwendung von einteiligen Implantaten als gängige Praxis vorgeschlagen (Chan et al. 2019, Kan et al. 2018, van Nimwegen et al. 2018, Wang et al. 2020).

Bei dieser Art der zementierten Versorgung auf einem einteiligen Implantat ist die apikokoronale Position des Implantats entscheidend – nicht nur aus biologischer Sicht, sondern auch im Hinblick auf die Zementierung und die Möglichkeit, überschüssigen Zement korrekt zu entfernen. Das Implantat sollte nie zu tief gesetzt werden, da dies zu Problemen bei der Mundhygiene, zu einer erhöhten Anfälligkeit für periimplantäre Pathologien und zu Problemen mit dem Emergenzprofil führt (Sailer et al. 2012).

Bei der Sofortbelastung von Keramikimplantaten ohne okklusale Kontakte in zentrischer oder exzentrischer Position gelten die allgemeinen prothetischen Richtlinien. Um eine ungestörte Osseointegration und Einheilung zu ermöglichen, ist eine angemessene Aufklärung des Patienten unerlässlich. Wenn die Richtlinien befolgt werden, zeigt die Literatur, dass die Sofortimplantation und Sofortversorgung/Sofortbelastung als klinisch dokumentiertes Protokoll eine Überlebensrate von 98 % hat (Gallucci et al. 2018).

Emergenzprofile können bei einteiligen Implantaten unabhängig vom Implantatmaterial eine Einschränkung darstellen. Daher ist es wichtig, für den transmukosalen Anteil („Sekundärteil“) des einteiligen Implantats die richtige Form zu wählen. Im vorliegenden Fall hatte der zweite Prämolar ein schmales mesiodistales Emergenzprofil, sodass ein Implantat mit reduziertem Durchmesser indiziert war. Wenn jedoch ein mittlerer Schneidezahn ersetzt werden soll, muss aus ästhetischen, biologischen und reinigungstechnischen Gründen ein Sekundärteil mit einem breiteren transmukosalen Anteil gewählt werden.

Keramik-Sofortimplantate zeigen im Vergleich zu Titan gute Kurzzeitergebnisse (Kniha et al. 2017), aber nur wenig Evidenz für mittelfristige Ergebnisse. Die Standardversorgung würde wahrscheinlich die Verwendung eines Titanimplantats erfordern, aber eine evidenzbasierte Zahnmedizin muss auch zwei andere Aspekte berücksichtigen: die Bedürfnisse und Erwartungen der Patienten und die klinische Expertise. Im vorliegenden Fall wünschte der Patient ausdrücklich eine nichtmetallische, keramikbasierte Rehabilitation mit einem Keramikimplantat und einer Keramikkrone.

Zirkonoxid (eigentlich Zirkoniumdioxid, $ZrO_2$) wird manchmal mit dem Metall Zirkonium (Zr) verwechselt – einem Metall, das im Periodensystem der Elemente direkt unter Titan (Ti) steht. Dentales Zirkonoxid kann durch verschiedene Verfahren aus Zirkonsilikat ($ZrSiO_4$) hergestellt werden, wodurch ein keramischer Werkstoff entsteht, der sich deutlich von Metallen oder Metalllegierungen unterscheidet.

Die beiden Hauptmerkmale, die das biomechanische und biologische Verhalten beeinflussen, sind eine ionische Bindung (im Gegensatz zu einer metallischen Bindung), bei der keine Elektronen aus der Materialstruktur freigesetzt werden und keine unerwünschten Wechselwirkungen wie Korrosion auftreten.

Umstritten ist auch, ob bei der Verwendung von Keramikimplantaten der Raum zwischen der vestibulären Knochenwand der Extraktionsalveole und dem Sofortimplantat aufgefüllt werden soll oder nicht. Es gibt weniger Literatur zur Auswahl der Biomaterialien hierbei als bei dem Gebrauch von Titanimplantaten. Die Frage wird im Zusammenhang mit der Physiologie der Heilung von Extraktionsalveolen diskutiert. Obwohl einige Berichte eine gute Einheilung und einen guten Knochen-Implantat-Kontakt bei Typ-1-Alveolen ohne spezielles Alveolenmanagement beschreiben (Tarnow und Chu 2011), zeigen die meisten Publikationen (systematische Übersichtsarbeiten und Konsensusberichte) einen Gewebeumbau (Knochen und Weichgewebe) nach der Extraktion, der zu ästhetisch unbefriedigenden Ergebnissen führen kann (Chen und Buser 2014, Hämmerle et al. 2004).

Im vorliegenden Fall hinterließ ein 3,3-mm-Keramikimplantat einen Spalt zwischen dem Implantat und dem vestibulären Knochen.

Das Einheilverhalten von anorganischem Hydroxylapatit, das im Alveolenspalt neben Titanimplantaten platziert wird, ist vorhersagbar und reduziert die Remodellierung des Gewebes nach der Extraktion bei einwurzeligen Frontzähnen (Tarnow et al. 2014) und bei mehrwurzeligen Seitenzähnen (Ragucci et al. 2020).

Die Auswahl des Biomaterials erfolgte hier auf Basis der (zugegebenermaßen spärlichen) verfügbaren Datenlage. In Tiermodellen mit Sofortimplantaten aus Zirkonoxid wurde über gute volumetrische Ergebnisse berichtet, wenn Xenotransplantate in den Spalt zwischen Implantat und vestibulärer Knochenwand eingebracht wurden und zusätzliches Hartgewebe lieferten (Alves et al. 2021).

Im vorliegenden Fall wurde jedoch bei der Nachkontrolle nach 4 Jahren ein leichter Verlust der vestibulären Kontur unmittelbar apikal des zervikalen Kronenrandes festgestellt, der jedoch keine klinischen Auswirkungen hatte. Wir führen diesen Verlust auf den Umbau des vestibulären Knochens (dicker Phänotyp) nach dem Eingliedern der Krone zurück. Zwei weitere Faktoren könnten zu diesem Ergebnis beigetragen haben: Der geringe Durchmesser des transmukosalen Anteils des einteiligen Implantats, und dass sich einige Xenotransplantatpartikel im Bindegewebe festgesetzt haben könnten, die im Laufe der 4 Jahre verloren gegangen sind.

Die biomechanischen Eigenschaften von Keramikimplantaten haben in der Vergangenheit ihren Einsatz begrenzt, aber dank neuer Biomaterialien und Technologien weisen Zirkonoxidimplantate heute bessere mechanische Eigenschaften auf. Im Vergleich zu anderen Oxidkeramiken (z. B. Aluminiumoxid) zeichnet sich Zirkonoxid durch eine hohe Biegefestigkeit und Bruchwiderstandsfähigkeit sowie einen niedrigen Elastizitätskoeffizienten aus. Diese verbesserten Eigenschaften sind dafür verantwortlich, dass Zirkonoxidimplantate eine gute Beständigkeit gegenüber den Kaukräften aufweisen (Christel et al. 1989, Andreiotelli und Kohal 2009, Silva et al. 2009, Monzavi et al. 2020, Bethke et al. 2020).

Herstellungs- und Oberflächentechnologien haben ebenfalls einen positiven Einfluss auf die Frakturhäufigkeit von Keramikimplantaten (Gahlert et al. 2012, Osman et al. 2013).

Die Kombination dieser beiden Faktoren hat dazu geführt, dass Keramikimplantate und insbesondere Zirkonoxidimplantate heute ähnliche Frakturraten wie Titanimplantate aufweisen und sich zwischen 2004 und 2017 von 3,4 % auf 0,2 % verbessert haben (Röhling et al. 2018b).

Die Alterung bzw. Phasenumwandlung keramischer Werkstoffe stellt für die meisten Implantathersteller ein Problem dar. Eine unsachgemäße Verarbeitung führt zu einer Verschiebung von weniger (tetragonale Phase) zu mehr (monokline Phase) Bruchanfälligkeit. Dies lässt sich nicht immer vermeiden, aber die Hersteller haben neue Oberflächentechnologien und strengere Produktionsverfahren entwickelt, sodass Keramikimplantate langfristig stabil bleiben (Monzavi et al. 2020).

Die Implantologie mit Titanimplantaten ist nicht frei von Problemen mit Spätfolgen wie Mukositis und Periimplantitis. Wissenschaftliche Studien nennen Inzidenzraten von 43 % für Mukositis und 22 % für Periimplantitis (Derks und Tomasi 2015).

Die Entscheidung für ein Keramikimplantat wurde nicht durch unmittelbare Ergebnisparameter wie Osseointegration oder unmittelbare Weichgewebereaktion bestimmt (von denen wir wissen, dass sie ähnlich sind), sondern durch das Potenzial dieser Therapie, die langfristige Periimplantitisinzidenz zu senken. Dies wird auf dem sagittalen DVT-Schnitt deutlich: Knochen und Weichgewebe neben dem Keramikimplantat sind nach 4 Jahren im optimalen Zustand.

Wenn eine Rehabilitation auf einem Keramikimplantat die ersten Tests bestanden hat, hängt ihr weiteres Schicksal von Faktoren ab, die die marginale Knochenresorption, den Knochenabbau und die Gewebeinfektion beeinflussen.

Alle in der Literatur identifizierten Parameter, die zu Pathologien wie Plaqueakkumulation, Entzündungsmuster, Ionenfreisetzung oder Interleukinexpression geführt haben, scheinen Keramik den Vorzug vor Titan zu geben. Auch im Falle einer aktiven Infektion entwickelt sich die periimplantäre Erkrankung bei Keramikimplantaten anders als bei Titanimplantaten (Röhling et al. 2019).

## SCHLUSSFOLGERUNGEN

Dieser Fallbericht zeigt die gute Compliance von Keramikimplantaten in einem Extraktionsmodell mit Sofortimplantation.

Keramikimplantate haben zu neuen Konzepten in der Implantologie geführt und neue klinische Leistungsniveaus etabliert, sodass z. B. mit einer geringeren Entzündungsneigung, niedrigeren Keimzahlen und einer verbesserten Ästhetik gerechnet werden kann – alles potenziell wichtige biologische Vorteile gegenüber Titan.

Evidenzbasierte klinische Verfahren mit sofort eingesetzten Keramikimplantaten sind eine praktikable Alternative zu Titanimplantaten. Kurzzeitdaten sprechen bereits dafür; weitere klinische Evidenz, insbesondere mittelfristige Daten (z. B. über 5 Jahre), sind jedoch erforderlich.

# 5.7 Ersatz eines unteren mittleren Schneidezahns durch ein Monotype-Zirkonoxid-Sofortimplantat

S. Röhling, T. Borer

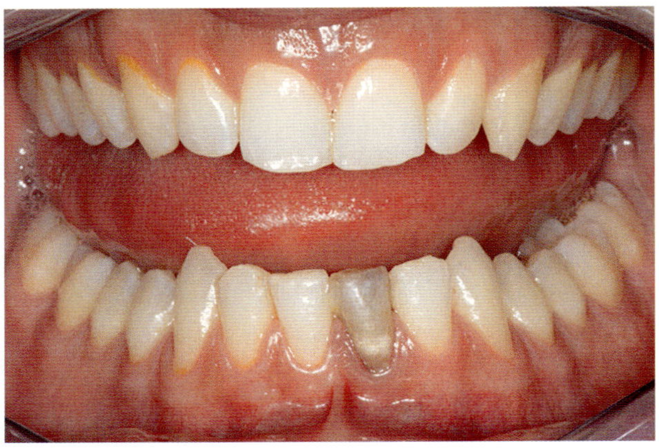

**Abb. 1** Klinische Ausgangssituation. Vor der Implantation erhielt der Patient grundlegende Instruktionen zur Mundhygiene und es wurde eine Parodontalbehandlung zur Plaqueentfernung durchgeführt, bis ein BPE-Score von 0 erreicht war.

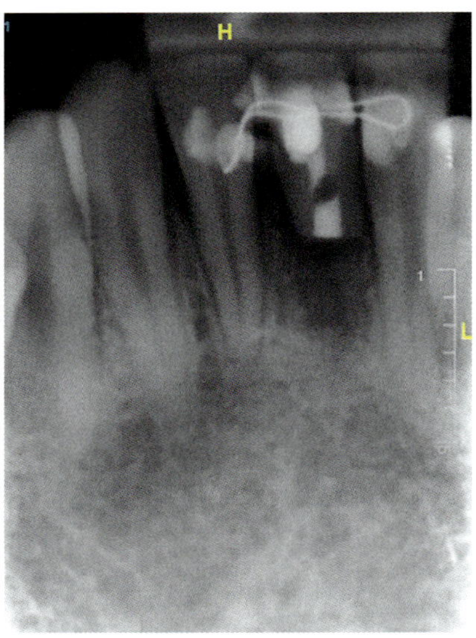


**Abb. 2** Röntgenologischer Ausgangsbefund.

Ein 25-jähriger Patient hatte als Kind aufgrund eines Traumas Zahn 31 verloren. Er war ein leichter Raucher (weniger als 10 Zigaretten pro Tag) und in gutem Allgemeinzustand mit ansonsten unauffälliger Anamnese.

Damals wurde Zahn 31 sofort reimplantiert, aber nicht endodontisch behandelt, was zu einer externen Wurzelresorption führte. Später wurde der Zahn dann doch wurzelbehandelt; der apikale Teil der Wurzel wurde reseziert, die Krone mit Komposit stabilisiert und mit einem Draht an den Nachbarzähnen fixiert.

Aufgrund der provisorischen Befestigung und der Verfärbung des Zahns war der Patient mit der klinischen Situation unzufrieden und bat darum, den Zahn durch ein Implantat zu ersetzen, um eine einwandfreie Funktion zu gewährleisten und das ästhetische Erscheinungsbild zu verbessern. Er hatte sich zuvor bei seinem Hauszahnarzt über Keramikimplantate informiert und wünschte ausdrücklich ein Zirkonoxidimplantat.

Die klinische Untersuchung ergab ein vollständiges Gebiss im Ober- und Unterkiefer. Zudem war an einzelnen Zähnen Plaque sichtbar, aber keine pathologische Sondierungstiefe nachweisbar (BPE-Score 2). Zahn 31 war stabil, wies jedoch eine deutliche Verfärbung auf (Abb. 1). Die Gingiva um Zahn 31 zeigte keine klinischen Entzündungszeichen; die natürlichen Nachbarzähne waren gesund, während die oberen und unteren Schneidezähne Abrasionsfacetten aufwiesen. Apikal zur Krone befand sich eine 3 bis 4 mm hohe befestigte Gingiva mit mitteldickem gingivalem Phänotyp und mittlerer Papillenhöhe. Die Gingiva an Zahn 31 und den Nachbarzähnen zeigte keine pathologischen Taschentiefen, keine Rezessionen oder andere Weichgewebedefekte. Die Zahnfilm-Röntgenaufnahme zeigte den resezierten apikalen Wurzelanteil von Zahn 31 mit seiner Drahtfixation an den Nachbarzähnen. Das vertikale Knochenangebot war ausreichend, und es gab keine Anzeichen einer Entzündung auf dem Röntgenbild (Abb. 2).

**Tabelle 1** Risikobewertung für die Sofortimplantation in Einzelzahnsituationen

| | Geringes Risiko | Mittleres Risiko | Hohes Risiko |
|---|---|---|---|
| **Präoperative Beurteilung** | | | |
| **Patientenbezogen** | | | |
| Allgemeiner Gesundheitszustand | Gesund, problemlose Einheilung | | Einheilung gestört |
| Ästhetisches Risiko | Niedriges/mittleres ästhetisches Risiko | Hohes ästhetisches Risiko | Erhebliche ästhetische Beeinträchtigung zu erwarten |
| **Lokal** | | | |
| Position des Gingivarandes | Keine Rezession | Leichte gingivale Rezession | Gingivale Rezession ≥ 2 mm |
| Qualität des Weichgewebes | Dicker gingivaler Phänotyp | Dünner gingivaler Phänotyp oder wenig keratinisierte Gingiva | Keine keratinisierte Gingiva |
| Verankerung im Knochen | Ausreichendes Knochenangebot für die Primärstabilität | | Unzureichendes Knochenangebot für die Primärstabilität |
| Vestibuläre Knochenwand | Dicke der vestibulären Knochenwand ≥ 1 mm | Dicke der vestibulären Knochenwand < 1 mm, geringe Fenestration oder Dehiszenz | Erhebliche Fenestration oder Dehiszenz der vestibulären Knochenwand |
| Notwendigkeit eines Mukoperiostlappens | Ausreichend Alveolarknochen für einen Eingriff ohne Lappenbildung | | Knochenaugmentation mit Lappenbildung notwendig |
| Position der Alveole innerhalb des Knochenmantels | Alveole innerhalb des Knochenmantels | | Alveole und vestibuläre Knochenwand teilweise außerhalb des Knochenmantels |
| Vorliegen einer endodontischen Infektion | Keine Infektion | Chronische periapikale Infektion | Akute Infektion |
| Vorliegen von Parodontopathien | Parodontal gesund | Parodontopathien unter Kontrolle | Aktive Parodontopathie |
| Planung der Implantatposition | Ideale dreidimensionale Position, Achse verläuft durch Cingulum oder Inzisalkante | | Vestibulär positioniertes oder zu stark anguliertes Implantat oder zu große Implantattiefe |
| Spalt zwischen vestibulärer Knochenwand und geplanter Implantatposition | ≥ 2 mm | 1–2 mm | < 1 mm |
| **Intraoperative Beurteilung** | | | |
| Extraktion | Minimalinvasive Extraktion | Läsion des umgebenden Weichgewebes, einschließlich abgetrennter/abgelöster Papillen | Signifikante Läsion des Weichgewebes und des umgebenden Knochens |
| Primärstabilität | Primärstabilität erreicht | | Fehlende Primärstabilität |
| Definitive Implantatposition | Ideale dreidimensionale Position erreicht | | Vestibulär positioniertes oder zu stark anguliertes Implantat oder zu große Implantattiefe |

**Tabelle 2** Risikobewertung für die Sofortbelastung eines Sofortimplantats in Einzelzahnsituationen

| | **Geringes Risiko** | **Mittleres Risiko** | **Hohes Risiko** |
|---|---|---|---|
| Präoperative Beurteilung | | | |
| Patientenbezogen | | | |
| Okklusionsschema | Keine direkten okklusalen Kontakte | Minimaler okklusaler Kontakt und/oder Gruppenführung | Hauptsächliche Frontzahnführung |
| Okklusale Parafunktion | Nicht vorhanden | | Vorhanden |
| Lokal | | | |
| Verankerung im Knochen | Ausreichende Knochenverankerung, um Belastung standzuhalten | | Unzureichende Knochenverankerung, um Belastung standzuhalten |
| Zahnposition | Schneidezahn, Prämolar | Eckzahn | Molar |
| Intraoperative Beurteilung | | | |
| Primärstabilität | Eindrehmoment 30–45 Ncm | Eindrehmoment 20–30 Ncm | Eindrehmoment < 20 Ncm |

Die Daten der klinischen und röntgenologischen Untersuchung wurden ausgewertet, um eine Risikobewertung für die Sofortimplantation und Sofortbelastung durchzuführen (Tabelle 1 und 2). Zusätzlich wurde eine ästhetische Risikoanalyse (Esthetic Risk Assessment, ERA) durchgeführt (Buser et al. 2017b). Bei der Sofortimplantation wurden die meisten Parameter als „geringes Risiko" eingestuft. Ein „hohes Risiko" wurde für die Position der Alveole innerhalb des Knochens (da die klinische Untersuchung zeigte, dass die Alveole und der faziale Knochen protrudiert waren) und für den Spalt zwischen der vestibulären Knochenwand und der geplanten Implantatposition (der aufgrund der engen Alveole von Zahn 31 wahrscheinlich weniger als 2 mm betragen würde) festgestellt (Tabelle 1). Es ist jedoch zu beachten, dass diese Einschätzung eher für große Extraktionsalveolen gilt, während dieses Risiko bei einem unteren Schneidezahn mit einer viel schmaleren Alveole möglicherweise nicht so gravierend ist, da das Regenerationspotenzial des interproximalen Knochens größer ist. Für die Sofortbelastung wurde das Risiko als „hoch" eingestuft, da der Patient unter einer okklusalen Parafunktion litt, die durch Abrasionsfacetten an den oberen und unteren Frontzähnen gekennzeichnet war (Abb. 1). Außerdem lag ein tiefer Überbiss als Hauptdeterminante der Frontzahnführung vor (Abb. 20). Hinsichtlich der lokalen Faktoren wurde für alle Parameter ein „geringes Risiko" festgestellt (Tabelle 2).

Aufgrund der klinischen und röntgenologischen Befunde (Abb. 1 und 2) wurde entschieden, Zahn 31 zu extrahieren. Mit dem Patienten wurden verschiedene Behandlungsmöglichkeiten besprochen, wobei er eine adhäsiv befestigte Marylandbrücke kategorisch ablehnte. Zudem war diese Behandlungsoption aufgrund der retroklinierten Stellung der oberen Schneidezähne, des tiefen Überbisses und der sichtbaren Abrasionsfacetten ohnehin nicht ratsam (Abb. 1 und 20). Da der Patient einen festsitzenden Zahnersatz wünschte und gesunde natürliche Nachbarzähne vorhanden waren, wurde der Lückenschluss mit einer implantatgetragenen Einzelkrone geplant. Wegen der hohen ästhetischen Ansprüche des Patienten wurde ein vollkeramisches Implantat aus Zirkonoxid für eine optimale weiß-rosa Ästhetik empfohlen. Aufgrund der schmalen Lücke wurde die Verwendung eines durchmesserreduzierten Monotype-Zirkonoxidimplantats vorgesehen.

Der Patient wurde über den Behandlungsplan und die chirurgischen und prothetischen Verfahren aufgeklärt. Da ein ausreichendes Knochenangebot vorhanden war, bot sich eine Sofortimplantation und eine sofortige provisorische prothetische Versorgung nach Typ 1A der Gallucci-Klassifikation an (Gallucci et al. 2018). Der Patient wurde darüber informiert, dass eine sofortige prothetische Versorgung mit einer laborgefertigten provisorischen Krone nur möglich ist, wenn das Implantat nach der Insertion eine ausreichende Primärsta-

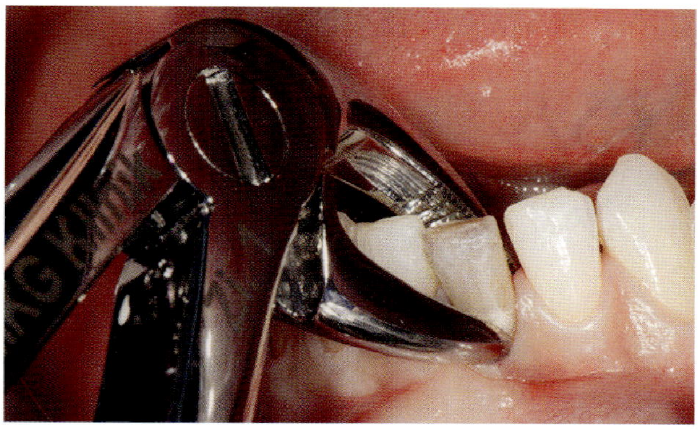

**Abb. 3** Extraktion.

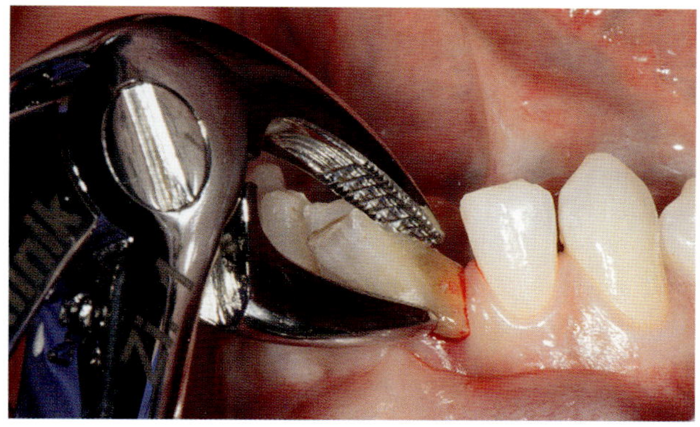

**Abb. 4** Extraktion.

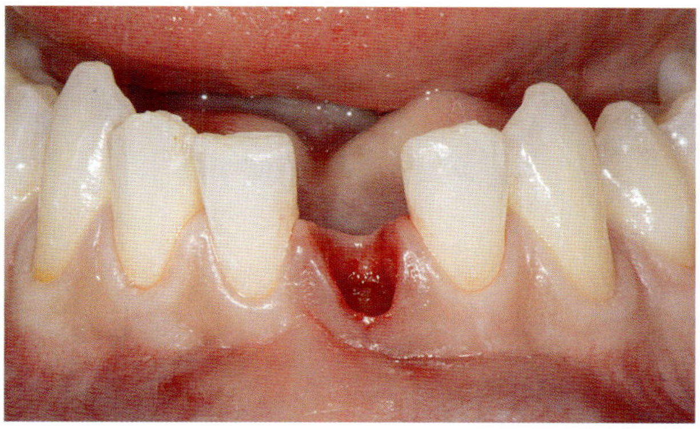

**Abb. 5** Extraktionsalveole direkt nach der Extraktion.

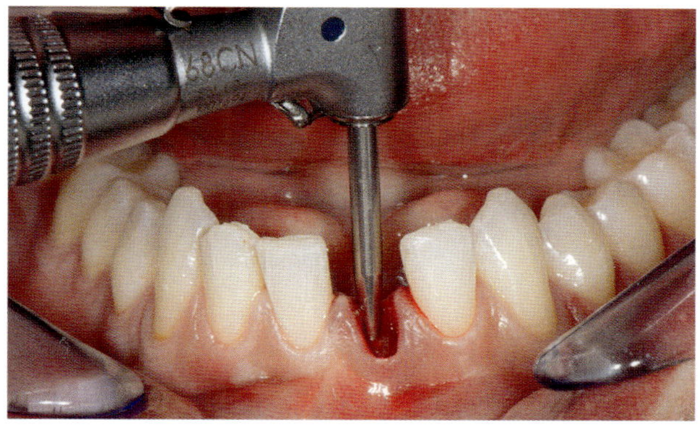


**Abb. 6** Markierung der Implantatposition mit einem Rosenbohrer.

bilität aufweist. Aufgrund der Komplexität der klinischen Situation wurde der Fall nach der ITI-SAC-Klassifikation chirurgisch und restaurativ als „anspruchsvoll" eingestuft.

Vor der Implantation erhielt der Patient grundlegende Instruktionen zur Mundhygiene, und es wurde eine Parodontalbehandlung zur Plaqueentfernung durchgeführt, bis ein BPE-Score von 0 erreicht war.

Ebenfalls vor dem Eingriff wurde eine Bohrschablone angefertigt, die als Orientierungshilfe für die Implantation diente. Da sich Zahn 31 in klinisch korrekter Position befand, wurde der Unterkiefer abgeformt und die Bohrschablone im Labor angefertigt. Bei der Implantatinsertion, insbesondere bei der Sofortimplantation und bei einteiligen Implantaten, kann eine Bohrschablone sehr hilfreich sein, um die korrekte dreidimensionale Positionierung der Implantate zu gewährleisten.

Zu Beginn des chirurgischen Eingriffs wurde der Drahtverbund, der Zahn 31 stabilisiert hatte, entfernt. Unter Lokalanästhesie wurde Zahn 31 vorsichtig mit einer Zange extrahiert (Abb. 3 und 4), die Extraktionsalveole kürettiert und das Granulationsgewebe entfernt. Klinisch waren die Knochenwände der Extraktionsalveole intakt. Es war kein Knochendefekt erkennbar, und das Weichgewebe war unbeschädigt (Abb. 5). Während der Extraktion und Implantation wurde kein Mukoperiostlappen gebildet, um eine ungehinderte Blutversorgung des periimplantären Weichgewebes zu gewährleisten.

Die Implantatposition wurde mit einem Rosenbohrer markiert (Abb. 6). Dieser Schritt ist besonders bei frischen Extraktionsalveolen wichtig, um eine stabile Bohrerposition zu gewährleisten. Die Präparation der Osteotomie begann mit 2,2-mm- und 2,8-mm-Spiralbohrern, gefolgt von einer Überprüfung der Implantatposition und -angulation mit Hilfe von Positionsindikatoren (Abb. 7 bis 10). Aufgrund der engen Lücke wurde entschieden, ein Vollkeramikimplantat mit reduziertem Durchmesser zu verwenden, sodass keine weiteren Spiralbohrer zur Osteotomie erforderlich waren.

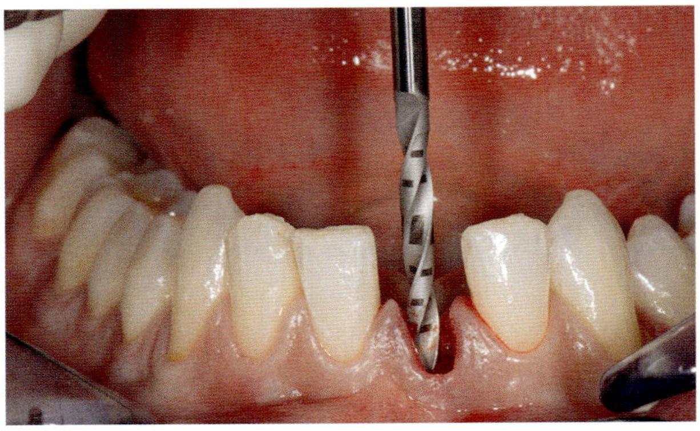

**Abb. 7** Osteotomie mit einem 2,2-mm-Spiralbohrer.

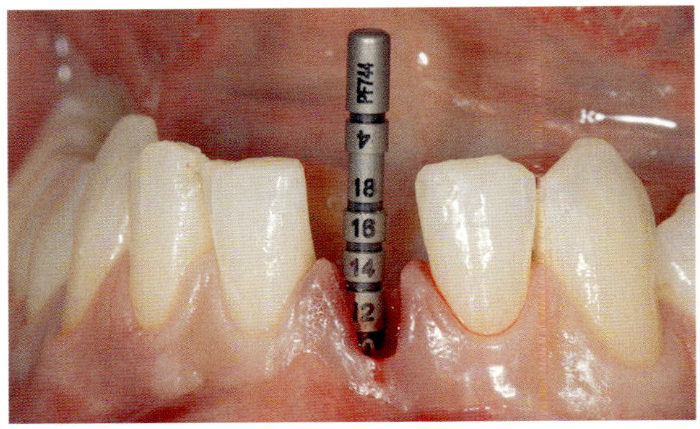

**Abb. 8** Überprüfung der Implantatposition mit einem Positionsindikator.

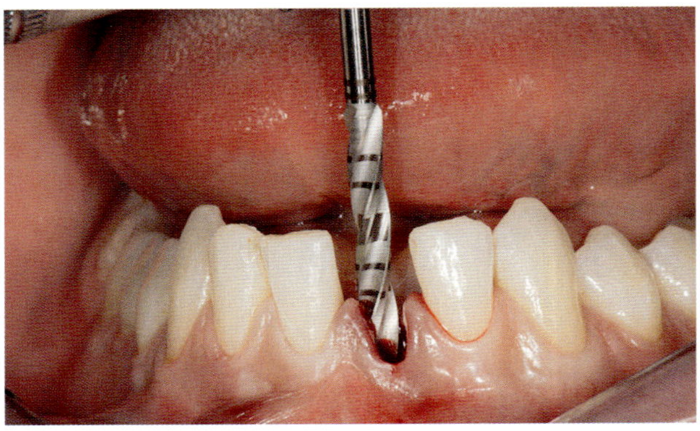

**Abb. 9** Osteotomie mit einem 2,8-mm-Spiralbohrer.

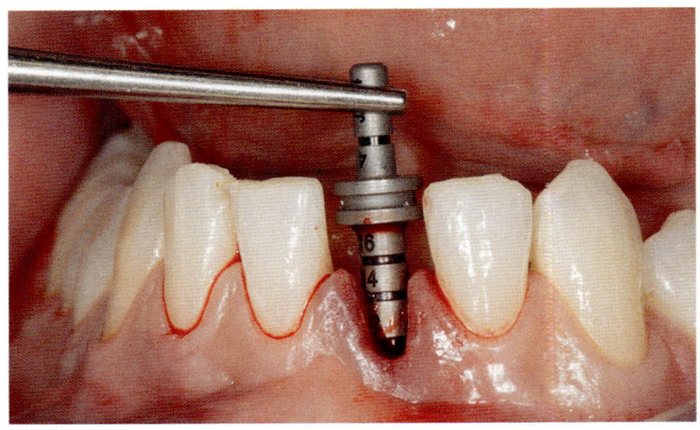

**Abb. 10** Überprüfung der Implantatposition mit einem Positionsindikator.

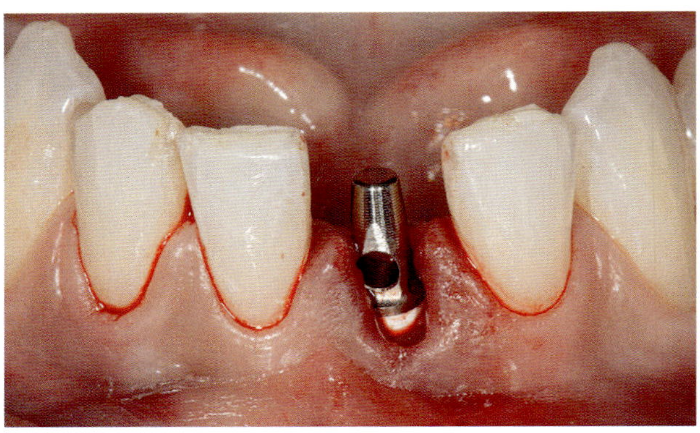

**Abb. 11** Überprüfung der Implantatposition mit Hilfe eines Monotype-Positionsindikators mit einer Höhe des transmukosalen Aufbaus von 5,5 mm (Ansicht von vestibulär).

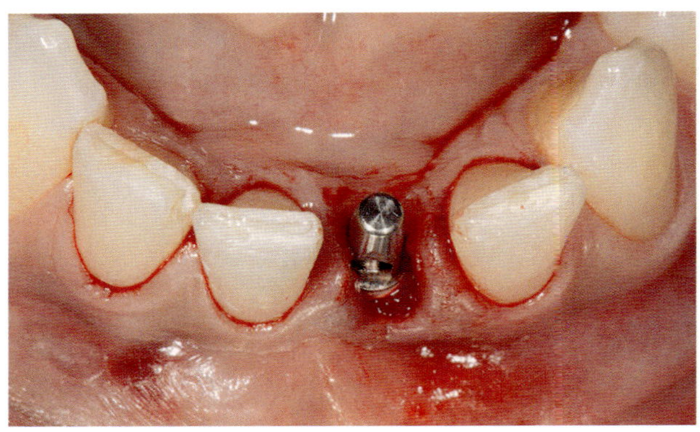

**Abb. 12** Überprüfung der Monotyp-Implantatposition mit einem Positionsindikator mit einer Höhe des transmukosalen Aufbaus von 5,5 mm (Ansicht von okklusal).

Zur Auswahl der richtigen Aufbauhöhe (4,0 oder 5,5 mm) des Monotype-Keramikimplantats (abhängig vom interokklusalen Abstand) und zur endgültigen Festlegung der korrekten Implantatposition und -angulation wurde ein spezieller Monotype-Positionsindikator verwendet (Abb. 11 und 12). In diesem Fall waren 5,5 mm die richtige Höhe für den vorhandenen interokklusalen Freiraum und die Form der geplanten vollkeramischen Restauration. Der letzte Schritt der Osteotomie erfolgte mit einem 3,3-mm-Profilbohrer (Abb. 13). Da die heutigen Zirkonoxidimplantate ein konisches intraossäres Design haben, muss unabhängig von der Knochenqualität ein Profilbohrer verwendet werden, um die korrekte Implantatposition zu gewährleisten.

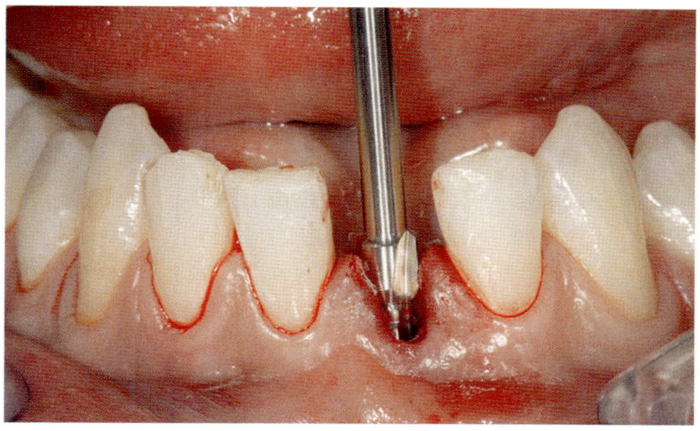

**Abb. 13** Osteotomie mit einem 2,8-mm-Profilbohrer.

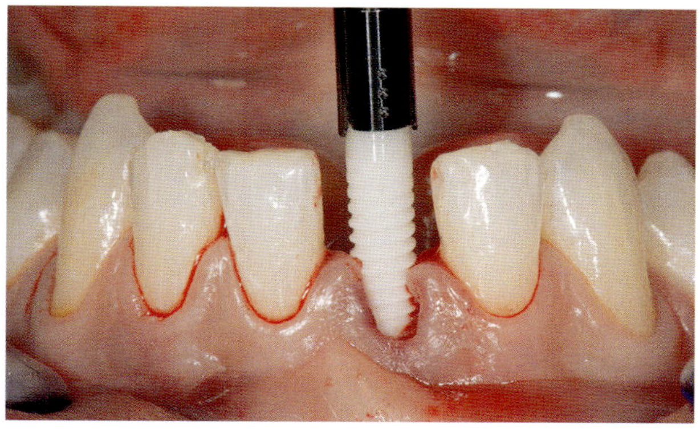

**Abb. 14** Insertion eines 3,3-mm-Monotype-Zirkonoxidimplantats.

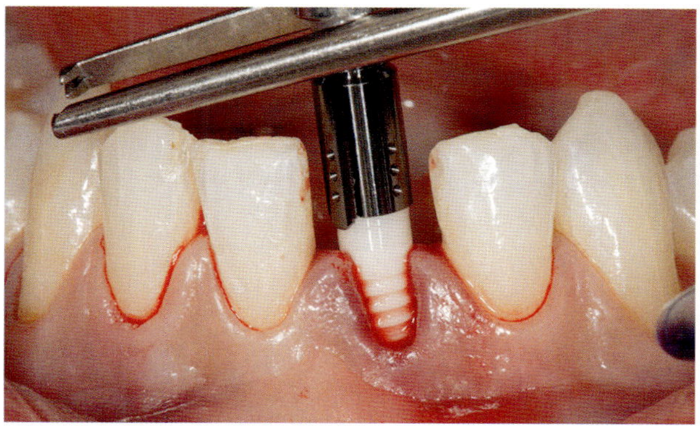

**Abb. 15** Insertion eines 3,3-mm-Monotype-Zirkonoxidimplantats.

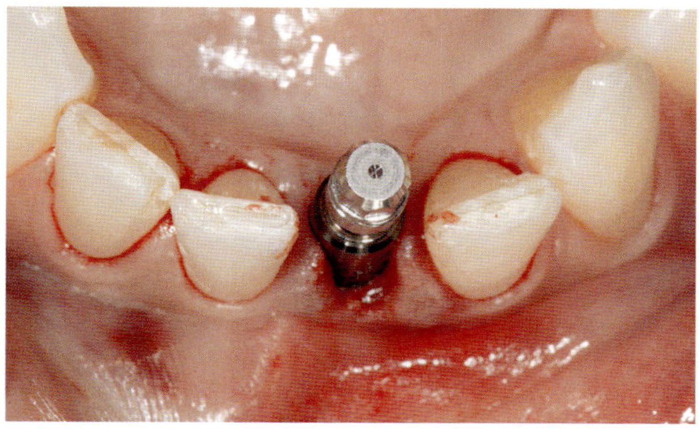

**Abb. 16** Inseriertes Monotype-Zirkonoxidimplantat mit Eindrehwerkzeug (Ansicht von okklusal).

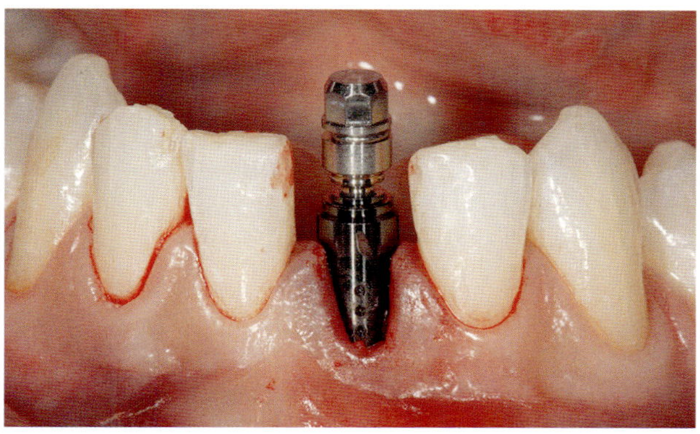

**Abb. 17** Inseriertes Monotype-Zirkonoxidimplantat mit Eindrehwerkzeug (Ansicht von vestibulär).

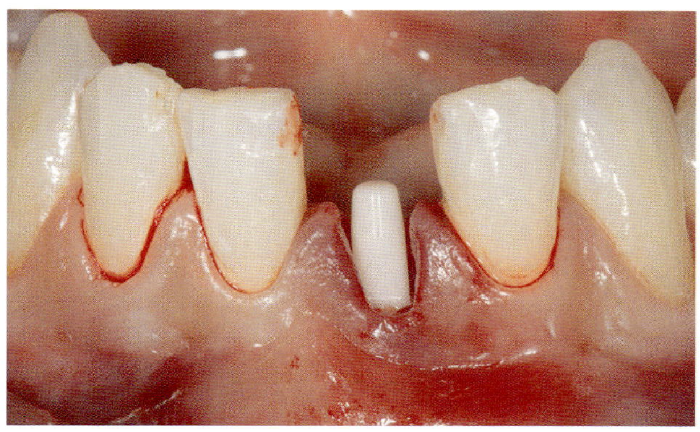

**Abb. 18** Inseriertes 3,3-mm Monotype-Zirkonoxidimplantat mit einer Höhe des transmukosalen Implantatanteils von 5,5 mm (Ansicht von vestibulär).

Ein vollkeramisches Monotype-Implantat (PURE Ceramic Implant, Durchmesser 3,3 mm, Länge 10 mm, Aufbauhöhe 5,5 mm; Institut Straumann AG, Basel, Schweiz) wurde in optimaler prothetisch gesteuerten 3-D-Position (Abb. 14 bis 20) mit einer hohen Primärstabilität über 35 Ncm gesetzt. Die Implantatschulter lag etwa 1,5 mm apikal des geplanten Gingivarandes der definitiven Krone. Aufgrund der engen einwurzeligen Extraktionsalveole und der unbeschädigten und stabilen vestibulären Knochenwand war eine Knochenaugmentation nicht indiziert.

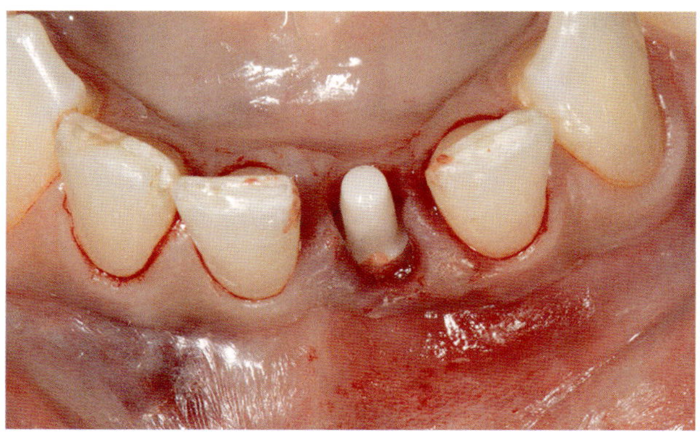

**Abb. 19** Inseriertes Zirkonoxidimplantat (Ansicht von okklusal).

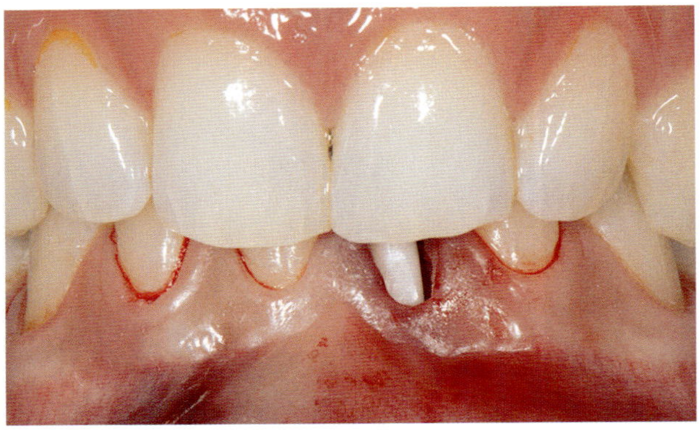

**Abb. 20** Inseriertes Zirkonoxidimplantat.

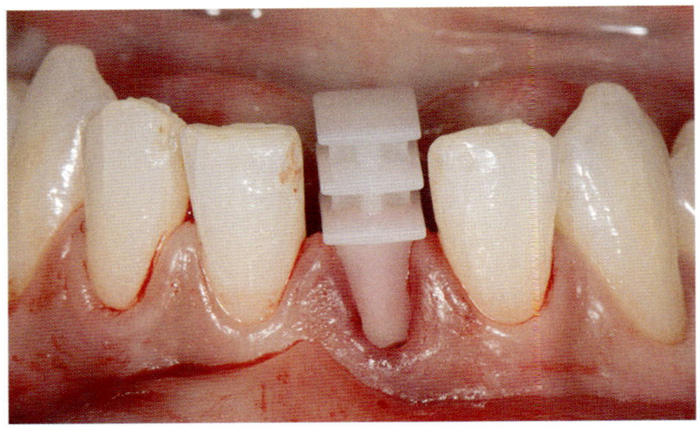

**Abb. 21** Aufsetzen einer vorgefertigten Abformkappe auf den transmukosalen Implantatanteil und die Implantatschulter.

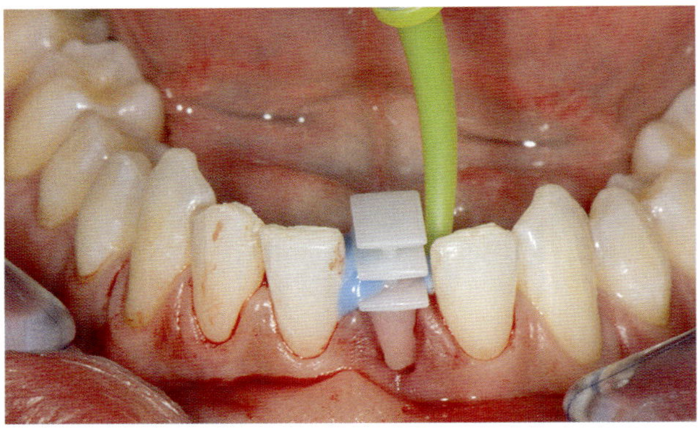

**Abb. 22** Abformung direkt nach der Implantation.

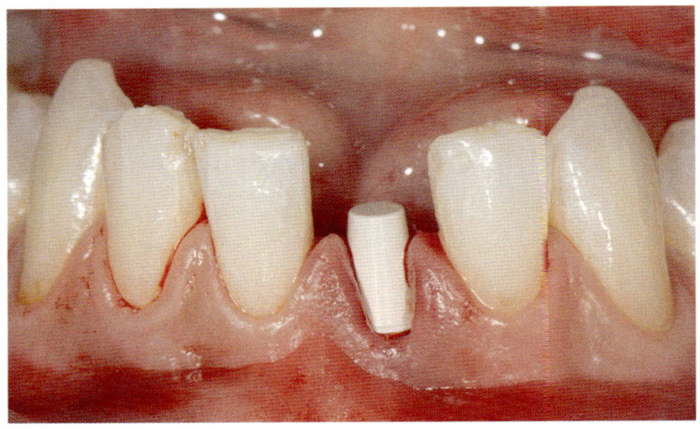

**Abb. 23** Inseriertes Zirkonoxidimplantat mit Schutzkappe, um die Anheftung von Weichgewebe an der Implantatschulter zu verhindern.

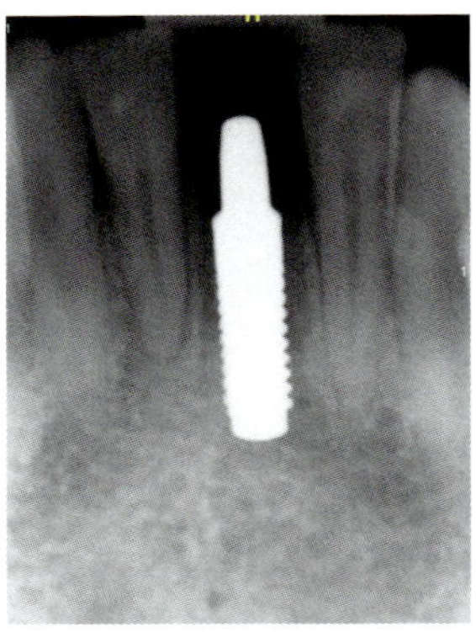

**Abb. 24** Röntgenaufnahme direkt nach der Implantatinsertion.

Am Ende des Eingriffs wurde eine vorgefertigte Abformkappe auf den transmukosalen Implantatanteil und die Implantatschulter gesetzt (Abb. 21). Es erfolgte eine konventionelle Abformung mit Silikon (Abb. 22) in einem laborgefertigten individuellen Abformlöffel. Abschließend wurde eine Schutzkappe auf den transmukosalen Implantatanteil gesetzt, um eine Anheftung von Weichgewebe an der Implantatschulter zu vermeiden (Abb. 23). Zusätzlich wurde eine Röntgenaufnahme angefertigt (Abb. 24).

2 Tage nach der Implantatinsertion zeigte sich eine unauffällige Einheilung und ein reizloses periimplantäres Weichgewebe (Abb. 25 und 26). Die Schutzkappe wurde entfernt und eine laborgefertigte provisorische Kunststoffkrone mit einem lingualen Zementabzug eingesetzt und mit provisorischem Zement (Temp-Bond; Kerr, Biberach, Deutschland) befestigt ohne okklusalen Kontakt (Abb. 27 bis 30). Der Zementabzug (Abb. 28) sollte verhindern, dass Zementreste im Weichgewebe verbleiben.

Nach drei Monaten unauffälliger Einheilung zeigte das Implantat keine klinischen Anzeichen von Beweglichkeit; das Weichgewebe war frei von Irritationen (Abb. 31 und 32). Während der Osseointegration wurde die laborgefertigte provisorische Kunststoffkrone regelmäßig mit Kunststoffmaterial angepasst, um das periimplantäre Weichgewebe zu formen (Emergenzprofil) und das endgültige ästhetische Ergebnis zu

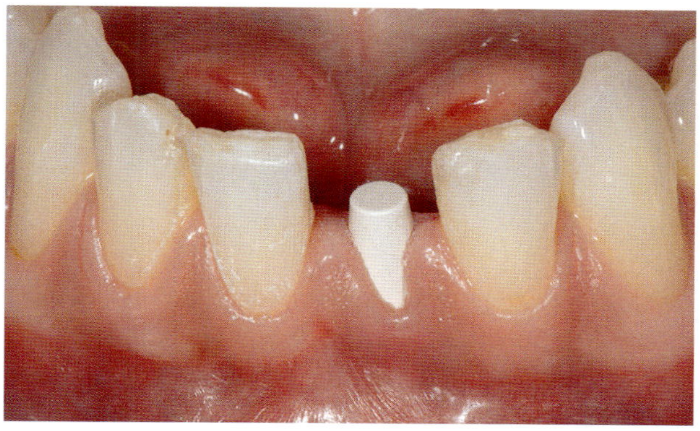

**Abb. 25** Zustand 2 Tage nach der Implantation. Zirkonoxidimplantat mit Schutzkappe.

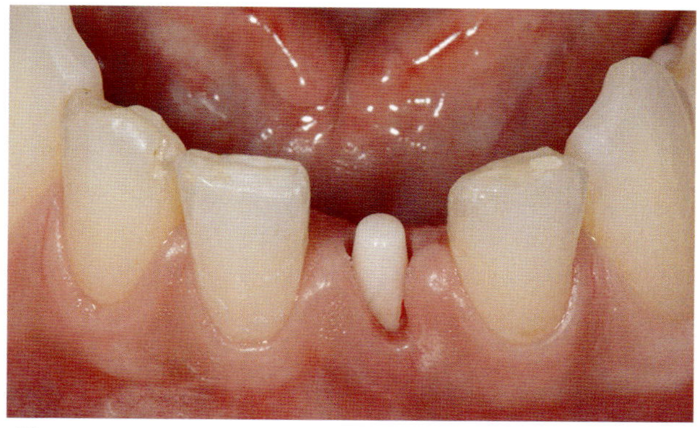

**Abb. 26** Zustand 2 Tage nach der Implantation.

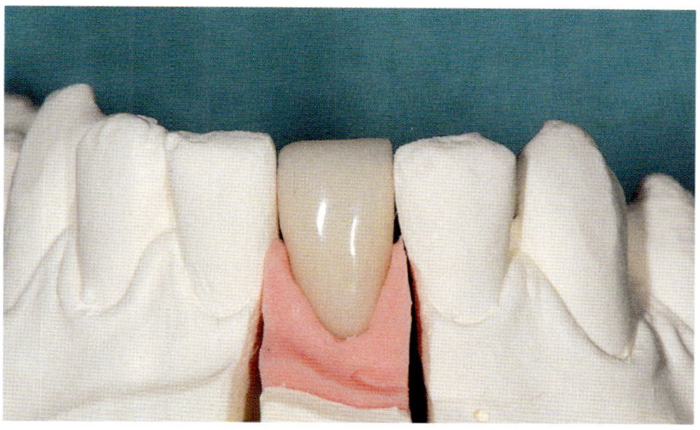

**Abb. 27** Laborgefertigte provisorische Kunststoffkrone 2 Tage nach der Implantation (Ansicht von vestibulär).

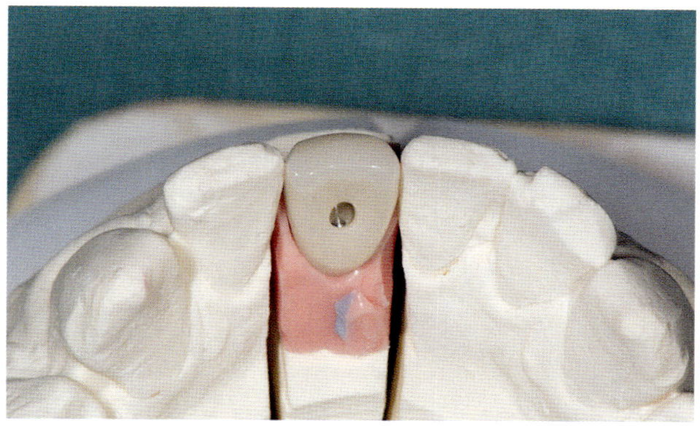

**Abb. 28** Laborgefertigte provisorische Kunststoffkrone mit Zementabzug (Ansicht von okklusal).

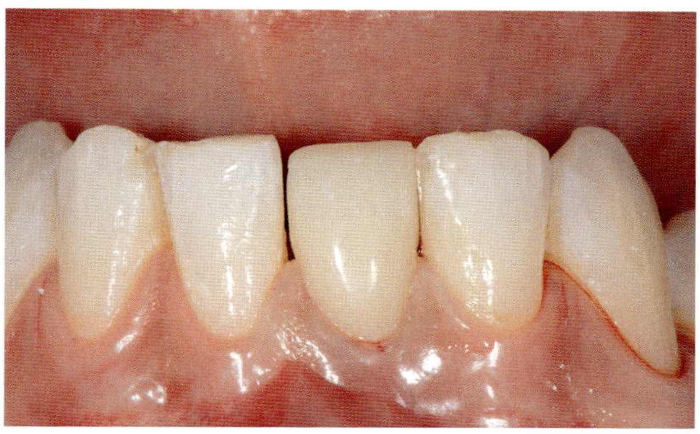

**Abb. 29** Laborgefertigte provisorische Kunststoffkrone, zementiert mit Temp-Bond. Keine okklusalen Kontakte.

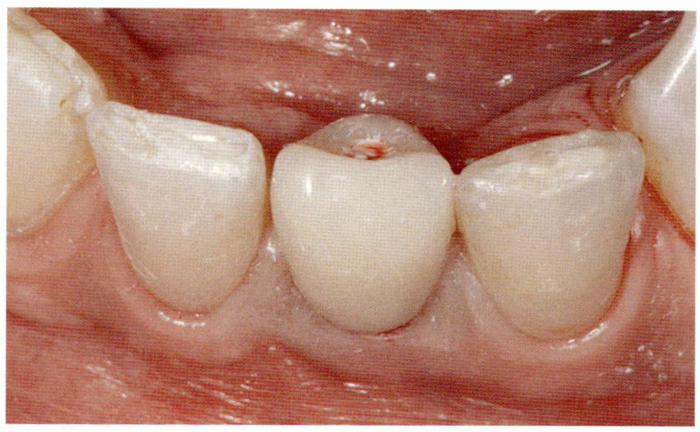

**Abb. 30** Laborgefertigte provisorische Kunststoffkrone, zementiert mit Temp-Bond.

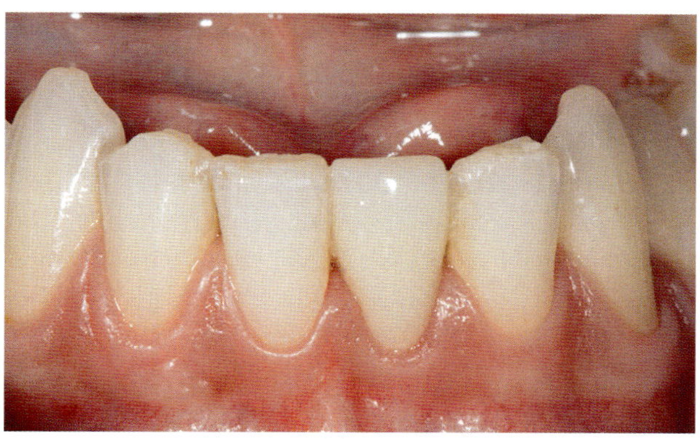

**Abb. 31** Zustand 3 Monate nach der Implantation (Ansicht von vestibulär).

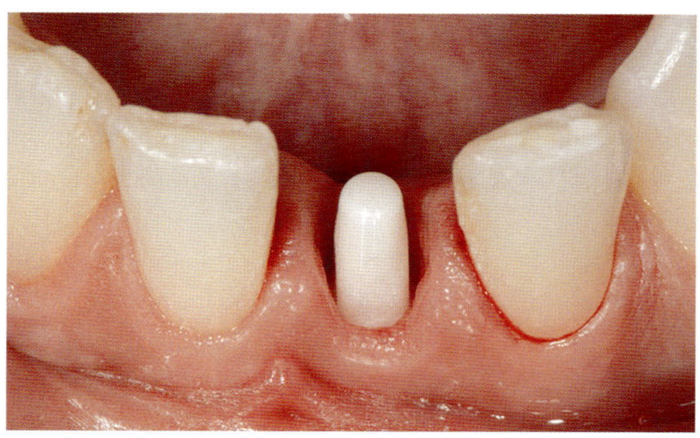

**Abb. 32** Zustand 3 Monate nach der Implantation. Zirkonoxidimplantat ohne die provisorische Krone.

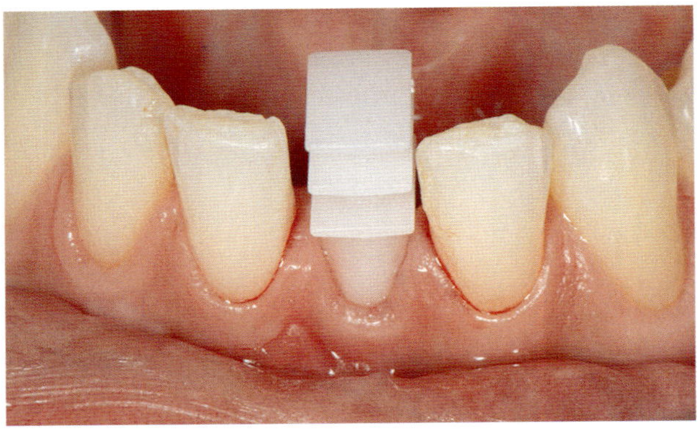

**Abb. 33** Abformung für die definitive Keramikkrone.

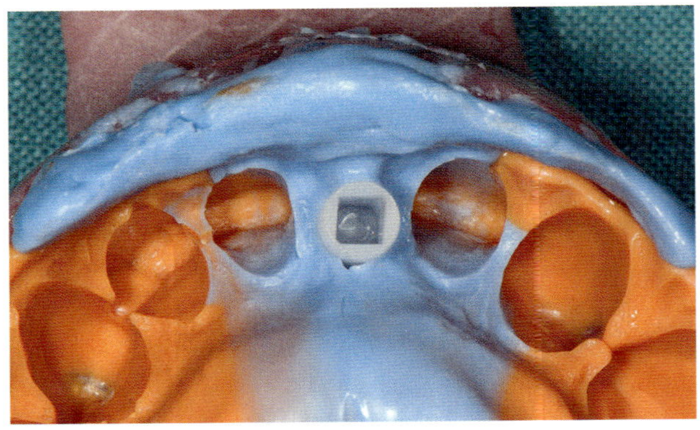

**Abb. 34** Abformung für die definitive Keramikkrone.

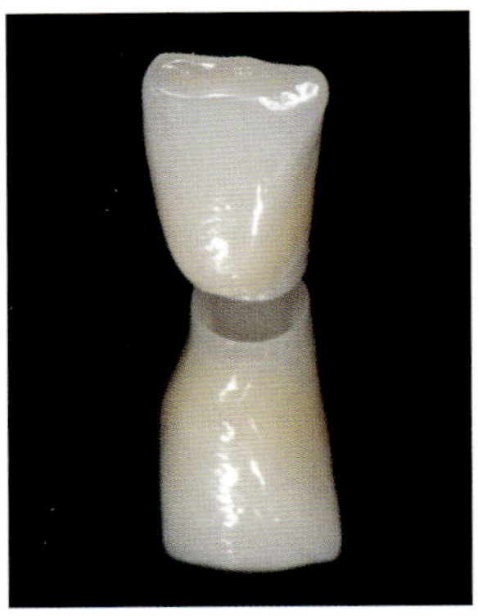

**Abb. 35** Definitive Vollkeramikkrone.

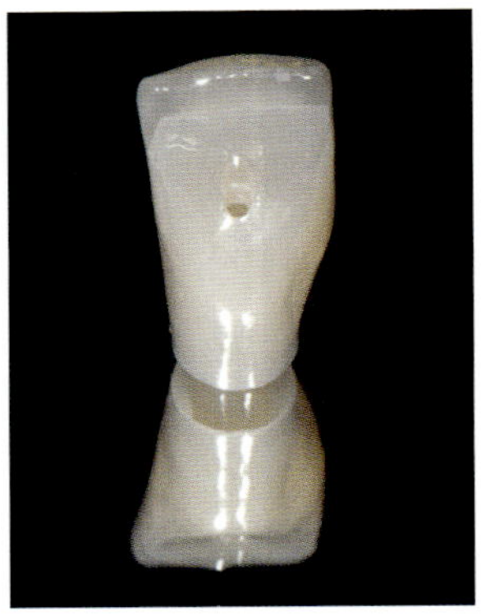

**Abb. 36** Definitive Vollkeramikkrone mit Zementabzug.

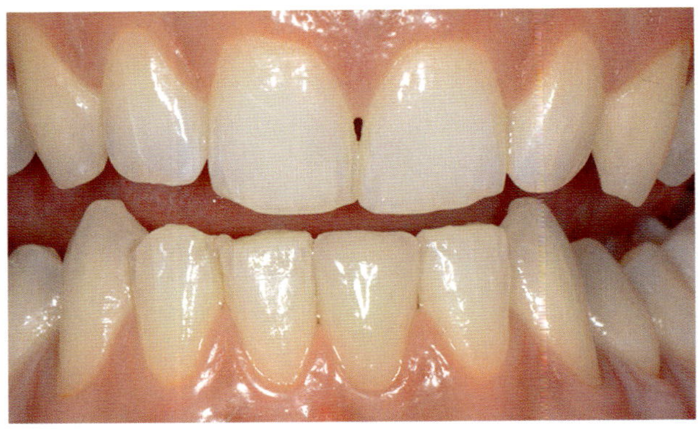

**Abb. 37** Zustand 2 Jahre nach der Implantation.

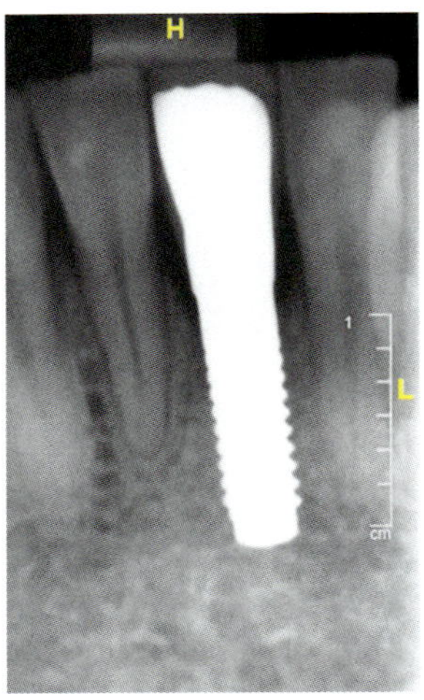


**Abb. 38** Röntgenaufnahme 2 Jahre nach der Implantation.

simulieren. Die provisorische Krone wurde entfernt (Abb. 32), und erneut wurde eine vorgefertigte Abformkappe auf den den transmukosalen Implantatanteil und die Implantatschulter aufgesetzt (Abb. 33). Danach erfolgte eine weitere konventionelle Abformung mit Silikon in einem laborgefertigten individuellen Löffel (Abb. 34).

Anschließend wurde eine vollkeramische Krone angefertigt (Abb. 35 und 36). Um Zementüberschüsse zu vermeiden, erhielt die Keramikkrone einen lingualen Zementabzug. Die Zementierung der Krone erfolgte nach einem definierten Zementierprotokoll, bei dem der Glasionomerzement (Ketac Cem; 3M, Neuss, Deutschland) mit einem kleinen Zahnpinsel mäßig bis dünn aufgetragen wurde. Zusätzlich wurde während der Aushärtung submarginal überschüssiger Zement mit einer speziellen Zahnseide (Superfloss; Procter & Gamble, Schwalbach am Taunus, Deutschland) entfernt.

2 Jahre nach der Implantation zeigte sich klinisch und röntgenologisch ein völlig reizfreies und stabiles periimplantäres Weich- und Hartgewebe (Abb. 37 und 38).

**DISKUSSION**

Der richtige Zeitpunkt der Implantatinsertion ist in den letzten zwanzig Jahren zu einem wichtigen Thema in der Implantologie geworden. Sofortimplantationen können die Gesamtbehandlungszeit verkürzen – eine attraktive Option für Patienten und Behandler.

Je länger der Zeitraum nach der Zahnextraktion ist, desto größer sind die möglichen Veränderungen der Kieferkammdimensionen. Dies kann zu einer allgemeinen Reduktion des Knochenvolumens führen und die Implantattherapie erschweren (Buser et al. 2017a). Die Sofortimplantation ist jedoch ein komplexes klinisches Verfahren, das nur von erfahrenen Behandlern und unter idealen anatomischen Bedingungen durchgeführt werden sollte. Nach Definition des ITI sind diese Bedingungen gekennzeichnet durch vollständig intakte Alveolenwände mit einer vestibulären Knochenwanddicke von mindestens 1 mm, durch einen dicken gingivalen Phänotyp, einer fehlenden akuten Infektion an der Extraktionsstelle und durch ein ausreichendes Knochenangebot apikal und koronal an der Extraktionsstelle, um eine Implantatinsertion in der korrekten dreidimensionalen Position mit ausreichender Primärstabilität zu ermöglichen (Buser et al. 2017a, Morton et al. 2014).

Für vorhersagbare ästhetische Ergebnisse bei der Sofortimplantation ohne Lappenbildung empfiehlt das ITI die korrekte dreidimensionale Positionierung der Implantatplattform, einschließlich der Positionierung des Implantats in der Extraktionsalveole mit einem Mindestabstand von 2 mm zwischen der Implantatplattform und der Innenfläche der vestibulären Alveolenwand (Morton et al. 2014).

Zirkonoxidimplantate haben sich in den vergangenen zwei Jahrzehnten zu einer zuverlässigen und attraktiven Behandlungsoption entwickelt. Wichtige Meilensteine dabei waren optimierte Herstellungsverfahren und die Entwicklung von bruchfesten Zirkonoxidimplantaten mit mikrorauen Oberflächen. Experimentelle Studien haben gezeigt, dass die Weich- und Hartgewebeintegration von mikrorauen Zirkonoxidimplantaten mit der von etablierten Titanimplantaten vergleichbar ist (Gahlert et al. 2009, Janner et al. 2018, Röhling et al. 2019b).

In klinischen Studien wurden für kommerziell erhältliche Zirkonoxidimplantate Überlebensraten von 95 % und mehr für Nachbeobachtungszeiträume von bis zu 5 Jahren und mehr berichtet (Balmer et al. 2020, Bormann et al. 2018, Röhling et al. 2018). Darüber hinaus ergab eine Metaanalyse eine mittlere Zwei-Jahres-Überlebensrate von 97,2 % für Zirkonoxidimplantate, wobei potenzielle Interferenzfaktoren wie Implantatdesign, Belastungs- und Implantationsprotokolle, gleichzeitige Knochenaugmentation oder die Art der prothetischen Rekonstruktion keinen signifikanten Einfluss auf die berichteten Überlebensraten hatten (Röhling et al. 2018). Basierend auf der vorliegenden Evidenz stellte die 6. ITI-Konsensuskonferenz daher fest, dass Monotype-Keramikimplantate als klinische Alternative zu Titanimplantaten eingesetzt werden können (Morton et al. 2018, Röhling et al. 2018).

Ein kritischer Aspekt bei Zirkonoxidimplantaten ist, dass nicht für alle Implantatsysteme evidenzbasierte klinische Daten vorliegen.

Im vorliegenden Fall wurde eine Sofortimplantation nach Typ 1A der Gallucci-Klassifikation (Gallucci et al. 2018) durchgeführt, um die Behandlungszeit zu verkürzen und dem Patienten unmittelbar nach der Implantation eine festsitzende implantatgetragene prothetische Versorgung zu ermöglichen. Monotype-Zirkonoxidimplantate mit Tissue-Level-Design bieten eine zuverlässige und sichere Behandlungsoption für erfahrene Behandler (Röhling et al. 2018). Auf Basis einer sorgfältigen Planung und unter der Voraussetzung einer adäquaten Implantatinsertion können Zirkonoxidimplantate insbesondere bei ästhetisch anspruchsvollen Indikationen als Behandlungsoption in Betracht gezogen werden.

# 5.8 Sofortersatz von vier unteren Frontzähnen durch eine implantatgetragene Brücke in konventioneller Belastung

G. O. Gallucci, A. Hamilton, T. C. Sun

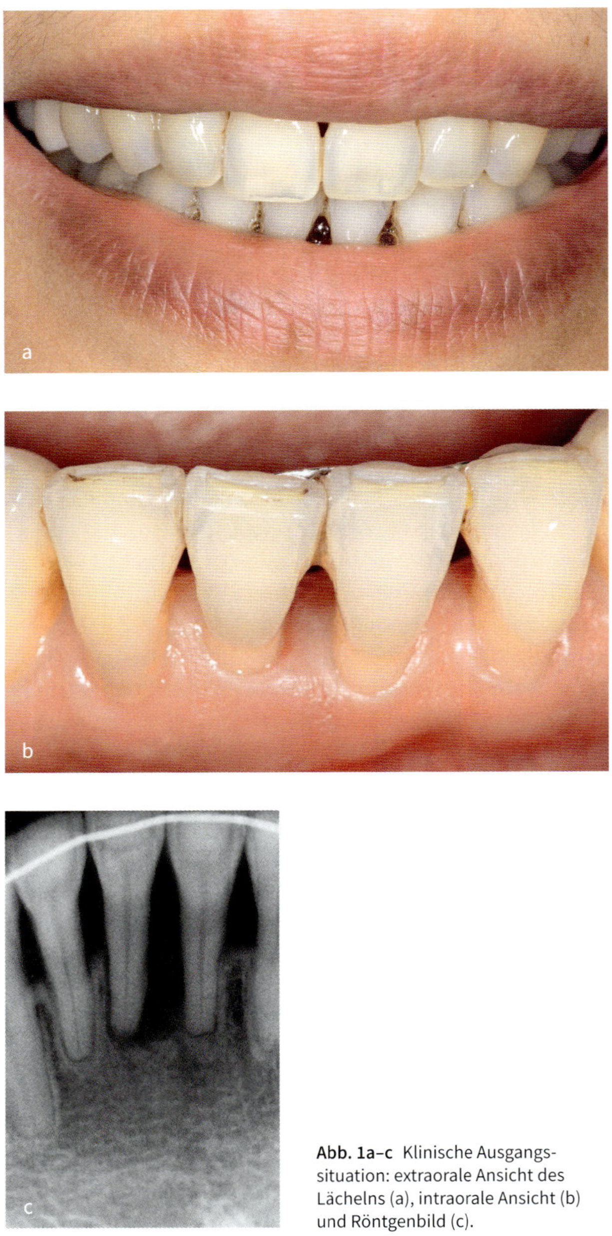

**Abb. 1a–c** Klinische Ausgangssituation: extraorale Ansicht des Lächelns (a), intraorale Ansicht (b) und Röntgenbild (c).

Eine 63-jährige Patientin wurde von einem Parodontologen zur Beratung und Beurteilung für eine implantologische Rehabilitation der unteren Schneidezähne überwiesen. Die Patientin präsentierte sich bei guter Gesundheit und hatte weder eine Raucheranamnese noch andere relevante allgemeinmedizinische Vorerkrankungen. Die Hauptbeschwerde der Patientin war die Mobilität der unteren Frontzähne. Sie hatte eine Parodontitis, die in den letzten zehn Jahren von einem Parodontologen behandelt und überwacht wurde, der regelmäßig alle 4 Monate eine Nachsorgeuntersuchung durchführte. Die Patientin zeigte eine ausgezeichnete häusliche Mundhygiene und im gesamten Gebiss eine Plaquerate und einen Blutungsindex von unter 20 %. Sie hatte ein insgesamt gesundes, reduziertes Parodont mit einer Sondierungstiefe im Normalbereich, mit Ausnahme von lokalisierten tiefen Taschen im unteren Frontzahnbereich. Im Rahmen der Parodontalbehandlung waren zur Stabilisierung ihre unteren Schneidezähne mit den benachbarten Eckzähnen verblockt worden.

Für eine adäquate Therapieplanung (Abb. 1a–c) wurden die unteren Frontzähne im Rahmen einer detaillierten klinischen und röntgenologischen Untersuchung interdisziplinär hinsichtlich ihrer Prognose beurteilt. An Zahn 31 und 41 waren nach einer längeren parodontalen Erhaltungsphase noch Parodontaltaschen von mehr als 5 mm vorhanden. Zwischen Zahn 31 und 41 war es zu einem ausgedehnten Knochenabbau gekommen, wobei der Knochendefekt bis zur Wurzelspitze von Zahn 31 reichte. Obwohl die Taschen an diesen Stellen nicht tiefer als 4 mm waren, wiesen die Gingivarezession, der Verlust der Interdentalpapille und ein horizontaler Knochenverlust von mehr als 50 bis 60 % an Zahn 32 und 42 auf einen weitgehenden Verlust des parodontalen Attachments hin. Die Mobilität aller vier unteren Schneidezähne war größer als Grad II.

Entsprechend dem *World Workshop on the Classification of Periodontal and Peri-Implant Diseases and Conditions* 2017 lautete die parodontale Diagnose: Parodontitis, lokalisiert, Stadium III, Grad A. Nach dem *McGuire and Nunn Periodontal Prognosis Classification System* (1991, 1996, 1999) wurden Zahn 31 und 41 als „hoffnungslos" eingestuft, während Zahn 32 und 42 die Kriterien einer „fraglichen" Prognose erfüllten. Nachdem die Situation mit der Patientin besprochen worden war, entschied sie sich für die Extraktion der parodontal geschädigten Zähne und deren Ersatz durch eine implantatgetragene festsitzende Versorgung. Im Hinblick auf das implantatprothetische Design war eine viergliedrige Brücke auf zwei Implantaten vorteilhafter als zwei benachbarte Implantate im unteren Frontzahnbereich, wo der Platz sehr begrenzt war und das langfristige Ergebnis gefährdet sein konnte.

Eine genaue Analyse wurde durchgeführt, um über das Implantations- und Belastungsprotokoll zu entscheiden (Buser et al. 2017a, Gallucci et al. 2018). Auf Grundlage der Tabelle für die Sofortimplantation in Einzelzahnsituationen wurde zudem eine Risikobewertung vorgenommen. Mit Ausnahme von zwei lokalen Risikofaktoren (leichte Gingivarezession und kontrollierte Parodontalerkrankung), die als „mittleres Risiko" eingestuft wurden, ergab die Risikobewertung insgesamt ein „geringes Risiko" für die Sofortimplantation (Tabelle 1).

Gemäß der Tabelle zur Risikobewertung für die Sofortbelastung eines Sofortimplantats in Einzelzahnsituationen (Tabelle 2) wurden zusätzlich folgende Faktoren bei der Risikoanalyse für die Belastung berücksichtigt:

- Im unteren Frontzahnbereich war eine anteriore Führung vorhanden – die Hauptursache für ein erhöhtes Risiko bei Sofortbelastung.
- Es gab eine geeignete Alternative – eine festsitzende provisorische Versorgung –, sodass eine Sofortbelastung nicht kritisch war.
- Bei der Analyse der Implantatüberlebensrate auf Grundlage des Implantations- und Belastungsprotokolls für Implantate in verschiedenen Positionen war der untere Frontzahnbereich der am wenigsten untersuchte Bereich (Zhou et al. 2021) mit klinisch unzureichender Dokumentation zur Unterstützung eines Typ-1A-Protokolls mit kurzspannig implantatgetragenen Brücken.
- Eine schrittweise Extraktion mehrerer benachbarter Zähne war möglich und von Vorteil, da das approximale Knochenniveau und die Weichgewebearchitektur erhalten werden konnte (Khoury et al. 2020, Al-Askar et al. 2013).

Ein Nachteil des gewählten Protokolls (Typ 1C) besteht in der Notwendigkeit eines zweiten chirurgischen Eingriffs, der zusätzliche Behandlungszeit erfordert.

Daher wurde auf Grundlage der parodontalen Prognose, der anatomischen Beurteilung, des implantatprothetischen Designs und der Hauptbeschwerde der Patientin eine Sofortimplantation mit konventionellem Belastungsprotokoll (Typ 1C) gewählt und die folgenden Behandlungsschritte geplant:

- Extraktion von Zahn 32 und 42 und Sofortimplantation mittels computergesteuerter Chirurgie in regio 32 und 42.
- Natürliche Zähne 32 und 42 als Provisorium adhäsiv mit den Nachbarzähnen verbinden.
- Implantatgetragene provisorische Versorgung mit den Kronen der extrahierten natürlichen Zähne der Patientin.
- Definitive Versorgung mit einer viergliedrigen implantatgetragenen Brücke.

### DATENERFASSUNG, IMPLANTATPLANUNG UND ENTWURF DER BOHRSCHABLONE

Die Kiefer wurden mit einem Intraoralscanner (iTero Element; Align Technology, Rotkreuz, Schweiz) diagnostisch abgeformt und für die Behandlungsplanung ein DVT-Scan angefertigt (i-CAT; Imaging Science, Hatfield, PA, USA) (Abb. 2a–d). Die unkomprimierte DICOM-Datei aus dem DVT wurde in die virtuelle Implantatplanungssoftware (coDiagnostiX; Dental Wings, Montreal, Kanada) importiert. Entsprechend dem Workflow der Software wurde das Koordinatensystem der Patientin ausgerichtet und eine Panoramakurve definiert. Das Schwellenvolumen wurde angepasst, um die dreidimensionale Darstellung zu optimieren, und der DICOM-Datensatz wurde segmentiert, um ein digitales Modell des Unterkieferknochens und der Zähne zu erstellen. Anschließend wurde die STL-Datei (Standard Tessellation Language) der digitalen diagnostischen Abformung importiert und auf Grundlage übereinstimmender Orientierungspunkte sowohl auf dem digitalen Modell als auch auf der STL-Datei überlagert.

**Tabelle 1** Risikobewertung für die Sofortimplantation in Einzelzahnsituationen

| | **Geringes Risiko** | **Mittleres Risiko** | **Hohes Risiko** |
|---|---|---|---|
| Präoperative Beurteilung | | | |
| Patientenbezogen | | | |
| Allgemeiner Gesundheitszustand | Gesund, problemlose Einheilung | | Einheilung gestört |
| Ästhetisches Risiko | Niedriges/mittleres ästhetisches Risiko | Hohes ästhetisches Risiko | Erhebliche ästhetische Beeinträchtigung zu erwarten |
| Lokal | | | |
| Position des Gingivarandes | Keine Rezession | Leichte gingivale Rezession | Gingivale Rezession ≥ 2 mm |
| Qualität des Weichgewebes | Dicker gingivaler Phänotyp | Dünner gingivaler Phänotyp oder wenig keratinisierte Gingiva | Keine keratinisierte Gingiva |
| Verankerung im Knochen | Ausreichendes Knochenangebot für die Primärstabilität | | Unzureichendes Knochenangebot für die Primärstabilität |
| Vestibuläre Knochenwand | Dicke der vestibulären Knochenwand ≥ 1 mm | Dicke der vestibulären Knochenwand < 1 mm, geringe Fenestration oder Dehiszenz | Erhebliche Fenestration oder Dehiszenz der vestibulären Knochenwand |
| Notwendigkeit eines Mukoperiostlappens | Ausreichend Alveolarknochen für einen Eingriff ohne Lappenbildung | | Knochenaugmentation mit Lappenbildung notwendig |
| Position der Alveole innerhalb des Knochenmantels | Alveole innerhalb des Knochenmantels | | Alveole und vestibuläre Knochenwand teilweise außerhalb des Knochenmantels |
| Vorliegen einer endodontischen Infektion | Keine Infektion | Chronische periapikale Infektion | Akute Infektion |
| Vorliegen von Parodontopathien | Parodontal gesund | Parodontopathien unter Kontrolle | Aktive Parodontopathie |
| Planung der Implantatposition | Ideale dreidimensionale Position, Achse verläuft durch Cingulum oder Inzisalkante | | Vestibulär positioniertes oder zu stark anguliertes Implantat oder zu große Implantattiefe |
| Spalt zwischen vestibulärer Knochenwand und geplanter Implantatposition | ≥ 2 mm | 1–2 mm | < 1 mm |
| Intraoperative Beurteilung | | | |
| Extraktion | Minimalinvasive Extraktion | Läsion des umgebenden Weichgewebes, einschließlich abgetrennter/abgelöster Papillen | Signifikante Läsion des Weichgewebes und des umgebenden Knochens |
| Primärstabilität | Primärstabilität erreicht | | Fehlende Primärstabilität |
| Definitive Implantatposition | Ideale dreidimensionale Position erreicht | | Vestibulär positioniertes oder zu stark anguliertes Implantat oder zu große Implantattiefe |

**Tabelle 2** Risikobewertung für die Sofortbelastung eines Sofortimplantats in Einzelzahnsituationen

| | **Geringes Risiko** | **Mittleres Risiko** | **Hohes Risiko** |
|---|---|---|---|
| Präoperative Beurteilung | | | |
| Patientenbezogen | | | |
| Okklusionsschema | Keine direkten okklusalen Kontakte | Minimaler okklusaler Kontakt und/oder Gruppenführung | Hauptsächliche Frontzahnführung |
| Okklusale Parafunktion | Nicht vorhanden | | Vorhanden |
| Lokal | | | |
| Verankerung im Knochen | Ausreichende Knochenverankerung, um Belastung standzuhalten | | Unzureichende Knochenverankerung, um Belastung standzuhalten |
| Zahnposition | Schneidezahn, Prämolar | Eckzahn | Molar |
| Intraoperative Beurteilung | | | |
| Primärstabilität | Eindrehmoment 30–45 Ncm | Eindrehmoment 20–30 Ncm | Eindrehmoment < 20 Ncm |

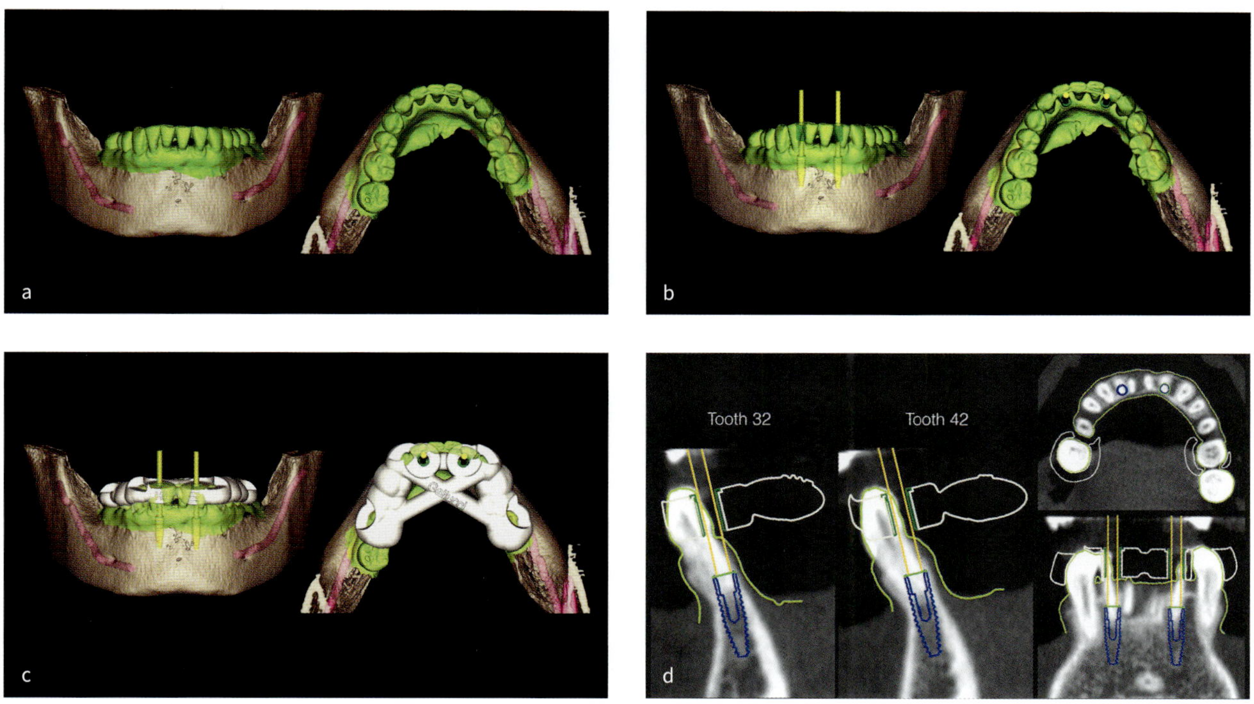


**Abb. 2a–d** Prothetisch gesteuerte digitale Implantatplanung mit CAD-Software.

Basierend auf den prothetisch optimalen 3-D-Implantatpositionen für eine verschraubte, viergliedrige implantatgetragene Brücke wurden nach Extraktion von Zahn 32 und 42 zwei Sofortimplantate (Bone Level Tapered, SLActive Roxolid, Durchmesser 3,3 mm, Länge 12 mm; Institut Straumann AG, Basel, Schweiz) geplant. Der intraorale Scan vor der Extraktion diente als diagnostische Referenz für die geplanten Implantatpositionen.

Die Bohrschablone für die statisch geführte Implantatchirurgie wurde in der Planungssoftware erstellt. Die okklusale Abstützung erstreckte sich vom rechten ersten Molaren bis zum linken ersten Molaren, um die strukturelle Stabilität mit zwei Stegen und vier gleichmäßig über den Fron- und Seitenzahnbereich verteilten Sichtfenstern zu gewährleisten.

Aufgrund des begrenzten Platzangebots für die unteren Frontzähne konnten keine 5-mm-Führungshülsen verwendet werden, sodass die Bohrschablone für 2,8-mm-Führungshülsen konstruiert wurde. Nach Fertigstellung des Entwurfs wurde eine STL-Datei der Bohrschablone exportiert und in eine 3-D-Drucksoftware (Netfabb; Autodesk, San Rafael, CA, USA) importiert, um sie mittels additiver Fertigung (Straumann P30+; Institut Straumann AG) herzustellen. Die 3-D-gedruckte Bohrschablone wurde vor dem chirurgischen Eingriff nachbearbeitet und sterilisiert.

### CHIRURGISCHES VORGEHEN

Auf Basis der präoperativen Implantatplanung kam die Patientin für eine Sofortimplantation ohne Lappenbildung in regio 32 und 42 in Frage (Abb. 3a–f). Sie erhielt eine lokale Infiltrationsanästhesie vestibulär und lingual mit 2 % Lidocain-HCl und 1:100 000 Epinephrin-Zusatz (Lignospan Standard; Septodont, Niederkassel, Deutschland).

Zahn 32 und 42 wurden minimal traumatisch extrahiert, und es bestätigte sich, dass die vestibuläre Knochenwand und das umgebende Weichgewebe intakt waren. Die 3-D-gedruckte Bohrschablone wurde eingesetzt und die Passung visuell durch die Sichtfenster überprüft.

Die Osteotomien wurden mit Straumann Guided Surgical-Instrumenten nach Herstellerangaben durchgeführt. Zunächst wurden die 2,2-mm- und 2,8-mm-Bohrer mit kompletter Führung für die Osteotomie verwendet (Guided Surgical Kit; Institut Straumann AG) (Abb. 3c). Nach Entfernung der Bohrschablone wurden zwei Implantate (Bone Level Tapered, SLActive Roxolid, Durchmesser 3,3 mm, Länge 12 mm; Institut Straumann AG) in regio 32 und 42 mit einem Eindrehmoment von 25 Ncm erfolgreich inseriert. Bei beiden Implantaten wurde Primärstabilität erreicht.

In den Spalt zwischen der vestibulären Knochenwand der Extraktionsalveole und dem Implantat wurde vorsichtig deproteinisiertes bovines Knochenersatzmaterial (Bio-Oss; Geistlich, Wolhusen, Schweiz) eingebracht. Die Einheilkappen wurden eingeschraubt und handfest angezogen. Die Operationswunde wurde mit resorbierbarem chromierten Darm-Nahtmaterial (5-0) verschlossen. Die koronalen Anteile der extrahierten Zähne 32 und 42 wurden abgetrennt, ausgeformt und dann mit den Nachbarzähnen als Provisorium adhäsiv verbunden.

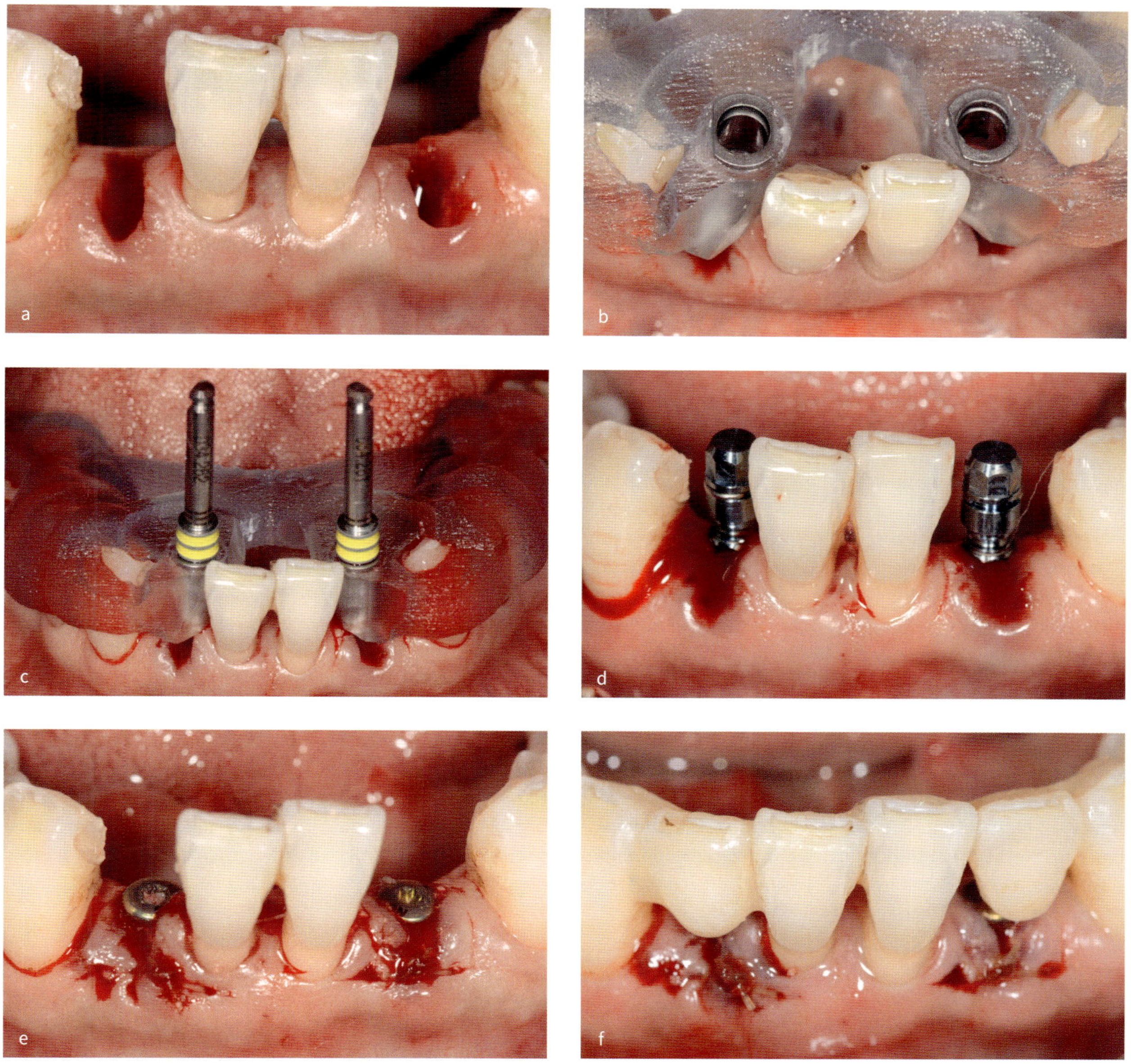


**Abb. 3a–f** Sofortimplantation: Minimal traumatische Extraktion (a). Klinische Überprüfung der Schablonenpassung durch die Sichtfenster (b). Geführte Osteotomie (c). Implantatinsertion, aus Platzgründen ohne Schablone (d). Wundverschluss (e). Natürliche Zähne, umgearbeitet zu einem adhäsiv befestigten Provisorium (f).

## IMPLANTATGETRAGENES PROVISORIUM

Nach 10 Wochen Einheilzeit wurde die adhäsiv befestigte provisorische Versorgung entfernt. In Implantat 32 und 42 wurden provisorische Sekundärteile (Institut Straumann AG) eingesetzt und von Hand festgezogen. Um die lingualen Flächen der Zähne 31 und 41 abzudecken, wurde ein Fixierungsdraht angebracht und weiter verlängert, um zwei Implantate mit einem fließfähigen Komposit zu verbinden. Die koronalen Anteile von Zahn 32 und 42 wurden von lingual ausgehöhlt und auf die Implantataufbauten 32 und 42 geklebt. Eine dünne Schicht fließfähigen Komposits (Filtek; 3M ESPE, St. Paul, MN, USA) wurde über das Sekundärteil und Zahn 32 und 42 aufgetragen, um die gesamte Struktur zu verbinden und die natürlichen Zähne erfolgreich als eine implantatgetragene provisorische Brücke zu nutzen.

Anschließend wurden die Wurzeln von Zahn 31 und 41 am Kronenhals abgetrennt und die verbleibenden Zahnwurzeln mit einer minimal traumatischen Technik extrahiert. Die provisorische Brücke wurde entfernt und mit Komposit unterfüttert. Nach der Politur wurde die provisorische Brücke wieder eingesetzt, um die Weichgewebekontur in diesem Bereich zu stützen und zu entwickeln (Abb. 4a–h).

Die Extraktionswunden wurden mit deproteinisiertem bovinem Knochenersatzmaterial (Bio-Oss; Geistlich) und einer resorbierbaren Kollagenmatrix gefüllt und mit Polytetrafluorethylen-Nahtmaterial (Gore-Tex; W. L. Gore, Putzbrunn, Deutschland) vernäht. Die Patientin wurde nach zwei Wochen zur Nahtentfernung und Nachkontrolle wieder einbestellt. Das Weichgewebe erschien gesund und zeigte Anzeichen einer reizlosen Heilung.

## DEFINITIVE VERSORGUNG

Nach 6 Wochen funktioneller Belastung wurde das periimplantäre Weichgewebe als ästhetisch und gesund beurteilt. Das implantatgetragene Provisorium wurde entfernt, und zwei digitale Abformpfosten (Mono scanbody; Institut Straumann AG) wurden eingesetzt und von Hand festgezogen. Die definitive digitale Abformung erfolgte durch einen intraoralen Scan (iTero Element; Align Technology), der einen STL-Datensatz des einartikulierten digitalen Modells lieferte (Abb. 5a–b). Das Ober- und das Unterkiefermodell wurden aus den STL-Dateien mit reponierbaren Analogen gefräst, um dem Zahntechniker ein Set von Arbeitsmodellen zur Verfügung zu stellen.

Die definitive implantatgetragene Brücke wurde als verschraubte Restauration mit einem keramisch verblendeten Zirkonoxidgerüst konstruiert und mit zwei vorgefertigten Sekundärteilen aus Titan (Variobase NC; Institut Straumann AG) verbunden (Abb. 6a–b). Vor der Eingliederung der definitiven Brücke wurde diese einprobiert, um die Okklusion, die marginale und approximale Passung sowie das ästhetische Ergebnis zu beurteilen.

Zum Zeitpunkt der Eingliederung (Abb. 7a–d) wurden die Halteschrauben mit einem kontrollierten Drehmoment von 35 Ncm angezogen und mit PTFE-Band abgedeckt. Die Schraubenkanäle wurden mit Komposit verschlossen. Die Patientin wurde nochmals zur Mundhygiene instruiert, um sicherzustellen, dass sie in der Lage war, eine adäquate Plaquekontrolle mit Interdentalbürsten oder Zahnseide (Oral-B Superfloss; Procter & Gamble, Cincinnati, OH, USA) durchzuführen.

Dank der Sofortimplantation und des digitalen Workflows konnte die Gesamtbehandlungszeit verkürzt werden, und die Patientin war zufrieden, dass die definitive Brücke innerhalb von 18 Wochen eingegliedert werden konnte.

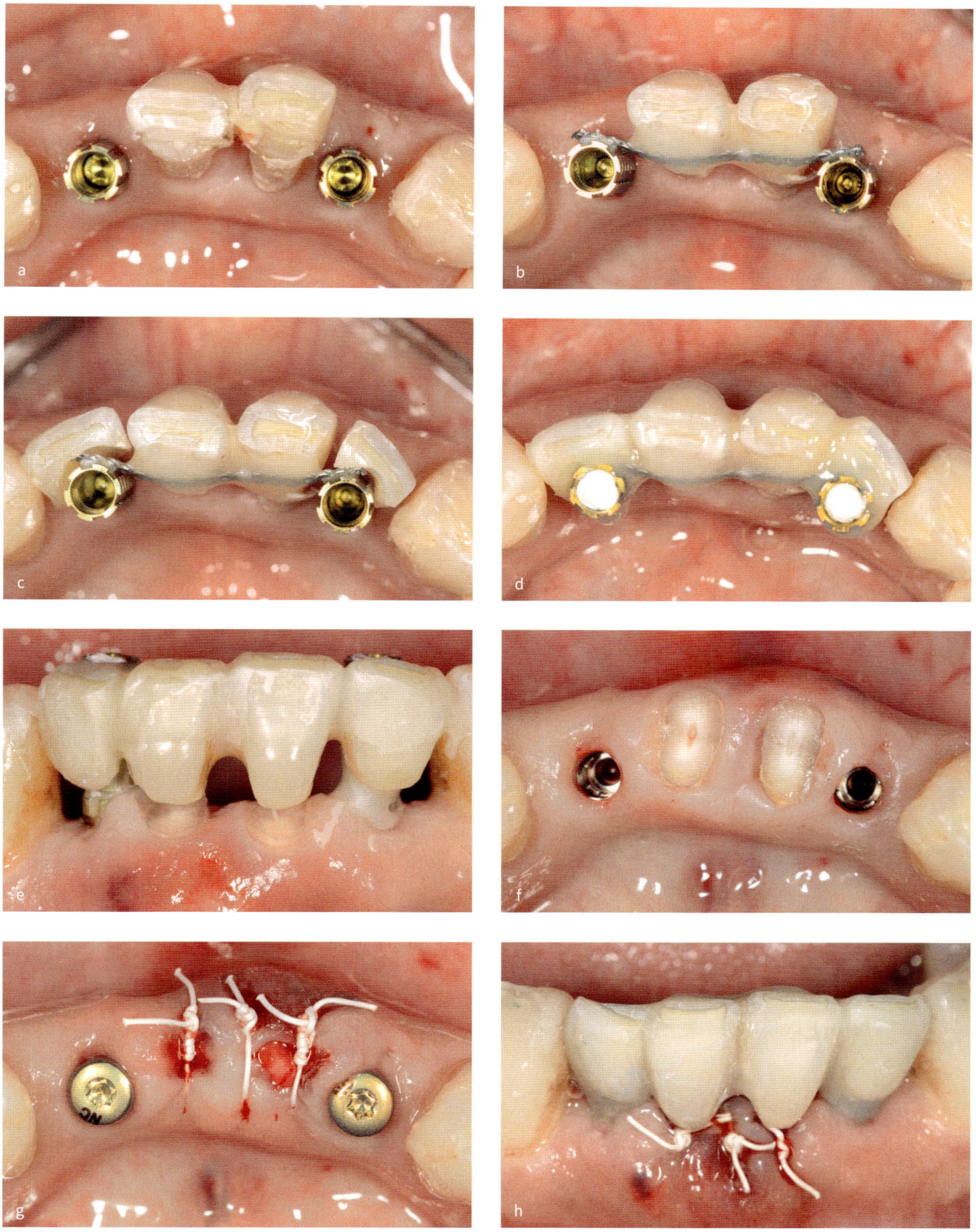

**Abb. 4a–h** Konditionierung des Weichgewebes durch das implantatgetragene Provisorium, das unter Verwendung der extrahierten natürlichen Zähne der Patientin erstellt wurde.

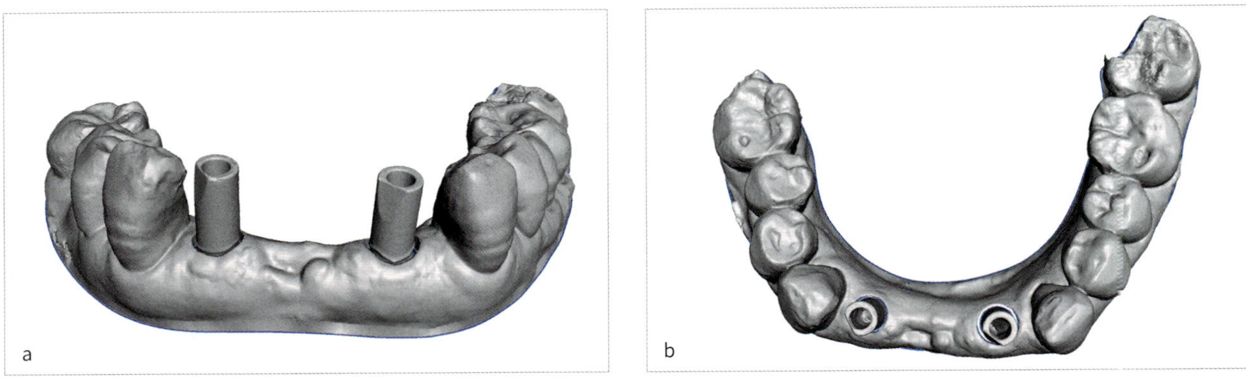

**Abb. 5a–b** STL-Datei der digitalen Abformung für die Herstellung der definitiven implantatgetragenen Brücke.

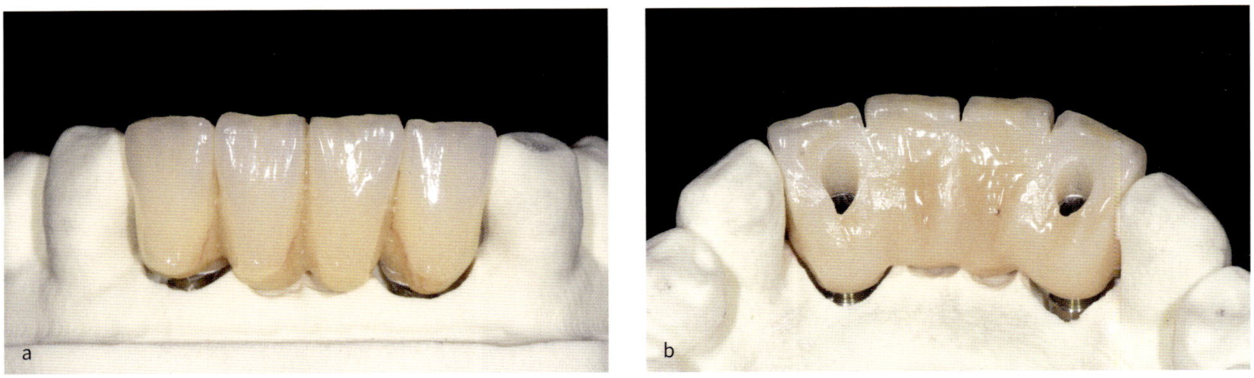

**Abb. 6a–b** Definitive implantatgetragene Brücke. Verschraubte Restauration mit gefrästem Zirkonoxidgerüst, verblendet mit Feldspatkeramik und verklebt auf zwei Sekundärteilen aus Titan.

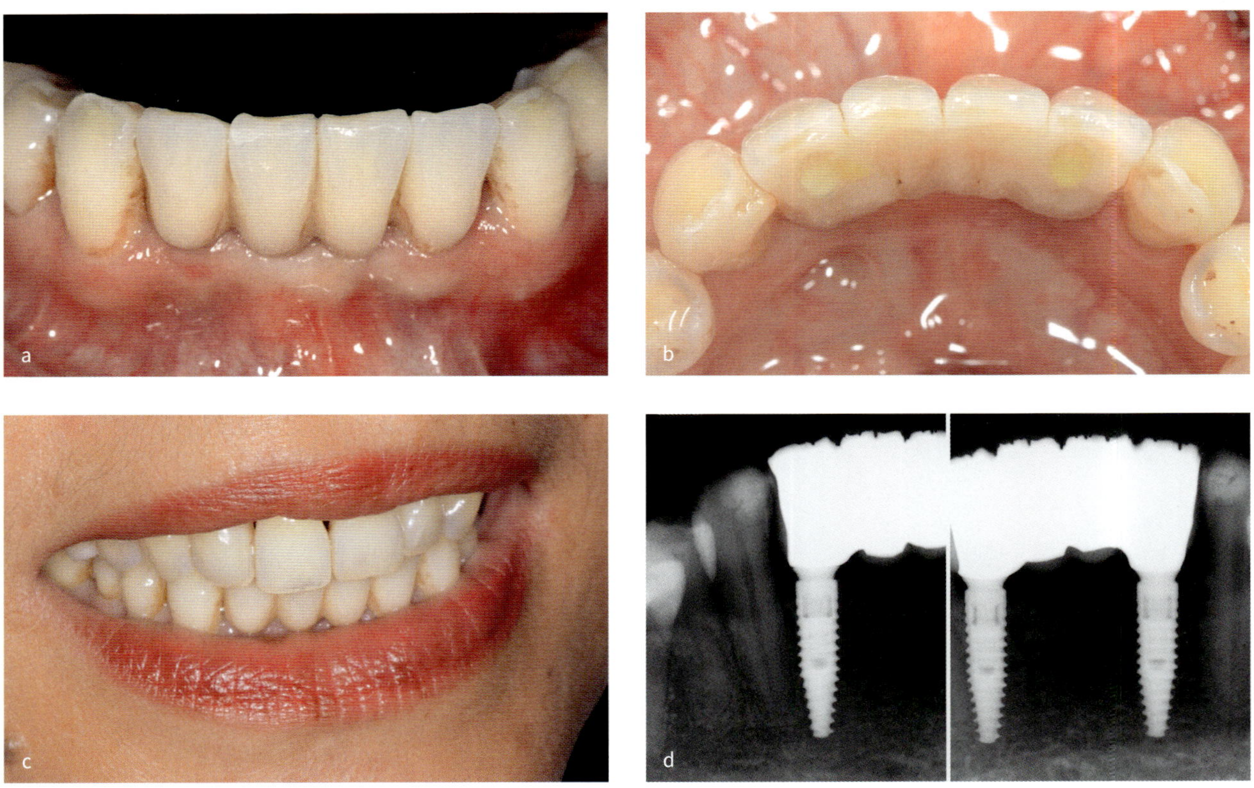

**Abb. 7a–d** Definitive Versorgung nach der Eingliederung. Intraorale Frontalansicht (a), intraorale Okklusalansicht (b), extraorale Ansicht (c) und Röntgenaufnahmen (d).

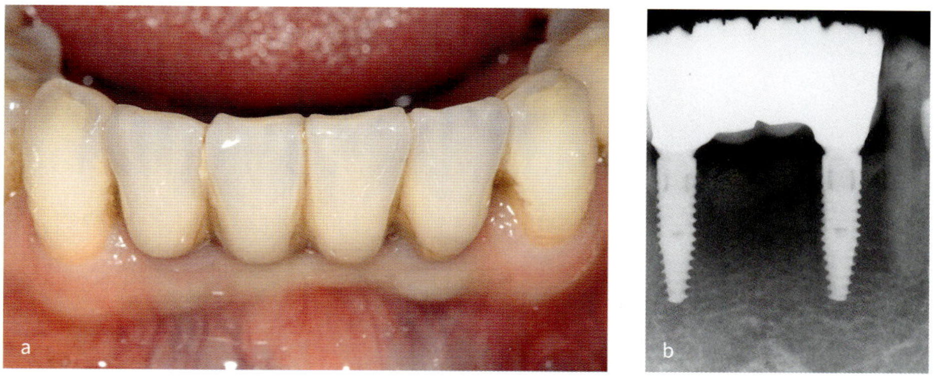


**Abb. 8a–b** Zustand bei der Nachkontrolle nach 3 Jahren.

## NACHSORGE

Die Patientin ging zur Nachsorge zu ihrem Parodontologen und stellte sich dann für eine Nachkontrolle nach 3 Jahren erneut in unserer Klinik vor (Abb. 8a–b). Die Patientin war mit dem ästhetischen und funktionellen Behandlungsresultat zufrieden. Röntgenologisch zeigte sich ein stabiles approximales Knochenniveau; die periimplantäre Mukosa war gesund, ohne Anzeichen von Entzündung, ohne Blutung auf Sondieren oder Rezession.

## SCHLUSSFOLGERUNGEN

Dieser Fall zeigt den Einsatz eines digitalen Workflows in Kombination mit einer Risikobewertung für die Sofortimplantation und Sofortbelastung, um das bestmögliche Behandlungsvorgehen für die Versorgung des unteren Frontzahnbereichs zu ermitteln.

Implantationen in diesem Bereich stellen häufig anatomische, funktionelle und ästhetische Herausforderungen dar. Es ist auch der Bereich, zu dem in der Literatur am wenigsten über die Auswirkungen von Implantations- und Belastungsprotokollen auf die Überlebensrate der Implantate berichtet wurde (Zhou et al. 2021). Im vorliegenden Fall waren die virtuelle Implantatplanung und die schablonengeführte Implantatchirurgie sehr wertvoll und erleichterten die präoperative Behandlungsplanung und intraoperative Durchführung. Ein festsitzendes Provisorium diente als geeignete Alternative, um die Risiken einer Sofortbelastung zu vermeiden; eine konventionelle Belastung wurde gewählt, um ein erfolgreiches Ergebnis zu gewährleisten.

Weitere Forschung ist notwendig, um die Möglichkeiten verschiedener Implantations- und Belastungsprotokolle im unteren Frontzahnbereich zu verstehen.

## DANKSAGUNG

**Laborarbeiten**

Yasu Kawabe – Oral Design Boston, Boston, MA, USA

# 5.9 Ersatz eines endodontisch kompromittierten unteren linken ersten Molaren mit Sofortimplantation und einem Aufbau zur Alveolenabdeckung (Sealing Socket Abutment, SSA)

G. Finelle

Eine 31-jährige Frau wurde von ihrem Endodontologen an unsere Klinik überwiesen, um den unteren linken ersten Molaren (Zahn 36) durch ein Implantat zu ersetzen. Die allgemeinmedizinische Anamnese ergab keine Kontraindikation für eine Behandlung. Nach Angaben der Patientin war Zahn 36 hitze- und kälteempfindlich. Außerdem berichtete sie über Schmerzen und Empfindlichkeit beim Kauen sowie über die Mobilität von Zahn 36. Die klinische Untersuchung ergab, dass weder die Zahnkrone noch das umgebende Weichgewebe strukturelle Schäden aufwiesen. Der Zahn war vital, aber perkussionsempfindlich. Es wurden keine klinischen Anzeichen einer akuten Infektion festgestellt (Abb. 1a–b). Die Röntgenaufnahme zeigte eine große Radioluzenz um das Pulpenkavum von Zahn 36 (Abb. 2a–d), die als irreversible externe Resorption diagnostiziert wurde. Der Zahn wurde daher als nicht erhaltungswürdig eingestuft.

Zur genaueren Beurteilung der anatomischen Situation wurde ein DVT-System (ProMax3D; Planmeca, Helsinki, Finnland) eingesetzt. Die 3-D-Aufnahme zeigte(Abb. 3a-b):

- Ein mittelgroßes interradikuläres Septum in regio 36
- Dicke und intakte vestibuläre und linguale Knochenwände in regio 36
- Große Nähe der Wurzelspitzen zum N. alveolaris inferior

Vor der Extraktion wurde eine digitale diagnostische Abformung vorgenommen, um sicherzustellen, dass die anatomischen Informationen korrekt erfasst wurden und dem Zahntechniker für eine spätere CAD/CAM-Restauration zur Verfügung standen.

Basierend auf der Risikobewertung für die Sofortimplantation wurde der Fall als „geringes Risiko“ eingestuft, wobei kein Parameter in die Kategorie „hohes Risiko“ und 15 Parameter in die Kategorie „geringes Risiko“ fielen (Tabelle 1), was auf eine Eignung für die Sofortimplantation hindeutete.

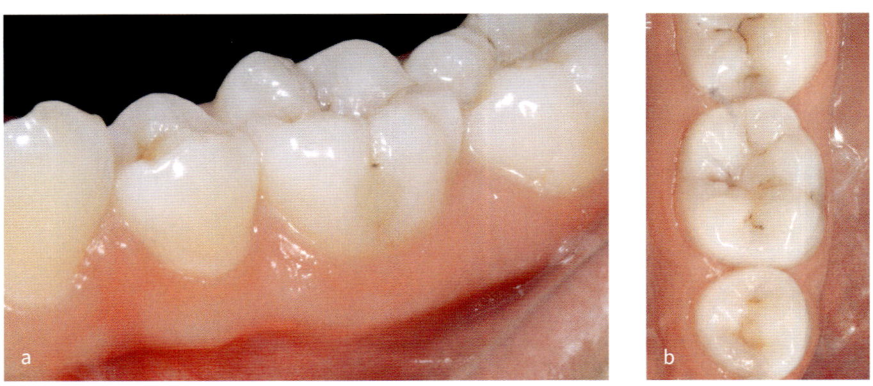

**Abb. 1a–b** Klinische Ausgangssituation eines wegen einer externen Wurzelresorption nicht erhaltungswürdigen Zahns 36.

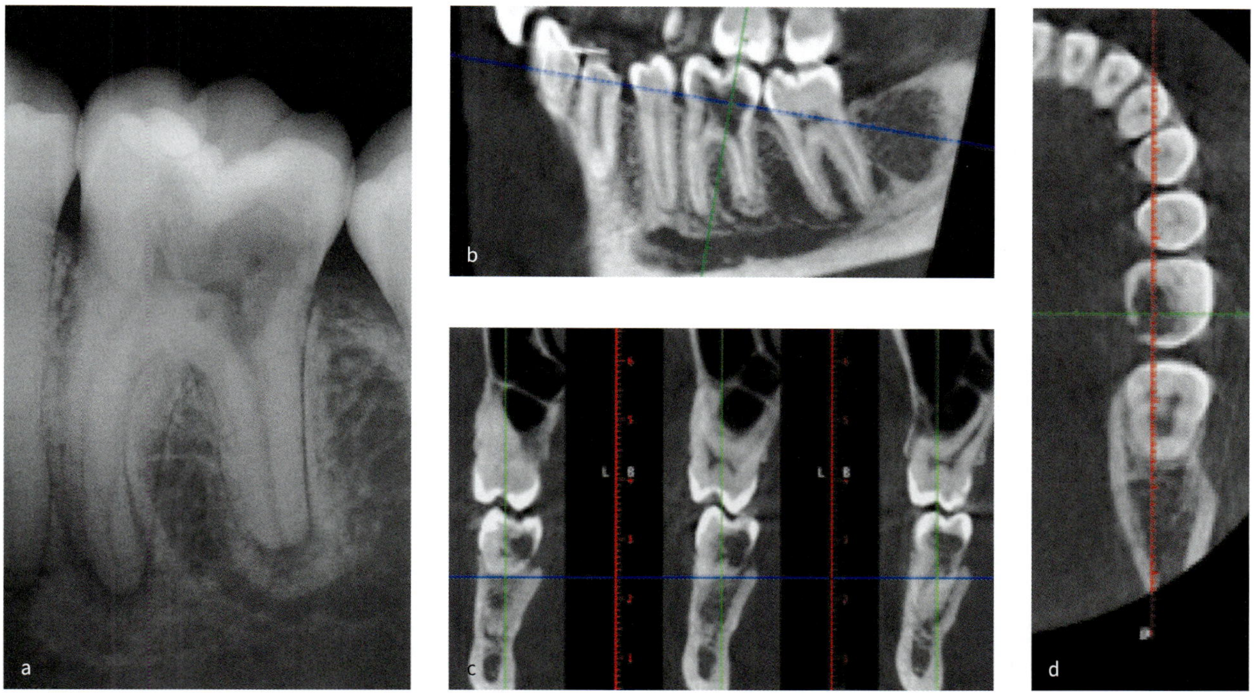

**Abb. 2a–d** Periapikales Röntgenbild (a) und DVT-Aufnahme (b–d). Irreversible externe Wurzelresorption – eine Indikation zur Zahnextraktion.

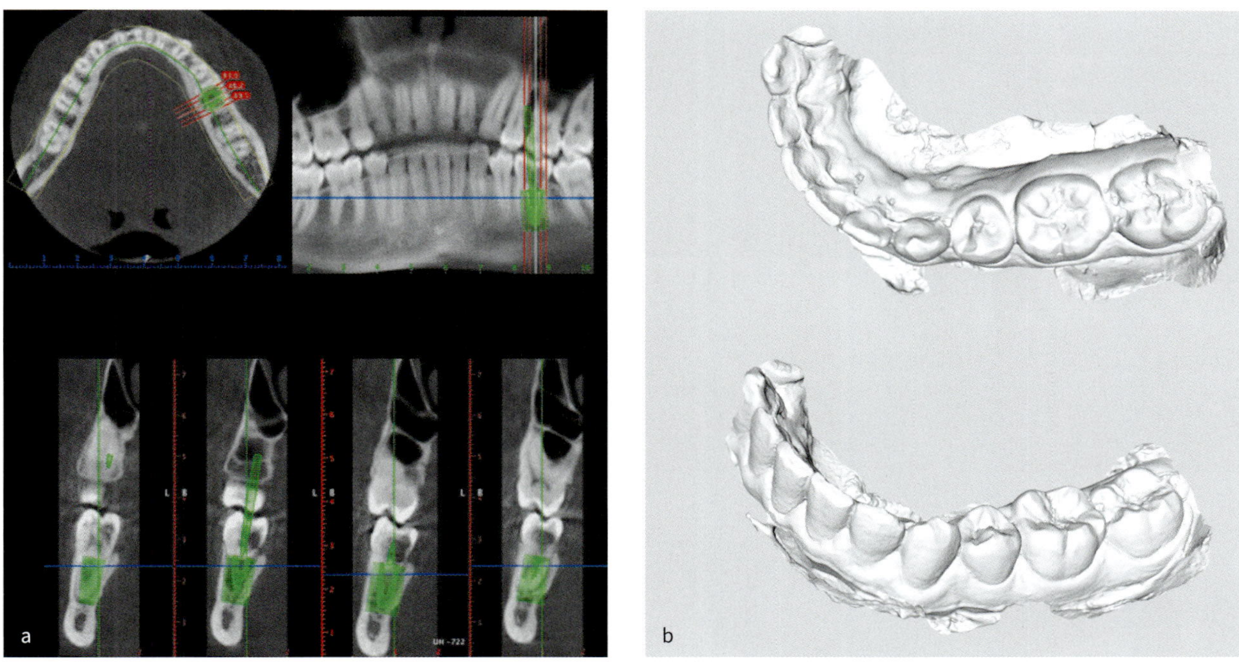

**Abb. 3a–b** Die digitale Diagnostik umfasste die digitale Planung eines Bone-Level- (BL-) Implantats in intraseptaler Position (a) und das digitale Scannen der Ausgangssituation mit intakter anatomischer Zahnstruktur (b).

Tabelle 1 Risikobewertung für die Sofortimplantation in Einzelzahnsituationen

| | Geringes Risiko | Mittleres Risiko | Hohes Risiko |
|---|---|---|---|
| **Präoperative Beurteilung** | | | |
| **Patientenbezogen** | | | |
| Allgemeiner Gesundheitszustand | Gesund, problemlose Einheilung | | Einheilung gestört |
| Ästhetisches Risiko | Niedriges/mittleres ästhetisches Risiko | Hohes ästhetisches Risiko | Erhebliche ästhetische Beeinträchtigung zu erwarten |
| **Lokal** | | | |
| Position des Gingivarandes | Keine Rezession | Leichte gingivale Rezession | Gingivale Rezession ≥ 2 mm |
| Qualität des Weichgewebes | Dicker gingivaler Phänotyp | Dünner gingivaler Phänotyp oder wenig keratinisierte Gingiva | Keine keratinisierte Gingiva |
| Verankerung im Knochen | Ausreichendes Knochenangebot für die Primärstabilität | | Unzureichendes Knochenangebot für die Primärstabilität |
| Vestibuläre Knochenwand | Dicke der vestibulären Knochenwand ≥ 1 mm | Dicke der vestibulären Knochenwand < 1 mm, geringe Fenestration oder Dehiszenz | Erhebliche Fenestration oder Dehiszenz der vestibulären Knochenwand |
| Notwendigkeit eines Mukoperiostlappens | Ausreichend Alveolarknochen für einen Eingriff ohne Lappenbildung | | Knochenaugmentation mit Lappenbildung notwendig |
| Position der Alveole innerhalb des Knochenmantels | Alveole innerhalb des Knochenmantels | | Alveole und vestibuläre Knochenwand teilweise außerhalb des Knochenmantels |
| Vorliegen einer endodontischen Infektion | Keine Infektion | Chronische periapikale Infektion | Akute Infektion |
| Vorliegen von Parodontopathien | Parodontal gesund | Parodontopathien unter Kontrolle | Aktive Parodontopathie |
| Planung der Implantatposition | Ideale dreidimensionale Position, Achse verläuft durch Cingulum oder Inzisalkante | | Vestibulär positioniertes oder zu stark anguliertes Implantat oder zu große Implantattiefe |
| Spalt zwischen vestibulärer Knochenwand und geplanter Implantatposition | ≥ 2 mm | 1–2 mm | < 1 mm |
| **Intraoperative Beurteilung** | | | |
| Extraktion | Minimalinvasive Extraktion | Läsion des umgebenden Weichgewebes, einschließlich abgetrennter/abgelöster Papillen | Signifikante Läsion des Weichgewebes und des umgebenden Knochens |
| Primärstabilität | Primärstabilität erreicht | | Fehlende Primärstabilität |
| Definitive Implantatposition | Ideale dreidimensionale Position erreicht | | Vestibulär positioniertes oder zu stark anguliertes Implantat oder zu große Implantattiefe |

Aufgrund der anatomischen Gegebenheiten wäre eine Sofortimplantation jedoch mit einer zweifachen Herausforderung verbunden:

- Das Erreichen der Primärstabilität war zwar zu erwarten, konnte aber scheitern. Eine ausschließlich intraseptale Stabilisierung war unumgänglich, da eine apikale Verankerung aufgrund der hohen Lage des N. mandibularis nicht möglich war. Das DVT (Abb. 2b–d) zeigte eine Alveolenkonfiguration der Klasse B (Smith und Tarnow 2013), bei dem sich ein Implantat zwar stabilisieren ließe, apikal aber nicht vollständig vom interradikulären Septum umschlossen wäre. Zudem wäre trotz eines ausreichenden apikalen Knochenangebots eine apikale Verankerung nicht gegeben. Diese anatomische Analyse deutete auf die Möglichkeit einer adäquaten intraseptalen prothetischen 3-D-Implantatposition mit ausreichendem Eindrehmoment hin.
- Die Alveole sollte mit einem Aufbau zur Alveolenabdeckung (Sealing Socket Abutment, SSA), einem individuell angefertigten anatomischen Gingivaformer, geschützt werden. Dieser verschließt die Alveole, um das Blutgerinnsel zu stabilisieren, den Verlust von Knochenersatzmaterial zu verhindern und den Kollaps des umgebenden Weichgewebes zu vermeiden (Finelle und Lee 2017).

Nach Erörterung der Situation und der geplanten Kombination aus Sofortimplantation und SSA mit der Patientin stimmte diese dem Behandlungsplan zu.

Der Zahn wurde in einem minimalinvasiven Eingriff ohne Lappenbildung extrahiert, indem zunächst die vorhandene Krone und dann die Wurzeln entfernt wurden (Dekoronation) (Abb. 4). Die suprakrestalen Gingivafasern wurden mit Periotomen durchtrennt. Dabei wurde sorgfältig darauf geachtet, dass die umgebenden Strukturen wie die vestibuläre Knochenwand, das interradikuläre Septum, die Papillen und der Gingivarand erhalten blieben (Abb. 5).

Die Alveole wurde ausgiebig mit steriler Kochsalzlösung gespült und mit Küretten gereinigt, um Granulationsgewebe zu entfernen.

Nach der Extraktion wurde die Alveole visuell inspiziert, um die Integrität der gingivalen und knöchernen Strukturen zu bestätigen. Anschließend wurde das Implantat (BLT RC Roxolid SLA, Durchmesser 4,8 mm, Länge 10 mm; Institut Straumann AG, Basel, Schweiz) nach Herstellerangaben inseriert (Abb. 6a). Die Osteotomie wurde in der Mitte des Septums gesetzt, um die in der Diagnosephase virtuell geplante prothetisch gesteuerte Position zu erreichen (Abb. 6a). Das ermittelte Eindrehmoment betrug 28 Ncm.

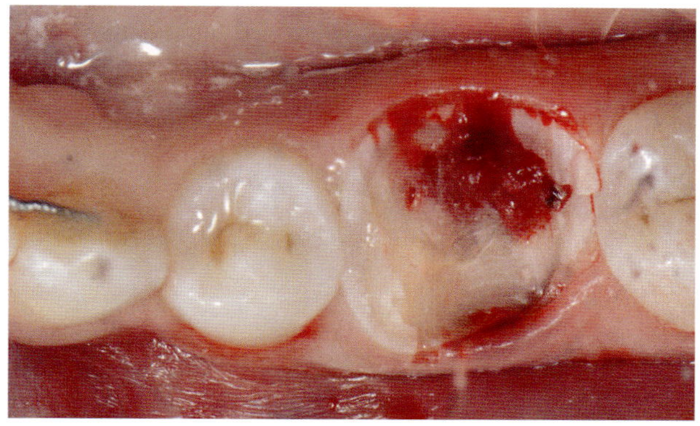

**Abb. 4** Aktive Resorption nach Entfernung des koronalen Fragments (Ansicht von okklusal).

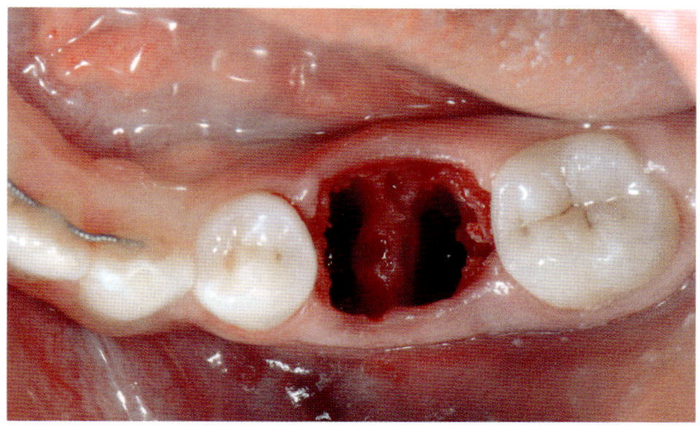

**Abb. 5** Extraktionsalveole unmittelbar nach der Extraktion (Ansicht von okklusal).

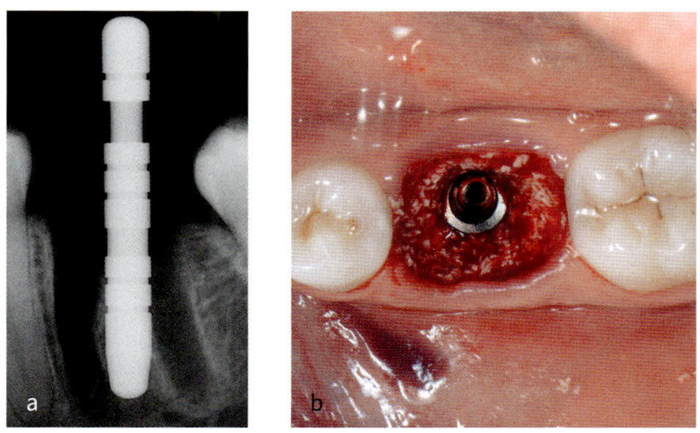


**Abb. 6a–b** Insertion des Implantats, stabilisiert im interradikulären Septum.

Unmittelbar postoperativ wurden Zahnfilm-Röntgenaufnahmen angefertigt, um die korrekte Implantatposition vor Beginn der Fertigung der Alveolenabdeckung zu überprüfen.

Die bei der Osteotomie gewonnenen autologen Knochenspäne wurden mit einem xenogenen Knochenersatzmaterial (Bio-Oss Collagen, 0,5-g-Partikel; Geistlich, Wolhusen, Schweiz) gemischt, um die Restalveole um das Implantat herum aufzufüllen (Abb. 6b). Die Biomaterialien reichten dabei bis zur Höhe des intakten vestibulären Knochens.

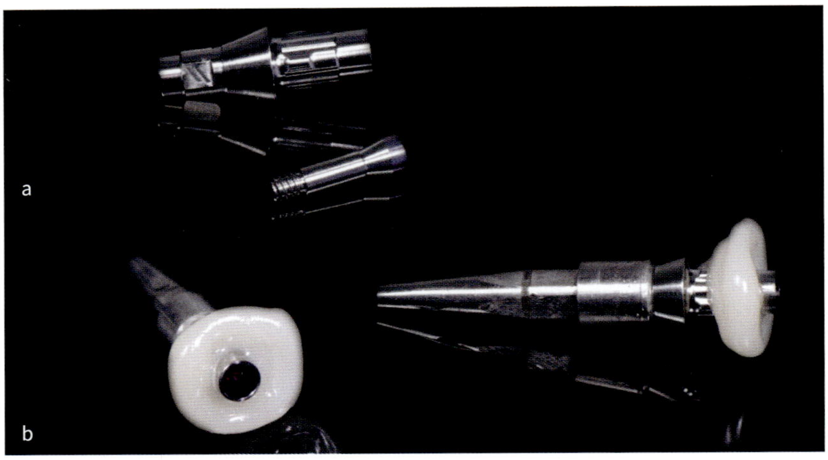

Abb. 7a–b Auswahl eines geeigneten Sekundärteils (a). Extraorale Individualisierung des SSA auf der Titanbasis (b).

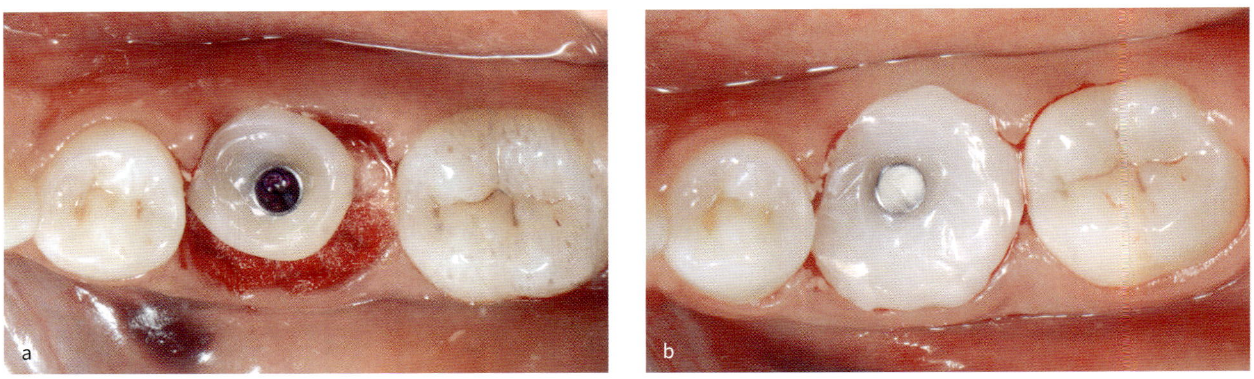

Abb. 8a–b SSA in situ nach extraoralem Aufbau durch zirkuläre Schichtung mit fließfähigem Komposit (a). Intraorale zervikale Individualisierung (b).

Um einen Verschluss der Alveole zum Zeitpunkt der Extraktion zu erreichen, wurde in der Praxis ein individueller Alveolenabdeckung-Aufbau (SSA) angefertigt und unmittelbar nach der Implantation eingesetzt. Der SSA wurde nach dem entsprechenden Protokoll (Knafo und Finelle 2020) aus konventionellem fließfähigem Komposit inkrementell aufgebaut.

### HERSTELLUNG DES SSA

Mit diesem QR-Code können Sie sich ein Video zur Herstellung des SSA ansehen. (Video bereitgestellt mit freundlicher Genehmigung von French Tooth.)

***Schritt 1 (extraoral) – Vorbereitung:*** Auswahl eines Sekundärteils aus Titan in der entsprechenden Gingivahöhe (Variobase, Gingivahöhe 2 mm: Institut Straumann AG) (Abb. 7a)

Präparation des Sekundärteils: Sandstrahlen und anschließendes Auftragen eines Kompositprimers (GC, Japan).

Zirkulärer schichtweiser Aufbau von fließfähigem Komposit (G-ænial Universal Flow; GC, Tokio, Japan) um die Titanhülse, 2 bis 4 mm koronal zum Implantathals. Die ersten Schichten blieben innerhalb der Konturen der Alveole, um die durchschnittliche Anatomie und Proportion der unteren Molaren zu berücksichtigen und die bevorstehende intraorale individuelle Anpassung zu erleichtern (Abb. 7b).

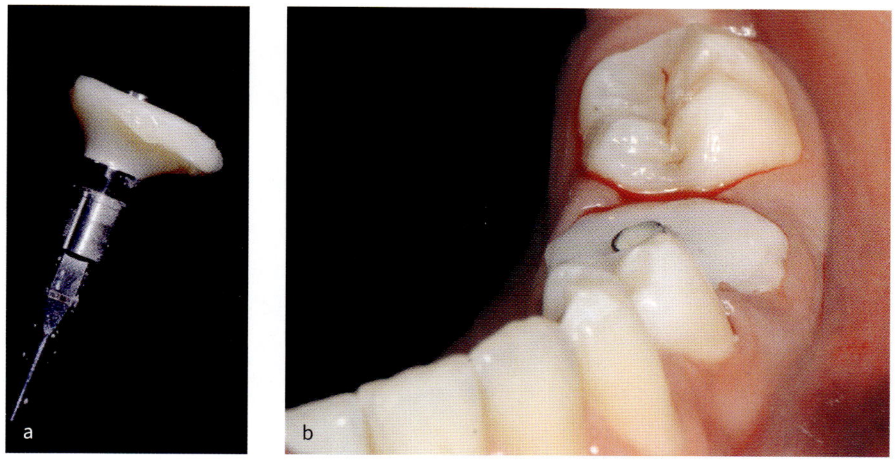

**Abb. 9a–b** Herstellung des SSA (der individuellen Alveolenabdeckung) in der Praxis aus fließfähigem Komposit mit konventioneller Technik. Das SSA fungiert als starre Barriere zwischen dem intraalveolären Operationsgebiet und der Mundhöhle und dient zur Stabilisierung des Koagulums, zur Sicherung der Biomaterialien und zur Stützung des Weichgewebes.

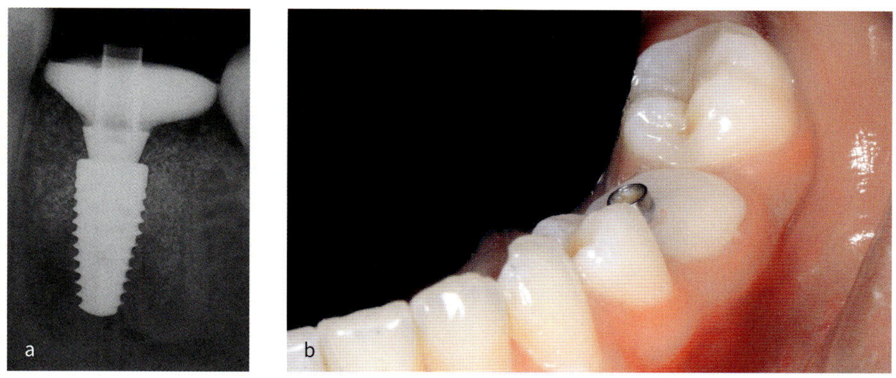

**Abb. 10a–b** Zustand nach 12 Wochen. Röntgenaufnahme (a) und laterale Ansicht (b) zeigen eine gute Einheilung um das SSA.

***Schritt 2 (intraoral) – Anpassung der Alveolenkontur:*** Das individuelle Sekundärteil wurde mit dem Implantat verbunden und füllte die anatomische Kontur von der Kompositbasis bis zum zervikalen Rand der Alveole aus (Abb. 8a–b). Danach war die Alveole verschlossen.

***Schritt 3 (extraoral) – Fertigstellung:*** Der transmukosale Anteil wurde danach so umgestaltet, dass in der Nähe des Implantathalses ein schmales konkaves Profil entstand und sich dann verbreiterte, um die erforderliche anatomische Kontur im zervikalen Emergenzbereich zu erreichen (Abb. 9a).

Das SSA wurde sorgfältig poliert und mit einer 2%igen Chlorhexidinlösung desinfiziert.

***Schritt 4 (intraoral) – Insertion:*** Das SSA wurde handfest im Implantat festgedreht – in Kontakt mit den Biomaterialien, aber ohne biologische Membran, wie im Zwei-Zonen-Konzept definiert (Chu et al. 2012) (Abb. 9b).

Der Patientin wurden postoperativ Antibiotika verschrieben (Amoxicillin 3 × 500 mg für 7 Tage), sie wurde angewiesen, bei Schmerzen Paracetamol (maximal 4 g pro Tag) einzunehmen und 3 × täglich für 7 Tage mit 0,15%iger Chlorhexidinlösung zu spülen.

Bei der Nachkontrolle nach 1 Woche berichtete die Patientin über einen komplikationslosen postoperativen Verlauf. Die klinische Untersuchung zeigte eine günstige Weichgewebeheilung mit geringfügiger Entzündung (Abb. 10a–b).

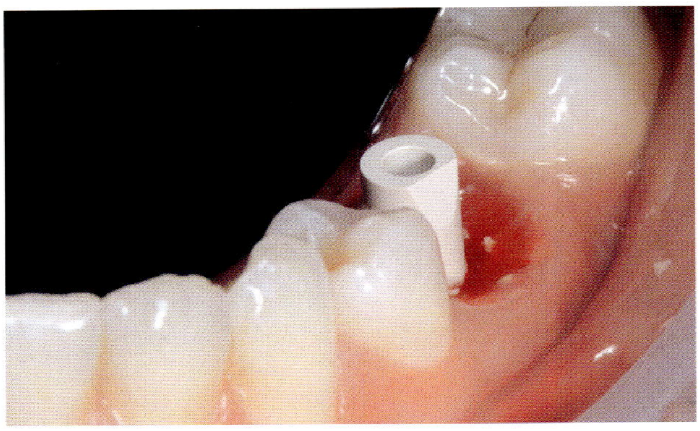

**Abb. 11** Laterale Ansicht nach 12 Wochen, nach Entfernung des SSA für die digitale Abformung.

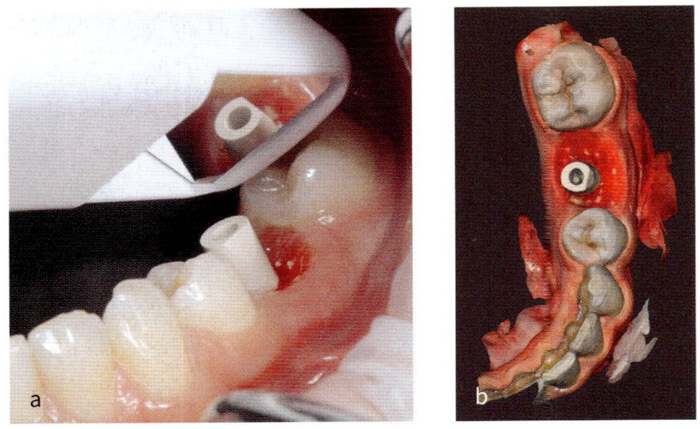


**Abb. 12a–b** Digitale Implantatabformung mit einem Intraoralscanner, der sowohl die Implantatposition als auch das Emergenzprofil erfasst.

Nach 12 Wochen Einheilzeit war das Weichgewebe um das SSA gesund, und die vestibuläre Kontur war gut erhalten (Abb. 12a–b). Als das SSA für die Abformung entfernt wurde, zeigte sich ein gesundes und anatomisches prothetisches Emergenzprofil mit einem korrekt geformten transmukosalen Anteil (Abb. 11).

Für die implantatgetragene Versorgung wurde eine digitale Abformung (I500; Medit, Seoul, Korea) mit einem digitalen Scankörper (Straumann RC connection, Institut Straumann AG) durchgeführt (Abb. 12a–b). Der digitale Scan lieferte präzise Informationen über die Implantatpositionierung und das Emergenzprofil.

Die Daten wurden digital an das Labor (LNT; Asselin Bonichon, Paris, Frankreich) übermittelt, zusammen mit zusätzlichen Informationen wie STL-Dateien (Standard Tessellation Language) der Situation vor der Extraktion und Farbinformationen.

**„COPY-PASTE-ZAHNMEDIZIN“**

Um die natürliche Molarenform so gut wie möglich zu reproduzieren, wurde die Implantatabformung mit der diagnostischen Erstabformung in der Laborsoftware (ExoCad, Align Technology, Darmstadt, Deutschland) zusammengeführt. Eine monolithische verschraubte Krone aus Zirkonoxid wurde konstruiert (Abb. 13a–b) und auf ein Sekundärteil aus Titan (Variobase, Gingivahöhe 2 mm; Institut Straumann AG) aufgepasst, um die Kronenform der natürlichen Zähne und die transmukosale Form der SSA exakt zu reproduzieren (Abb. 14a).

Nach dem Fräsen wurde die implantatgetragene Krone gesintert, durch Bemalen charakterisiert und auf das Sekundärteil geklebt (Abb. 14b).

Die Eingliederung der Implantatkrone verlief problemlos (Abb. 14c). Bei der Insertion wurde ein minimaler Druck auf das Gewebe festgestellt. Die transmukosale prothetische Kontur passte sich gut dem vorbereiteten periimplantären Emergenzprofil an (Abb. 15a–b). Das definitive Eindrehmoment (35 Ncm) wurde angewendet und der Schraubenkanal mit einem PTFE-Streifen gefüllt und mit Komposit (G-ænial A2; GC) verschlossen. Zur Kontrolle der Passung und des Randschlusses wurde postoperativ eine Zahnfilm-Röntgenaufnahme angefertigt (Abb. 16a–b).

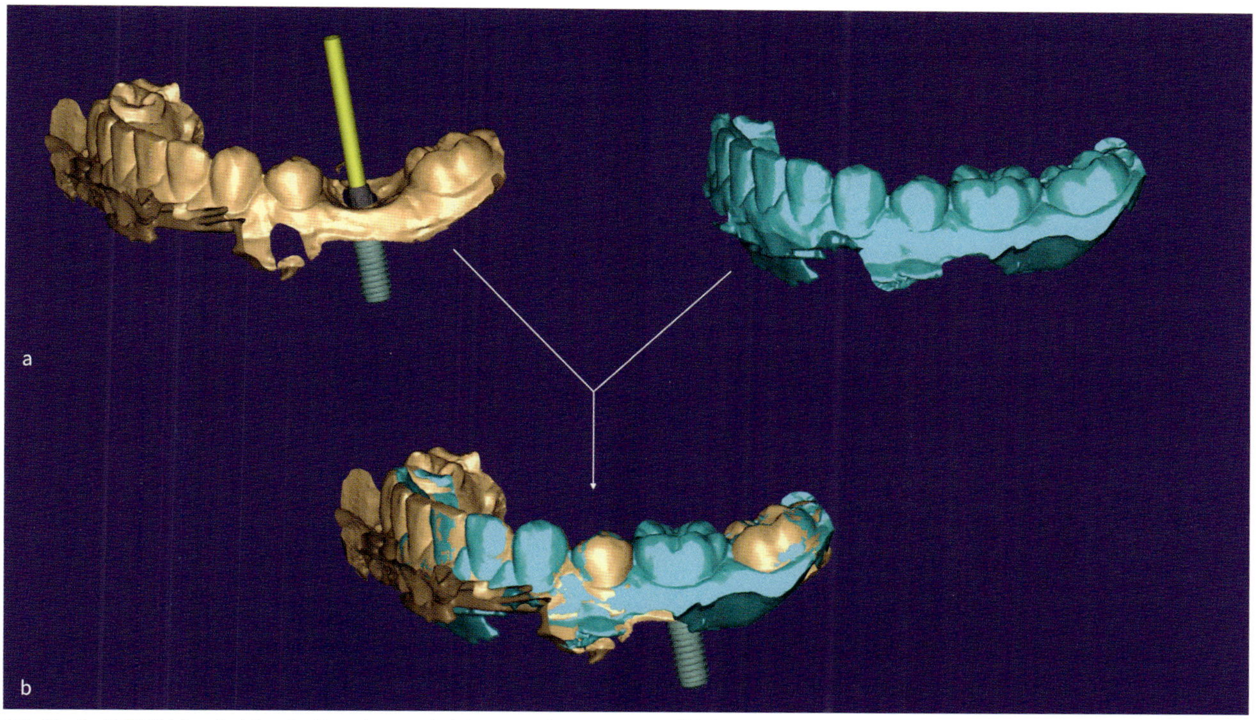

Abb. 13a–b CAD/CAM-Konstruktion der Krone in enger Anlehnung an das Emergenzprofil (a) und die anatomische Struktur des Zahns vor der Extraktion (b).

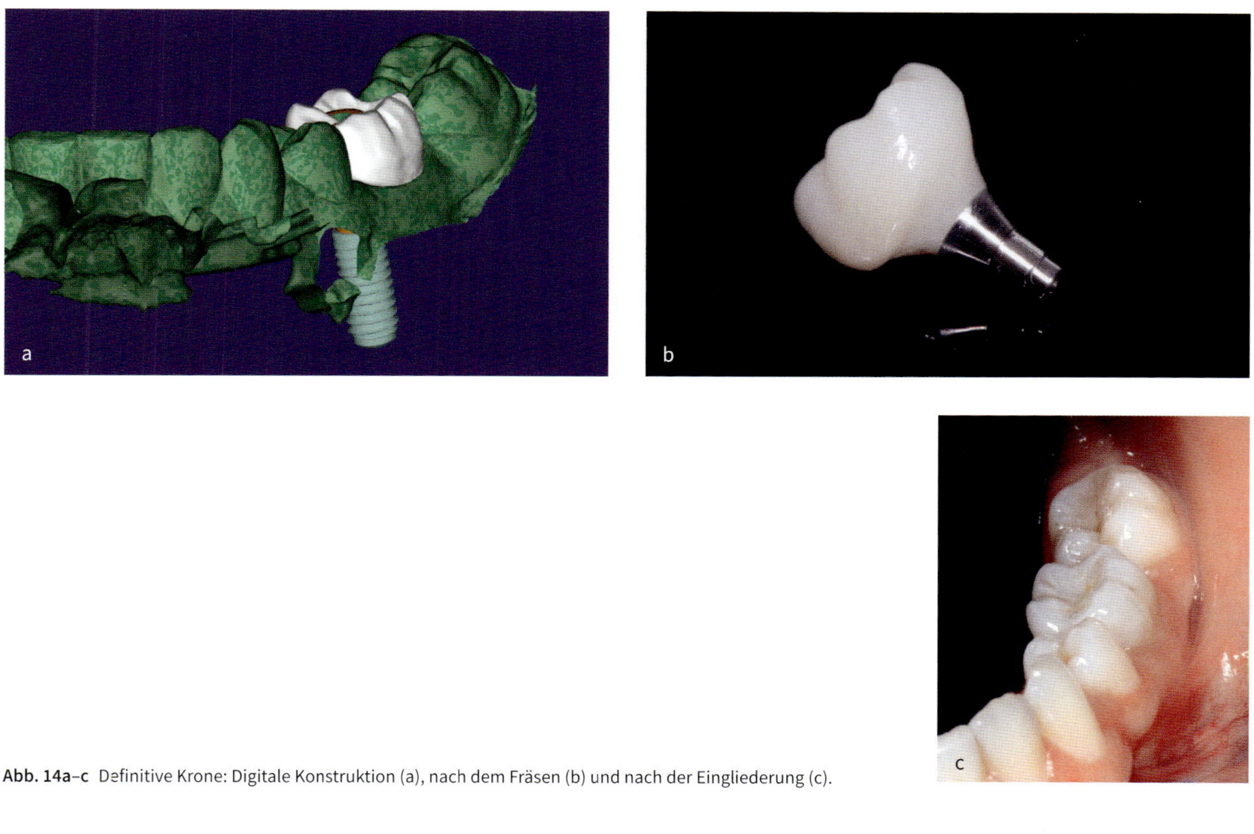

Abb. 14a–c Definitive Krone: Digitale Konstruktion (a), nach dem Fräsen (b) und nach der Eingliederung (c).

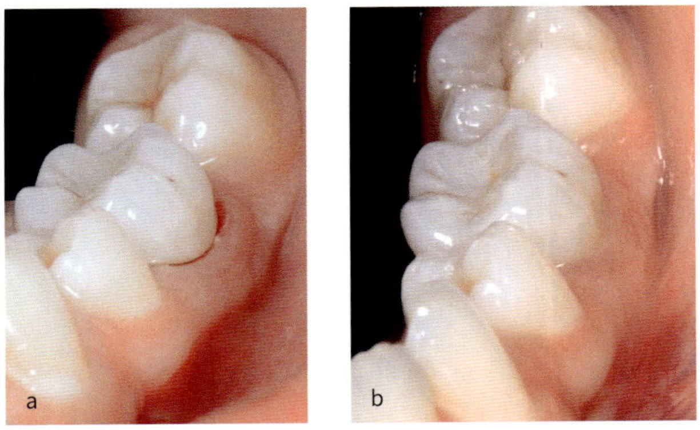

**Abb. 15a–b** Verschraubte implantatgetragene Zirkonoxidkrone vor (a) und nach (b) der Eingliederung.

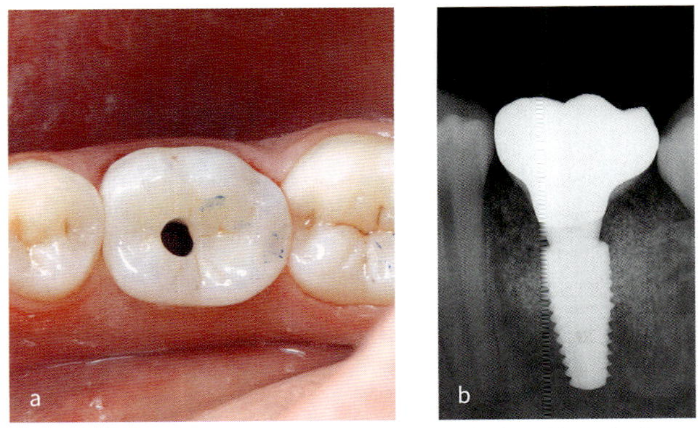

**Abb. 16a–b** Ansicht von okklusal (a) und Röntgenaufnahme (b) unmittelbar nach der Eingliederung der definitiven Krone.

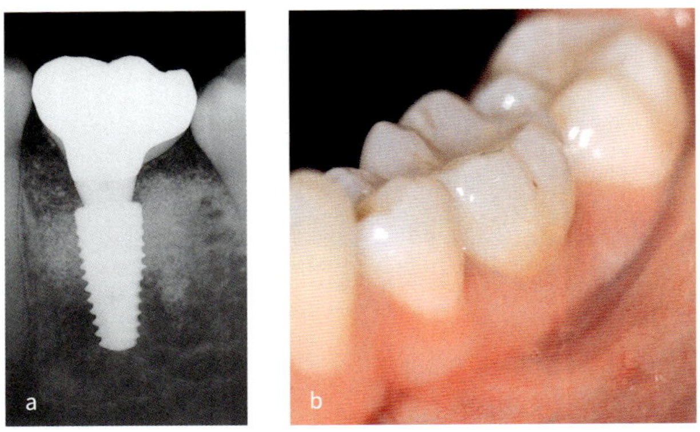

**Abb. 17a–b** Röntgenaufnahme (a) und klinische Seitenansicht (b) bei der Nachkontrolle nach 2 Jahren.

## BEHANDLUNGSERGEBNIS

Bei der Nachkontrolle nach 2 Jahren war die klinische Situation stabil (Abb. 17a–b). Es wurden keine biologischen oder technischen Komplikationen festgestellt. Die klinische Beurteilung zeigte eine stabile Position und ein stabiles Weichgewebevolumen (vestibuläre Kontur und Papillen). Da die Patientin an einer kürzlich publizierten Fallserie teilnahm (Alexopolou et al. 2021), wurde auch ein DVT-Scan angefertigt (Abb. 18a–c und Abb. 19a–b). Bei der Eingliederung der Krone und bei der Nachkontrolle nach 2 Jahren waren sowohl das periimplantäre Weichgewebe als auch das umgebende Knochenniveau im Vergleich zur Ausgangssituation klinisch stabil (Alexopolou et al. 2021).

## DISKUSSION

Die Überlebensraten von Sofortimplantaten im Molarenbereich sind vergleichbar mit denen von Implantaten, die in ausgeheilte Alveolen inseriert werden, und weisen aus Sicht der Patienten erhebliche Vorteile auf.

Eine der größten Herausforderungen bei der Sofortimplantation im Molarenbereich ist jedoch – neben der Gewährleistung der Primärstabilität – die Fähigkeit, angesichts der Dimension und Anatomie der Molaren einen Alveolenverschluss zu erreichen.

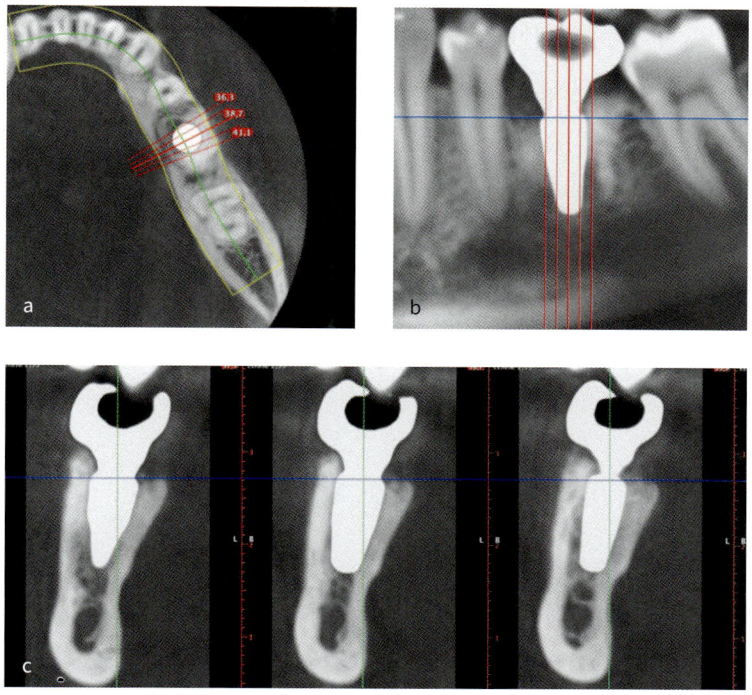


**Abb. 18a–c** Die DVT-Auswertung bei der Nachkontrolle nach 2 Jahren zeigt einen stabilen Knochen um das Implantat.

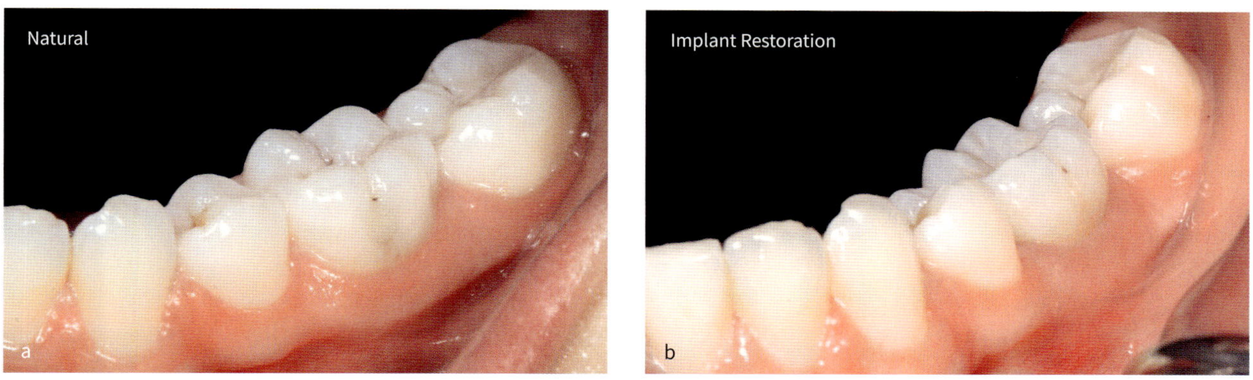


**Abb. 19a–b** Vergleich der präoperativen Ausgangssituation mit dem Endergebnis – die prothetische Integration der Versorgung auf Implantat 36.

In der vorliegenden Fallbeschreibung wird ein klinisches Protokoll diskutiert, das sich auf eine minimalinvasive Strategie für den Molarenersatz konzentriert, bei der die Sofortimplantation mit der indirekten Herstellung einer individuell angefertigten anatomischen Alveolenabdeckung (Sealing Socket Abutment, SSA) kombiniert wird, wie in mehreren früheren Artikeln berichtet (Finelle et al. 2016, Finelle et al. 2019, Ruales et al. 2019, Akin 2016).

Während die Sofortversorgung in der ästhetischen Zone eine vorhersagbare Strategie zu sein scheint, um die gingivale Architektur zu kontrollieren und das Weichgewebe nach der Extraktion zu stabilisieren (Chan et al. 2019), ist die provisorische Sofortversorgung im Seitenzahnbereich auch eine interessante Alternative, um die Wundheilung zu fördern, indem das periimplantäre Weichgewebe gestützt und ein begrenzter Regenerationsraum für den Knochen geschaffen wird. Einige Autoren haben die Sofortbelastung von Implantaten mit definitiven Versorgungen in abgeheilten Einzelzahnbereichen von Molaren beschrieben, um so die Weichgewebeheilung zu steuern (Lambert und Mainjot 2017). Da es sich um einen Bereich handelt, der während der Osseointegration einer hohen Kaubelastung ausgesetzt ist, wäre mehr Evidenz erforderlich, um eine solche Behandlungsmodalität (Sofortimplantation und Sofortversorgung, Typ 1A) (Gallucci et al. 2018) auch für die Molaren in Betracht zu ziehen.

Im vorliegenden Fall wurde entschieden, nach der Sofortimplantation mit einer konventionellen Versorgung vom Typ 1C fortzufahren (Gallucci et al. 2018), für die im unteren Seitenzahnbereich ein deutlich höheres Evidenzniveau vorliegt als für das Typ-1A-Protokoll (Zhou et al. 2021). Durch ihr individuelles Design schützt das SSA frisch gesetzte Implantate vor Kaubelastungen und bietet gleichzeitig die biologischen Vorteile der Gewebekonditionierung für eine Sofortversorgung. Zu diesen Vorteilen gehören:

- Weniger Behandlungssitzungen (Extraktion und Implantation sind kombiniert)
- Kürzere Gesamtbehandlungsdauer
- Weniger invasive Behandlung (Chirurgie ohne Aufklappung)
- Schnellere postoperative Genesung
- Stützung des Weichgewebes
- Weniger prothetische Manipulationen

In einer früheren Studie (Finelle et al. 2021) wurde die Herstellung individueller SSA im Zusammenhang mit CAD/CAM-Verfahren beschrieben. Diese Technik erfordert den Einsatz von Chairside-Fräsgeräten, die aber in den meisten Zahnarztpraxen nicht zur Verfügung stehen. Hinzu kommen die höheren Kosten und die lange Fertigungszeit, die den Arbeitsablauf stört. Daher ist diese Technik für Routineimplantationen wie den Ersatz eines einzelnen Molaren unrealistisch.

Der vorliegende Fall zeigt eine autonomere, einfachere und effizientere Methode, bei der unmittelbar nach dem Eingriff konventionelles Komposit verwendet wird, das in jeder Zahnarztpraxis zur Verfügung steht.

Aus klinischer Sicht sind dabei chirurgische und prothetische Vorteile zu erwarten, die sich direkt auf die Wundheilung auswirken:

- Chirurgisch wirkt SSA als mechanische Barriere, die das Koagulum im begrenzten Raum der Alveole stabilisiert und so den Regenerationsprozess fördert. Der Hauptzweck der SSA besteht drin, die Alveole zu verschließen, als starre Abdeckung zu dienen und den Alveolarknochen von der Mundhöhle zu isolieren, ohne dass invasive Techniken wie eine Lappenbildung, Inzisionen oder Nähte erforderlich sind. Da für den primären Verschluss kein Lappen gebildet werden muss, wird der Gingivasaum nicht verschoben, und die Papillenarchitektur bleibt mit minimaler biologischer Störung in ihrer ursprünglichen Position erhalten. Die günstige biologische Reaktion, über die in früheren Artikeln in Bezug auf das Implantatüberleben, das Aussehen des Weichgewebes (Lilet et al. 2021) und die volumetrische Stabilität des Knochens im Laufe der Zeit (Alexopolou et al. 2021) berichtet wurde, kann als direkte Folge der geringeren Invasivität des beschriebenen chirurgischen Verfahrens angesehen werden. Es wurde auch beobachtet, dass etwaige postoperative Beschwerden von den Patienten gut toleriert wurden.
- Der transmukosale Anteil der Implantatkrone ist prothetisch so gestaltet, dass er eine zervikale Kontur aufweist, die der Anatomie der natürlichen Krone entspricht, was sich positiv auf die Weichgewebestabilität auswirkt und einen Kollaps nach der Extraktion verhindert (Raj und Bhatnagar 2015). Dies vereinfacht alle prothetischen Manipulationen beim Einsetzen der Krone erheblich, da sich alle Gewebe bereits an ihrer korrekten anatomischen und prothetischen Position befinden.

**SCHLUSSFOLGERUNGEN**

Durch den Erhalt der alveolären Strukturen und die gesteuerte Weichgewebeheilung könnte die Sofortimplantation in Kombination mit einer SSA im Molarenbereich zu vorhersagbaren und sicheren implantologischen Ergebnissen führen. Relevante Evidenz wird allmählich verfügbar, ebenso wie vielversprechende und interessante neue Perspektiven, jedoch sind weitere Untersuchungen durch gut konzipierte kontrollierte klinische Studien erforderlich.

# 6 Komplikationen

F. Lambert, A. Hamilton

Die Sofortimplantation und Sofortbelastung bei teilbezahnten Patienten kann eine vorhersagbare Behandlungsform sein, wenn sie korrekt geplant und durchgeführt wird. Es wurde jedoch auch über Komplikationen in Zusammenhang mit Implantatästhetik sowie Knochenverlust und Implantatversagen berichtet. Obwohl diese Komplikationen nicht nur bei dieser Behandlungsmethode auftreten, sollte sorgfältig darauf geachtet werden, dass zusätzliche Risiken für den einzelnen Patienten und die spezielle Behandlungsregion minimiert werden.

Eine kürzlich veröffentlichte systematische Übersichtsarbeit und Metaanalyse zeigte , dass die Sofortimplantation als Einzelzahnversorgung (Typ 1) im Vergleich zur Früh- oder Spätimplantation (Typ 2, 3, 4) eine ähnliche Überlebensrate hatte und sich durch einen geringeren marginalen Knochenverlust und bessere Pink Esthetic Scores auszeichnete(Garcia-Sanchez et al. 2022). Diese Arbeit zeigte auch, dass die Sofortversorgung keinen Einfluss auf die Überlebensrate hatte, jedoch mit einer hohen Komplikationsrate (11 %) verbunden war, wobei chirurgische und ästhetische Komplikationen am häufigsten auftraten. Die Autoren räumten ein, dass verschiedene Faktoren diese Ergebnisse beeinflusst haben könnten, wie das Mobilisieren oder der Verzicht auf einen Lappen, Hart- und Weichgewebetransplantate, die Winkelung und Position des Implantats, die Position im Zahnbogen und der gingivale Phänotyp.

Das übergeordnete Ziel dieses Bandes 14 des ITI Treatment Guide ist es, einen strukturierten Entscheidungsrahmen für die Sofortimplantation zur Verfügung zu stellen, der auf der Literatur und der klinischen Erfahrung der Autoren basiert, um das Risiko von Komplikationen zu minimieren.

Die erste wichtige Maßnahme zur Verringerung des Komplikationsrisikos ist die Identifizierung sicherer Indikationen für die Sofortimplantation gemäß den Vorschlägen zur Risikobewertung (Kapitel 6.1).

Auch die Art und Weise, wie der chirurgische Eingriff durchgeführt wird, kann das Ergebnis beeinflussen und zu Komplikationen führen (Kapitel 6.2). Die ideale 3-D-Implantatposition ist nach wie vor ein Schlüssel für den ästhetischen Erfolg der Sofortimplantation. Das Erreichen der Primärstabilität in einer frischen Extraktionsalveole stellt eine zusätzliche Herausforderung bei der adäquaten Implantatpositionierung dar. Ergänzende chirurgische Maßnahmen wie Hart- oder Weichgewebetransplantate können helfen, das Risiko ästhetischer Komplikationen im Zusammenhang mit der Sofortimplantation zu reduzieren. Sie erhöhen jedoch die Komplexität der Behandlung und können zu zusätzlichen biologischen oder chirurgischen Komplikationen führen.

Letztendlich besteht bei Sofortversorgung und Sofortbelastung auch die Möglichkeit, dass mechanische Komplikationen auftreten, die sich negativ auf den Heilungsverlauf auswirken, wie z. B. eine Lockerung der Halteschrauben (Kapitel 6.3).

In diesem Kapitel werden typische Komplikationen bei Sofortimplantationen diskutiert und Empfehlungen zu deren Vermeidung gegeben.

# 6.1 Komplikationen in Zusammenhang mit der Fallauswahl

## 6.1.1 Ungünstige Anatomie des Kieferkamms

Ein Schlüsselfaktor bei der Sofortimplantation ist die Anforderung, das Implantat in einem günstigen Knochenumfeld mit ausreichender Verankerung zur Stabilisierung des Implantats zu platzieren. Neben der mechanischen Stabilität sind das Regenerationspotenzial der Restalveole und die lokale Anatomie des Alveolarknochens weitere wichtige Faktoren, da nach der Extraktion eine Remodellierung zu erwarten ist und das Regenerationspotenzial der Alveole beachtet werden sollte.

Selbst nach einer minimal traumatischen Extraktion unter Erhalt des eigentlichen Alveolarknochens hängt die erfolgreiche Integration des Transplantatmaterials im Spalt zwischen Sofortimplantat und vestibulärer Knochenwand von der Vaskularisation und Versorgung des interproximalen Knochens und des Periosts ab. Je weiter die Wurzel außerhalb des Knochenmantels der Alveole liegt, desto stärker ist das Regenerationspotenzial der vestibulären Knochenwand eingeschränkt. Wenn die Wurzel und die vestibuläre Knochenwand aus dem Knochenmantel herausragen, insbesondere in Kombination mit einer reduzierten bukkolingualen Dimension des approximalen Knochens und des Alveolarfortsatzes, ist das Regenerationspotenzial der Alveole gering, und Sofortimplantationen sollten vermieden werden. In dieser Situation muss mit einer ausgedehnten Resorption des vestibulären Knochens gerechnet werden, die zu einer Veränderung der Alveolardimension und -kontur sowie zu ästhetischen Komplikationen führen kann; die Regeneration kann ausbleiben und einen Mangel an vestibulärer Knochensubstanz um das Implantat herum zur Folge haben (Abb. 2a–d und 3a–e).

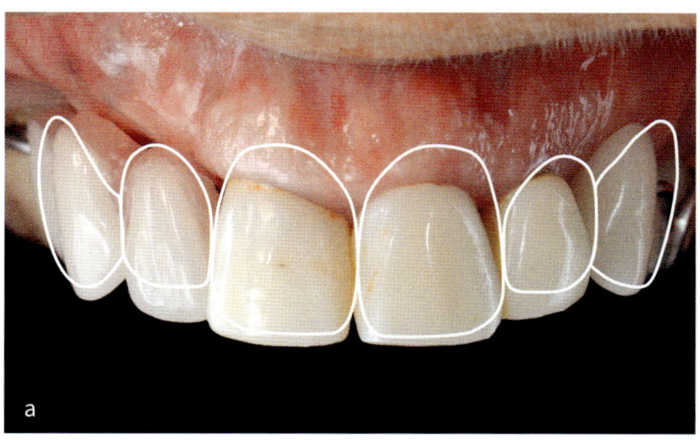

a

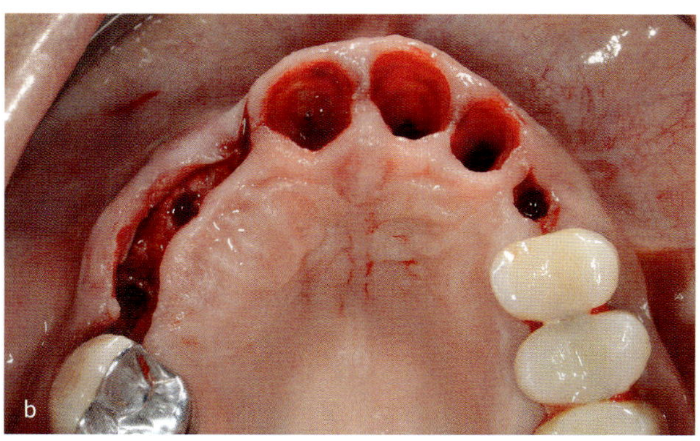

b

**Abb. 1a–g** In dem hier gezeigten Fall wurden mehrere Implantate zu unterschiedlichen Zeitpunkten inseriert. In regio 15 und 13 wurden 9 Monate nach einer regenerativen Maßnahme Implantate nach dem Typ-4-Protokoll inseriert. In regio 23 wurde ebenfalls eine Spätimplantation erwogen, da die Knochenverankerung durch die Länge des Eckzahns eingeschränkt war. Da jedoch eine festsitzende provisorische Lösung gewünscht wurde, wurde für regio 11 und 21 eine Sofortimplantation mit Sofortbelastung geplant. Es wurde eine umfassende virtuelle Implantatplanung durchgeführt, aber der Alveolarknochen in regio 11 und 21 war für das Typ-1-Protokoll ungeeignet. Die präoperativen DVT-Bilder zeigten ein begrenztes sagittales Knochenangebot im Bereich des Implantatapex, einen prominenten Alveolarkamm und einen Inzisalkanal – alles anatomische Merkmale, die die Indikation für eine Sofortimplantation beeinflussen.

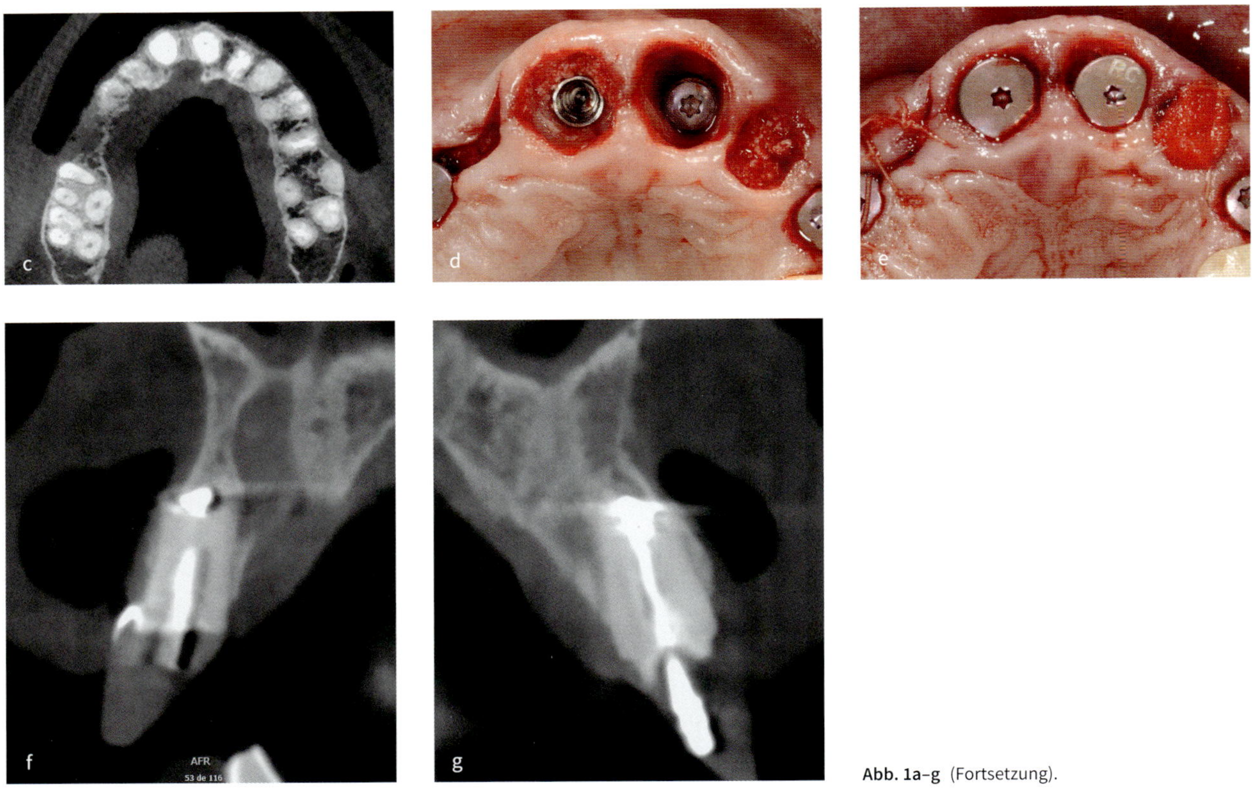

**Abb. 1a–g** (Fortsetzung).

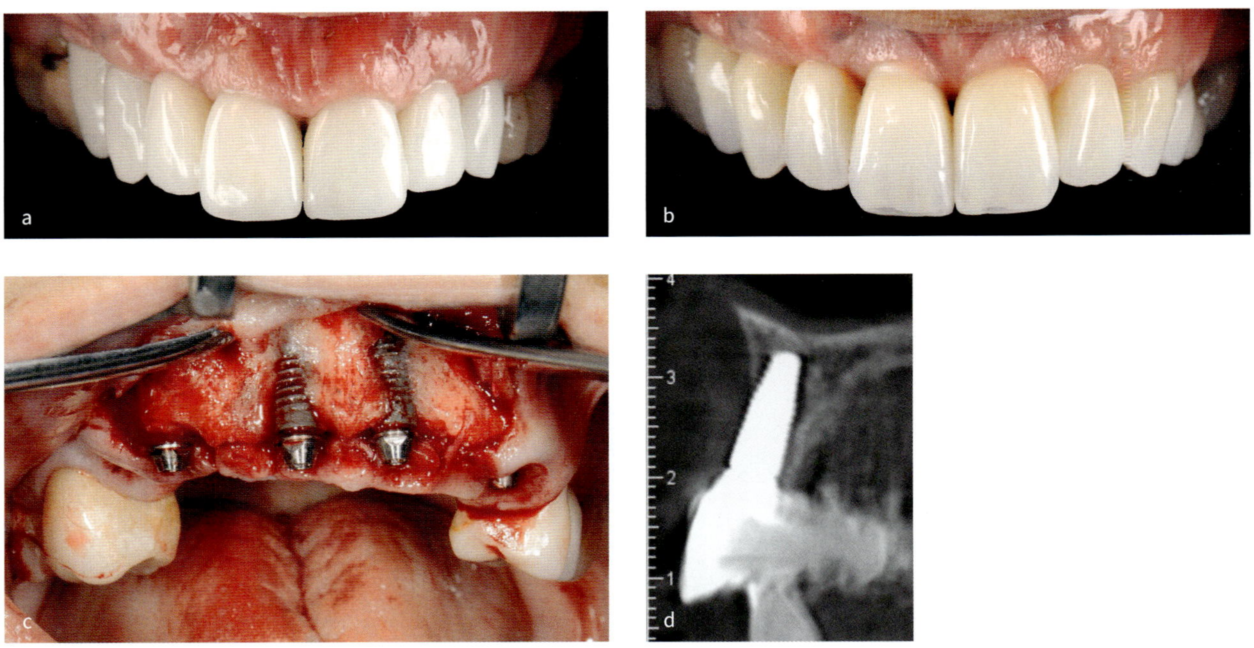

**Abb. 2a–d** Nach einem Jahr wurde klinisch an Implantat 11 und 21 eine Weichgeweberezession festgestellt, und im Röntgenbild war eine erhebliche vestibuläre Knochenresorption zu beobachten. Es wurde beschlossen, mit Hilfe eines regenerativen Verfahrens den Aufbau des Hartgewebes zu fördern. Nach Bildung eines Volllappens bestätigte sich, dass sich auf der vestibulären Seite der Sofortimplantate 11 und 21 der Knochen nicht regeneriert hatte. Im Gegensatz dazu blieb der vestibuläre Knochen der Implantate 13 und 24, die nach einem Typ-4-Protokoll in der gleichen Zeit gesetzt worden waren, erhalten. Auf Grundlage der Tabelle zur Risikobewertung in Kapitel 3 wären diese als „hohes Risiko“ eingestuft worden, mit relativen Kontraindikationen für ein Typ-1A-Protokoll. Alternative Protokolle, wie eine Früh- oder sogar Spätimplantation, die regenerative Verfahren ermöglichen, hätten diese Komplikationen verhindern können.

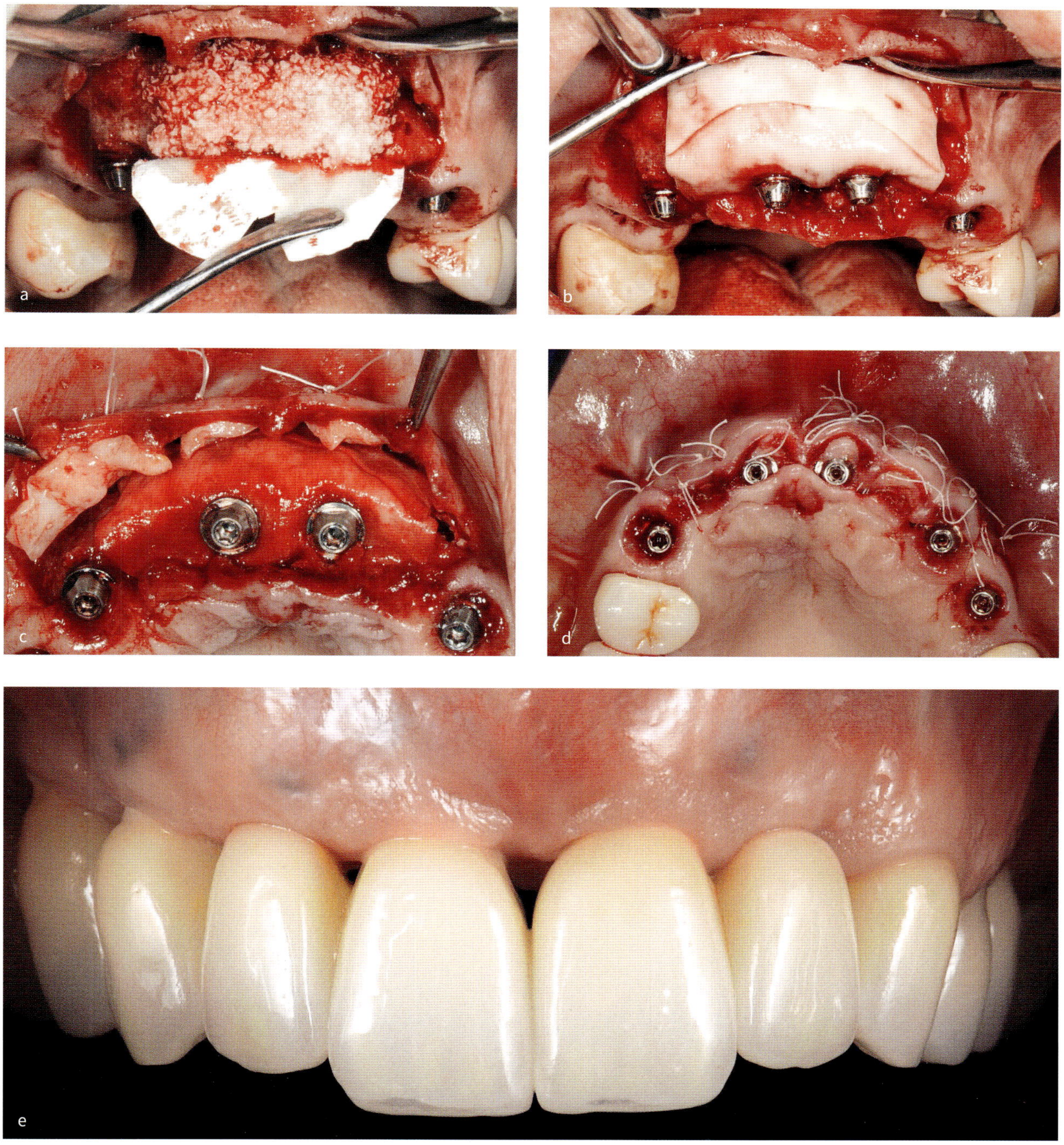

**Abb. 3a–e** Es wurde eine gesteuerte Knochenregeneration mit einem demineralisierten bovinen Knochenmineral (DBBM) und einer Kollagenmembran in Kombination mit einer Weichgewebetransplantation durchgeführt. Das Ziel dieser sekundären Korrektureingriffe bestand darin, die vestibuläre Knochenwand und die Konturen des Alveolarkamms zu rekonstruieren, um ästhetische Kompromisse in Bezug auf die Position des vestibulären Gingivarands zu minimieren und das Risiko einer Implantatfreilegung zu verringern. 6 Monate nach dem regenerativen Eingriff schien sich das Niveau der vestibulären Mukosa stabilisiert zu haben; der Verlust der Papillen war jedoch irreversibel. Eine Früh- oder Spätimplantation hätte möglicherweise zu besser vorhersagbaren ästhetischen und biologischen Ergebnissen geführt, da das Gewebe vor der Extraktion lokal geschädigt war. (Prothetische Arbeiten: Prof. Dr. Amélie Mainjot. Laborarbeiten: Dental Team, Luc and Patrick Rutten.)

### 6.1.2 Ungenügende Qualität oder Quantität des Weichgewebes

Eine vestibuläre Rezession ist eine häufige Komplikation nach der Sofortimplantation eines einzelnen Implantats (Kan et al. 2003, Kan et al. 2011b, Chen und Buser 2014, Yuenyongorarn et al. 2020) (Abb. 4).

Nach Cosyn et al. (2012) tragen mehrere Faktoren zu dieser Komplikation bei. Das Risiko kann durch eine geeignete Fallauswahl (intakte vestibuläre Knochenwand, dicker gingivaler Phänotyp) reduziert werden. Die Autoren betonen auch, dass eine Operation ohne Lappenbildung und eine sofortige restaurative Versorgung von Vorteil sein können.

Ein weiteres Rezessionsrisiko stellt eine dünne marginale Gingiva dar, insbesondere in der ästhetischen Zone. Eine neuere systematische Übersichtsarbeit (Seyssens et al. 2021) kam zu dem Schluss, dass ein Bindegewebetransplantat zur Stabilität des vestibulären Weichgewebes im Mittelgesicht nach einer Sofortimplantation beiträgt und bei einem erhöhten Risiko für eine Weichgeweberezession in der ästhetischen Zone (dünner gingivaler Phänotyp, weniger als 0,5 mm vestibuläre Knochendicke) in Erwägung gezogen werden sollte.

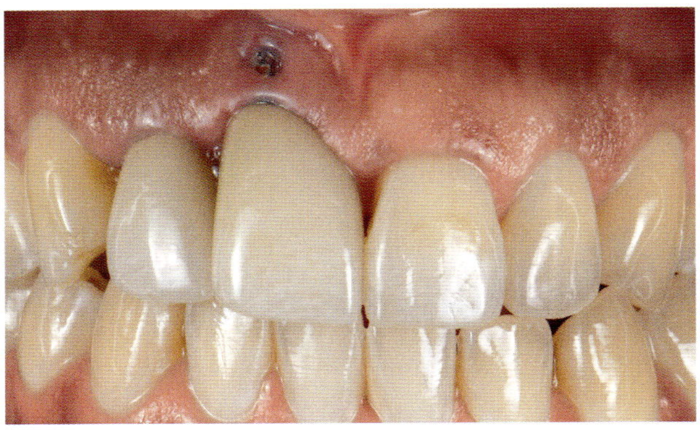

**Abb. 4** Vestibuläre Rezession an Sofortimplantat 11 mit Verlust von vestibulärer Knochensubstanz und Weichgewebedicke.

# 6.2 Komplikationen in Zusammenhang mit dem chirurgischen Eingriff

## 6.2.1 Implantatpositionierung

Die ideale dreidimensionale Position eines Implantats spielt eine Schlüsselrolle für den ästhetischen, biologischen und mechanischen Erfolg (Garber und Belser 1995, Buser et al. 2004, Grunder et al. 2005). Die Insertion von Implantaten in frische Extraktionsalveolen stellt den chirurgisch tätigen Zahnarzt vor zusätzliche Herausforderungen bei der Suche nach der idealen Implantatposition.

Wenn eine Osteotomie auf einer geneigten Oberfläche präpariert wird, besteht die Tendenz, dass der Bohrer abgleitet und von der idealen Implantatposition abweicht. Dies kann auch während der Implantatinsertion selbst geschehen, wenn das Implantat von der geneigten Fläche entfernt gesetzt wird, insbesondere wenn die Osteotomie in der Hoffnung unterpräpariert wurde, um das für die Sofortbelastung erforderliche Eindrehmoment zu erreichen (Abb. 5a–b). Die schablonengeführte Implantatchirurgie kann dazu beitragen, Abweichungen dieser Art zu reduzieren, aber auch schablonengeführte Chirurgiesysteme können auf geneigten Flächen denselben Problemen unterliegen (El Kholy et al. 2019, Pimkhaokham et al. 2022).

Um diese zu vermeiden, muss die vestibuläre Abweichung des Handstücks während der Osteotomie und der Implantatinsertion verhindert werden. Eine adäquate Profilierung des dichten palatinalen Knochens sollte auf der koronalen Seite erfolgen, um die Dislokation zu minimieren.

Bei einem Verfahren ohne Lappenbildung, wie er für das Typ-1A-Protokoll empfohlen wird, kann es schwierig sein, den umgebenden Alveolarknochen an der Implantationsstelle einzusehen. Dies kann zu einer unbeabsichtigten Fenestration der vestibulären Knochenwand im apikalen Bereich des Implantats führen, die zum Zeitpunkt der Implantation möglicherweise nicht bemerkt wird (Abb. 6a–c). Angrenzende Strukturen wie der Inzisalkanal oder die Nachbarzähne können ebenfalls geschädigt werden, wenn der Abstand zu diesen nicht im Detail durch 3-D-Röntgenbilder dargestellt wird. Digitale Planung und schablonengeführte Implantatchirurgie können bei der Insertion ohne Lappenbildung von Vorteil sein (Abb. 7a–h und Abb. 8) (Romandini et al. 2022).

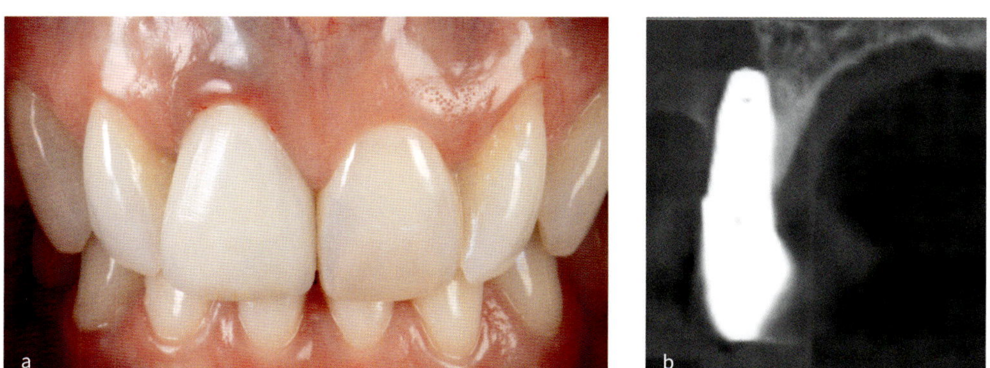


**Abb. 5a–b** Vestibuläre Rezession, periimplantäre Mukositis, graue Mukosa und deutlicher Palpationsbefund an Implantat 11. Ein Sofortimplantat mit großem Durchmesser wurde in der Extraktionsalveole vestibulär positioniert und ragte durch den vestibulären Knochen hindurch. Nach der anschließenden Knochenremodellierung blieb das Implantat vestibulär und apikal völlig ohne umgebenden Knochen.

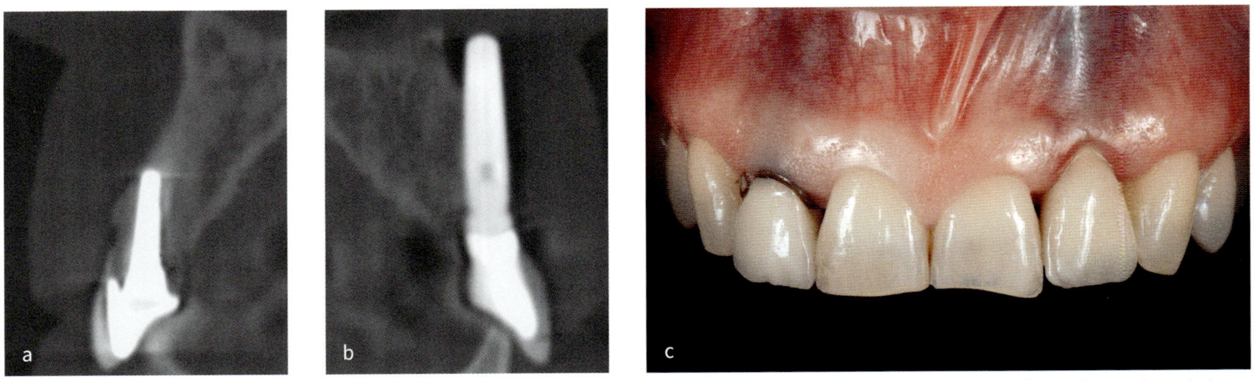

**Abb. 6a–c** Implantat 12 wurde vor einigen Jahren sofortimplantiert. Die Position des kontralateralen Zahns deutet darauf hin, dass die Implantatachse mit der des extrahierten Zahns übereinstimmte, was wahrscheinlich eine intraoperative Fenestration des vestibulären Knochens zur Folge hatte. Der zusätzliche Umbau des vestibulären Knochens führte nach einigen Jahren zu einer ästhetischen Komplikation; der Patient berichtete auch über Schmerzen.

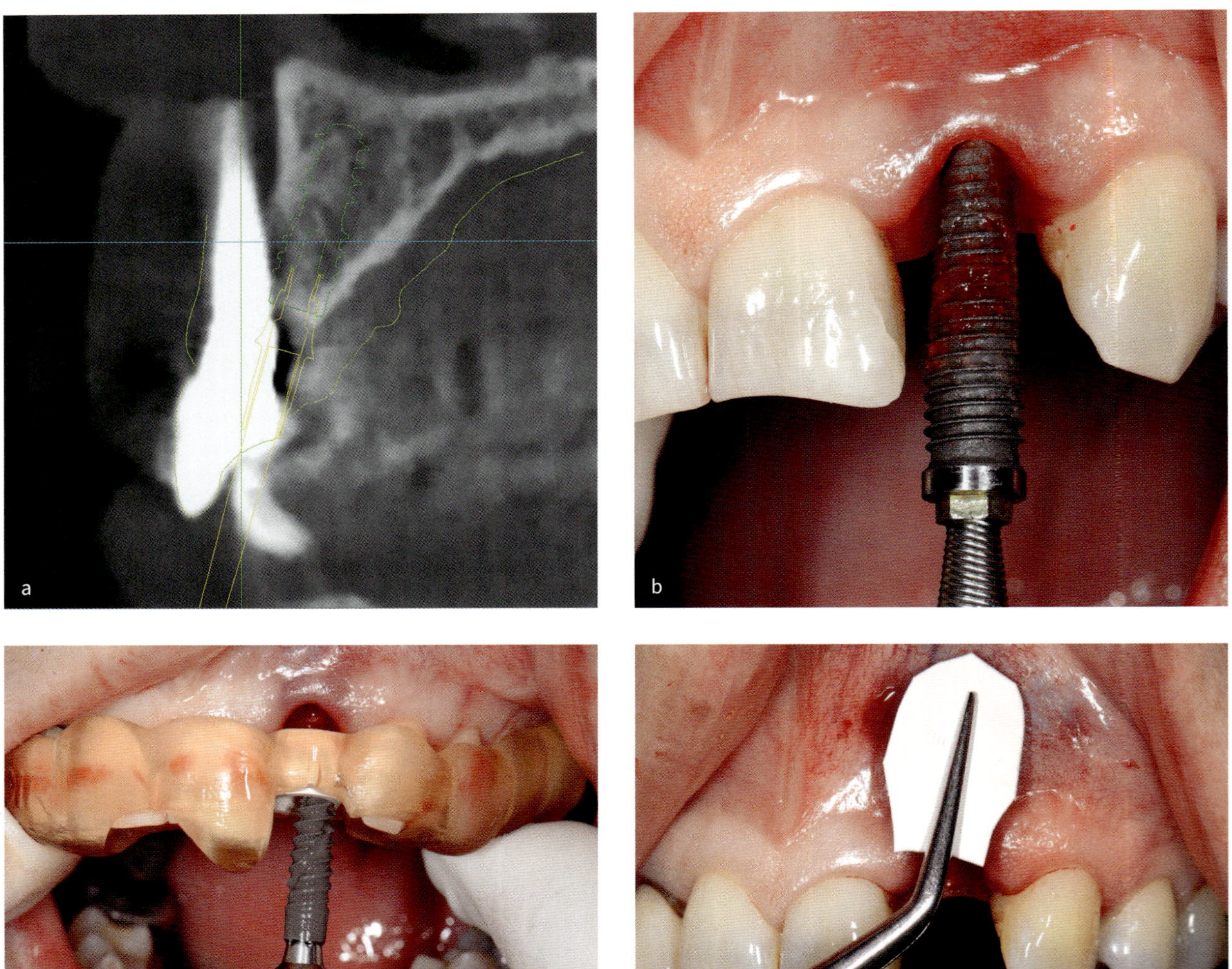

**Abb. 7a–h** Nach digitaler Planung (a) wurde das Implantat entfernt und durch ein Sofortimplantat mit gleichzeitiger Hart- und Weichgewebetransplantation ersetzt. Entfernung des Implantats (b), Sofortimplantation in korrekter 3-D-Position mit statischer Bohrschablone (c), vestibuläre Knochenregeneration mit Kollagenmembran und Xenotransplantat-Material (d).

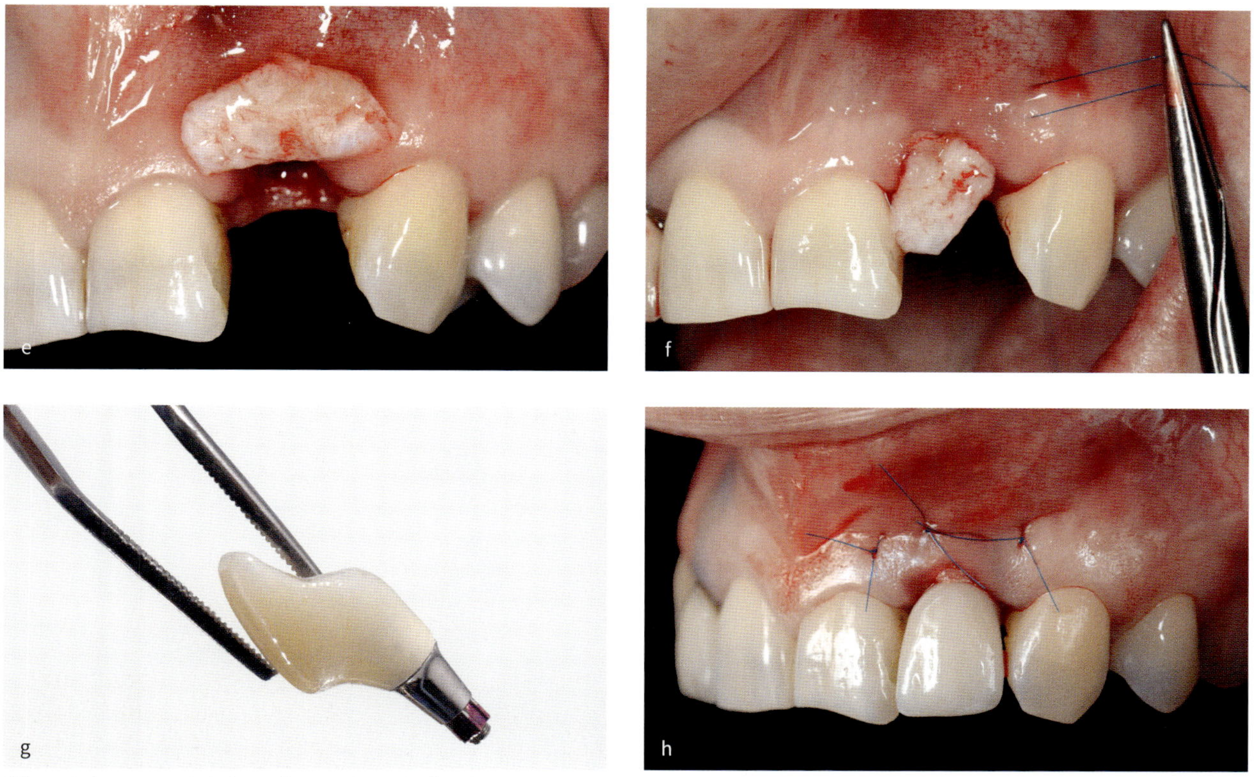

**Abb. 7a–h** (Fortsetzung) Bindegewebetransplantat (e–f), Sofortbelastung mit einem verschraubten Provisorium, das vor dem Eingriff auf Basis der digitalen Implantatplanung hergestellt worden war (g–h).

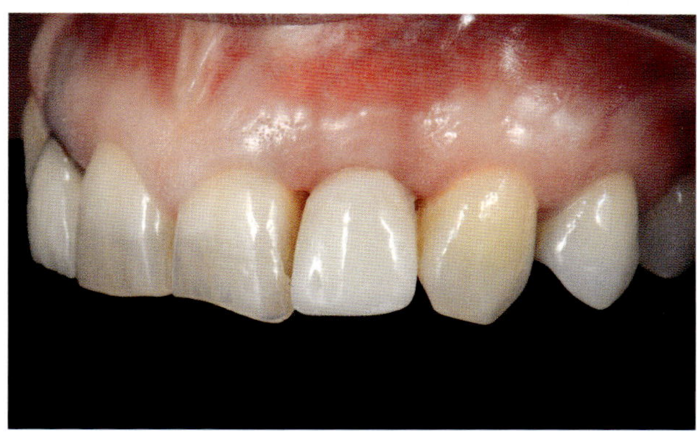

**Abb. 8** Provisorische Krone nach der Einheilung. Ansicht von vestibulär 6 Monate nach Implantatwechsel.

Bei ausreichendem palatinalem Knochenangebot kann eine sehr starke vestibuläre Angulation des Implantats erforderlich sein, um eine ausreichende Primärstabilität für die Sofortbelastung zu erreichen. Primärstabilität bei Typ-1-Implantationen kann nicht immer mit einem Implantat in idealer Position erreicht werden, wenn es vollständig in der Extraktionsalveole stehen soll. Man könnte versucht sein, den Implantatapex nach palatinal auszurichten, wenn palatinal reichlich Knochen vorhanden ist, aber dies kann zu einer störenden vestibulären Angulation des Implantats führen (Kan et al 2021).

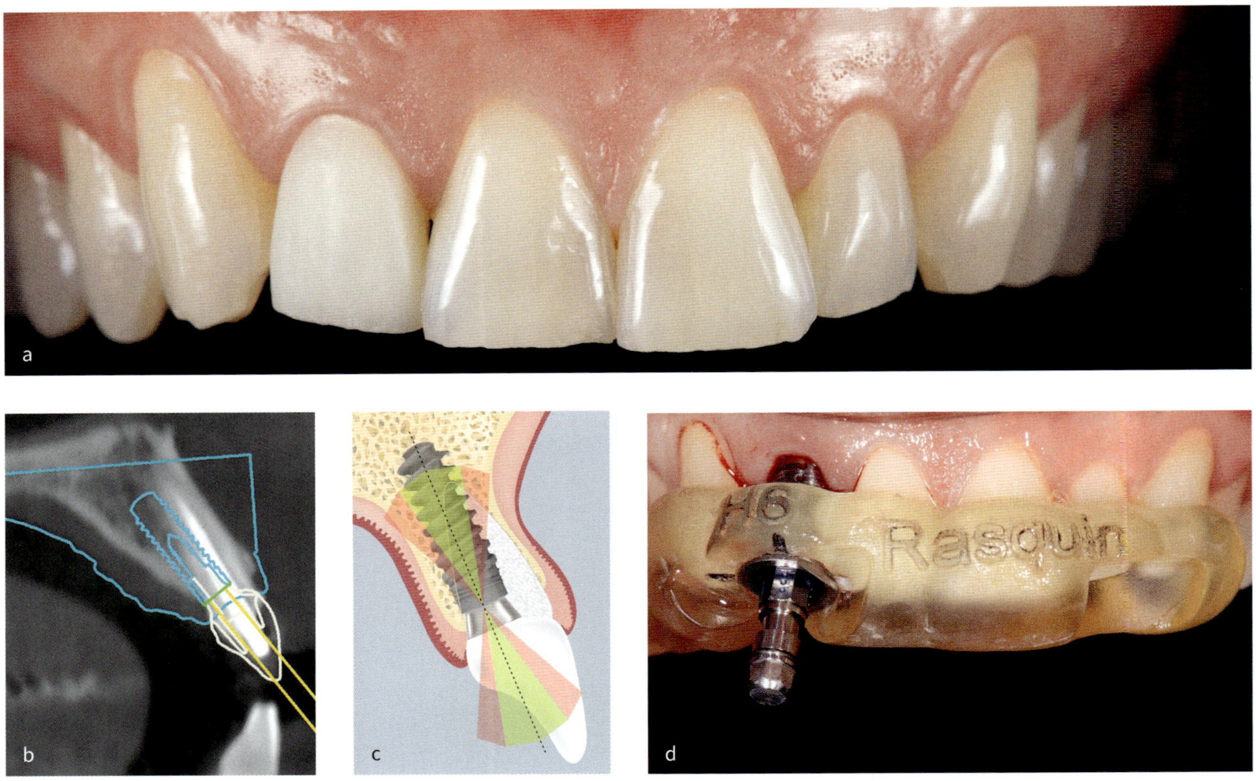


**Abb. 9a–d** Virtuelle Implantatplanung für einen oberen seitlichen Schneidezahn, der extrahiert und durch ein Implantat ersetzt werden musste. Die Wurzel ist ziemlich lang, und der Alveolarkamm ist zum Apex hin mit einer vestibulären Konkavität eingesunken, die einen Kontakt des Implantats mit dem apikalen Knochen ausschließt. Ein Kontakt mit dem palatinalen Knochen war möglich, führte jedoch zu einer übermäßigen vestibulären Angulation mit möglichen Komplikationen wie einer Rezession des vestibulären Gewebes.

Die vestibuläre Angulation von Implantaten in der ästhetischen Zone ist mit einem erhöhten Risiko von Hart- und Weichgewebeverlusten und daraus resultierender vestibulärer Rezession verbunden (Abb. 9a–d). Darüber hinaus stellt der dann notwendige Ausgleich des Implantatwinkels eine Herausforderung für die prothetische Versorgung dar. Sie erfordert winkelkorrigierende Lösungen wie beispielsweise ein Sekundärteil mit einem abgewinkelten Schraubenkanal oder eine zementierte Versorgung (Abb. 10a–c). Obwohl kein Grenzwert zur Vermeidung von Komplikationen für die Angulation nach vestibulär festgelegt wurde, sollte jede geplante oder unerwartete Angulation des Implantats sowohl präoperativ als auch zum Zeitpunkt der Insertion sorgfältig überprüft werden. Wenn das Implantat voraussichtlich eine übermäßige vestibuläre Neigung aufweist, sollte es, abgesehen von möglichen zusätzlichen Risikofaktoren für ästhetische, biologische und mechanische Komplikationen, nicht zum Zeitpunkt der Extraktion inseriert werden. Vielmehr sollten alternative Implantationsprotokolle in Betracht gezogen werden, die eine ideale Implantatpositionierung ermöglichen (Abb. 11a–d).

Eine Voraussetzung für die Sofortimplantation ohne Lappenbildung ist, dass das Implantat etwas unterhalb des Niveaus der vestibulären krestalen Knochenkante gesetzt wird. So entsteht ein geschlossener Defekt, in dem sich der Knochen regenerieren und das Implantat nach der Einheilung vollständig einschließen kann (Clementini et al. 2019). Bei einer bestehenden stark girlandenförmigen vestibulären Knochenkontur oder einem leichten vertikalen Defizit des vestibulären Knochens kann die Sofortimplantation zu einer zu tiefen Implantatinsertion führen. Moderne Implantatdesigns mit internen Konusverbindungen und Platform Switching sind besser in der Lage, das krestale Knochenniveau über der Implantatplattform zu erhalten, wenn sie leicht subkrestal inseriert werden (Saleh et al. 2018, Valles et al. 2018, de Siqueira et al.2020, Cruz et al. 2022).

Gute ästhetische Ergebnisse und eine stabile vestibuläre Höhe des Gingivarands wurden jedoch nicht mit Implantaten erzielt, die weiter als die empfohlenen 3 bis 4 mm vom geplanten Gingivasaum entfernt inseriert wurden. Wenn der vestibuläre Knochen vertikal defizitär ist, werden stattdessen Protokolle empfohlen, bei denen die vestibuläre Knochenwand durch ein Vorgehen mit Lappenbildung regeneriert werden kann.

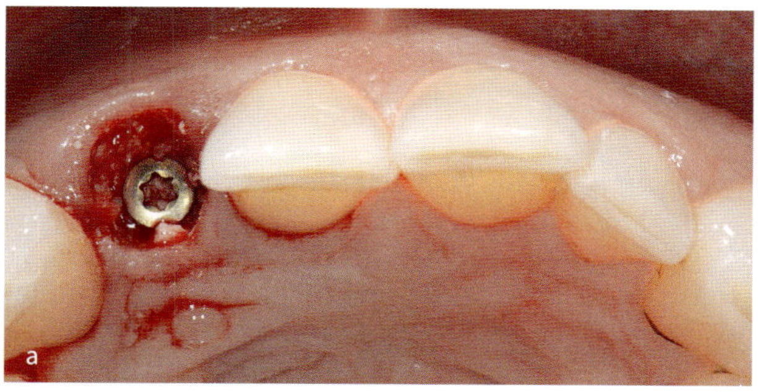


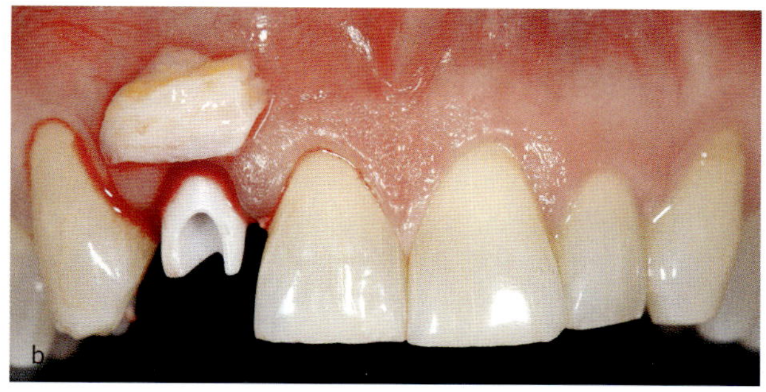


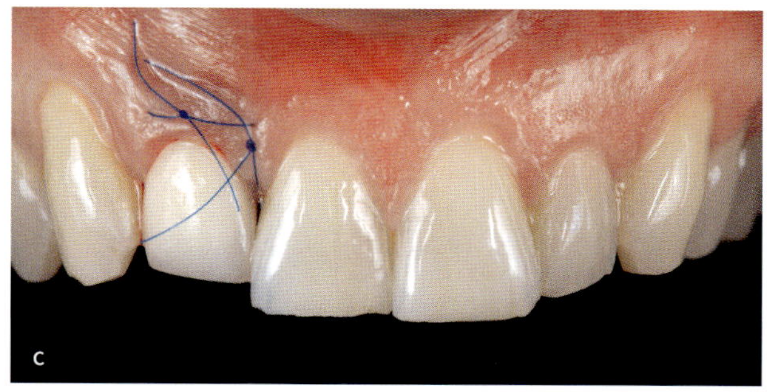


**Abb. 10a–c** Alveolenauffüllung und Bindegewebetransplantat, um die Voraussetzungen für eine Sofortbelastung zu schaffen. Eine zementierte Krone war erforderlich, da die Implantatachse eine verschraubte Versorgung nicht zuließ. Das definitive Sekundärteil aus Zirkonoxid und eine provisorische CAD/CAM-Kunststoffkrone wurden digital geplant und vor dem Eingriff angefertigt.

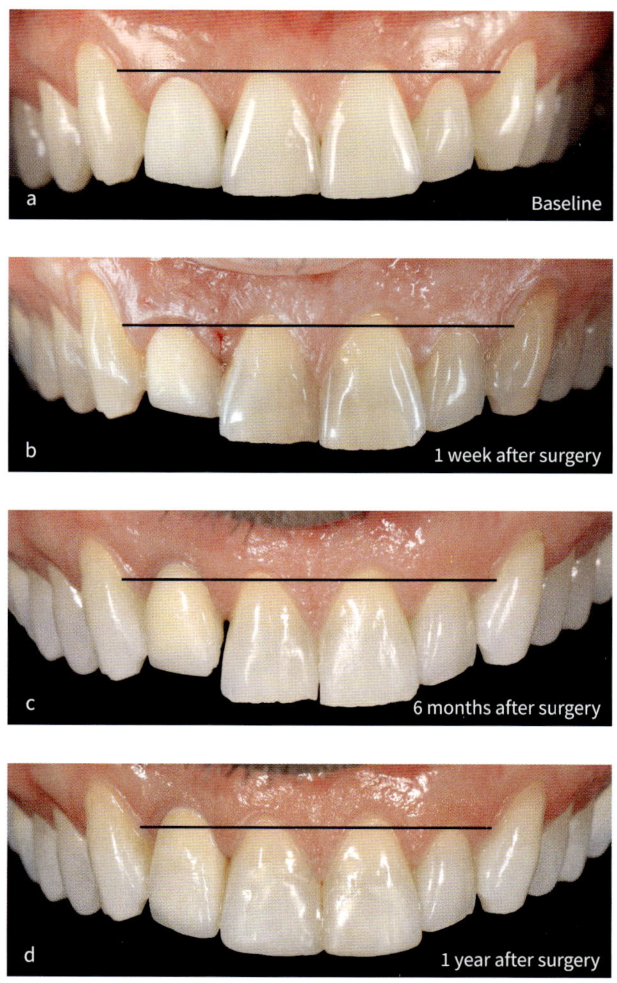


**Abb. 11a–d** Das Weichgewebeniveau war nach der Einheilung optimal, aber trotz Hart- und Weichgewebemanagement war nach sechs Monaten eine vestibuläre Rezession zu sehen. Alternative Implantationsprotokolle, wie z. B. eine Früh- oder Spätimplantation nach einer Alveolenauffüllung, hätten eine günstigere axiale Neigung des Implantats und ein besseres ästhetisches Ergebnis ermöglicht.

### 6.2.2 Komplikationen bei ergänzenden regenerativen Maßnahmen

In Verbindung mit einer Sofortimplantation wird das Auffüllen der Alveole mit Knochenersatzmaterialien empfohlen, um die Dimensionsänderungen des Kieferkamms nach der Zahnextraktion zu minimieren (Clementini et al. 2019). Wenn die Bedingungen für die Regeneration günstig sind und sich der Defekt auf den Bereich innerhalb der Wände der Extraktionsalveole beschränkt, ist eine vollständige Knochenregeneration zu erwarten (Clementini et al. 2019). Komplikationen im Zusammenhang mit regenerativen Verfahren wurden für alle Zeitpunkte der Implantatinsertion berichtet und stehen meist in Zusammenhang mit der lokalen Wundheilungskapazität sowie mit der Durchführung und Planung der regenerativen Verfahren selbst (Jepsen et al. 2019).

Im Fall einer Sofortimplantation würde dies zu einer unvollständigen Defektfüllung und Resorption der vestibulären Knochenwand führen, was sowohl in Tierversuchen als auch in klinischen Studien beobachtet wurde (Gelb 1993, van Steenberghe et al. 2000, Chen et al. 2007). Das klinische Bild einer fehlgeschlagenen Knochenregeneration um ein Sofortimplantat herum kann nicht von dem einer Periimplantitis unterschieden werden, mit erheblichen Sondierungstiefen, Eiterungen und Knochendefekten (Abb. 12a–g bis 15a–h).

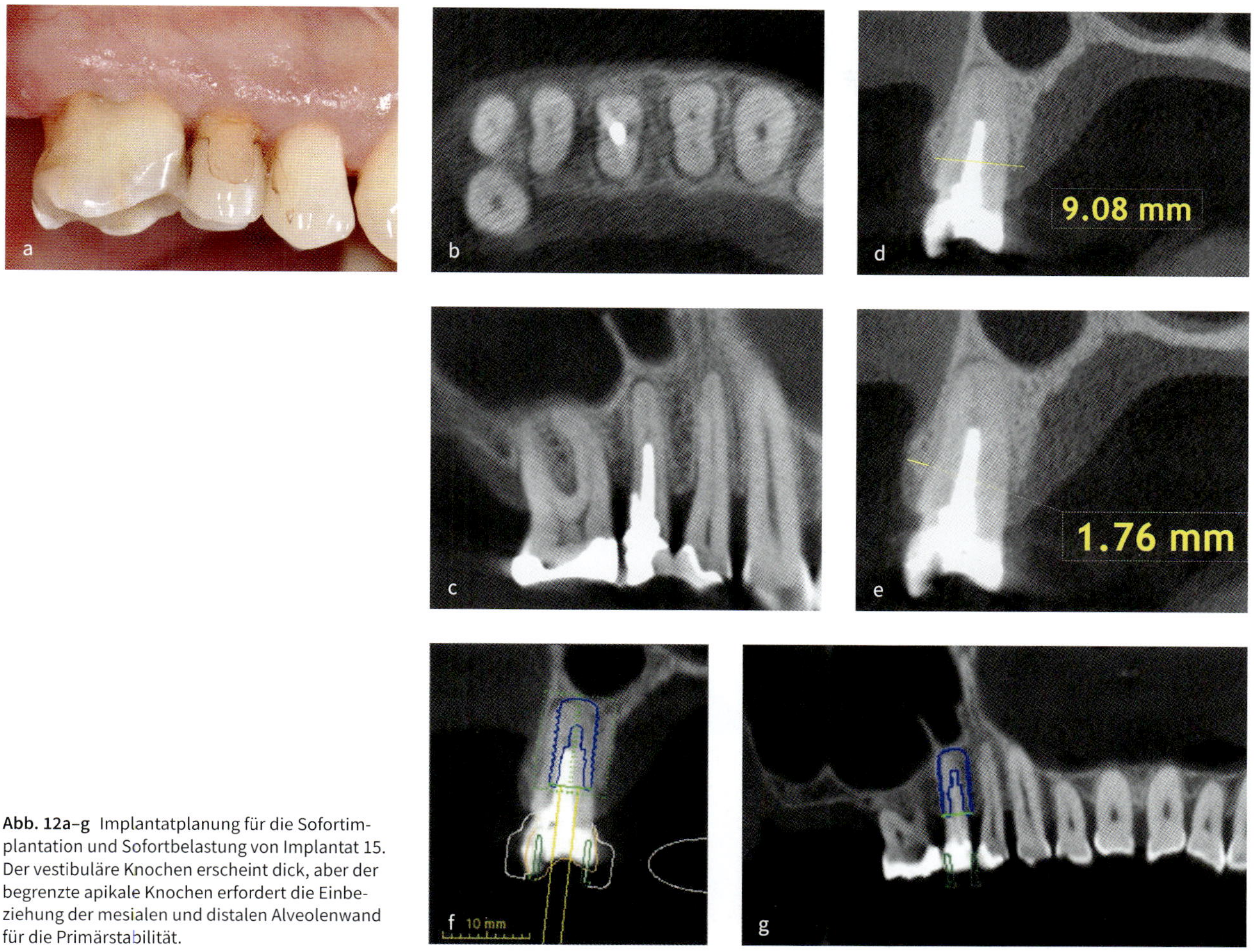


**Abb. 12a–g** Implantatplanung für die Sofortimplantation und Sofortbelastung von Implantat 15. Der vestibuläre Knochen erscheint dick, aber der begrenzte apikale Knochen erfordert die Einbeziehung der mesialen und distalen Alveolenwand für die Primärstabilität.

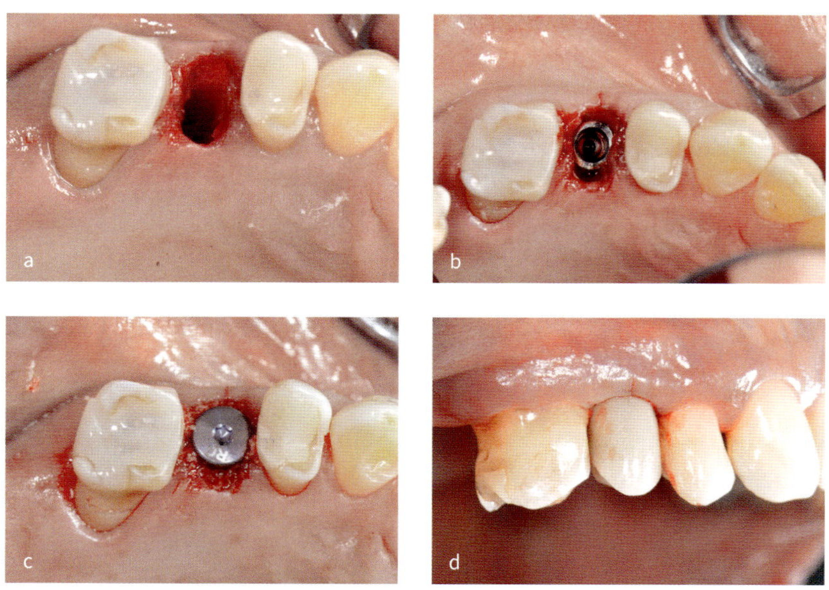


**Abb. 13a–d** Sofortimplantation und Sofortbelastung in regio 15 mit einem Bone-Level-Implantat mit großem Durchmesser. Der kleine Spalt um das Implantat wurde mit deproteinisiertem bovinen Knochenmineral aufgefüllt.

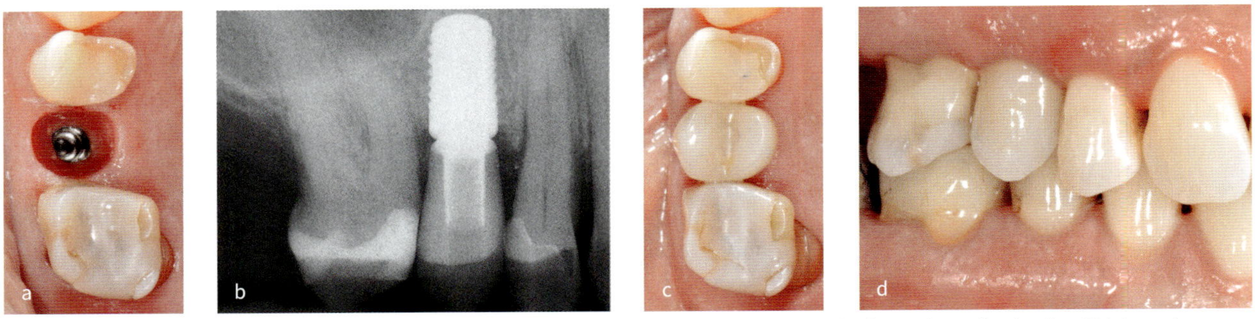

**Abb. 14a–d** Definitive Versorgung 10 Monate nach der Implantatinsertion mit ausgezeichnetem Zustand und Volumen des periimplantären Weichgewebes.

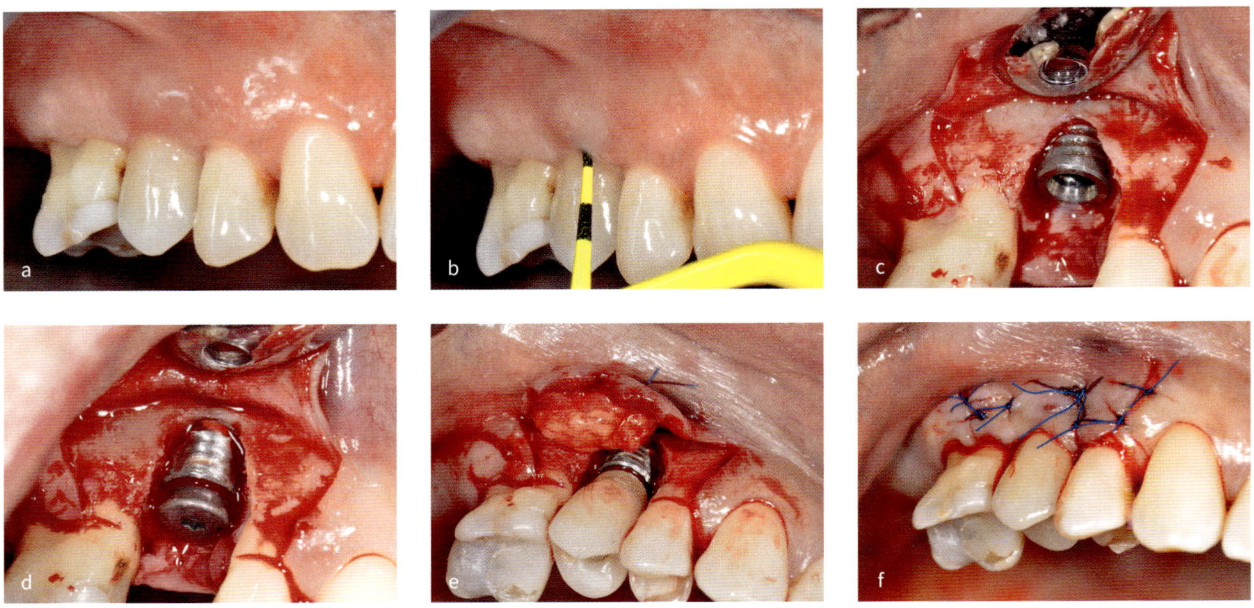

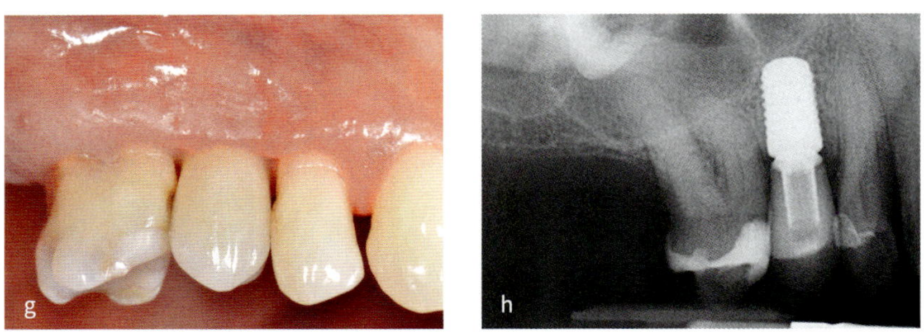

**Abb. 15a–h** Schmerzen, Eiterbildung und erhebliche vestibuläre Sondierungstiefen um das Implantat nach 22 Monaten. Verlust des vestibulären Knochens um den koronalen Anteil des Implantats mit einem Kraterdefekt, der der ehemaligen Alveole ähnelt. Das zentral/vestibulär positionierte Implantat mit großem Durchmesser und der begrenzte vestibuläre Spalt könnten das Regenerationspotenzial nach dem Auffüllen der Alveole eingeschränkt haben. (Bilder mit freundlicher Genehmigung von Ramona Buser und Daniel Buser.)

Bei jeder Implantation mit gleichzeitiger Knochenaugmentation sollte das lokale Regenerationspotenzial berücksichtigt werden, um das Risiko einer unvollständigen Regeneration und der Exposition rauer Implantatoberflächen innerhalb des periimplantären Sulkus zu minimieren.

Wenn die folgenden Punkte berücksichtigt werden, lässt sich das Risiko eines Versagens der Knochenregeneration um ein Sofortimplantat verringern:

- Nur gesunde Patienten mit ungestörter Wundheilung auswählen.
- Nur Extraktionsalveolen mit günstiger Alveolenform und günstig zu setzender Implantatposition auswählen, damit Defekt und Transplantat ein optimales biologisches Regenerationspotenzial aufweisen
- Der Abstand zwischen der vestibulären Knochenwand und der Implantatoberfläche sollte mindestens 2 mm betragen.
- Den entstehenden Spalt mit einem geeigneten Transplantatmaterial auffüllen.
- Die Alveole mit einer gut konturierten Restauration verschließen, um dem Transplantat Stabilität zu verleihen und eine prothetisch gesteuerte Weichgewebeheilung zu ermöglichen.

Bei einer Sofortimplantation kann angesichts des zu erwartenden Verlusts an vestibulärer Knochensubstanz eine Weichgewebeaugmentation nach einer Extraktion von Vorteil sein. Sie kann dazu beitragen, die zu erwartenden geringfügigen Veränderungen der Kieferkammdimensionen nach einer Extraktion und dem Auffüllen des vestibulären Spaltraums abzumildern. Das Weichgewebe wird dabei vestibulär im koronalen Teil der Alveole über dem krestalen Kieferkamm augmentiert. Wenn eine stärkere Vaskularisierung zur Unterstützung des Transplantats erforderlich ist, kann ein kleiner Spaltlappen mit Taschenbildung auf der vestibulären Seite angelegt werden, um den Transplantatbereich etwas nach apikal des vestibulären Knochenkamms auszudehnen. Anschließend wird dann ein subepitheliales Bindegewebetransplantat in der gewünschten Position eingenäht. Alternativ kann auch eine Frühimplantation (Typ 2) in Betracht gezogen werden, die den Vorteil hat, dass sich das vestibuläre Weichgewebe nach der Extraktion spontan verdickt. Dieses Weichgewebe kann dann bei der Implantatinsertion genutzt werden, ohne dass eine begleitende Weichgewebeaugmentation erforderlich ist.

Mögliche Komplikationen subepithelialer Bindegewebetransplantate sind Narbenbildung oder Gewebehyperplasie, möglicherweise verbunden mit einer unvollständigen Deepithelisierung des Spendergewebes oder einer Exposition des Transplantats mit Epitheleinwuchs im Kontaktbereich zwischen Transplantat und Empfängerstelle. Das veränderte ästhetische Erscheinungsbild des transplantierten Gewebes kann auch mit spezifischen histologischen Unterschieden im Spendergewebe zusammenhängen (Dellavia et al. 2014, Sanz-Martín et al. 2019). Narben können mit der Zeit verblassen, wenn das Gewebe reift, sodass keine weitere Behandlung erforderlich ist. Wenn das Spendergewebe jedoch einen deutlichen anderen Gewebeaufbau und eine andere Genexpression als die Empfängerstelle aufweist, können die Narben bei einigen Patienten im Laufe der Zeit auch deutlicher sichtbar werden (Tavelli et al. 2019). Wenn dies als ästhetisches Problem wahrgenommen wird, kann es durch Abtragen der Haut, Entfernen des Epithels mit einem großen runden Diamantschleifer (Abb. 16a–f) oder mit einem Weichgewebelaser behandelt werden.

Um solche Komplikationen zu vermeiden, müssen mehrere Aspekte berücksichtigt werden, wie z. B. die transmukosale Epithelisierung, die vollständige Abdeckung des Transplantats und die adäquate Stabilisierung durch eine Naht und durch die Art der provisorischen Versorgung. Wie in Kapitel 4 beschrieben, wird die vollständige Entfernung des Sulkus- und Saumepithels empfohlen, um Komplikationen im Zusammenhang mit einer Epithelinvasion zu vermeiden. Diese Beschreibungen stützen sich jedoch weitgehend auf die parodontologische Literatur zu Bindegewebetransplantaten um Zähne (Breault et al. 1997, Salhi et al. 2014, Cardoso et al. 2021, Alarcón et al. 2022). Diese empfohlene vollständige Entfernung des Epithels kann effizient mit einem Hochgeschwindigkeitshandstück und einem großen Diamantbohrer oder mit einer Skalpellklinge durchgeführt werden und verbessert auch das transmukosale Gefäßbett für ein Bindegewebetransplantat. Die Narbenbildung kann reduziert werden, indem sichergestellt wird, dass kein Teil des Transplantats über den Sulkus hinaus frei liegt und das Transplantat ausreichend stabilisiert wird. Das Bindegewebetransplantat sollte so vernäht werden, dass es sich auch unter Lippendruck oder bei lokaler postoperativer Entzündung nicht verschiebt. Eine provisorische Versorgung oder ein individueller Gingivaformer kann zur Stabilität des Bindegewebetransplantats durch eine so prothetisch gesteuerte Weichgewebeheilung beitragen.

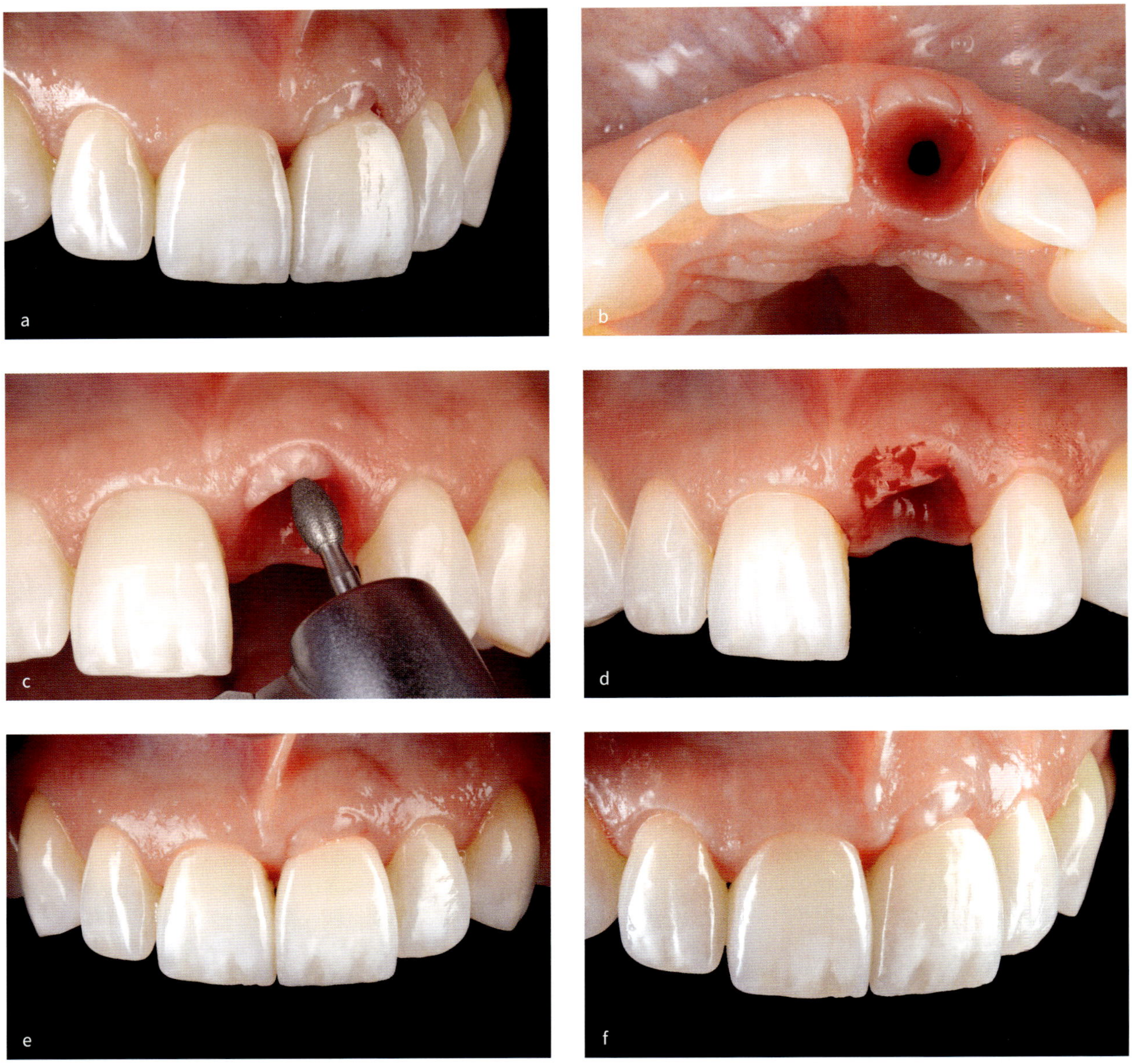

**Abb. 16a–f** Weichgewebenarbe nach Sofortimplantation ohne Lappenbildung und Sofortbelastung als Ergebnis einer Bindegewebetransplantation. Die Situation wurde mit einem großen Rosenbohrer nachbearbeitet. Bei der Nachkontrolle nach 2 Wochen zeigte sich eine teilweise Verbesserung der Weichgewebeästhetik, eine gewisse Narbenbildung blieb jedoch bestehen.

# 6.3 Komplikationen im Zusammenhang mit der Belastung

Aufbauschrauben von sofortbelasteten provisorischen Versorgungen können sich lockern, was den Heilungsprozess negativ beeinflussen kann. Die daraus resultierenden Mikrobewegungen verhindern die Etablierung des periimplantären Weichgewebes. Dies ist häufig auf den Kontakt zwischen dem Abutment und dem angrenzenden Knochen oder Knochenersatzmaterial zurückzuführen, der einen vollständigen Sitz der Restauration und ein ausreichendes Anziehen der Halteschraube verhindert (Abb. 17) (Schoenbaum et al. 2012). Dies lässt sich vermeiden, indem man das provisorische Titansekundärteil so modifiziert, dass es ein schmales Emergenzprofil aufweist, das auf den ersten 2 mm nicht breiter als das Implantat ist (Abb. 18).

Eine leichte chirurgische Profilierung des Knochens zur Anpassung an das Sekundärteilprofil ist ebenfalls eine Option. Jedoch ist der Erhalt des krestalen Knochens durch ein entsprechend konturiertes Sekundärteil mit passendem Emergenzprofil vorzuziehen. Die Halteschraube der provisorischen Versorgung sollte mit einem Drehmomentschlüssel nach Herstellerangaben angezogen werden, um das Risiko einer Schraubenlockerung zu minimieren.

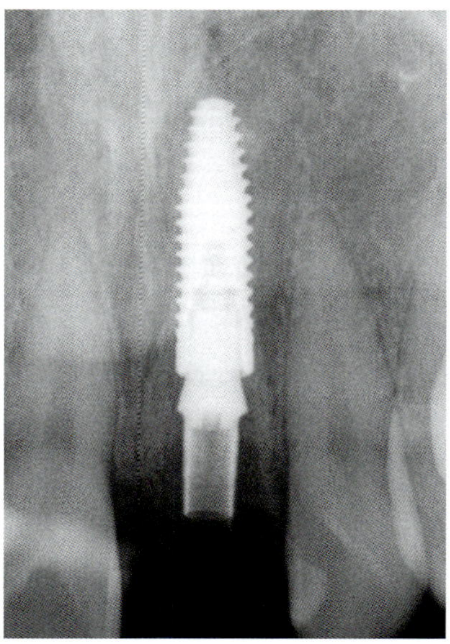

**Abb. 17** Unvollständiger Sitz des Sekundärteils durch Kontakt mit dem angrenzenden Knochen und Knochenersatzmaterial. Dies führte zu einer Schraubenlockerung und damit zu einer Entzündungsreaktion, die einen Knochenumbau auslösen kann.

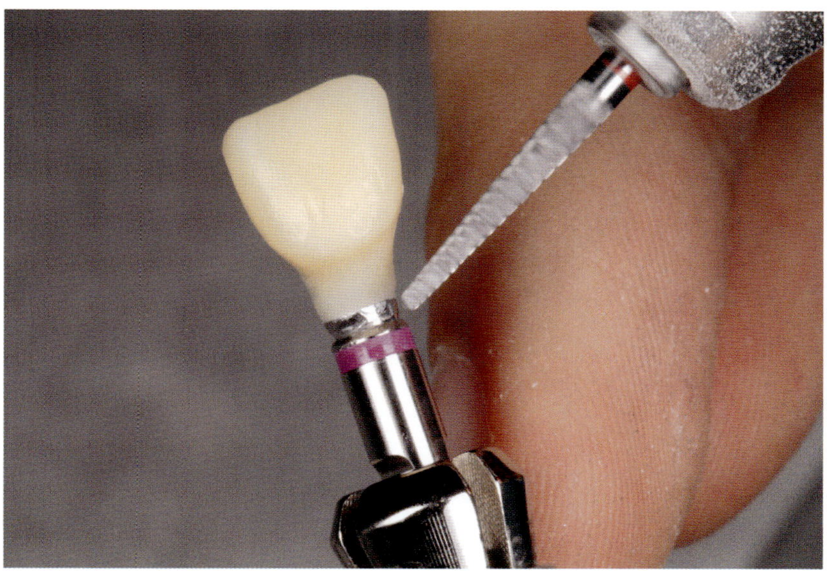

**Abb. 18** Modifikation des Sekundärteilprofils der provisorischen Versorgung, um den Kontakt mit dem angrenzenden Knochenkamm zu vermeiden. Die Restauration sollte auf ein Laboranalog gesetzt werden, um die Implantat-Sekundärteil-Verbindung nicht zu beschädigen.

# 7 Schlussfolgerungen

F. Lambert, A. Hamilton

Die Sofortimplantation kann indiziert sein, um die Gesamtbehandlungsdauer zu verkürzen, die Morbidität zu reduzieren und die periimplantäre Gewebearchitektur zu erhalten. Wenn geeignete klinische Bedingungen und Indikationen vorliegen, kann die Sofortimplantation die beste Wahl sein – nicht nur aus Sicht des Patienten und der Behandlungsdauer, sondern auch aus ästhetischer, biologischer und chirurgischer Sicht.

Der vorliegende Band 14 der ITI Treatment Guide-Reihe enthält eine umfassende Aktualisierung der derzeitigen klinischen und wissenschaftlichen Erkenntnisse zur Sofortimplantation und Sofortbelastung bei teilbezahnten Patienten. Unser Hauptanliegen war, einen Entscheidungsrahmen zu schaffen, der sicher und zuverlässig für die Typ-1A-Sofortimplantation und Sofortbelastung angewendet werden kann.

Das Verständnis der biologischen Prinzipien der Alveolenheilung ist für die Sofortimplantation von entscheidender Bedeutung. Als Behandler muss man sich der Dimensionsänderungen des Alveolargewebes nach einer Extraktion bewusst sein, die auch dann auftreten, wenn unmittelbar nach der Extraktion implantiert wird. Obwohl dies eine spezielle Ausbildung erfordert, sollte man verstehen, wie ergänzende chirurgische Verfahren wie Alveolenauffüllung oder Bindegewebetransplantation eingesetzt und mit der Sofortimplantation kombiniert werden können, um die Remodellierung von Hart- und Weichgewebe und die daraus resultierenden ästhetischen Veränderungen zu begrenzen.

Wir sind der Meinung, dass der wichtigste Faktor für den Erfolg bei der Sofortimplantation und Sofortbelastung die richtige Fallauswahl ist. Eine sorgfältige klinische und röntgenologische Beurteilung sowie prothetische und chirurgische Planung ermöglichen es, die geeigneten Indikationen für die Sofortimplantation und Sofortversorgung zu identifizieren und so das Risiko von Komplikationen zu minimieren.

Die Sofortimplantation sollte für den Ersatz von Zähnen mit optimalen Knochen- und Weichgewebeverhältnissen gewählt werden. Nach sorgfältiger Risikobewertung sollten ergänzende Maßnahmen wie Alveolenauffüllungen oder Bindegewebetransplantationen in Betracht gezogen werden, um die zu erwartende Gewebekontraktion nach der Extraktion auszugleichen. In Bereichen mit unzureichender Knochenverankerung, Diskrepanzen im Weichgewebe, akuten Infektionen oder Defekten der Alveole oder der vestibulären Knochenwand sollte ein anderer Zeitpunkt für die Implantation in Erwägung gezogen werden. Einer der wichtigsten Aspekte einer erfolgreichen Sofortimplantation ist die Möglichkeit, das Implantat in der frischen Extraktionsalveole zu verankern und zu stabilisieren. Die korrekte dreidimensionale Positionierung des Implantats sollte jedoch niemals beeinträchtigt werden, nur um eine primäre Implantatstabilität zu erreichen.

Eine Sofortbelastung/Sofortversorgung kann bei Bedarf mit der Sofortimplantation kombiniert werden. Alternativ kann auch eine konventionelle Belastung in Betracht gezogen werden, wenn dies nach einer Risikobewertung die bessere Wahl ist. Bei konventioneller Belastung kann ein individueller Gingivaformer bei der Einheilung für ein Sofortimplantat in Betracht gezogen werden, um eine prothetisch gesteuerte Weichgewebeheilung zu ermöglichen. Die Sofortbelastung erfordert eine gründliche Analyse des Okklusionsschemas zusammen mit einer optimalen Verankerung und Stabilität des Implantats und wird im Molarenbereich normalerweise nicht empfohlen.

Obwohl Komplikationen im Zusammenhang mit Sofortimplantationen immer auftreten können, tragen eine sorgfältige Fallauswahl und die gewissenhafte Anwendung der in diesem Band beschriebenen chirurgischen und prothetischen Prinzipien dazu bei, das Risiko bei diesen Fällen unter Kontrolle zu halten.

Letztlich ist anzumerken, dass Sofortimplantation und Sofortbelastung durchführungsabhängige Techniken sind und Behandlern mit entsprechender Ausbildung und ausreichender Erfahrung vorbehalten sein sollten.

# 8 Literatur

*Die nachstehende Aufstellung aller im Verlauf dieses Buchs zitierten Publikationen ist nach Name (Nachname des Erstautors oder Alleinverfassers) und bei mehreren Publikationen unter gleichem Namen nach Erscheinungsjahr geordnet. Unterschiedliche Publikationen aus dem gleichen Erscheinungsjahr wurden in den Texten hinter dem Erscheinungsjahr mit Kleinbuchstaben markiert, die sich hier am Ende der betreffenden Einträge in Klammern wiederfinden*

*Um ein rasches Aufsuchen der zitierten Studien im Internet zu ermöglichen, wurden die DOIs (Digital Object Identifiers) den jeweiligen Referenzen hinzugefügt, soweit dies mit vertretbarem Aufwand möglich war. Nähere Informationen hierzu finden Sie unter https://www.doi.org im Internet. Bei Eingabe der DOI-Kennzeichnung im Suchfeld auf dieser Webseite ist das Kürzel „doi:“ .nicht mit einzugeben. Ein Zugang zur jeweiligen Referenz ist auch direkt möglich, indem bei der Browsereingabe https://doi.org/<DOI-Bezeichnung> der letzte Teil <DOI-Bezeichnung> ersetzt wird durch den DOI-Code der gesuchten Literatur ohne das vorangestellte „doi:“ (z. B. „10.1000/xyz123“).*

**Abrahamsson** I, Berglundh T, Lindhe J. Soft tissue response to plaque formation at different implant systems. A comparative study in the dog. Clin Oral Implants Res. **1998** Apr; 9(2): 73–79. doi: 10.1034/j.1600-0501.1998.090202.x.

**Adell** R, Lekholm U, Rockler B, Brånemark PI. A 15-year study of osseointegrated implants in the treatment of the edentulous jaw. Int J Oral Surg. **1981** Dec; 10(6): 387–416. doi: 10.1016/s0300-9785(81)80077-4.

**Ainamo** J, Bay I. Problems and proposals for recording gingivitis and plaque. Int Dent J. **1975** Dec; 25(4): 229–235.

**Akagawa** Y, Ichikawa Y, Nikai H, Tsuru H. Interface histology of unloaded and early loaded partially stabilized zirconia endosseous implant in initial bone healing. J Prosthet Dent. **1993** Jun; 69(6): 599–604. doi: 10.1016/0022-3913(93)90289-z.

**Akin** R. A new concept in maintaining the emergence profile in immediate posterior implant placement: the anatomic harmony abutment. J Oral Maxillofac Surg. **2016** Dec; 74(12): 2385–2392. doi: 10.1016/j.joms.2016.06.184.

**Alarcón** MA, Moses AX, Palma D, García-Roncero H, de Carvalho PFM. Unusual complications at the recipient site following periodontal plastic surgery procedures: a systematic review. Clin Oral Investig. **2022** Sep; 26(9): 5595–5609. doi: 10.1007/s00784-022-04596-6.

**Al-Askar** M, O'Neill R, Stark PC, Griffin T, Javed F, Al-Hezaimi K. Effect of single and contiguous teeth extractions on alveolar bone remodeling: a study in dogs. Clin Implant Dent Relat Res. **2013** Aug; 15(4): 569–575. doi: 10.1111/j.1708-8208.2011.00403.x.

**Albrektsson** T, Zarb GA. Current interpretations of the osseointegrated response: clinical significance. Int J Prosthodont. **1993** Mar–Apr; 6(2): 95–105.

**Albrektsson** T, Brånemark PI, Hansson HA, Lindström J. Osseointegrated titanium implants. Requirements for ensuring a long-lasting, direct bone-to-implant anchorage in man. Acta Orthop Scand. **1981**; 52(2): 155–170. doi: 10.3109/17453678108991776.

**Alexopoulou** M, Lambert F, Knafo B, Popelut A, Vandenberghe B, Finelle G. Immediate implant in the posterior region combined with alveolar ridge preservation and sealing socket abutment: a retrospective 3D radiographic analysis. Clin Implant Dent Relat Res. **2021** Feb; 23(1): 61–72. doi: 10.1111/cid.12974

**Al-Harbi** SA, Edgin WA. Preservation of soft tissue contours with immediate screw-retained provisional implant crown. J Prosthet Dent. **2007** Oct; 98(4): 329–332. doi: 10.1016/S0022-3913(07)60107-3.

**Alqutaibi** AY. Cement- and screw-retained implant-supported restorations showed comparable marginal bone loss and implant survival rate. J Evid Based Dent Pract. **2017** Jun; 17(2): 107–109. doi: 10.1016/j.jebdp.2017.03.009.

**Alves** D, Faria-Almeida R, Azevedo Á, Liñares A, Muñoz F, Blanco-Carrion J. Immediate one-piece zirconia implants with/without xenograft in the buccal gap: a 6-month pre-clinical study. Clin Oral Implants Res. **2021** May; 32(5): 629–640. doi: 10.1111/clr.13735

**Andreiotelli** M, Kohal RJ. Fracture strength of zirconia implants after artificial aging. Clin Implant Dent Relat Res. **2009** Jun; 11(2): 158–166. doi: 10.1111/j.1708-8208.2008.00105.x.

**Araújo** MG, Lindhe J. Dimensional ridge alterations following tooth extraction. An experimental study in the dog. J Clin Periodontol. **2005** Feb; 32(2): 212–218. doi: 10.1111/j.1600-051X.2005.00642.x.

**Araújo** MG, Sukekava F, Wennström JL, Lindhe J. Ridge alterations following implant placement in fresh extraction sockets: an experimental study in the dog. J Clin Periodontol. **2005** Jun; 32(6): 645–652. doi: 10.1111/j.1600-051X.2005.00726.x.

**Araújo** MG, Sukekava F, Wennström JL, Lindhe J. Tissue modeling following implant placement in fresh extraction sockets. Clin Oral Implants Res. **2006** Dec; 17(6): 615–624. doi: 10.1111/j.1600-0501.2006.01317.x. (**a**)

**Araújo** MG, Wennström JL, Lindhe J. Modeling of the buccal and lingual bone walls of fresh extraction sites following implant installation. Clin Oral Implants Res. **2006** Dec; 17(6): 606–614. doi: 10.1111/j.1600-0501.2006.01315.x. (**b**)

**Araújo** MG, Linder E, Lindhe J. Bio-Oss collagen in the buccal gap at immediate implants: a 6-month study in the dog. Clin Oral Implants Res. **2011** Jan; 22(1): 1–8. doi: 10.1111/j.1600-0501.2010.01920.x.

**Araújo** MG, Silva CO, Misawa M, Sukekava F. Alveolar socket healing: what can we learn? Periodontol 2000. **2015** Jun; 68(1): 122–134. doi: 10.1111/prd.12082.

**Araújo** MG, Silva CO, Souza AB, Sukekava F. Socket healing with and without immediate implant placement. Periodontol 2000. **2019** Feb; 79(1): 168–177. doi: 10.1111/prd.12252

**Arcuri** C, Barlattani A Jr, Mazzetti V, Carosi P, Ferrigno N, Ferrigno N. Immediate restoration of a single upper central integrating digital workflow and a novel dental implant: a case report. J Biol Regul Homeost Agents. **2019** Nov–Dec; 33 (6 Suppl. 2): 171–177.

**Atieh** MA, Payne AG, Duncan WJ, de Silva RK, Cullinan MP. Immediate placement or immediate restoration/loading of single implants for molar tooth replacement: a systematic review and meta-analysis. Int J Oral Maxillofac Implants. **2010** Mar–Apr; 25(2): 401–415.

**Atieh** MA, Alsabeeha NH, Payne AG, Duncan W, Faggion CM, Esposito M. Interventions for replacing missing teeth: alveolar ridge preservation techniques for dental implant site development. Cochrane Database Syst Rev. **2015** May 28; 2015(5): CD010176. doi: 10.1002/14651858.CD010176.pub2. Update in: Cochrane Database Syst Rev. **2021** Apr 26; 4: CD010176.

**Atwood** DA. Reduction of residual ridges: a major oral disease entity. J Prosthet Dent. **1971** Sep; 26(3): 266–279. doi: 10.1016/0022-3913(71)90069-2.

**Avila** G, Galindo P, Rios H, Wang HL. Immediate implant loading: current status from available literature. Implant Dent. **2007** Sep; 16(3): 235–245. doi: 10.1097/ID.0b013e3180de4ec5.

**Avila-Ortiz** G, Elangovan S, Kramer KW, Blanchette D, Dawson DV. Effect of alveolar ridge preservation after tooth extraction: a systematic review and meta-analysis. J Dent Res. **2014** Oct; 93(10): 950–968. doi: 10.1177/0022034514541127.

**Avila-Ortiz** G, Chambrone L, Vignoletti F. Effect of alveolar ridge preservation interventions following tooth extraction: A systematic review and meta-analysis. J Clin Periodontol. **2019** Jun; 46 Suppl 21: 195–223. doi: 10.1111/jcpe.13057.

**Babbush** CA, Kent JN, Misiek DJ. Titanium plasma-sprayed (TPS) screw implants for the reconstruction of the edentulous mandible. J Oral Maxillofac Surg. **1986** Apr; 44(4): 274–282. doi: 10.1016/0278-2391(86)90078-9.

**Bakshi** M, Tarnow D, Bittner N. Changes in ridge dimension with pontics immediately placed at extraction sites: a pilot study. Int J Periodontics Restorative Dent. **2018** Jul–Aug; 38(4): 541–547. doi: 10.11607/prd.3496.

**Balmer** M, Spies BC, Kohal RJ, Hämmerle CH, Vach K, Jung RE. Zirconia implants restored with single crowns or fixed dental prostheses: 5-year results of a prospective cohort investigation. Clin Oral Implants Res. **2020** May; 31(5): 452–462. doi: 10.1111/clr.13581.

**Barzilay** I, Graser GN, Iranpour B, Caton J, Schenkle G. Immediate implantation of pure titanium implants into extraction sockets [abstract 234]. J Dent Res. **1988**; 67 (special issue): 142.

**Barzilay** I, Graser GN, Iranpour B, Natiella JR. Immediate implantation of a pure titanium implant into an extraction socket: report of a pilot procedure. Int J Oral Maxillofac Implants. **1991** Fall; 6(3): 277–284.

**Bäumer** D, Zuhr O, Rebele S, Hürzeler M. Socket Shield Technique for immediate implant placement—clinical, radiographic and volumetric data after 5 years. Clin Oral Implants Res. **2017** Nov; 28(11): 1450–1458. doi: 10.1111/clr.13012.

**Becker** W, Becker BE. Guided tissue regeneration for implants placed into extraction sockets and for implant dehiscences: surgical techniques and case report. Int J Periodontics Restorative Dent. **1990**; 10(5): 376–391.

**Behneke** A, Burwinkel M, Behneke N. Factors influencing transfer accuracy of cone beam CT-derived template-based implant placement. Clin Oral Implants Res. **2012** Apr; 23(4): 416–423. doi: 10.1111/j.1600-0501.2011.02337.x.

**Bell** CL, Diehl D, Bell BM, Bell RE. The immediate placement of dental implants into extraction sites with periapical lesions: a retrospective chart review. J Oral Maxillofac Surg. **2011** Jun; 69(6): 1623–1627. doi: 10.1016/j.joms.2011.01.022.

**Belser** UC, Grütter L, Vailati F, Bornstein MM, Weber HP, Buser D. Outcome evaluation of early placed maxillary anterior single-tooth implants using objective esthetic criteria: a cross-sectional, retrospective study in 45 patients with a 2- to 4-year follow-up using pink and white esthetic scores. J Periodontol. **2009** Jan; 80(1): 140–151. doi: 10.1902/jop.2009.080435.

**Bernabeu-Mira** JC, Soto-Peñaloza D, Peñarrocha-Diago M, Camacho-Alonso F, Rivas-Ballester R, Peñarrocha-Oltra D. Low-speed drilling without irrigation versus conventional drilling for dental implant osteotomy preparation: a systematic review. Clin Oral Investig. **2021** Jul; 25(7): 4251-4267. doi: 10.1007/s00784-021-03939-z.

**Bethke** A, Pieralli S, Kohal RJ, Burkhardt F, von Stein-Lausnitz M, Vach K, Spies BC. Fracture resistance of zirconia oral implants in vitro: a systematic review and meta-analysis. Materials (Basel). **2020** Jan 24; 13(3): 562. doi: 10.3390/ma13030562.

**Bianchi** AE, Sanfilippo F. Single-tooth replacement by immediate implant and connective tissue graft: a 1–9-year clinical evaluation. Clin Oral Implants Res. **2004** Jun; 15(3): 269–277. doi: 10.1111/j.1600-0501.2004.01020.x.

**Bittner** N, Schulze-Späte U, Silva C, Da Silva JD, Kim DM, Tarnow D, et al. Changes of the alveolar ridge dimension and gingival recession associated with implant position and tissue phenotype with immediate implant placement: a randomised controlled clinical trial. Int J Oral Implantol (Berl). **2019**; 12(4): 469–480.

**Blaschke** C, Schwass DR. The socket-shield technique: a critical literature review. Int J Implant Dent. **2020** Sep 7; 6(1): 52. doi: 10.1186/s40729-020-00246-2.

**Block** MS, Mercante DE, Lirette D, Mohamed W, Ryser M, Castellon P. Prospective evaluation of immediate and delayed provisional single tooth restorations. J Oral Maxillofac Surg. **2009** Nov; 67(11 Suppl): 89–107. doi: 10.1016/j.joms.2009.07.009.

**Blus** C, Szmukler-Moncler S. Atraumatic tooth extraction and immediate implant placement with Piezosurgery: evaluation of 40 sites after at least 1 year of loading. Int J Periodontics Restorative Dent. **2010** Aug; 30(4): 355–363.

**Boardman** N, Darby I, Chen S. A retrospective evaluation of aesthetic outcomes for single-tooth implants in the anterior maxilla. Clin Oral Implants Res. **2016** Apr; 27(4): 443–451. doi: 10.1111/clr.12593.

**Borges** H, Correia ARM, Castilho RM, de Oliveira Fernandes GV. Zirconia implants and marginal bone loss: a systematic review and meta-analysis of clinical studies. Int J Oral Maxillofac Implants. **2020** Jul–Aug; 35(4): 707–720. doi: 10.11607/jomi.8097.

**Bormann** KH, Gellrich NC, Kniha H, Schild S, Weingart D, Gahlert M. A prospective clinical study to evaluate the performance of zirconium dioxide dental implants in single-tooth edentulous area: 3-year follow-up. BMC Oral Health. **2018** Nov 1; 18(1): 181. doi: 10.1186/s12903-018-0636-x.

**Bornstein** MM, Cionca N, Mombelli A. Systemic conditions and treatments as risks for implant therapy. Int J Oral Maxillofac Implants. **2009**; 24 Suppl: 12-27.

**Bornstein** MM, Horner K, Jacobs R. Use of cone beam computed tomography in implant dentistry: current concepts, indications and limitations for clinical practice and research. Periodontol 2000. **2017** Feb; 73(1): 51-72. doi: 10.1111/prd.12161.

**Bosshardt** DD, Chappuis V, Buser D. Osseointegration of titanium, titanium alloy and zirconia dental implants: current knowledge and open questions. Periodontol 2000. **2017** Feb; 73(1): 22-40. doi: 10.1111/prd.12179.

**Botelho** SV, Perussolo J, Misawa MY, Zadeh HH, Araújo MG. the basal bone and alveolar process in the maxillary anterior region in humans: a cone beam computed tomographic study. Int J Periodontics Restorative Dent. **2020** Nov–Dec; 40(6): 907–914. doi: 10.11607/prd.4571.

**Botilde** G, Colin PE, González-Martín O, Lecloux G, Rompen E, Lambert F. Hard and soft tissue analysis of alveolar ridge preservation in esthetic zone using deproteinized bovine bone mineral and a saddle connective tissue graft: A long-term prospective case series. Clin Implant Dent Relat Res. **2020** Jun; 22(3): 387–396. doi: 10.1111/cid.12899.

**Botticelli** D, Berglundh T, Buser D, Lindhe J. The jumping distance revisited: An experimental study in the dog. Clin Oral Implants Res. **2003** Feb; 14(1):35–42. doi: 10.1034/j.1600-0501.2003.140105.x.

**Botticelli** D, Berglundh T, Lindhe J. Hard tissue alterations following immediate implant placement in extraction sites. J Clin Periodontol. **2004** Oct; 31(10): 820–828. doi: 10.1111/j.1600-051X.2004.00565.x.

**Bramanti** E, Norcia A, Cicciù M, Matacena G, Cervino G, Troiano G, et al. Postextraction dental implant in the aesthetic zone, socket shield technique versus conventional protocol. J Craniofac Surg. **2018** Jun; 29(4): 1037–1041 doi: 10.1097/SCS.0000000000004419.

**Brånemark** PI, Adell R, Breine U, Hansson BO, Lindström J, Ohlsson A. Intra-osseous anchorage of dental prostheses. I. Experimental studies. Scand J Plast Reconstr Surg. **1969**; 3(2): 81–100. doi: 10.3109/02844316909036699.

**Brånemark** PI, Hansson BO, Adell R, Breine U, Lindström J, Hallén O, Ohman A. Osseointegrated implants in the treatment of the edentulous jaw. Experience from a 10-year period. Scand J Plast Reconstr Surg Suppl. **1977**; 16: 1–132.

**Braut** V, Bornstein MM, Belser U, Buser D. Thickness of the anterior maxillary facial bone wall—a retrospective radiographic study using cone beam computed tomography. Int J Periodontics Restorative Dent. **2011** Apr; 31(2): 125–131.

**Braut** V, Bornstein MM, Lauber R, Buser D. Bone dimensions in the posterior mandible: a retrospective radiographic study using cone beam computed tomography. Part 1—analysis of dentate sites. Int J Periodontics Restorative Dent. **2012** Apr; 32(2): 175–184.

**Breault** LG, Billman MA, Lewis DM. Report of a gingival "surgical cyst" developing secondarily to a subepithelial connective tissue graft. J Periodontol. **1997** Apr; 68(4): 392–395. doi: 10.1902/jop.1997.68.4.392.

**Bressan** E, Grusovin MG, D'Avenia F, Neumann K, Sbricoli L, Luongo G, et al. The influence of repeated abutment changes on peri-implant tissue stability: 3-year post-loading results from a multicentre randomised controlled trial. Eur J Oral Implantol. **2017**; 10(4): 373–390.

**Buser** D, von Arx T, ten Bruggenkate C, Weingart D. Basic surgical principles with ITI implants. Clin Oral Implants Res. **2000**; 11 Suppl 1: 59–68. doi: 10.1034/j.1600-0501.2000.011s1059.x.

**Buser** D, Martin W, Belser UC. Optimizing esthetics for implant restorations in the anterior maxilla: anatomic and surgical considerations. Int J Oral Maxillofac Implants. **2004**; 19 Suppl: 43–61.

**Buser** D, Chappuis V, Belser UC, Chen S. Implant placement post extraction in esthetic single tooth sites: when immediate, when early, when late? Periodontol 2000. **2017** Feb; 73(1): 84–102. doi: 10.1111/prd.12170.

**Buser** D, Chen S, Wismeijer D. Implant therapy in the esthetic zone: current modalities and materials for single-tooth replacments. Berlin: Quintessence Publishing, **2017**. ISBN 978-3-86867-343-2.

**Cai** H, Chen J, Li C, Wang J, Wan Q, Liang X. Quantitative discoloration assessment of peri-implant soft tissue around zirconia and other abutments with different colours: A systematic review and meta-analysis. J Dent. **2018** Mar; 70: 110–117. doi: 10.1016/j.jdent.2018.01.003.

**Cairo** F, Barbato L, Tonelli P, Batalocco G, Pagavino G, Nieri M. Xenogeneic collagen matrix versus connective tissue graft for buccal soft tissue augmentation at implant site. A randomized, controlled clinical trial. J Clin Periodontol. **2017** Jul; 44(7): 769–776. doi: 10.1111/jcpe.12750.

**Calvo-Guirado** JL, Aguilar-Salvatierra A, Gomez-Moreno G, Guardia J, Delgado-Ruiz RA, Mate-Sanchez de Val JE. Histological, radiological and histomorphometric evaluation of immediate vs. non-immediate loading of a zirconia implant with surface treatment in a dog model. Clin Oral Implants Res. **2014** Jul; 25(7): 826–830. doi: 10.1111/clr.12145.

**Caneva** M, Salata LA, de Souza SS, Baffone G, Lang NP, Botticelli D. Influence of implant positioning in extraction sockets on osseointegration: histomorphometric analyses in dogs. Clin Oral Implants Res. **2010** Jan; 21(1): 43–49. doi: 10.1111/j.1600-0501.2009.01842.x.

**Caneva** M, Botticelli D, Viganò P, Morelli F, Rea M, Lang NP. Connective tissue grafts in conjunction with implants installed immediately into extraction sockets. An experimental study in dogs. Clin Oral Implants Res. **2013** Jan; 24(1): 50–56. doi: 10.1111/j.1600-0501.2012.02450.x.

**Canullo** L, Pesce P, Penarrocha D. One abutment—one time approach to maximize peri-implant tissue expression in the aesthetic area. Clin Oral Impl Res. **2018 Oct**; 20: 80. doi: 10.1111/clr.37_13356.

**Cardaropoli** G, Araújo M, Lindhe J. Dynamics of bone tissue formation in tooth extraction sites. An experimental study in dogs. J Clin Periodontol. **2003** Sep; 30(9): 809–818. doi: 10.1034/j.1600-051x.2003.00366.x.

**Cardoni** A, MacBeath A, Lucas M. Methods for reducing cutting temperature in ultrasonic cutting of bone. Ultrasonics. **2006** Dec 22; 44 Suppl 1: e37–e42. doi: 10.1016/j.ultras.2006.06.046.

**Cardoso** MV, Lara VS, Sant'Ana ACP, Damante CA, Ragghianti Zangrando MS. Late complications after root coverage with two types of subepithelial connective tissue grafts, clinical and histopathological evaluation: A prospective cohort study. J Clin Periodontol. **2021** Mar; 48(3):431–440. doi: 10.1111/jcpe.13413.

**Cawood** JI, Howell RA. A classification of the edentulous jaws. Int J Oral Maxillofac Surg. **1988** Aug; 17(4): 232-6. doi: 10.1016/s0901-5027(88)80047-x.

**Chackartchi** T, Romanos GE, Sculean A. Soft tissue-related complications and management around dental implants. Periodontol 2000. **2019** Oct; 81(1): 124–138. doi: 10.1111/prd.12287.

**Chan** HL, George F, Wang IC, Suárez López Del Amo F, Kinney J, Wang HL. A randomized controlled trial to compare aesthetic outcomes of immediately placed implants with and without immediate provisionalization. J Clin Periodontol. **2019** Oct; 46(10): 1061–1069. doi: 10.1111/jcpe.13171.

**Chang** PC, Lang NP, Giannobile WV. Evaluation of functional dynamics during osseointegration and regeneration associated with oral implants. Clin Oral Implants Res. **2010** Jan; 21(1): 1–12. doi: 10.1111/j.1600-0501.2009.01826.x.

**Chappuis** V, Engel O, Reyes M, Shahim K, Nolte LP, Buser D. Ridge alterations post-extraction in the esthetic zone: a 3D analysis with CBCT. J Dent Res. **2013** Dec; 92(12 Suppl): 195S–201S. doi: 10.1177/0022034513506713.

**Chappuis** V, Engel O, Shahim K, Reyes M, Katsaros C, Buser D. Soft tissue alterations in esthetic postextraction sites: a 3-dimensional analysis. J Dent Res. **2015** Sep; 94(9 Suppl): 187S–193S. doi: 10.1177/0022034515592869.

**Chappuis** V, Araújo MG, Buser D. Clinical relevance of dimensional bone and soft tissue alterations post-extraction in esthetic sites. Periodontol 2000. **2017** Feb; 73(1): 73–83. doi: 10.1111/prd.12167.

**Chen** ST, Buser D. Advantages and disadvantages of treatment options for implant placement and post-extraction sites. In: Buser D, Wismeijer D, Belser U (eds). ITI Treatment Guide, Volume 3: Implant placement in post-extraction sites—treatment options. Berlin: Quintessence Publishing, **2008**. ISBN: 978-3-938947-14-2. 29–37.

**Chen** ST, Buser D. Clinical and esthetic outcomes of implants placed in postextraction sites. Int J Oral Maxillofac Implants. **2009**; 24 Suppl: 186–217.

**Chen** ST, Buser D. Esthetic outcomes following immediate and early implant placement in the anterior maxilla—a systematic review. Int J Oral Maxillofac Implants. **2014**; 29 Suppl: 186–215. doi: 10.11607/jomi.2014suppl.g3.3.

**Chen** ST, Wilson TG Jr, Hämmerle CH. Immediate or early placement of implants following tooth extraction: review of biologic basis, clinical procedures, and outcomes. Int J Oral Maxillofac Implants. **2004**; 19 Suppl: 12–25.

**Chen** ST, Darby IB, Reynolds EC. A prospective clinical study of non-submerged immediate implants: clinical outcomes and esthetic results. Clin Oral Implants Res. **2007** Oct; 18(5): 552–562. doi: 10.1111/j.1600-0501.2007.01388.x.

**Chen** ST, Darby IB, Reynolds EC, Clement JG. Immediate implant placement postextraction without flap elevation. J Periodontol. **2009** Jan; 80(1): 163–172. doi: 10.1902/jop.2009.080243.

**Chen** MH, Lyons KM, Tawse-Smith A, Ma S. Clinical significance of the use of resonance frequency analysis in assessing implant stability: a systematic review. Int J Prosthodont. **2019** Jan/Feb; 32(1): 51–58. doi: 10.11607/ijp.6048.

**Chen** YW, Finkelman M, Papaspirisdakos P, César-Neto JB, Weber HP, de Souza AB. Comparative analysis of dimensional alterations following extraction of maxillary molars using three-dimensional images' superimposition: a CBCT study. Odontology. **2021** Apr; 109(2): 514–523. doi: 10.1007/s10266-020-00568-y.

**Chrcanovic** BR, Martins MD, Wennerberg A. Immediate placement of implants into infected sites: a systematic review. Clin Implant Dent Relat Res. **2015** Jan; 17 Suppl 1: e1–e16. doi: 10.1111/cid.12098.

**Christel** P, Meunier A, Heller M, Torre JP, Peille CN. Mechanical properties and short-term in-vivo evaluation of yttrium-oxide-partially-stabilized zirconia. J Biomed Mater Res. **1989** Jan; 23(1): 45–61. doi: 10.1002/jbm.820230105.

**Chu** SJ, Salama MA, Salama H, Garber DA, Saito H, Sarnachiaro GO, Tarnow DP. The dual-zone therapeutic concept of managing immediate implant placement and provisional restoration in anterior extraction sockets. Compend Contin Educ Dent. **2012** Jul–Aug; 33(7): 524–532, 534.

**Chu** SJ, Salama MA, Garber DA, Salama H, Sarnachiaro GO, Sarnachiaro E, et al. Flapless postextraction socket implant placement, Part 2: The effects of bone grafting and provisional restoration on peri-implant soft tissue height and thickness—a retrospective study. Int J Periodontics Restorative Dent. **2015** Nov–Dec; 35(6): 803–809. doi: 10.11607/prd.2178.

**Cionca** N, Hashim D, Cancela J, Giannopoulou C, Mombelli A. Pro-inflammatory cytokines at zirconia implants and teeth. A cross-sectional assessment. Clin Oral Investig. **2016** Nov; 20(8): 2285–2291. doi: 10.1007/s00784-016-1729-z.

**Clementini** M, Agostinelli A, Castelluzzo W, Cugnata F, Vignoletti F, De Sanctis M. The effect of immediate implant placement on alveolar ridge preservation compared to spontaneous healing after tooth extraction: Radiographic results of a randomized controlled clinical trial. J Clin Periodontol. **2019** Jul; 46(7): 776–786. doi: 10.1111/jcpe.13125.

**Coachman** C, Paravina RD. Digitally enhanced esthetic dentistry—from treatment planning to quality control. J Esthet Restor Dent. **2016** Mar; 28 Suppl 1: S3–4. doi: 10.1111/jerd.12205.

**Cochran** DL, Morton D, Weber HP. Consensus statements and recommended clinical procedures regarding loading protocols for endosseous dental implants. Int J Oral Maxillofac Implants. **2004**; 19 Suppl: 109–113.

**Cordaro** L, Torsello F, Roccuzzo M. Clinical outcome of submerged vs. non-submerged implants placed in fresh extraction sockets. Clin Oral Implants Res. **2009** Dec; 20(12): 1307–1313. doi: 10.1111/j.1600-0501.2009.01724.x.

**Cosyn** J, Hooghe N, De Bruyn H. A systematic review on the frequency of advanced recession following single immediate implant treatment. J Clin Periodontol. **2012** Jun; 39(6): 582–589. doi: 10.1111/j.1600-051X.2012.01888.x.

**Cosyn** J, Eghbali A, Hermans A, Vervaeke S, De Bruyn H, Cleymaet R. A 5-year prospective study on single immediate implants in the aesthetic zone. J Clin Periodontol. **2016** Aug; 43(8): 702–709. doi: 10.1111/jcpe.12571.

**Crespi** R, Capparè P, Gherlone E. Immediate loading of dental implants placed in periodontally infected and non-infected sites: a 4-year follow-up clinical study. J Periodontol. **2010** Aug; 81(8): 1140–1146. doi: 10.1902/jop.2010.090666.

**Cruz** RS, Lemos CAA, de Luna Gomes JM, Fernandes E Oliveira HF, Pellizzer EP, Verri FR. Clinical comparison between crestal and subcrestal dental implants: a systematic review and meta-analysis. J Prosthet Dent. **2022** Mar; 127(3): 408–417. doi: 10.1016/j.prosdent.2020.11.003.

**Dada** K, Pariente L, Valois J. A new method of conclusively creating and transferring the emergence profile on single tooth immediate implant restorations: the E-merge protocol. Int J Comput Dent. 2021 Dec 21; 24(4): 457–477. doi: 10.3290/j.ijcd.b2382983.

**Dahlin** C, Linde A, Gottlow J, Nyman S. Healing of bone defects by guided tissue regeneration. Plast Reconstr Surg. **1988** May; 81(5): 672–676. doi: 10.1097/00006534-198805000-00004.

**Dahlin** C, Sennerby L, Lekholm U, Linde A, Nyman S. Generation of new bone around titanium implants using a membrane technique: an experimental study in rabbits. Int J Oral Maxillofac Implants. **1989** Spring; 4(1): 19–25.

**Darby** I, Chen ST, Buser D. Ridge preservation techniques for implant therapy. Int J Oral Maxillofac Implants. **2009**; 24 Suppl: 260–271.

**Dawson** A, Martin WC, Polido W (eds). The SAC Classification in Implant Dentistry. 2nd edn. Berlin: Quintessence Publishing, **2021**. ISBN 978-1-78698-110-3.

**de Carvalho Barbara** JG, Luz D, Vianna K, Porto Barboza E. The influence of abutment disconnections on peri-implant marginal bone: a systematic review. Int J Oral Implantol (Berl). **2019**; 12(3): 283–296.

**De Carvalho** B, Rompen E, Lecloux G, Schupbach P, Dory E, Art JF, Lambert F. Effect of sintering on in vivo biological performance of chemically deproteinized bovine hydroxyapatite. Materials (Basel). **2019** Nov 28; 12(23): 3946. doi: 10.3390/ma12233946.

**De Rouck** T, Eghbali R, Collys K, De Bruyn H, Cosyn J. The gingival biotype revisited: transparency of the periodontal probe through the gingival margin as a method to discriminate thin from thick gingiva. J Clin Periodontol. **2009** May; 36(5): 428–433. doi: 10.1111/j.1600-051X.2009.01398.x.

**de Siqueira** RAC, Savaget Gonçalves Junior R, Dos Santos PGF, de Mattias Sartori IA, Wang HL, Fontão FNGK. Effect of different implant placement depths on crestal bone levels and soft tissue behavior: A 5-year randomized clinical trial. Clin Oral Implants Res. **2020** Mar; 31(3): 282–293. doi: 10.1111/clr.13569.

**de Sousa** Gomes P, Daugela P, Poskevicius L, Mariano L, Fernandes MH. Molecular and cellular aspects of socket healing in the absence and presence of graft materials and autologous platelet concentrates: a focused review. J Oral Maxillofac Res. **2019** Sep 5; 10(3): e2. doi: 10.5037/jomr.2019.10302.

**Dellavia** C, Ricci G, Pettinari L, Allievi C, Grizzi F, Gagliano N. Human palatal and tuberosity mucosa as donor sites for ridge augmentation. Int J Periodontics Restorative Dent. **2014** Mar–Apr; 34(2): 179–186. doi: 10.11607/prd.1929.

**Denissen** HW, Kalk W, Veldhuis HA, van Waas MA. Anatomic consideration for preventive implantation. Int J Oral Maxillofac Implants. **1993**; 8(2): 191–196.

**Derks** J, Tomasi C. Peri-implant health and disease. A systematic review of current epidemiology. J Clin Periodontol. **2015** Apr; 42 Suppl 16: S158–S171. doi: 10.1111/jcpe.12334.

**El Kholy** K, Lazarin R, Janner SFM, Faerber K, Buser R, Buser D. Influence of surgical guide support and implant site location on accuracy of static computer-assisted implant surgery. Clin Oral Implants Res. **2019** Nov; 30(11): 1067–1075. doi: 10.1111/clr.13520.

**Elian** N, Cho SC, Froum S, Smith RB, Tarnow DP. A simplified socket classification and repair technique. Pract Proced Aesthet Dent. **2007** Mar; 19(2): 99–104.

**Eriksson** AR, Albrektsson T. Temperature threshold levels for heat-induced bone tissue injury: a vital-microscopic study in the rabbit. J Prosthet Dent. **1983** Jul; 50(1): 101–107. doi: 10.1016/0022-3913(83)90174-9.

**Esposito** M, Grusovin MG, Polyzos IP, Felice P, Worthington HV. Timing of implant placement after tooth extraction: immediate, immediate-delayed or delayed implants? A Cochrane systematic review. Eur J Oral Implantol. **2010** Autumn; 3(3): 189–205.

**Evans** CD, Chen ST. Esthetic outcomes of immediate implant placements. Clin Oral Implants Res. **2008** Jan; 19(1): 73–80. doi: 10.1111/j.1600-0501.2007.01413.x.

**Fabbri** G, Fradeani M, Dellificorelli G, De Lorenzi M, Zarone F, Sorrentino R. Clinical evaluation of the influence of connection type and restoration height on the reliability of zirconia abutments: a retrospective study on 965 abutments with a mean 6-year follow-up. Int J Periodontics Restorative Dent. **2017** Jan–Feb; 37(1): 19–31. doi: 10.11607/prd.2974.

**Falco** A, Berardini M, Trisi P. Correlation between implant geometry, implant surface, insertion torque, and primary stability: in vitro biomechanical analysis. Int J Oral Maxillofac Implants. **2018** Jul–Aug; 33(4): 824–830.

**Ferrus** J, Cecchinato D, Pjetursson EB, Lang NP, Sanz M, Lindhe J. Factors influencing ridge alterations following immediate implant placement into extraction sockets. Clin Oral Implants Res. **2010** Jan; 21(1): 22–29. doi: 10.1111/j.1600-0501.2009.01825.x.

**Fickl** S, Kebschull M, Schupbach P, Zuhr O, Schlagenhauf U, Hürzeler MB. Bone loss after full-thickness and partial-thickness flap elevation. J Clin Periodontol. **2011** Feb; 38(2): 157–162. doi: 10.1111/j.1600-051X.2010.01658.x.

**Finelle** G, Lee SJ. Guided immediate implant placement with wound closure by computer-aided design/computer-assisted manufacture sealing socket abutment: case report. Int J Oral Maxillofac Implants. **2017** Mar–Apr; 32(2) :e63–e67. doi: 10.11607/jomi.4770.

**Finelle** G, Papadimitriou DEV, Souza AB, Katebi N, Gallucci GO, Araújo MG. Peri-implant soft tissue and marginal bone adaptation on implant with non-matching healing abutments: micro-CT analysis. Clin Oral Implants Res. **2015** Apr; 26(4): e42–e46. doi: 10.1111/clr.12328.

**Finelle** G, Sanz-Martín I, Knafo B, Figué M, Popelut A. Digitalized CAD/CAM protocol for the fabrication of customized sealing socket healing abutments in immediate implants in molar sites. Int J Comput Dent. **2019**; 22(2): 187–204.

**Finelle** G, Popelut A, Knafo B, Martín IS. Sealing socket abutments (SSAs) in molar immediate implants with a digitalized CAD/CAM protocol: soft tissue contour changes and radiographic outcomes after 2 years. Int J Periodontics Restorative Dent. **2021** Mar–Apr; 41(2): 235–244. doi: 10.11607/prd.4579.

**Fischer** KR, Testori T, Wachtel H, Mühlemann S, Happe A, Del Fabbro M. Soft tissue augmentation applying a collagenated porcine dermal matrix during second stage surgery: a prospective multicenter case series. Clin Implant Dent Relat Res. **2019** Oct; 21(5): 923–930. doi: 10.1111/cid.12817.

**Frizzera** F, de Freitas RM, Muñoz-Chávez OF, Cabral G, Shibli JA, Marcantonio E Jr. Impact of soft tissue grafts to reduce peri-implant alterations after immediate implant placement and provisionalization in compromised sockets. Int J Periodontics Restorative Dent. **2019** May–June; 39(3): 381–389. doi: 10.11607/prd.3224.

**Fürhauser** R, Florescu D, Benesch T, Haas R Mailath G, Watzek G. Evaluation of soft tissue around single-tooth implant crowns: the pink esthetic score. Clin Oral Implants Res. **2005** Dec; 16(6): 639–644. doi: 10.1111/j.1600-0501.2005.01193.x.

**Gahlert** M, Röhling S, Wieland M, Sprecher CM, Kniha H, Milz S. Osseointegration of zirconia and titanium dental implants: a histological and histomorphometrical study in the maxilla of pigs. Clin Oral Implants Res. **2009** Nov; 20(11): 1247–1253. doi: 10.1111/j.1600-0501.2009.01734.x

**Gallucci** GO, Benic GI, Eckert SE, Papaspyridakos P, Schimmel M, Schrott A, Weber HP. Consensus statements and clinical recommendations for implant loading protocols. Int J Oral Maxillofac Implants. **2014**; 29 Suppl: 287–290. doi: 10.11607/jomi.2013.g4.

**Gallucci** GO, Khoynezhad S, Yansane AI, Taylor J, Buser D, Friedland B. Influence of the posterior mandible ridge morphology on virtual implant planning. Int J Oral Maxillofac Implants. **2017** Jul/Aug; 32(4): 801–806. doi: 10.11607/jomi.5546.

**Gallucci** GO, Hamilton A, Zhou W, Buser D, Chen S. Implant placement and loading protocols in partially edentulous patients: a systematic review. Clin Oral Implants Res. **2018** Oct; 29 Suppl 16: 106–134. doi: 10.1111/clr.13276.

**Garber** DA, Belser UC. Restoration-driven implant placement with restoration-generated site development. Compend Contin Educ Dent. **1995** Aug; 16(8): 796, 798–802, 804.

**Garcia-Sanchez** R, Dopico J, Kalemaj Z, Buti J, Pardo Zamora G, Mardas N. Comparison of clinical outcomes of immediate versus delayed placement of dental implants: A systematic review and meta-analysis. Clin Oral Implants Res. **2022** Mar; 33(3): 231–277. doi: 10.1111/clr.13892.

**Gelb** DA. Immediate implant surgery: three-year retrospective evaluation of 50 consecutive cases. Int J Oral Maxillofac Implants. **1993**; 8(4): 388–399.

**Ghiasi** MS, Chen J, Vaziri A, Rodriguez EK, Nazarian A. Bone fracture healing in mechanobiological modeling: a review of principles and methods. Bone Rep. **2017** Mar 15; 6: 87–100. doi: 10.1016/j.bonr.2017.03.002.

**Gluckman** H, Salama M, Du Toit J. A retrospective evaluation of 128 socket-shield cases in the esthetic zone and posterior sites: Partial extraction therapy with up to 4 years follow-up. Clin Implant Dent Relat Res. **2018** Apr; 20(2): 122–129. doi: 10.1111/cid.12554.

**González-Martín** O, Lee EA, Veltri M. CBCT fractal dimension changes at the apex of immediate implants placed using undersized drilling. Clin Oral Implants Res. **2012** Aug; 23(8): 954–957. doi: 10.1111/j.1600-0501.2011.02246.x.

**González-Martín** O, Lee E, Weisgold A, Veltri M, Su H. Contour management of implant restorations for optimal emergence profiles: guidelines for immediate and delayed provisional restorations. Int J Periodontics Restorative Dent. **2020** Jan–Feb; 40(1): 61–70. doi: 10.11607/prd.4422.

**Grassi** FR, Capogreco M, Consonni D, Bilardi G, Buti J, Kalemaj Z. Immediate occlusal loading of one-piece zirconia implants: five-year radiographic and clinical evaluation. Int J Oral Maxillofac Implants. **2015** May–Jun; 30(3): 671–680. doi: 10.11607/jomi.3831.

**Grenade** C, De Pauw-Gillet MC, Gailly P, Vanheusden A, Mainjot A. Biocompatibility of polymer-infiltrated-ceramic-network (PICN) materials with Human Gingival Fibroblasts (HGFs). Dent Mater. **2016** Sep; 32(9): 1152–1164. doi: 10.1016/j.dental.2016.06.020.

**Grenade** C, De Pauw-Gillet MC, Pirard C, Bertrand V, Charlier C, Vanheusden A, Mainjot A. Biocompatibility of polymer-infiltrated-ceramic-network (PICN) materials with Human Gingival Keratinocytes (HGKs). Dent Mater. **2017** Mar; 33(3): 333–343. doi: 10.1016/j.dental.2017.01.001.

**Grunder** U. Crestal ridge width changes when placing implants at the time of tooth extraction with and without soft tissue augmentation after a healing period of 6 months: report of 24 consecutive cases. Int J Periodontics Restorative Dent. **2011** Feb; 31(1): 9-17.

**Grunder** U, Gracis S, Capelli M. Influence of the 3-D bone-to-implant relationship on esthetics. Int J Periodontics Restorative Dent. **2005** Apr; 25(2): 113–119.

**Gupta** SK. Intention-to-treat concept: A review. Perspect Clin Res. **2011** Jul; 2(3): 109–112. doi: 10.4103/2229-3485.83221.

**Hamilton** A, Gonzaga L, Amorim K, Wittneben JG, Martig L, Morton D, et al. Selection criteria for immediate implant placement and immediate loading for single tooth replacement in the maxillary esthetic zone: a systematic review and meta-analysis. Clin Oral Implants Res. **2023**; 34 [forthcoming].

**Hamilton** A, Obermaier B, Doliveux S, Negreiros WM, Al-nasser M, Gallucci GO. Digitally fabricated provisional implant restorations prior to implant placement: a clinical case series. Int J Prosthodont. **2022** Jan–Feb; 35(1): 94–108. doi: 10.11607/ijp.7623.

**Hamilton** A, Vazouras K, Friedland B, Gallucci GO, De Souza A. Influence of implant diameter and taper on virtual implant placement in the maxillary central incisor position: a CBCT analysis. Int J Oral Maxillofac Implants. **2022** May–Jun;37(3):525-532. doi: 10.11607/jomi.9367.

**Hämmerle** CH, Chen ST, Wilson TG Jr. Consensus statements and recommended clinical procedures regarding the placement of implants in extraction sockets. Int J Oral Maxillofac Implants. **2004**; 19 Suppl: 26–28.

**Happe** A, Röling N, Schäfer A, Rothamel D. Effects of different polishing protocols on the surface roughness of Y-TZP surfaces used for custom-made implant abutments: a controlled morphologic SEM and profilometric pilot study. J Prosthet Dent. **2015** May; 113(5): 440–447. doi: 10.1016/j.prosdent.2014.12.005.

**Happe** A, Fehmer V, Herklotz I, Nickenig HJ, Sailer I. Possibilities and limitations of computer-assisted implant planning and guided surgery in the anterior region. Int J Comput Dent. **2018**; 21(2): 147–162.

**Happe** A, Schmidt, Fehmer, V, Neugebauer, J. immediate implant placement in conjunction with xenogeneic acellular dermal matrix or connective tissue graft. a randomized controlled clinical volumetric study. Int J Periodontics Restorative Dent. **2021** (accepted for publication).

**Happe** A, Debring L, Schmidt A, Fehmer V, Neugebauer J. Immediate implant placement in conjunction with acellular dermal matrix or connective tissue graft: a randomized controlled clinical volumetric study. Int J Periodontics Restorative Dent. **2022** May–Jun; 42(3): 381–390. doi: 10.11607/prd.5632.

**Happe** A, Schmidt A, Neugebauer J. Peri-implant soft tissue esthetic outcome after immediate implant placement in conjunction with xenogeneic acellular dermal matrix or connective tissue graft: A randomized controlled clinical study. J Esthet Restor Dent. **2022** Jan; 34(1): 215–225. doi: 10.1111/jerd.12866.

**Haro Adánez** M, Nishihara H, Att W. A systematic review and meta-analysis on the clinical outcome of zirconia implant-restoration complex. J Prosthodont Res. **2018** Oct; 62(4): 397–406. doi: 10.1016/j.jpor.2018.04.007.

**Harvey** BV. Optimizing the esthetic potential of implant restorations through the use of immediate implants with immediate provisionals. J Periodontol. **2007** Apr; 78(4): 770–776. doi: 10.1902/jop.2007.060278.

**Heithersay** GS. Management of tooth resorption. Aust Dent J. **2007** Mar; 52(1 Suppl): S105–121. doi: 10.1111/j.1834-7819.2007.tb00519.x.

**Heitz**-Mayfield LJ, Darby I, Heitz F, Chen S. Preservation of crestal bone by implant design. A comparative study in minipigs. Clin Oral Implants Res. **2013** Mar; 24(3): 243-9. doi: 10.1111/j.1600-0501.2012.02513.x.

**Heritier** SR, Gebski VJ, Keech AC. Inclusion of patients in clinical trial analysis: the intention-to-treat principle. Med J Aust. **2003** Oct 20; 179(8): 438–440. doi: 10.5694/j.1326-5377.2003.tb05627.x.

**Hürzeler** MB, Zuhr O, Schupbach P, Rebele SF, Emmanouilidis N, Fickl S. The socket-shield technique: a proof-of-principle report. J Clin Periodontol. **2010** Sep; 37(9): 855–862. doi: 10.1111/j.1600-051X.2010.01595.x.

**Ikar** M, Grobecker-Karl T, Karl M, Steiner C. Mechanical stress during implant surgery and its effects on marginal bone: a literature review. Quintessence Int. **2020**; 51(2): 142–150. doi: 10.3290/j.qi.a43664.

**Janner** SFM, Gahlert M, Bosshardt DD, Röhling S, Milz S, Higginbottom F, Buser D, Cochran DL. Bone response to functionally loaded, two-piece zirconia implants: A preclinical histometric study. Clin Oral Implants Res. **2018** Mar; 29(3): 277–289. doi: 10.1111/clr.13112.

**Januário** AL, Barriviera M, Duarte WR. Soft tissue cone-beam computed tomography: a novel method for the measurement of gingival tissue and the dimensions of the dentogingival unit. J Esthet Restor Dent. **2008**; 20(6): 366–373; discussion 374. doi: 10.1111/j.1708-8240.2008.00210.x.

**Januário** AL, Duarte WR, Barriviera M, Mesti JC, Araújo MG, Lindhe J. Dimension of the facial bone wall in the anterior maxilla: a cone-beam computed tomography study. Clin Oral Implants Res. **2011** Oct; 22(10): 1168–1171. doi: 10.1111/j.1600-0501.2010.02086.x.

**Javed** F, Romanos GE. The role of primary stability for successful immediate loading of dental implants. A literature review. J Dent. **2010** Aug; 38(8): 612–620. doi: 10.1016/j.jdent.2010.05.013.

**Javed** F, Ahmed HB, Crespi R, Romanos GE. Role of primary stability for successful osseointegration of dental implants: factors of influence and evaluation. Interv Med Appl Sci. **2013** Dec; 5(4): 162–167. doi: 10.1556/IMAS.5.2013.4.3.

**Jepsen** S, Caton JG, Albandar JM, Bissada NF, Bouchard P, Cortellini P, et al. Periodontal manifestations of systemic diseases and developmental and acquired conditions: Consensus report of workgroup 3 of the 2017 World Workshop on the Classification of Periodontal and Peri-Implant Diseases and Conditions. J Periodontol. **2018** Jun; 89 Suppl 1: S237–S248. doi: 10.1002/JPER.17-0733.

**Jepsen** S, Schwarz F, Cordaro L, Derks J, Hämmerle CHF, Heitz-Mayfield LJ, et al. Regeneration of alveolar ridge defects. Consensus report of group 4 of the 15th European Workshop on Periodontology on Bone Regeneration. J Clin Periodontol. **2019** Jun; 46 Suppl 21: 277–286. doi: 10.1111/jcpe.13121.

**Johnson** K. A study of the dimensional changes occurring in the maxilla following tooth extraction. Aust Dent J. **1969** Aug; 14(4): 241–244. doi: 10.1111/j.1834-7819.1969.tb06001.x.

**Jung** RE, Zaugg B, Philipp AO, Truninger TC, Siegenthaler DW, Hämmerle CH. A prospective, controlled clinical trial evaluating the clinical radiological and aesthetic outcome after 5 years of immediately placed implants in sockets exhibiting periapical pathology. Clin Oral Implants Res. **2013** Aug; 24(8): 839–846. doi: 10.1111/j.1600-0501.2012.02491.x.

**Jung** RE, Al-Nawas B, Araújo M, Avila-Ortiz G, Barter S, Brodala N, et al. Group 1 ITI Consensus Report: The influence of implant length and design and medications on clinical and patient-reported outcomes. Clin Oral Implants Res. **2018** Oct; 29 Suppl 16: 69–77. doi: 10.1111/clr.13342.

**Jung** RE, Becker K, Bienz SP, Dahlin C, Donos N, Hammächer C, et al. Effect of peri-implant mucosal thickness on esthetic outcomes and the efficacy of soft tissue augmentation procedures: Consensus report of group 2 of the SEPA/DGI/OF workshop. Clin Oral Implants Res. **2022** Jun; 33 Suppl 23(Suppl 23): 100–108. doi: 10.1111/clr.13955.

**Juodzbalys** G, Wang HL. Soft and hard tissue assessment of immediate implant placement: a case series. Clin Oral Implants Res. **2007** Apr; 18(2): 237–243. doi: 10.1111/j.1600-0501.2006.01312.x.

**Kan** JY, Rungcharassaeng K, Kois JC. Removable ovate pontic for peri-implant architecture preservation during immediate implant placement. Pract Proced Aesthet Dent. **2001** Nov–Dec; 13(9): 711–715.

**Kan** JYK, Rungcharassaeng K, Deflorian M, Weinstein T, Wang HL, Testori T. Immediate implant placement and provisionalization of maxillary anterior single implants. Periodontol 2000. **2018** Jun; 77(1): 197–212. doi: 10.1111/prd.12212.

**Kan** JY, Rungcharassaeng K, Lozada JL. Bilaminar subepithelial connective tissue grafts for immediate implant placement and provisionalization in the esthetic zone. J Calif Dent Assoc. **2005** Nov; 33(11): 865-71.

**Kan** JY, Rungcharassaeng K, Sclar A, Lozada JL. Effects of the facial osseous defect morphology on gingival dynamics after immediate tooth replacement and guided bone regeneration: 1-year results. J Oral Maxillofac Surg. **2007** Jul; 65 (7 Suppl 1): 13–19. doi: 10.1016/j.joms.2007.04.006.

**Kan** JY, Rungcharassaeng K, Morimoto T, Lozada J. Facial gingival tissue stability after connective tissue graft with single immediate tooth replacement in the esthetic zone: consecutive case report. J Oral Maxillofac Surg. **2009** Nov; 67(11 Suppl): 40–48. doi: 10.1016/j.joms.2009.07.004.

**Kan** JY, Roe P, Rungcharassaeng K, Patel RD, Waki T, Lozada JL, Zimmerman G. Classification of sagittal root position in relation to the anterior maxillary osseous housing for immediate implant placement: a cone beam computed tomography study. Int J Oral Maxillofac Implants. **2011** Jul–Aug; 26(4): 873–876. (**a**)

**Kan** JY, Rungcharassaeng K, Lozada JL, Zimmerman G. Facial gingival tissue stability following immediate placement and provisionalization of maxillary anterior single implants: a 2-to 8-year follow-up. Int J Oral Maxillofac Implants. **2011** Jan–Feb; 26(1): 179–187. (**b**)

**Kan** JYK, Rungcharassaeng K, Deflorian M, Weinstein T, Wang HL, Testori T. Immediate implant placement and provisionalization of maxillary anterior single implants. Periodontol 2000. **2018** Jun; 77(1): 197q212. doi: 10.1111/prd.12212.

**Kan** JY, Rungcharassaeng K, Lin GH, Zucchelli G, Kamolroongwarakul P, Matsuda H, Lozada J. Incidence of straight-channel screw-retained single crown following immediate implant placement and provisionalization in the esthetic zone: A CBCT study. Int J Oral Maxillofac Implants. **2021** Jul–Aug; 36(4): 793–798. doi: 10.11607/jomi.8887.

**Ketabi** M, Deporter D, Atenafu EG. A systematic review of outcomes following immediate molar iplant placement based on recently published studies. Clin Implant Dent Relat Res. **2016** Dec; 18(6): 1084–1094. doi: 10.1111/cid.12390.

**Khoury** G, Chamieh F, Fromentin O. One-by-one immediate dental implants: A papillae preservation concept for adjacent implants in a compromised periodontal case. Clin Case Rep. **2020** Aug 20; 8(12): 2664–2672. doi: 10.1002/ccr3.2929.

**Kleinheinz** J, Büchter A, Kruse-Lösler B, Weingart D, Joos U. Incision design in implant dentistry based on vascularization of the mucosa. Clin Oral Implants Res. **2005** Oct; 16(5): 518–523. doi: 10.1111/j.1600-0501.2005.01158.x.

**Knafo** B, Finelle G. 2020 Procédés de fabrication des piliers de cicatrisation anatomique SSA. Titane. **2018**: 17(2): 55–60.

**Kniha** K, Gahlert M, Hicklin S, Brägger U, Kniha H, Milz S. Evaluation of hard and soft tissue dimensions around zirconium oxide implant-supported crowns: a 1-year retrospective study. J Periodontol. **2016** May; 87(5): 511–528. doi: 10.1902/jop.2015.150441.

**Kniha** K, Kniha H, Möhlhenrich SC, Milz S, Hölzle F, Modabber A. Papilla and alveolar crest levels in immediate versus delayed single-tooth zirconia implants. Int J Oral Maxillofac Surg. **2017** Aug; 46(8): 1039–1044. doi: 10.1016/j.ijom.2017.02.007.

**Koenig** V, Vanheusden AJ, Le Goff SO, Mainjot AK. Clinical risk factors related to failures with zirconia-based restorations: an up to 9-year retrospective study. J Dent. **2013** Dec; 41(12): 1164–1174. doi: 10.1016/j.jdent.2013.10.009.

**Koutouzis** T, Gholami F, Reynolds J, Lundgren T, Kotsakis GA. Abutment disconnection/reconnection affects peri-implant marginal bone levels: a meta-analysis. Int J Oral Maxillofac Implants. **2017** May–June; 32(3): 575–581. doi: 10.11607/jomi.5367.

**Koyano** K, Esaki D. Occlusion on oral implants: current clinical guidelines. J Oral Rehabil. **2015** Feb; 42(2): 153–161. doi: 10.1111/joor.12239.

**Kuchler** U, Chappuis V, Gruber R, Lang NP, Salvi GE. Immediate implant placement with simultaneous guided bone regeneration in the esthetic zone: 10-year clinical and radiographic outcomes. Clin Oral Implants Res. **2016** Feb; 27(2): 253–257. doi: 10.1111/clr.12586.

**Lajolo** C, Valente NA, Romandini WG, Petruzzi M, Verdugo F, D'Addona A. Bone heat generated using conventional implant drills versus piezosurgery unit during apical cortical plate perforation. J Periodontol. **2018** Jun; 89(6): 661–668. doi: 10.1002/JPER.17-0502.

**Lambert** F, Mainjot A. One-Tooth One-Time (1T1T): A straightforward approach to reeplace missing teeth in the posterior region. J Oral Implantol. **2017** Oct; 43(5): 371–377. doi: 10.1563/aaid-joi-D-17-00136.

**Lambert** F, Vincent K, Vanhoutte V, Seidel L, Lecloux G, Rompen E. A methodological approach to assessing alveolar ridge preservation procedures in humans: hard tissue profile. J Clin Periodontol. **2012** Sep; 39(9): 887–894. doi: 10.1111/j.1600-051X.2012.01900.x.

**Lambert** F, Baćević M, Layrolle P, Schüpbach P, Drion P, Rompen E. Impact of biomaterial microtopography on bone regeneration: comparison of three hydroxyapatites. Clin Oral Implants Res. **2017** Oct; 28(10): e201–e207. doi: 10.1111/clr.12986.

**Lang** NP, Brägger U, Hämmerle CH, Sutter F. Immediate transmucosal implants using the principle of guided tissue regeneration. I. Rationale, clinical procedures and 30-month results. Clin Oral Implants Res. **1994** Sep; 5(3): 154–163. doi: 10.1034/j.1600-0501.1994.050306.x.

**Lang** NP, Salvi GE, Huynh-Ba G, Ivanovski S, Donos N, Bosshardt DD. Early osseointegration to hydrophilic and hydrophobic implant surfaces in humans. Clin Oral Implants Res. **2011** Apr; 22(4): 349–356. doi: 10.1111/j.1600-0501.2011.02172.x.

**Langer** B. Spontaneous in situ gingival augmentation. Int J Periodontics Restorative Dent. **1994** Dec; 14(6): 524–535.

**Lanis** A, Álvarez Del Canto O. The combination of digital surface scanners and cone beam computed tomography technology for guided implant surgery using 3Shape implant studio software: a case history report. Int J Prosthodont. **2015** Mar–Apr; 28(2): 169–178. doi: 10.11607/ijp.4148.

**Lanis** A, Llorens P, Álvarez Del Canto O. Selecting the appropriate digital planning pathway for computer-guided implant surgery. Int J Comput Dent. **2017**; 20(1): 75–85.

**Lazzara** RJ. Immediate implant placement into extraction sites: surgical and restorative advantages. Int J Periodontics Restorative Dent. **1989**; 9(5): 332–343.

**Ledermann** P. Stegprothetische Versorgung des zahnlosen Unterkiefers mit Hilfe von plasmabeschichteten Titanschraubenimplantaten [Bar-prosthetic management of the edentulous mandible by means of plasma-coated implantation with titanium screws]. Dtsch Zahnärztl Z. **1979** Dec; 34(12): 907–911. German.

**Lee**, EA, Su H, Gonzalez-Martin O. Modified drilling sequence for immediate loading of non-conical single implants placed in extraction sockets. J Pract Proced Aesthet Dent. **2009** Jan; 21: 207–214.

**Lemos** CA, de Souza Batista VE, Almeida DA, Santiago Júnior JF, Verri FR, Pellizzer EP. Evaluation of cement-retained versus screw-retained implant-supported restorations for marginal bone loss: A systematic review and meta-analysis. J Prosthet Dent. **2016** Apr; 115(4): 419–427. doi: 10.1016/j.prosdent.2015.08.026.

**Levine** RA, Huynh-Ba G, Cochran DL. Soft tissue augmentation procedures for mucogingival defects in esthetic sites. Int J Oral Maxillofac Implants. **2014**; 29 Suppl: 155–185. doi: 10.11607/jomi.2014suppl.g3.2.

**Levine** RA, Ganeles J, Gonzaga L, Kan JK, Randel H, Evans CD, Chen ST. 10 keys for successful esthetic-zone single immediate implants. Compend Contin Educ Dent. **2017** Apr; 38(4): 248–260.

**Levine** RA, Dias DR, Wang P, Araújo MG. Effect of the buccal gap width following immediate implant placement on the buccal bone wall: A retrospective cone-beam computed tomography analysis. Clin Implant Dent Relat Res. **2022** Aug; 24(4): 403–413. doi: 10.1111/cid.13095.

**Li** P, Zhu H, Huang D. Autogenous DDM versus Bio-Oss granules in GBR for immediate implantation in periodontal postextraction sites: a prospective clinical study. Clin Implant Dent Relat Res. **2018** Dec; 20(6): 923–928. doi: 10.1111/cid.12667.

**Lilet** R, Desiron M, Finelle G, Lecloux G, Seidel L, Lambert F. Immediate implant placement combining socket seal abutment and peri-implant socket filling: a prospective case series. Clin Oral Implants Res. **2022** Jan; 33(1): 33–44. doi: 10.1111/clr.13852.

**Liñares** A, Muñoz F, Permuy M, Dard M, Blanco J. Soft tissue histomorphology at implants with a transmucosal modified surface. A study in minipigs. Clin Oral Implants Res. **2015** Sep; 26(9): 996–1005. doi: 10.1111/clr.12417.

**Linkevicius** T, Apse P. Influence of abutment material on stability of peri-implant tissues: a systematic review. Int J Oral Maxillofac Implants. **2008** May–Jun; 23(3): 449–456.

**Linkevicius** T, Vaitelis J. The effect of zirconia or titanium as abutment material on soft peri-implant tissues: a systematic review and meta-analysis. Clin Oral Implants Res. **2015** Sep; 26 Suppl 11: 139–147. doi: 10.1111/clr.12631.

**Lioubavina**-Hack N, Lang NP, Karring T. Significance of primary stability for osseointegration of dental implants. Clin Oral Implants Res. **2006** Jun; 17(3): 244–250. doi: 10.1111/j.1600-0501.2005.01201.x.

**Lissek** M, Boeker M, Happe A. How thick is the oral mucosa around implants after augmentation with different materials: a systematic review of the effectiveness of substitute matrices in comparison to connective tissue grafts. Int J Mol Sci. **2020** Jul 17; 21(14): 5043. doi: 10.3390/ijms21145043.

**Listgarten** MA, Lang NP, Schroeder HE, Schroeder A. Periodontal tissues and their counterparts around endosseous implants. [corrected and republished with original paging, article originally printed in Clin Oral Implants Res **1991** Jan–Mar; 2(1): 1–19]. Clin Oral Implants Res. **1991** Jul–Sep; 2(3): 1–19. doi: 10.1034/j.1600-0501.1991.020309.x.

**Lopez-Píriz** R, Fernández A, Goyos-Ball L, Rivera S, Díaz LA, Fernández-Domínguez M, Prado C, Moya JS, Torrecillas R. Performance of a new $Al_2O_3$/Ce-TZP ceramic nanocomposite dental implant: a pilot study in dogs. Materials (Basel). **2017** Jun 3; 10(6): 614. doi: 10.3390/ma10060614.

**Magne** P, Magne M, Belser U. The diagnostic template: a key element to the comprehensive esthetic treatment concept. Int J Periodontics Restorative Dent. **1996** Dec; 16(6): 560–569.

**Mainjot** AK, Schajer GS, Vanheusden AJ, Sadoun MJ. Influence of veneer thickness on residual stress profile in veneering ceramic: measurement by hole-drilling. Dent Mater. **2012** Feb; 28(2): 160–177. doi: 10.1016/j.dental.2011.11.008. (**a**)

**Mainjot** AK, Schajer GS, Vanheusden AJ, Sadoun MJ. Influence of zirconia framework thickness on residual stress profile in veneering ceramic: measurement by hole-drilling. Dent Mater. **2012** Apr; 28(4): 378–384. doi: 10.1016/j.dental.2011.11.009. (**b**)

**Mankoo** T. Single-tooth implant restorations in the esthetic zone—contemporary concepts for optimization and maintenance of soft tissue esthetics in the replacement of failing teeth in compromised sites. Eur J Esthet Dent. **2007** Autumn; 2(3): 274–295.

**Margeas** RC. Predictable periimplant gingival esthetics: use of the natural tooth as a provisional following implant placement. J Esthet Restor Dent. **2006**; 18(1): 5–12. doi: 10.2310/6130.2006.00006.

**Marsell** R, Einhorn TA. The biology of fracture healing. Injury. **2011** Jun; 42(6): 551–555. doi: 10.1016/j.injury.2011.03.031.

**Martin** W, Chappuis V, Morton D, Buser D. Esthetic Risk Assessment. In: Buser D, Chen S, Wismeijer D (eds). ITI Treatment Guide Vol. 10: Implant therapy in the esthetic zone: current treatment modalities and materials for single-tooth replacements. Berlin: Quintessence Publishing, **2017**. ISBN 978-3-86867-343-2.

**Matta** RE, Bergauer B, Adler W, Wichmann M, Nickenig HJ. The impact of the fabrication method on the three-dimensional accuracy of an implant surgery template. J Craniomaxillofac Surg. **2017** Jun; 45(6): 804–808. doi: 10.1016/j.jcms.2017.02.015.

**Mayfield** LJA. Immediate, delayed and late submerged and transmucosal implants. In: Lang NP, Karring T, Lindhe J (ed). Proceedings of the 3rd European Workshop on Periodontology: Implant Dentistry. Berlin: Quintessence Publishing, **1999**. ISBN 10: 3-87652-306-0.

**Meredith** N, Alleyne D, Cawley P. Quantitative determination of the stability of the implant-tissue interface using resonance frequency analysis. Clin Oral Implants Res. **1996** Sep; 7(3): 261–267. doi: 10.1034/j.1600-0501.1996.070308.x.

**Merheb** J, Vercruyssen M, Coucke W, Beckers L, Teughels W, Quirynen M. The fate of buccal bone around dental implants. A 12-month postloading follow-up study. Clin Oral Implants Res. **2017** Jan; 28(1): 103–108. doi: 10.1111/clr.12767.

**Miani** C, Piconi C, Piselli D. <Untitled>. Italian J Osseoint. **1993**; 69, 599–604.

**Miyamoto** Y, Obama T. Dental cone beam computed tomography analyses of postoperative labial bone thickness in maxillary anterior implants: comparing immediate and delayed implant placement. Int J Periodontics Restorative Dent. **2011** Jun; 31(3): 215–225.

**Miyazaki** T, Nakamura T, Matsumura H, Ban S, Kobayashi T. Current status of zirconia restoration. J Prosthodont Res. **2013** Oct; 57(4): 236–261. doi: 10.1016/j.jpor.2013.09.001.

**Möhlhenrich** SC, Modabber A, Steiner T, Mitchell DA, Hölzle F. Heat generation and drill wear during dental implant site preparation: systematic review. Br J Oral Maxillofac Surg. **2015** Oct; 53(8): 679–689. doi: 10.1016/j.bjoms.2015.05.004.

**Monje** A, Ravidà A, Wang HL, Helms JA, Brunski JB. Relationship between primary/mechanical and secondary/biological implant stability. Int J Oral Maxillofac Implants. **2019** Suppl; 34: s7–s23. doi: 10.11607/jomi.19suppl.g1.

**Monzavi** M, Zhang F, Meille S, Douillard T, Adrien J, Noumbissi S, et al. Influence of artificial aging on mechanical properties of commercially and non-commercially available zirconia dental implants. J Mech Behav Biomed Mater. **2020** Jan; 101: 103423. doi: 10.1016/j.jmbbm.2019.103423.

**Moore** PA, Hersh EV. Combining ibuprofen and acetaminophen for acute pain management after third-molar extractions: translating clinical research to dental practice. J Am Dent Assoc. **2013** Aug; 144(8): 898–908. doi: 10.14219/jada.archive.2013.0207.

**Morton** D, Chen ST, Martin WC, Levine RA, Buser D. Consensus statements and recommended clinical procedures regarding optimizing esthetic outcomes in implant dentistry. Int J Oral Maxillofac Implants. **2014**; 29 Suppl: 216–220. doi: 10.11607/jomi.2013.g3.

**Morton** D, Gallucci G, Lin WS, et al. Group 2 ITI Consensus Report: Prosthodontics and implant dentistry. Clin Oral Implants Res. **2018** Oct; 29 Suppl 16: 215–223. doi: 10.1111/clr.13298.

**Morton** D, Wismeijer D, Chen S, Hamilton A, Wittneben JG, Casentini P, et al. Group 5 ITI Consensus Report: Implant placement and loading protocols. Clin Oral Implants Res. **2023**; 34 [forthcoming].

**Newell** DJ. Intention-to-treat analysis: implications for quantitative and qualitative research. Int J Epidemiol. **1992** Oct; 21(5): 837–841. doi: 10.1093/ije/21.5.837.

**Noelken** R, Moergel M, Pausch T, Kunkel M, Wagner W. Clinical and esthetic outcome with immediate insertion and provisionalization with or without connective tissue grafting in presence of mucogingival recessions: a retrospective analysis with follow-up between 1 and 8 years. Clin Implant Dent Relat Res. **2018** Jun; 20(3): 285–293. doi: 10.1111/cid.12595.

**Norton** MR. The influence of insertion torque on the survival of immediately placed and restored single-tooth implants. Int J Oral Maxillofac Implants. **2011** Nov–Dec; 26(6): 1333–1343.

**Norton** M. Primary stability versus viable constraint—a need to redefine. Int J Oral Maxillofac Implants. **2013** Jan–Feb; 28(1): 19–21.

**Novaes** AB Jr, Vidigal Júnior GM, Novaes AB, Grisi MF, Polloni S, Rosa A. Immediate implants placed into infected sites: a histomorphometric study in dogs. Int J Oral Maxillofac Implants. **1998** May–Jun; 13(3): 422–427.

**Oates** TW, Valderrama P, Bischof M, Nedir R, Jones A, Simpson J, et al. Enhanced implant stability with a chemically modified SLA surface: a randomized pilot study. Int J Oral Maxillofac Implants. **2007** Sep–Oct; 22(5): 755–760.

**Ogawa** T, Sitalaksmi RM, Miyashita M, Maekawa K, Ryu M, Kimura-Ono A, et al. Effectiveness of the socket shield technique in dental implant: a systematic review. J Prosthodont Res. **2022** Jan 11; 66(1): 12–18. doi: 10.2186/jpr.JPR_D_20_00054.

**Ok** E, Güngör E, Colak M, Altunsoy M, Nur BG, Ağlarci OS. Evaluation of the relationship between the maxillary posterior teeth and the sinus floor using cone-beam computed tomography. Surg Radiol Anat. **2014** Nov; 36(9): 907–914. doi: 10.1007/s00276-014-1317-3.

**Osman** RB, Ma S, Duncan W, De Silva RK, Siddiqi A, Swain MV. Fractured zirconia implants and related implant designs: scanning electron microscopy analysis. Clin Oral Implants Res. **2013** May; 24(5): 592–597. doi: 10.1111/j.1600-0501.2011.02411.x.

**Ottoni** JM, Oliveira ZF, Mansini R, Cabral AM. Correlation between placement torque and survival of single-tooth implants. Int J Oral Maxillofac Implants. **2005** Sep–Oct; 20(5): 769–776.

**Paolantonio** M, Dolci M, Scarano A, d'Archivio D, di Placido G, Tumini V, et al. Immediate implantation in fresh extraction sockets. A controlled clinical and histological study in man. J Periodontol. **2001** Nov; 72(11): 1560–1571. doi: 10.1902/jop.2001.72.11.1560.

**Papageorgiou** SN, Eliades T, Hämmerle CHF. Frequency of infraposition and missing contact points in implant-supported restorations within natural dentitions over time: a systematic review with meta-analysis. Clin Oral Implants Res. **2018** Oct; 29 Suppl 18: 309–325. doi: 10.1111/clr.13291.

**Papaspyridakos** P, Chen CJ, Chuang SK, Weber HP. Implant loading protocols for edentulous patients with fixed prostheses: a systematic review and meta-analysis. Int J Oral Maxillofac Implants. **2014**; 29 Suppl: 256–270. doi: 10.11607/jomi.2014suppl.g4.3.

**Payer** M, Arnetzl V, Kirmeier R, Koller M, Arnetzl G, Jakse N. Immediate provisional restoration of single-piece zirconia implants: a prospective case series—results after 24 months of clinical function. Clin Oral Implants Res. **2013** May; 24(5): 569–575. doi: 10.1111/j.1600-0501.2012.02425.x.

**Payer** M, Heschl A, Koller M, Arnetzl G, Lorenzoni M, Jakse N. All-ceramic restoration of zirconia two-piece implants—a randomized controlled clinical trial. Clin Oral Implants Res. **2015** Apr; 26(4): 371–376. doi: 10.1111/clr.12342.

**Pellegrino** G, Ferri A, Del Fabbro M, Prati C, Gandolfi MG, Marchetti C. Dynamic navigation in implant dentistry: a systematic review and meta-analysis. Int J Oral Maxillofac Implants. **2021** Sep–Oct; 36(5): e121–e140. doi: 10.11607/jomi.8770.

**Perez** A, Caiazzo A, Valente NA, Toti P, Alfonsi F, Barone A. Standard vs customized healing abutments with simultaneous bone grafting for tissue changes around immediate implants. 1-year outcomes from a randomized clinical trial. Clin Implant Dent Relat Res. **2020** Feb; 22(1): 42–53. doi: 10.1111/cid.12871.

**Pieralli** S, Kohal RJ, Jung RE, Vach K, Spies BC. Clinical outcomes of zirconia dental implants: a systematic review. J Dent Res. **2017** Jan; 96(1): 38–46. doi: 10.1177/0022034516664043.

**Pietrokovski** J, Massler M. Alveolar ridge resorption following tooth extraction. J Prosthet Dent. **1967** Jan; 17(1): 21–27. doi: 10.1016/0022-3913(67)90046-7.

**Pimkhaokham** A, Jiaranuchart S, Kaboosaya B, Arunjaroensuk S, Subbalekha K, Mattheos N. Can computer-assisted implant surgery improve clinical outcomes and reduce the frequency and intensity of complications in implant dentistry? A critical review. Periodontol 2000. **2022** Oct; 90(1): 197–223. doi: 10.1111/prd.12458.

**Pitta** J, Zarauz C, Pjetursson B, Sailer I, Liu X, Pradies G. A systematic review and meta-analysis of the influence of abutment material on peri-implant soft tissue color measured using spectrophotometry. Int J Prosthodont. **2020** Jan–Feb; 33(1): 39–47. doi: 10.11607/ijp.6393.

**Raghavendra** S, Wood MC, Taylor TD. Early wound healing around endosseous implants: a review of the literature. Int J Oral Maxillofac Implants. **2005** May–Jun; 20(3): 425–431.

**Ragucci** GM, Elnayef B, Criado-Cámara E, Del Amo FS, Hernández-Alfaro F. Immediate implant placement in molar extraction sockets: a systematic review and meta-analysis. Int J Implant Dent. **2020** Oct 13; 6(1): 40. doi: 10.1186/s40729-020-00235-5.

**Raj** A, Bhatnagar A. Preservation of optimal gingival architecture through customised healing abutment in immediate implant placement: a clinical report. Int J Adv Res. **2015** Nov; 3(11): 156–160.

**Rashad** A, Sadr-Eshkevari P, Heiland M, Smeets R, Hanken H, Gröbe A, et al. Intraosseous heat generation during sonic, ultrasonic and conventional osteotomy. J Craniomaxillofac Surg. **2015** Sep; 43(7): 1072–1077. doi: 10.1016/j.jcms.2015.05.018.

**Rilo** B, da Silva JL, Mora MJ, Santana U. Guidelines for occlusion strategy in implant-borne prostheses. A review. Int Dent J. **2008** Jun; 58(3): 139–145. doi: 10.1111/j.1875-595x.2008.tb00189.x.

**Röhling** S, Astasov-Frauenhoffer M, Hauser-Gerspach I, Braissant O, Wölfler H, Waltimo T, et al. In vitro biofilm formation on titanium and zirconia implant surfaces. J Periodontol. **2017** Mar; 88(3): 298–307. doi: 10.1902/jop.2016.160245.

**Röhling** S, Schlegel KA, Wölfler H, Gahlert M. Performance and outcome of zirconia dental implants in clinical studies: a meta-analysis. Clin Oral Implants Res. **2018** Oct; 29 Suppl 16: 135–153. doi: 10.1111/clr.13352.

**Röhling** S, Gahlert M, Janner S, Meng B, Wölfler H, Cochran DL. Ligature-induced peri-implant bone loss around loaded zirconia and titanium implants. Int J Oral Maxillofac Implants. **2019** Mar–Apr; 34(2): 357–365. doi: 10.11607/jomi.7015.

**Röhling** S, Schlegel KA, Wölfler H, Gahlert M. Zirconia compared to titanium dental implants in preclinical studies—a systematic review and meta-analysis. Clin Oral Implants Res. **2019** May; 30(5): 365–395. doi: 10.1111/clr.13425.

**Romandini** M, Pedrinaci I, Lima C, Soldini MC, Araoz A, Sanz M. Prevalence and risk/protective indicators of buccal soft tissue dehiscence around dental implants. J Clin Periodontol. **2021** Mar; 48(3): 455–463. doi: 10.1111/jcpe.13417.

**Romandini** M, Ruales-Carrera E, Sadilina S, Hämmerle CHF, Sanz M. Minimal invasiveness at dental implant placement: A systematic review with meta-analyses on flapless fully guided surgery. Periodontol 2000. **2022** Jul 30. [Epub ahead of print.] doi: 10.1111/prd.12440.

**Romanos** GE, Ciornei G, Jucan A, Malmstrom H, Gupta B. In vitro assessment of primary stability of Straumann implant designs. Clin Implant Dent Relat Res. **2014** Feb; 16(1): 89–95. doi: 10.1111/j.1708-8208.2012.00464.x.

**Romanos** GE, Delgado-Ruiz R, Sculean A. Concepts for prevention of complications in implant therapy. Periodontol 2000. **2019** Oct; 81(1): 7–17. doi: 10.1111/prd.12278.

**Ruales-Carrera** E, Pauletto P, Apaza-Bedoya K, Volpato CAM, Özcan M, Benfatti CAM. Peri-implant tissue management after immediate implant placement using a customized healing abutment. J Esthet Restor Dent. **2019** Nov; 31(6): 533–541. doi: 10.1111/jerd.12512.

**Sailer** I, Philipp A, Zembic A, Pjetursson BE, Hämmerle CH, Zwahlen M. A systematic review of the performance of ceramic and metal implant abutments supporting fixed implant reconstructions. Clin Oral Implants Res. **2009** Sep; 20 Suppl 4: 4–31. doi: 10.1111/j.1600-0501.2009.01787.x.

**Sailer** I, Mühlemann S, Zwahlen M, Hämmerle CH, Schneider D. Cemented and screw-retained implant reconstructions: a systematic review of the survival and complication rates. Clin Oral Implants Res. **2012** Oct; 23 Suppl 6: 163–201. doi: 10.1111/j.1600-0501.2012.02538.x.

**Saito** H, Chu SJ, Reynolds MA, Tarnow DP. Provisional restorations used in immediate implant placement provide a platform to promote peri-implant soft tissue healing: a pilot study. Int J Periodontics Restorative Dent. **2016** Jan–Feb; 36(1): 47–52. doi: 10.11607/prd.1945.

**Saleh** MHA, Ravidà A, Suárez-López Del Amo F, Lin GH, Asa'ad F, et al. The effect of implant-abutment junction position on crestal bone loss: A systematic review and meta-analysis. Clin Implant Dent Relat Res. **2018** Aug; 20(4): 617–633. doi: 10.1111/cid.12600.

**Salhi** L, Lecloux G, Seidel L, Rompen E, Lambert F. Coronally advanced flap versus the pouch technique combined with a connective tissue graft to treat Miller's class I gingival recession: a randomized controlled trial. J Clin Periodontol. **2014** Apr; 41(4): 387–395. doi: 10.1111/jcpe.12207.

**Salvi** GE, Bosshardt DD, Lang NP, Abrahamsson I, Berglundh T, Lindhe J, et al. Temporal sequence of hard and soft tissue healing around titanium dental implants. Periodontol 2000. **2015** Jun; 68(1): 135–152. doi: 10.1111/prd.12054.

**Sanz** M, Ivanoff CJ, Weingart D, Wiltfang J, Gahlert M, Cordaro L, et al. Clinical and radiologic outcomes after submerged and transmucosal implant placement with two-piece implants in the anterior maxilla and mandible: 3-year results of a randomized controlled clinical trial. Clin Implant Dent Relat Res. **2015** Apr; 17(2): 234–246. doi: 10.1111/cid.12107.

**Sanz** M, Lindhe J, Alcaraz J, Sanz-Sanchez I, Cecchinato D. The effect of placing a bone replacement graft in the gap at immediately placed implants: a randomized clinical trial. Clin Oral Implants Res. **2017** Aug; 28(8): 902–910. doi: 10.1111/clr.12896.

**Sanz-Martín** I, Rojo E, Maldonado E, Stroppa G, Nart J, Sanz M. Structural and histological differences between connective tissue grafts harvested from the lateral palatal mucosa or from the tuberosity area. Clin Oral Investig. **2019** Feb; 23(2): 957–964. doi: 10.1007/s00784-018-2516-9.

**Sanz-Martín** I, Regidor E, Cosyn J, Wiedemeier DB, Thoma DS. Buccal soft tissue dehiscence defects at dental implants–associated factors and frequency of occurrence: A systematic review and meta-analysis. Clin Oral Implants Res. **2022** Jun; 33 Suppl 23: 109–124. doi: 10.1111/clr.13888.

**Sanz-Sánchez** I, Sanz-Martín I, Figuero E, Sanz M. Clinical efficacy of immediate implant loading protocols compared to conventional loading depending on the type of the restoration: a systematic review. Clin Oral Implants Res. **2015** Aug; 26(8): 964–982. doi: 10.1111/clr.12428.

**Schneider** D, Marquardt P, Zwahlen M, Jung RE. A systematic review on the accuracy and the clinical outcome of computer-guided template-based implant dentistry. Clin Oral Implants Res. **2009** Sep; 20 Suppl 4: 73–86. doi: 10.1111/j.1600-0501.2009.01788.x.

**Schnitman** PA, Wohrle PS, Rubenstein JE. Immediate fixed interim prostheses supported by two-stage threaded implants: methodology and results. J Oral Implantol. **1990**; 16(2): 96–105.

**Schnutenhaus** S, Edelmann C, Rudolph H, Dreyhaupt J, Luthardt RG. 3D accuracy of implant positions in template-guided implant placement as a function of the remaining teeth and the surgical procedure: a retrospective study. Clin Oral Investig. **2018** Jul; 22(6): 2363–2372. doi: 10.1007/s00784-018-2339-8.

**Schoenbaum** TR, Chang YY, Klokkevold PR, Snowden JS. Abutment emergence modification for immediate implant provisional restorations. J Esthet Restor Dent. **2013** Apr; 25(2): 103–107. doi: 10.1111/jerd.12007.

**Schroeder** A, Pohler O, Sutter F. Gewebsreaktion auf ein Titan-Hohlzylinderimplantat mit Titan-Spritzschichtoberfläche [Tissue reaction to an implant of a titanium hollow cylinder with a titanium surface spray layer]. SSO Schweiz Monatsschr Zahnheilkd. **1976** Jul; 86(7): 713–727. German.

**Schroeder** A, van der Zypen E, Stich H, Sutter F. The reactions of bone, connective tissue, and epithelium to endosteal implants with titanium-sprayed surfaces. J Maxillofac Surg. **1981** Feb; 9(1): 15–25. doi: 10.1016/s0301-0503(81)80007-0.

**Schropp** L, Wenzel A, Kostopoulos L, Karring T. Bone healing and soft tissue contour changes following single-tooth extraction: a clinical and radiographic 12-month prospective study. Int J Periodontics Restorative Dent. **2003** Aug; 23(4): 313–323.

**Schubert** O, Beuer F, Schweiger J, Güth J. Digital tissue preservation concept: a workflow for guided immediate implant placement and restoration. J Prosthodont. **2019** Jul; 28(6): 613–617. doi: 10.1111/jopr.13089.

**Schulte** W, Kleineikenscheidt H, Lindner K, Schareyka R. Das Tübinger Sofortimplantat in der klinischen Prüfung [The Tübingen immediate implant in clinical studies]. Dtsch Zahnärztl Z. **1978** May; 33(5): 348–359. German.

**Schütz** S, Egger J, Kühl S, Filippi A, Lambrecht JT. Intraosseous temperature changes during the use of piezosurgical inserts in vitro. Int J Oral Maxillofac Surg. **2012** Nov; 41(11): 1338–1343. doi: 10.1016/j.ijom.2012.06.007.

**Schwartz**-Arad D, Chaushu G. The ways and wherefores of immediate placement of implants into Fresh extraction sites: a literature review. J Periodontol. **1997** Oct; 68(10): 915–923. doi: 10.1902/jop.1997.68.10.915.

**Schwarz** F, Herten M, Sager M, Wieland M, Dard M, Becker J. Bone regeneration in dehiscence-type defects at chemically modified (SLActive) and conventional SLA titanium implants: a pilot study in dogs. J Clin Periodontol. **2007** Jan; 34(1): 78–86. doi: 10.1111/j.1600-051X.2006.01008.x.

**Schwimer** C, Pette GA, Gluckman H, Salama M, Du Toit J. Human histologic evidence of new bone formation and osseointegration between root dentin (unplanned socket-shield) and dental implant: case report. Int J Oral Maxillofac Implants. **2018** Jan–Feb; 33(1): e19–e23. doi: 10.11607/jomi.6215.

**Seyssens** L, Eghbali A, Cosyn J. A 10-year prospective study on single immediate implants. J Clin Periodontol. **2020** Oct; 47(10): 1248–1258. doi: 10.1111/jcpe.13352.

**Seyssens** L, De Lat L, Cosyn J. Immediate implant placement with or without connective tissue graft: A systematic review and meta-analysis. J Clin Periodontol. **2021** Feb; 48(2): 284–301. doi: 10.1111/jcpe.13397.

**Seyssens** L, Eeckhout C, Cosyn J. Immediate implant placement with or without socket grafting: a systematic review and meta-analysis. Clin Implant Dent Relat Res. **2022** Jun; 24(3): 339–351. doi: 10.1111/cid.13079.

**Shahramian** K, Gasik M, Kangasniemi I, Walboomers XF, Willberg J, Abdulmajeed A, Närhi T. Zirconia implants with improved attachment to the gingival tissue. J Periodontol. **2020** Sep; 91(9): 1213–1224. doi: 10.1002/JPER.19-0323.

**Silva** NR, Coelho PG, Fernandes CA, Navarro JM, Dias RA, Thompson VP. Reliability of one-piece ceramic implant. J Biomed Mater Res B Appl Biomater. **2009** Feb; 88(2): 419–426. doi: 10.1002/jbm.b.31113.

**Smith** RB, Tarnow DP. Classification of molar extraction sites for immediate dental implant placement: technical note. Int J Oral Maxillofac Implants. **2013** May–Jun; 28(3): 911–916. doi: 10.11607/jomi.2627.

**Song** SJ, Tao G, Shariff J, Tarnow DP, Bittner N. Evaluation of dimensional changes and ridge contour around ovate pontics inserted immediately after extraction with alveolar ridge preservation in the esthetic zone. Int J Periodontics Restorative Dent. **2022** Jan–Feb; 42(1): 83–91. doi: 10.11607/prd.5352.

**Souza** AB, Tormena M, Matarazzo F, Araújo MG. The influence of peri-implant keratinized mucosa on brushing discomfort and peri-implant tissue health. Clin Oral Implants Res. **2016** Jun; 27(6): 650–655. doi: 10.1111/clr.12703.

**Souza** AB, Alshihri A, Kämmerer PW, Araújo MG, Gallucci GO. Histological and micro-CT analysis of peri-implant soft and hard tissue healing on implants with different healing abutments configurations. Clin Oral Implants Res. **2018** Oct; 29(10): 1007–1015. doi: 10.1111/clr.13367.

**Spies** BC, Balmer M, Patzelt SB, Vach K, Kohal RJ. Clinical and patient-reported outcomes of a zirconia oral ilmplant: three-year results of a prospective cohort investigation. J Dent Res. **2015** Oct; 94(10): 1385–1391. doi: 10.1177/0022034515598962.

**Staehler** P, Abraha SM, Bastos J, Zuhr O, Hürzeler M. The socket-shield technique: a step-by-step protocol after 12 years of experience. Int J Esthet Dent. **2020**; 15(3): 288–305.

**Staubli** N, Walter C, Schmidt JC, Weiger R, Zitzmann NU. Excess cement and the risk of peri-implant disease—a systematic review. Clin Oral Implants Res. **2017** Oct; 28(10): 1278–1290. doi: 10.1111/clr.12954.

**Stavropoulos** A, Cochran D, Obrecht M, Pippenger BE, Dard M. Effect of osteotomy preparation on osseointegration of immediately loaded, tapered dental implants. Adv Dent Res. **2016** Mar; 28(1): 34–41. doi: 10.1177/0022034515624446.

**Steigmann** M, Cooke J, Wang HL. Use of the natural tooth for soft tissue development: a case series. Int J Periodontics Restorative Dent. **2007** Dec; 27(6): 603–608.

**Su** H, Gonzalez-Martin O, Weisgold A, Lee E. Considerations of implant abutment and crown contour: critical contour and subcritical contour. Int J Periodontics Restorative Dent. **2010** Aug; 30(4): 335–343.

**Tahmaseb** A, Wismeijer D, Coucke W, Derksen W. Computer technology applications in surgical implant dentistry: a systematic review. Int J Oral Maxillofac Implants. **2014**; 29 Suppl: 25–42. doi: 10.11607/jomi.2014suppl.g1.2.

**Tahmaseb** A, Wu V, Wismeijer D, Coucke W, Evans C. The accuracy of static computer-aided implant surgery: a systematic review and meta-analysis. Clin Oral Implants Res. **2018** Oct; 29 Suppl 16: 416–435. doi: 10.1111/clr.13346.

**Tan** WL, Wong TL, Wong MC, Lang NP. A systematic review of post-extractional alveolar hard and soft tissue dimensional changes in humans. Clin Oral Implants Res. **2012** Feb; 23 Suppl 5: 1–21. doi: 10.1111/j.1600-0501.2011.02375.x.

**Tarnow** DP, Cho SC, Wallace SS. The effect of inter-implant distance on the height of inter-implant bone crest. J Periodontol. **2000** Apr; 71(4): 546–549. doi: 10.1902/jop.2000.71.4.546.

**Tarnow** DP, Chu SJ. Human histologic verification of osseointegration of an immediate implant placed into a fresh extraction socket with excessive gap distance without primary flap closure, graft, or membrane: a case report. Int J Periodontics Restorative Dent. **2011** Sep–Oct; 31(5): 515–521.

**Tarnow** DP, Chu SJ, Salama MA, Stappert CF, Salama H, Garber DA, et al. Flapless postextraction socket implant placement in the esthetic zone. Part 1: The effect of bone grafting and/or provisional restoration on facial-palatal ridge dimensional change–a retrospective cohort study. Int J Periodontics Restorative Dent. **2014** May–Jun; 34(3): 323–331. doi: 10.11607/prd.1821.

**Tavelli** L, Barootchi S, Greenwell H, Wang HL. Is a soft tissue graft harvested from the maxillary tuberosity the approach of choice in an isolated site? J Periodontol. **2019** Aug; 90(8): 821–825. doi: 10.1002/JPER.18-0615.

**Tavelli** L, Barootchi S, Avila-Ortiz G, Urban IA, Giannobile WV, Wang HL. Peri-implant soft tissue phenotype modification and its impact on peri-implant health: A systematic review and network meta-analysis. J Periodontol. **2021** Jan; 92(1): 21–44. doi: 10.1002/JPER.19-0716.

**Testori** T, Weinstein T, Scutellà F, Wang HL, Zucchelli G. Implant placement in the esthetic area: criteria for positioning single and multiple implants. Periodontol 2000. **2018** Jun; 77(1): 176–196. doi: 10.1111/prd.12211.

**Thoma** DS, Ioannidis A, Cathomen E, Hämmerle CH, Hüsler J, Jung RE. Discoloration of the peri-implant mucosa caused by zirconia and titanium implants. Int J Periodontics Restorative Dent. **2016** Jan–Feb; 36(1): 39–45. doi: 10.11607/prd.2663.

**Thoma** DS, Naenni N, Benic GI, Hämmerle CH, Jung RE. Soft tissue volume augmentation at dental implant sites using a volume stable three-dimensional collagen matrix—histological outcomes of a preclinical study. J Clin Periodontol. **2017** Feb; 44(2): 185–194. doi: 10.1111/jcpe.12635.

**Thoma** DS, Naenni N, Figuero E, Hämmerle CHF, Schwarz F, Jung RE, Sanz-Sánchez I. Effects of soft tissue augmentation procedures on peri-implant health or disease: a systematic review and meta-analysis. Clin Oral Implants Res. **2018** Mar; 29 Suppl 15: 32–49. doi: 10.1111/clr.13114.

**Tian** XM, Qian L, Xin XZ, Wei B, Gong Y. An analysis of the proximity of maxillary posterior teeth to the maxillary sinus using cone-beam computed tomography. J Endod. **2016** Mar; 42(3): 371–377. doi: 10.1016/j.joen.2015.10.017.

**Tomasi** C, Sanz M, Cecchinato D, Pjetursson B, Ferrus J, Lang NP, Lindhe J. Bone dimensional variations at implants placed in fresh extraction sockets: a multilevel multivariate analysis. Clin Oral Implants Res. **2010** Jan; 21(1): 30–36. doi: 10.1111/j.1600-0501.2009.01848.x.

**Tonetti** MS, Cortellini P, Graziani F, Cairo F, Lang NP, Abundo R, et al. Immediate versus delayed implant placement after anterior single tooth extraction: the timing randomized controlled clinical trial. J Clin Periodontol. **2017** Feb; 44(2): 215–224. doi: 10.1111/jcpe.12666.

**Tonetti** MS, Jung RE, Avila-Ortiz G, Blanco J, Cosyn J, Fickl S, et al. Management of the extraction socket and timing of implant placement: Consensus report and clinical recommendations of group 3 of the XV European Workshop in Periodontology. J Clin Periodontol. **2019** Jun; 46 Suppl 21: 183–194. doi: 10.1111/jcpe.13131.

**Trimpou** G, Weigl P, Krebs M, Parvini P, Nentwig GH. Rationale for esthetic tissue preservation of a fresh extraction socket by an implant treatment concept simulating a tooth replantation. Dent Traumatol. **2010** Feb; 26(1): 105–111. doi: 10.1111/j.1600-9657.2009.00831.x

**Truninger** TC, Philipp AO, Siegenthaler DW, Roos M, Hämmerle CH, Jung RE. A prospective, controlled clinical trial evaluating the clinical and radiological outcome after 3 years of immediately placed implants in sockets exhibiting periapical pathology. Clin Oral Implants Res. **2011** Jan; 22(1): 20–27. doi: 10.1111/j.1600-0501.2010.01973.x.

**Tsuda** H, Rungcharassaeng K, Kan JY, Roe P, Lozada JL, Zimmerman G. Peri-implant tissue response following connective tissue and bone grafting in conjunction with immediate single-tooth replacement in the esthetic zone: a case series. Int J Oral Maxillofac Implants. **2011** Mar–Apr; 26(2): 427–436.

**Valles** C, Rodríguez-Ciurana X, Clementini M, Baglivo M, Paniagua B, Nart J. Influence of subcrestal implant placement compared with equicrestal position on the peri-implant hard and soft tissues around platform-switched implants: a systematic review and meta-analysis. Clin Oral Investig. **2018** Mar; 22(2): 555–570. doi: 10.1007/s00784-017-2301-1.

**Valles** C, Vilarrasa J, Barallat L, Pascual A, Nart J. Efficacy of soft tissue augmentation procedures on tissue thickening around dental implants: A systematic review and meta-analysis. Clin Oral Implants Res. **2022** Jun; 33 Suppl 23: 72–99. doi: 10.1111/clr.13920.

**van Nimwegen** WG, Raghoebar GM, Zuiderveld EG, Jung RE, Meijer HJA, Mühlemann S. Immediate placement and provisionalization of implants in the aesthetic zone with or without a connective tissue graft: a 1-year randomized controlled trial and volumetric study. Clin Oral Implants Res. **2018** Jul; 29(7): 671–678. doi: 10.1111/clr.13258.

**van Steenberghe** D, Callens A, Geers L, Jacobs R. The clinical use of deproteinized bovine bone mineral on bone regeneration in conjunction with immediate implant installation. Clin Oral Implants Res. **2000** Jun; 11(3): 210–216. doi: 10.1034/j.1600-0501.2000.011003210.x.

**Vanhoutte** V, Rompen E, Lecloux G, Rues S, Schmitter M, Lambert F. A methodological approach to assessing alveolar ridge preservation procedures in humans: soft tissue profile. Clin Oral Implants Res. **2014** Mar; 25(3): 304–309. doi: 10.1111/clr.12144.

**Vera** C, De Kok IJ, Chen W, Reside G, Tyndall D, Cooper LF. Evaluation of post-implant buccal bone resorption using cone beam computed tomography: a clinical pilot study. Int J Oral Maxillofac Implants. **2012** Sep–Oct; 27(5): 1249–1257.

**Wang** IC, Chan HL, Kinney J, Wang HL. Volumetric facial contour changes of immediately placed implants with and without immediate provisionalization. J Periodontol. **2020** Jul; 91(7): 906–916. doi: 10.1002/JPER.19-0308.

**Welander** M, Abrahamsson I, Berglundh T. The mucosal barrier at implant abutments of different materials. Clin Oral Implants Res. **2008** Jul; 19(7): 635–641. doi: 10.1111/j.1600-0501.2008.01543.x.

**Wilson** TG Jr, Miller RJ, Trushkowsky R, Dard M. Tapered implants in dentistry: revitalizing concepts with technology: a review. Adv Dent Res. **2016** Mar; 28(1): 4–9. doi: 10.1177/0022034516628868.

**Wittneben** JG, Molinero-Mourelle P, Hamilton A, Alnasser M, Obermaier B, Morton D, et al. Clinical performance of immediately loaded single implants in the esthetic zone. A systematic review and meta-analysis. Clin Oral Implants Res. **2023**; 34 [forthcoming].

**Wöhrle** PS. Single-tooth replacement in the aesthetic zone with immediate provisionalization: fourteen consecutive case reports. Pract Periodontics Aesthet Dent. **1998** Nov–Dec; 10(9): 1107–1114.

**Yamaguchi** Y, Shiota M, Munakata M, Kasugai S, Ozeki M. Effect of implant design on primary stability using torque-time curves in artificial bone. Int J Implant Dent. **2015** Dec; 1(1): 21. doi: 10.1186/s40729.015-0024-0.

**Yuenyongorarn** P, Kan JYK, Rungcharassaeng K, Matsuda H, Roe P, Lozada JL, Caruso J. Facial gingival changes with and without socket gap grafting following single maxillary anterior immediate tooth replacement: one-year results. J Oral Implantol. **2020** Oct 1; 46(5): 496–505. doi: 10.1563/aaid-joi-D-19-00187.

**Zhang** YQ, Yan XB, Meng Y, Zhao YN, Liu DG. Morphologic analysis of maxillary sinus floor and its correlation to molar roots using cone beam computed tomography. Chin J Dent Res. **2019**; 22(1): 29–36. doi: 10.3290/j.cjdr.a41772.

**Zhou** W, Gallucci GO, Chen S, Buser D, Hamilton A. Placement and loading protocols for single implants in different locations: a systematic review. Int J Oral Maxillofac Implants. **2021** Jul–Aug; 36(4): e72–e89. doi: 10.11607/jomi.8750.